J. Christ

BASICS Kardiologie

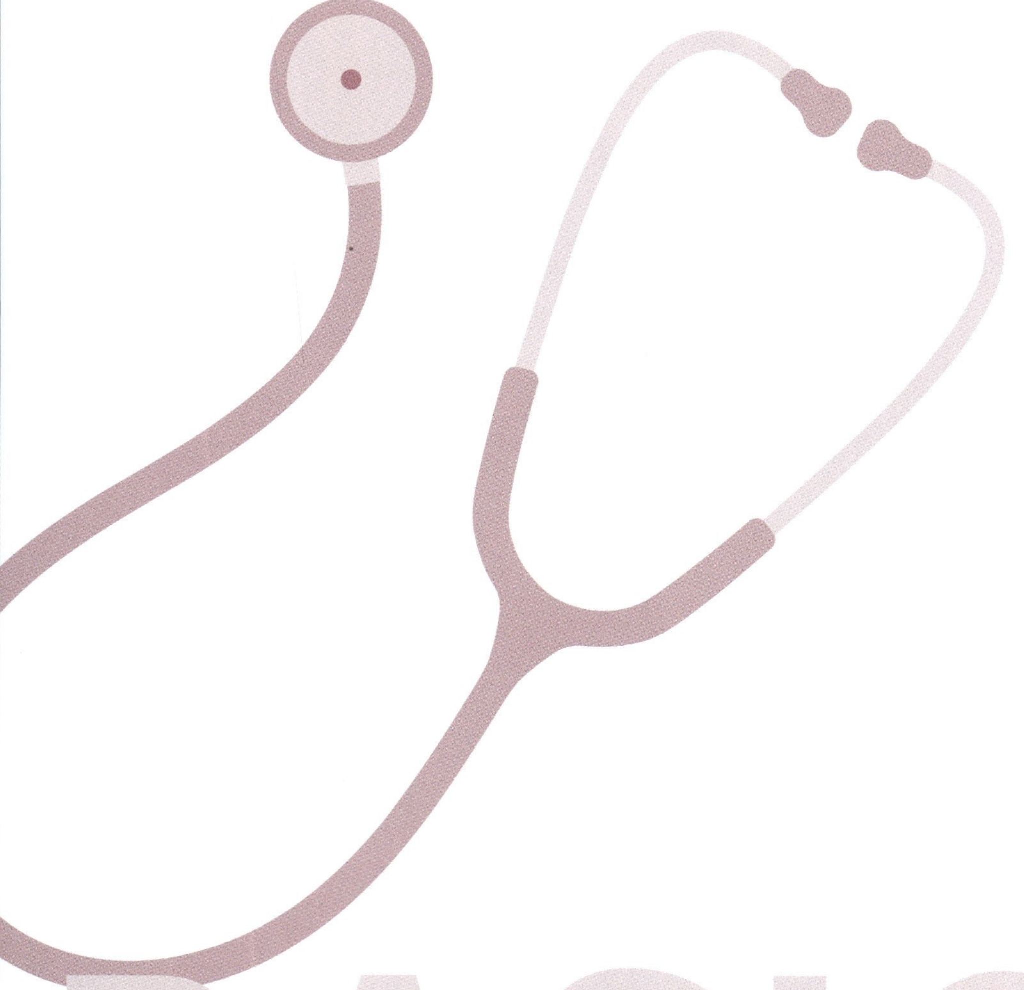

BASICS

Julia Christ

BASICS Kardiologie

7. Auflage

ELSEVIER

Elsevier GmbH, Bernhard-Wicki-Str. 5, 80636 München, Deutschland
Wir freuen uns über Ihr Feedback und Ihre Anregungen an: kundendienst@elsevier.com

ISBN 978-3-437-41369-8 eISBN 978-3-437-06468-5

Aus Gründen der Barrierefreiheit sind die Bilder in elektronischen Ausgaben dieses Buches mit Alt-Text-Beschreibungen (Alternativ-Text) versehen, die von Elsevier bereitgestellt werden. Mehr Informationen erhalten Sie unter https://www.elsevier.com/about/accessibility.

Bücher und Zeitschriften, die von Elsevier veröffentlicht werden, entsprechen den geltenden Produktsicherheitsanforderungen. Für etwaige Bedenken oder Fragen zur Produktsicherheit wenden Sie sich bitte an unseren autorisierten Vertreter, Elsevier B.V., productsafety@elsevier.com.

Elsevier nimmt eine neutrale Position in Bezug auf territoriale Meinungsverschiedenheiten oder Zuständigkeitsansprüche in seinen veröffentlichten Inhalten ein, einschließlich von Landkarten und institutionellen Zugehörigkeiten.

Wichtiger Hinweis: Die medizinischen Wissenschaften unterliegen einem sehr schnellen Wissenszuwachs. Der stetige Wandel von Methoden, Wirkstoffen und Erkenntnissen ist allen an diesem Werk Beteiligten bewusst. Sowohl der Verlag als auch die Autorinnen und Autoren und alle, die an der Entstehung dieses Werkes beteiligt waren, haben große Sorgfalt darauf verwandt, dass die Angaben zu Methoden, Anweisungen, Produkten, Anwendungen oder Konzepten dem aktuellen Wissensstand zum Zeitpunkt der Fertigstellung des Werkes entsprechen.
Der Verlag kann jedoch keine Gewähr für Angaben zu Dosierung und Applikationsformen übernehmen. Es sollte stets eine unabhängige und sorgfältige Überprüfung von Diagnosen und Arzneimitteldosierungen sowie möglicher Kontraindikationen erfolgen. Jede Dosierung oder Applikation liegt in der Verantwortung der Anwenderin oder des Anwenders. Die Elsevier GmbH, die Autorinnen und Autoren und alle, die an der Entstehung des Werkes mitgewirkt haben, können keinerlei Haftung in Bezug auf jegliche Verletzung und/oder Schäden an Personen oder Eigentum, im Rahmen von Produkthaftung, Fahrlässigkeit oder anderweitig übernehmen.
Obwohl alle Werbemittel mit ethischen (medizinischen) Standards übereinstimmen, stellt die Erwähnung in dieser Publikation keine Garantie oder Anerkennung der Qualität oder des Wertes dieses Produkts oder der Aussagen der Herstellerfirmen dar.

Für die Vollständigkeit und Auswahl der aufgeführten Medikamente übernimmt der Verlag keine Gewähr.
Geschützte Warennamen (Warenzeichen) werden in der Regel besonders kenntlich gemacht (®). Aus dem Fehlen eines solchen Hinweises kann jedoch nicht automatisch geschlossen werden, dass es sich um einen freien Warennamen handelt.

Bibliografische Information der Deutschen Nationalbibliothek
Die Deutsche Nationalbibliothek verzeichnet diese Publikation in der Deutschen Nationalbibliografie; detaillierte bibliografische Daten sind im Internet über https://www.dnb.de abrufbar.

26 27 28 29 30 5 4 3 2 1

In ihren Veröffentlichungen verfolgt die Elsevier GmbH das Ziel, genderneutrale Formulierungen für Personengruppen zu verwenden. Um jedoch den Textfluss nicht zu stören sowie die gestalterische Freiheit nicht einzuschränken, wurden bisweilen Kompromisse eingegangen. Selbstverständlich sind **immer alle Geschlechter** gemeint.

Planung: Inga Schickerling; Projektmanagement: Dr. Nikola Schmidt, Berlin; Sabine Hennhöfer
Redaktion und Bildredaktion: Dr. Nikola Schmidt, Berlin; Rechteklärung: David Seeliger
Herstellung: Dietmar Radünz, Leipzig
Gestaltungskonzept: Waltraud Hofbauer, Andrea Mogwitz, Rainald Schwarz
Satz: STRAIVE, Puducherry/Indien
Druck und Bindung: EGEDSA, Sabadell (Barcelona)/Spanien
Umschlaggestaltung: SpieszDesign, Neu-Ulm
Titelfotografie: Stethoskop © ville – stock.adobe.com; Tabletten © colourbox.de; Skalpell © MVshop/stock.adobe.com

Aktuelle Informationen finden Sie im Internet unter **www.elsevier.de**

Vorwort

Liebe Leserinnen und Leser,
seit vielen Jahren ist das BASICS Kardiologie ein erfolgreicher Begleiter für Studierende und junge Ärztinnen und Ärzte. Dieses Lehrbuch überzeugt bis heute durch seine Übersichtlichkeit, Praxisnähe und Aktualität.
Als langjährig in der Kardiologie und Intensivmedizin tätige Oberärztin verliert man durch die Anforderungen des Alltags und die Spezialisierung des eigenen Wissens gelegentlich den neugierig-offenen Blick auf die Basics seines Faches. Deshalb hat es mich fasziniert, das vielseitig-spannende, aber eben auch komplexe Fach der Kardiologie so verständlich und übersichtlich als Lehrbuch für Studierende und junge Ärztinnen und Ärzte zusammenzufassen.

Es hat mir Freude gemacht, die vorliegende Auflage weiterzuentwickeln und mit dem aktuell gültigen, leitliniengerechten Wissen zu ergänzen. Zudem wurden die IMPP-Fragen der letzten Jahre und Zuschriften von Leserinnen und Lesern im Text berücksichtigt.
Vor Ihnen liegt nun ein praxisrelevantes, dem aktuellen Wissensstand angepasstes Basis-Lehrbuch der Kardiologie. Es soll Sie für dieses täglich aufs Neue faszinierende Fach begeistern und auf Ihrem Weg begleiten.
Ich wünsche Ihnen viel Spaß beim Lesen und freue mich auf Ihr Feedback!

Luzern, im Sommer 2025 ≥

Julia Christ

Abkürzungsverzeichnis

A., Aa.	Arteria, Arteriae
AA	Antiarrhythmika
ACE	Angiotensin-converting enzyme
ACS	akutes Koronarsyndrom
ACVB	aortokoronarer Venenbypass
ADP	Adenosindiphosphat
AED	automatisierter externer Defibrillator
AHA	American Heart Association
AI	Aortenklappeninsuffizienz
AÖF	Aortenklappenöffnungsfläche
a.-p.	anterior-posterior
AP	Aktionspotenzial; Angina pectoris
ARNI	Angiotensin-Rezeptor-Neprilysin-Inhibitor (ARNI)
art.	arteriell
ARVC	arrhythmogene rechtsventrikuläre Kardiomyopathie
ARVD	arrhythmogene rechtsventrikuläre Dysplasie
AS	Aortenklappenstenose
ASD	Vorhofseptumdefekt
ASL	Antistreptolysin
ASS	Acetylsalicylsäure
AT I	Angiotensin I
AT-III	Antithrombin
ATP	Adenosintriphosphat
AV	atrioventrikulär
aV	augmented voltage
AVNRT	atrioventricular nodal reentry tachycardia
AZ	Allgemeinzustand
BB	Blutbild
BGA	Blutgasanalyse
BNP	brain natriuretic peptide
BSG	Blutkörperchensenkungsgeschwindigkeit
BTS	Blalock-Taussig-Shunt
CCS	Canadian Cardiovascular Society
CI	cardiac index (Herzindex)
CK	Kreatinkinase
CoA	Aortenisthmusstenose
COX-1	Zyklooxygenase-1
CPAP	continuous positive airway pressure
CPR	cardiopulmonary resuscitation (kardiopulmonale Reanimation)
CRT	cardiac resynchronisation therapy
CS	Koronarsinus
CT	Computertomografie
cw	continuous wave
DCM	dilatative Kardiomyopathie
DD	Differenzialdiagnose
EBCT	Elektronenstrahl-CT
ECHO	enteric cytopathogenic human orphan (virus)
EDD	enddiastolischer Durchmesser
EDV	enddiastolisches Volumen
EF	Ejektionsfraktion
EKG	Elektrokardiografie
EPU	elektrophysiologische Untersuchung
ERCP	endoskopische retrograde Cholangiopankreatikografie
ES	Extrasystole
ESD	endsystolischer Durchmesser
EZ	Ernährungszustand
FATP	fettsäuretransportierendes Protein
FDG	Fluorodesoxyglukose
FSM	Frank-Starling-Mechanismus
FT	Fallot-Tetralogie
GFR	glomeruläre Filtrationsrate
GI	gastrointestinal
GOT	Glutamat-Oxalacetat-Transaminase
HB	His-Bündel
HBDH	Hydroxybutyratdehydrogenase
HCM	hypertrophische Kardiomyopathie
HDL	high-density lipoprotein
HF	Herzfrequenz
HI	Herzinsuffizienz
HIT	heparininduzierte Thrombozytopenie
HMG	humanes menopausales Gonadotropin
HMV	Herzminutenvolumen
HNCM	hypertrophische nichtobstruktive Kardiomyopathie
HOCM	hypertrophische obstruktive Kardiomyopathie
HRA	hoher rechter Vorhof
HSV	Herpes-simplex-Virus
HT	Herzton
HTX	Herztransplantation
HZV	Herzzeitvolumen
i. a.	intraarteriell
IABP	intraaortale Ballonpumpe
ICD	implantable cardioverter defibrillator
ICR	Interkostalraum
IE	internationale Einheit
ILCOR	International Liaison Committee on Resuscitation
IMA	internal mammarian artery (A. thoracica int.)
inf.	inferior
INR	international normalized ratio
int.	interna
ISA	intrinsische sympathikomimetische Aktivität
ISDN	Isosorbiddinitrat
ISMN	Isosorbidmononitrat
IST	inadäquate Sinustachykardie
i. v.	intravenös
IVS	Interventrikularseptum
KG	Körpergewicht
KHK	koronare Herzkrankheit
KM	Kontrastmittel
KMP	Kardiomyopathie
KOF	Körperoberfläche
LA	linkes Atrium
LAD	left anterior descending
LAO	left anterior oblique
LCA	left coronary artery
LDL	low-density lipoprotein
LHI	Linksherzinsuffizienz
Lig.	Ligamentum
LSB	Linksschenkelblock
LV	linker Ventrikel, linksventrikulär
LVEF	left ventricular ejection fraction
M., Mm.	Musculus, Musculi
MAO	Monoaminoxidase
MI	Mitralklappeninsuffizienz
MÖF	Mitralklappenöffnungsfläche
MÖT	Mitralklappenöffnungston
MP	Mitralklappenprolaps
MPS	Mitralklappenprolapssyndrom
MRT	Magnetresonanztomografie
MS	Mitralklappenstenose
NBTV	nicht bakterielle thrombotische Vegetation
NMH	niedermolekulares Heparin

NSTEMI	non-ST-elevation myocardial infarction
NT-proBNP	N-terminales pro brain natriuretic peptide
NYHA	New York Heart Association
o. B.	ohne Befund
OUP	oberer Umschlagspunkt
p.-a.	posterior-anterior
p. m.	Punctum maximum
p. o.	per os
PA	pulmonalarteriell
PAH	pulmonalarterielle Hypertonie
PAP	pulmonary artery pressure
PCI	percutaneous coronary intervention
PCP	pulmonary capillary pressure
PCWP	pulmonary capillary wedge pressure
PDA	persistierender Ductus arteriosus
PDGF	platelet-derived growth factor
PEEP	positive end-expiratory pressure
PET	Positronenemissionstomografie
PGE	Prostaglandin E
PGI	Prostazyklin
PMP	platelet microbicidal protein
PPAR	Peroxisomen-Proliferator-aktivierter Rezeptor
PRIND	progressive reversible ischemic neurological defect
PRS	Pulsrepititionsfrequenz
PS	Pulmonalklappenstenose
PTCA	percutaneous transluminal coronary angioplasty
PTT	partielle Thromboplastinzeit
PVI	Pulmonalvenenisolation
pw	pulsed wave
R., Rr.	Ramus, Rami
RA	rechtes Atrium
RAAS	Renin-Angiotensin-Aldosteron-System
RAO	right anterior oblique
RCA	right coronary artery
RCM	restriktive Kardiomyopathie
RCX	Ramus circumflexus
RG	Rasselgeräusch
RHI	Rechtsherzinsuffizienz
RIVA	Ramus interventricularis anterior
RIVP	Ramus interventricularis posterior
RNVG	Radionuklid-Ventrikulografie
r-PA	Reteplase
RR	Blutdruck (Riva-Rocci)
RSB	Rechtsschenkelblock
RV	rechter Ventrikel, rechtsventrikulär
s. c.	subkutan
SA	sinuatrial
SAM	systolic anterior movement
SCD	sudden cardiac death
SGOT	Serumglutatmat-Oxalazetat-Transaminase
SIDS	sudden infant death syndrome (plötzlicher Kindstod)
SIRS	systemic inflammatory response syndrome
SK	Sinusknoten
SKE	Sinusknotenerholungszeit
SLE	Systemischer Lupus erythematodes
SM	Schrittmacher
SPECT	single photon emission computed tomography
SSS	Sick-Sinus-Syndrom
ST	Sinustachykardie
STEMI	ST-elevation myocardial infarction
sup.	superior
SV	Schlagvolumen
SVES	supraventrikuläre Extrasystole
SVI	Schlagvolumenindex
TASH	transkoronare Ablation der Septumhypertrophie
TAVI	Transkatheter Aortenklappenimplantation
Tdp-TK	Torsade-de-pointes-Tachykardie
TEE	transösophageale Echokardiografie
TGA	Transposition der großen Arterien
TIA	transitorisch ischämische Attacke
TNF	Tumor-Nekrose-Faktor
TSH	Thyreoidea-stimulierendes Hormon
TTE	transthorakale Echokardiografie
TXA2	Thromboxan A_2
UFH	unfraktioniertes Heparin
V., Vv.	Vena, Venae
VES	ventrikuläre Extrasystole
VLDL	very-low-density lipoprotein
VSD	Ventrikelseptumdefekt
VT	ventrikuläre Tachykardie
WPW	Wolff-Parkinson-White
ZNS	zentrales Nervensystem
ZVD	zentraler Venendruck
ZVK	zentraler Venenkatheter

Fehler gefunden?

An unsere Inhalte haben wir sehr hohe Ansprüche. Trotz aller Sorgfalt kann es jedoch passieren, dass sich ein Fehler einschleicht oder fachlich-inhaltliche Aktualisierungen notwendig geworden sind.
Sobald ein relevanter Fehler entdeckt wird, stellen wir eine Korrektur zur Verfügung. Mit diesem QR-Code gelingt der schnelle Zugriff.

https://else4.de/9783437413698

Wir sind dankbar für jeden Hinweis, der uns hilft, dieses Werk zu verbessern. Bitte richten Sie Ihre Anregungen, Lob und Kritik an folgende E-Mail-Adresse: kundendienst@elsevier.com

Inhaltsverzeichnis

Allgemeiner Teil

Spezieller Teil

Fallbeispiele

Anhang

Allgemeiner Teil

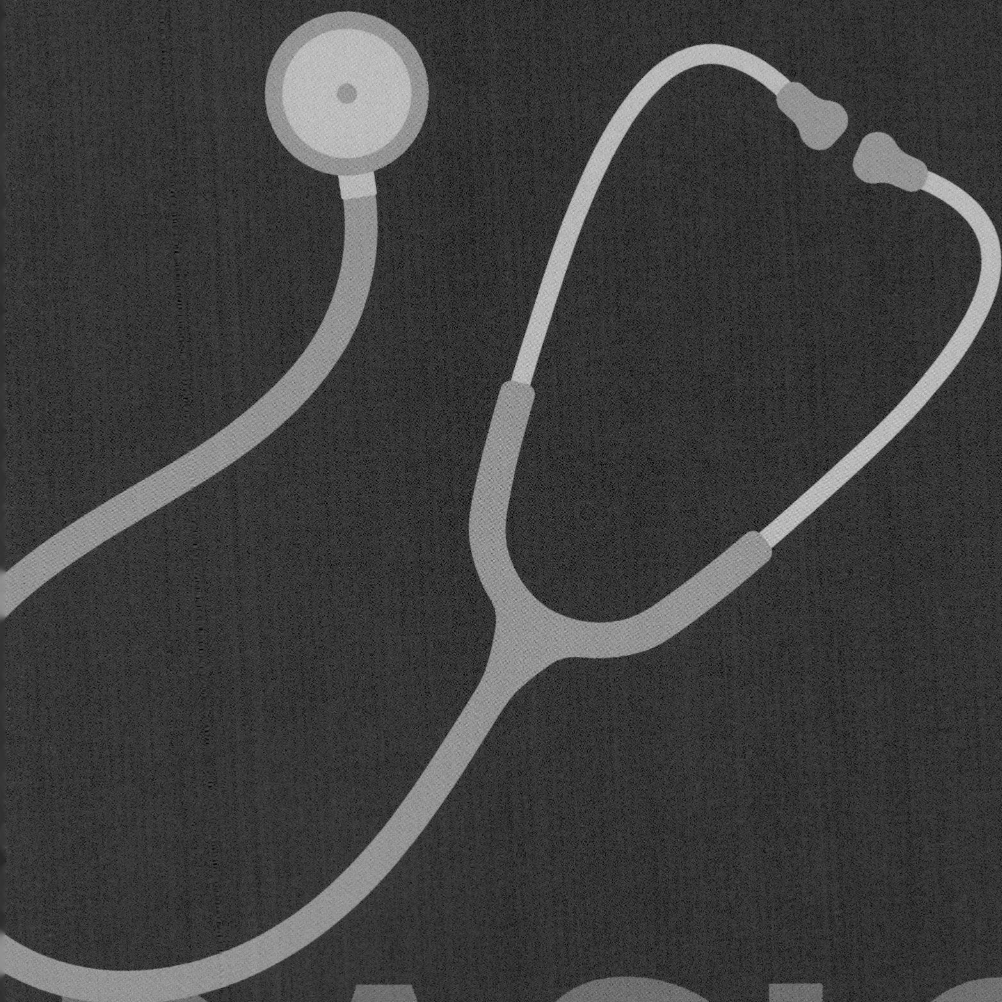

BASICS

Einführung

Diagnostik

Medikamente in der Kardiologie

1 Anatomie des Herzens

Das menschliche Herz liegt im Mediastinum und grenzt seitlich an die beiden von Pleura bedeckten Lungenflügel. Es ist ein muskuläres Hohlorgan von der Größe einer geschlossenen menschlichen Faust und der Form eines abgerundeten Kegels, das als Pumpe in den Blutkreislauf eingeschaltet ist. Das normale Herzgewicht eines Erwachsenen beträgt etwa 300 g. Die Herzwand besteht aus Endokard, Myokard und Epikard.

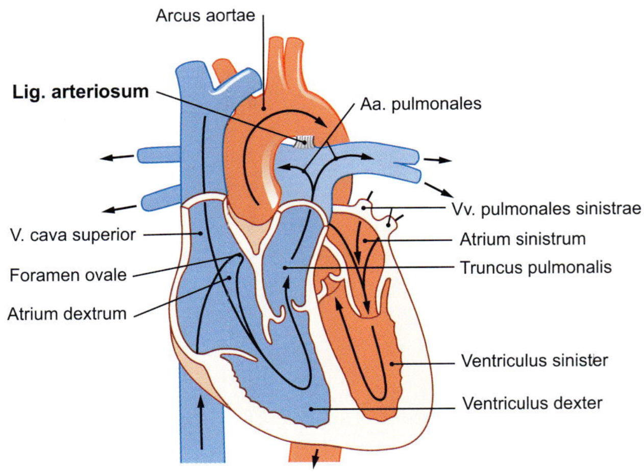

Abb. 1.1 Vier-Kammer-Ansicht des Herzens mit Darstellung des Blutflusses. Die Pfeile geben die Strömungsrichtung des sauerstoffarmen (blau) und des sauerstoffreichen (rot) Bluts an. [L126]

Äußere Form

Äußerlich erkennbar sind die vordere und die hintere Grenze zwischen rechtem und linkem Ventrikel als Sulci interventriculares anterior und posterior. Die Grenze zwischen den Atria und den Ventrikeln bildet der Sulcus coronarius, in dem das größte venöse Gefäß des Herzens, der Sinus coronarius, verläuft.
Der Ursprung des Truncus pulmonalis aus dem rechten Ventrikel liegt ventral der Aorta. Sie entspringt aus dem linken Ventrikel, windet sich dann in ihrem Verlauf nach ventral um den Truncus pulmonalis und überkreuzt ihn schließlich als Aortenbogen. Als Überbleibsel des fetalen Ductus arteriosus Botalli zieht ein kurzes bindegewebiges Band, das Lig. arteriosum, von der Unterseite des Aortenbogens zur Pulmonalisgabel. In den rechten dorsalen Vorhof münden, nahezu parallel zur Körperlängsachse, die Vv. cavae superior und inferior sowie im inferioren septalen rechten Vorhof der Sinus coronarius als gemeinsame Endstrecke der großen Herzvenen. In der Regel münden jeweils zwei linke und rechte Pulmonalvenen von dorsal in den linken Vorhof. Ihre Achse steht senkrecht zu den beiden Hohlvenen.

Ventrale Seite

Die ventrale Seite des Herzens liegt dem Sternum und der parasternalen Thoraxwand an. Dieser als Facies sternocostalis bezeichnete Teil wird im Wesentlichen vom rechten Ventrikel und von einem kleinen Teil des linken Ventrikels gebildet. Die Herzsilhouette im p.-a.-Röntgen-Strahlengang wird rechts vom rechten Vorhof, links von linkem Ventrikel und linkem Herzohr gebildet. Oberhalb des Herzens zeichnen sich links der Truncus pulmonalis und rechts der Aortenbogen ab.

Inferiore und posteriore Seite

Die Unterseite des Herzens liegt dem Zwerchfell auf und wird deshalb als Facies diaphragmatica bezeichnet. Sie wird zum Großteil von der Wand des linken Ventrikels gebildet. Nach dorsal liegt das Herz dem Ösophagus und der Aorta an, der linke Vorhof liegt horizontal unterhalb der Trachealbifurkation.

> Wichtig ist die enge topografische Beziehung zwischen Ösophagus und linkem Vorhof.

So kann eine Dilatation des linken Vorhofs im p.-a.-Strahlengang an einer Aufspreizung der Trachealbifurkation erkannt werden.

Binnenräume

Rechtes Atrium

Das venöse Blut erreicht den rechten Vorhof über die Vv. cavae superior und inferior (→ Abb. 1.1). Da der rechte Vorhof in der Embryonalentwicklung aus zwei unterschiedlichen Strukturen verschmolzen ist, ist das Oberflächenrelief des Vorhofs nicht einheitlich: Während der hintere Abschnitt, in den die Vv. cavae münden, glattwandig ist, sind der vordere Abschnitt und das rechte Herzohr durch reliefartige Muskelbälkchen, die Mm. pectinati, charakteristisch zerklüftet. Die Crista terminalis, die im lateralen rechten Vorhof von kranial nach kaudal verläuft, trennt die beiden Abschnitte. Im Bereich der Mündung sowohl der V. cava inferior als auch des Sinus coronarius befinden sich Reste embryonaler Venenklappen. Am Septum interatriale ist die Fossa ovalis, das nun verschlossene Foramen ovale, als muldenförmige Verdünnung des Septums erkennbar. Über die Trikuspidalklappe gelangt das Blut in den rechten Ventrikel.

Rechter Ventrikel

Die Wand des rechten Ventrikels besteht aus einem schwammartigen Geflecht einzelner Muskelbälkchen, den Trabeculae carneae. Es verdichtet sich zu drei stielförmigen Muskelsträngen, den Papillarmuskeln, die in das Kammerlumen ragen und an denen die Sehnenfäden der Trikuspidalklappe befestigt sind. Der rechte Ventrikel wird durch zwei Muskelleisten, die Crista supraventricularis und die Trabecula septomarginalis, in eine posterior-inferior gelegene Einflussbahn und eine anterior-superior gelegene Ausflussbahn unterteilt. Das venöse Blut wird über die Pulmonalklappe in den Lungenkreislauf ausgeworfen.

Linkes Atrium

Nach Oxygenierung in der Lunge erreicht das Blut den linken Vorhof über die Vv. pulmonales dextrae et sinistrae. Der linke Vorhof ist glattwandig, nur das linke Herzohr besitzt Mm. pectinati. Über die Mitralklappe erreicht das Blut den linken Ventrikel.

Linker Ventrikel

Nachdem der linke Ventrikel eine deutlich höhere Pumpleistung erbringen muss als der rechte Ventrikel, ist die Ventrikelwand in der Regel etwa doppelt so dick wie die des rechten Ventrikels und im Vergleich eher glattwandig. Auch hier können Trabeculae carneae und zwei Papillarmuskeln, an denen die Sehnenfäden der Mitralklappe befestigt sind, abgegrenzt werden. Der linke Ventrikel wirft das Blut über die Aortenklappe in den Körperkreislauf aus.

Herzklappen

Herzskelett

Die Arbeitsmuskulatur von Vorhöfen und Kammern wird durch das bindegewebige Herzskelett getrennt, an dem auch die Herzklappen und die Stämme der Ausflussbahnen befestigt sind. Es fungiert als Isolationsschicht bei der Erregungsleitung zwischen Vorhöfen und Ventrikeln (→ Kap. 2).

Segelklappen

Die Segelklappen liegen zwischen Vorhöfen und Kammern und werden deshalb auch AV-Klappen (AV = atrioventrikulär) genannt. Ihre freien Ränder werden durch feine Sehnenfäden, Chordae tendineae, welche an den Papillarmuskeln der Ventrikel ansetzen, gehalten. Dies ermöglicht ein Öffnen der Klappe in den Ventrikel und verhindert gleichzeitig ein Zurückschlagen in das Atrium – einen Klappenprolaps.

- Die **Trikuspidalklappe** ist die Segelklappe zwischen dem rechten Vorhof und dem rechten Ventrikel. Sie besteht aus drei Segeln.
- Die **Mitralklappe** ist die Klappe zwischen linkem Vorhof und linkem Ventrikel. Sie besitzt nur zwei Segel.

Taschenklappen

Die Taschenklappen grenzen die Ausflusstrakte der Ventrikel von Aorta bzw. Truncus pulmonalis ab. Sie bestehen aus je drei halbmondförmigen Membrantaschen (daher der Name „Semilunarklappen"), die durch Aneinanderlagern ihrer freien, nach oben ausgerichteten Ränder das Lumen verschließen.

- Die **Pulmonalklappe** befindet sich am Übergang des rechten Ventrikels in den Truncus pulmonalis.
- Die **Aortenklappe** grenzt den linken Ventrikel von der Aorta ascendens ab.

Herzgefäße

Die Koronararterien übernehmen als Vasa privata des Herzens dessen Versorgung mit Sauerstoff. Sie liegen, eingebettet in Fettgewebe, in den Sulci des Herzens und werden von Epikard überzogen.

Arteria coronaria sinistra

Der Hauptstamm der linken Koronararterie (LCA, *engl.* left coronary artery) entspringt im Sinus aortae sinister direkt oberhalb der Aortenklappe und zieht zwischen linkem Herzohr und Truncus pulmonalis nach vorn. Er teilt sich in folgende Äste:

- **R. circumflexus (RCX),** der im Sulcus coronarius sinister bis zur Facies diaphragmatica läuft und den R. marginalis sinister (auch R. posterolateralis sinister) abgibt
- **R. interventricularis anterior** (**RIVA** oder auch **LAD,** *engl.* left anterior descending), der im Sulcus interventricularis anterior bis zur Herzspitze zieht und in seinem Verlauf mehrere Rr. diagonales und Rr. interventriculares septales abgibt

Arteria coronaria dextra

- **R. interventricularis posterior (RIVP),** der den Endast der RCA im Sulcus interventricularis posterior darstellt und Rr. interventriculares septales abgibt
- **R. marginalis dexter** (auch R. posterolateralis dexter), Rr. atriales et ventriculares und R. nodi sinuatrialis

Die Herzvenen führen das venöse Blut des Herzens dem **Sinus coronarius** zu, der in den rechten Vorhof mündet.

Versorgungstypen

Die von den Koronarien versorgten Anteile des Myokards variieren erheblich. Man unterscheidet verschiedene Versorgungstypen:

- **Rechtsversorgungstyp** (60–85 %): Neben dem rechten Ventrikel werden auch die gesamte inferiore und posteriore Wand des linken Ventrikels und das hintere Septum von der RCA versorgt.
- **Linksversorgungstyp** (8–15 %): Neben dem linken Ventrikel versorgt die LCA auch einen Großteil des rechten Ventrikels. Nur die inferiore Hinterwand wird von der RCA mitversorgt.
- **Ausgeglichener Typ** (7–20 %): Die Versorgung ist gleichmäßig zwischen beiden Koronarien aufgeteilt. Die diaphragmale Wand des linken Ventrikels wird von der RCA mitversorgt.

Stenosen der RCA führen oftmals zu Rhythmusstörungen, da dieses Gefäß das Reizbildungs- und -leitungssystem versorgt.

Perikard

Der Herzbeutel (Perikard) umgibt das Herz. Er besteht aus dem Pericardium fibrosum und dem Pericardium serosum, das aus Lamina visceralis (Epikard) und Lamina parietalis besteht. Zwischen diesen beiden Schichten befindet sich ein kapillärer Spaltraum, der seröse Flüssigkeit enthält.

Zusammenfassung

- Das Herzskelett trennt Vorhof- von Kammermyokard und dient als Befestigung für die Herzklappen.
- Man unterscheidet Segel- (Mitral-, Trikuspidalklappe) und Taschenklappen (Aorten-, Pulmonalklappe).
- Drei Herzkranzgefäße versorgen das Myokard: Die linke Koronararterie, die sich in RCX und RIVA/LAD aufteilt, und die rechte Koronararterie (RCA).

Herzmechanik

Das Herz arbeitet im rhythmischen Wechsel zwischen Erschlaffung (Diastole) und Anspannung (Systole) und hält damit den Blutstrom im kleinen und großen Kreislauf aufrecht. Die Kammern füllen sich in der Diastole mit Blut, das dann in der Systole ausgeworfen wird. Man unterscheidet jeweils eine Phase, in der es bei gleichbleibendem Volumen vor allem zu Druckänderungen kommt, und eine Phase, in der sich bei konstantem Druck das Volumen ändert (→ Abb. 2.1).

A) Systolische Anspannungsphase Sobald der Vorhofdruck unter den Druck der Ventrikel gesunken ist, schließen die AV-Klappen, es kommt zur isovolumetrischen Kontraktion: Die Muskulatur spannt sich um einen inkompressiblen Inhalt an, der Druck im Ventrikel steigt steil an. Diese Phase dauert in Ruhefrequenz etwa 60 ms und verursacht zusammen mit dem Schluss der AV-Klappen den auskultierbaren 1. Herzton.

B) Systolische Austreibungsphase Erst wenn der Druck in den Ventrikeln den in der A. pulmonalis bzw. der Aorta übersteigt, öffnen sich die Taschenklappen und ein Anteil des enddiastolischen Volumens (EDV) wird ausgetrieben. Dieses Schlagvolumen (SV) beträgt in Ruhe ca. 90 ml. Während der Austreibung steigt der Druck zunächst an. Erst gegen Ende der Systole erreicht er ein Maximum und fällt dann ab. Sobald der Ventrikeldruck unter den Arteriendruck gesunken ist, schließen die Taschenklappen. Der Schluss der Taschenklappen ist als 2. Herzton auskultierbar. Die Systole ist beendet.

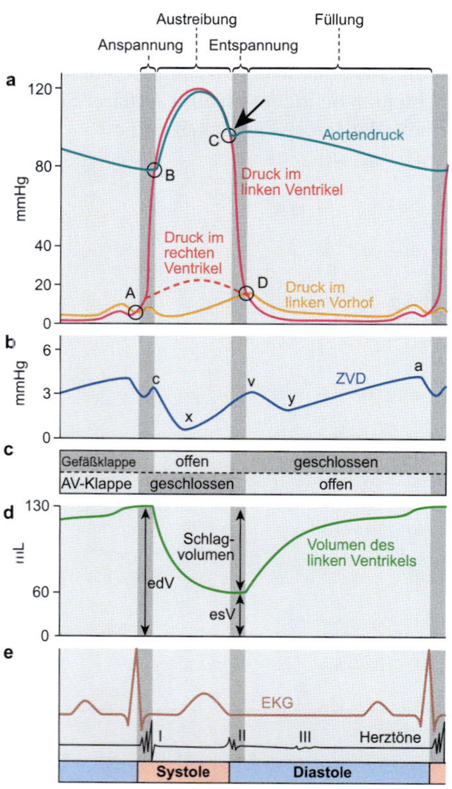

Abb. 2.1 Verlaufskurven der Herzaktion [L231]

> Der Anteil des SV am EDV wird als Auswurffraktion EF (*engl.* ejection fraction) bezeichnet. Sie beträgt beim Gesunden mehr als 55 %.

C) Diastolische Entspannungsphase Das Ventrikelmyokard erschlafft isovolumetrisch.

D) Diastolische Füllungsphase Sobald der Ventrikeldruck den Vorhofdruck unterschreitet, öffnen sich die AV-Klappen – die Ventrikelfüllung beginnt, das Ventrikelvolumen nimmt stetig zu.

Volumenarbeit

Entscheidend für die Ventrikelleistung ist die Pump- und Saugfunktion, die durch den **Ventilebenen-Mechanismus** verursacht wird. Durch die Verschiebung der Ventilebene in Richtung der Herzspitze wird das Blut aus den Ventrikeln gepumpt und gleichzeitig Blut aus den großen Venen angesaugt. Bei der Rückkehr in die Ventilebene stülpen sich die Ventrikel gewissermaßen über das von den Vorhöfen bereitgestellte Blutvolumen, was zu einer schnellen Ventrikelfüllung führt.

Erst bei erhöhter Herzfrequenz und damit verkürzter Diastolendauer steigt der Anteil der Vorhofkontraktion an der Ventrikelfüllung. Wie groß unter diesen Bedingungen die Bedeutung der Vorhofkontraktion ist, zeigt die verminderte Herzleistung bei dem mit ineffektiven Vorhofkontraktionen einhergehenden Vorhofflimmern (→ Kap. 26).

Herzminutenvolumen

Man bezeichnet die pro Minute ausgeworfene Blutmenge als „Herzminutenvolumen (HMV)". Sie beträgt beim Gesunden 4,5–7 l/min und wird von Schlagvolumen und Herzfrequenz bestimmt.

> Herzminutenvolumen (HMV) = Schlagvolumen (SV) × Herzfrequenz (HF)

Schlagvolumen Das Schlagvolumen hängt neben der Kontraktilität des Herzmuskels von zwei Faktoren ab:

- **Vorlast:** Man bezeichnet die vom EDV abhängende enddiastolische Wandvorspannung als Vorlast (*engl.* preload). Eine Vordehnung der Muskelfasern verbessert bis zu einem gewissen Punkt die Kraft der Muskelkontraktion proportional (Frank-Starling-Mechanismus, s. u.).
- **Nachlast:** Die Wandspannung, die aufgebracht werden muss, um ein bestimmtes Ventrikelvolumen gegen den herrschenden Arteriendruck auszuwerfen, wird als Nachlast (*engl.* afterload) bezeichnet.

Herzfrequenz Mit steigender Herzfrequenz nimmt die Diastolendauer immer weiter ab, die Dauer der Systole bleibt dagegen relativ konstant. Da die Koronarperfusion nur während der Diastole stattfindet, wird sie bei steigender Herzfrequenz immer mehr eingeschränkt.

Druck-Volumen-Diagramm

Die Herzarbeit wird durch das Arbeitsdiagramm des linken Ventrikels verdeutlicht (→ Abb. 2.2):

AB Systolische Anspannungsphase Am Punkt A ist der Ventrikel mit 140 ml Blut gefüllt, der enddiastolische Druck liegt auf der Ruhedehnungskurve bei ca. 10 mmHg (= Vorlast). Der Ventrikel spannt sich nun isovolumetrisch an. Dies wird durch den senkrechten Pfeil AB dargestellt: Der Druck steigt bei gleichbleibendem Volumen des Ventrikels.

BC Systolische Austreibungsphase Der herrschende diastolische Druck an Punkt B wird als Nachlast bezeichnet. Ist er überschritten, beginnt die Austreibungsphase BC. Der Abstand zwischen AB und CD entspricht der Höhe des Schlagvolumens.

CD Diastolische Entspannungsphase Am Punkt des maximalen systolischen Drucks C endet die Austreibungsphase, die Taschenklappen schließen und der Ventrikel entspannt isovolumetrisch.

DA Diastolische Füllungsphase Die Ventrikel werden erneut gefüllt. Dieser Vorgang erfolgt passiv, der Druckverlauf folgt deshalb der Ruhedehnungskurve.

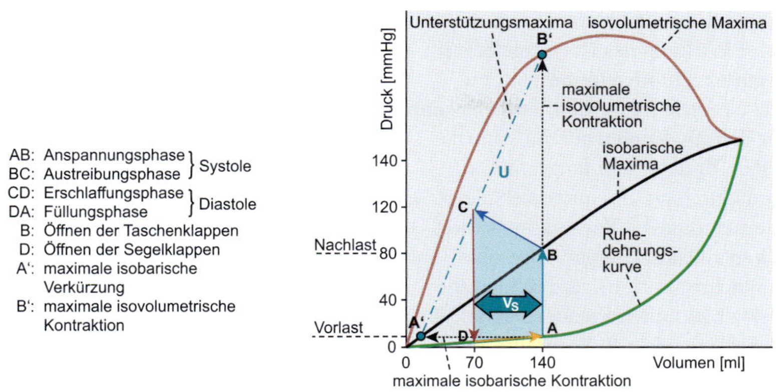

Abb. 2.2 Arbeitsdiagramm des linken Ventrikels (Druck-Volumen-Diagramm) [L231]

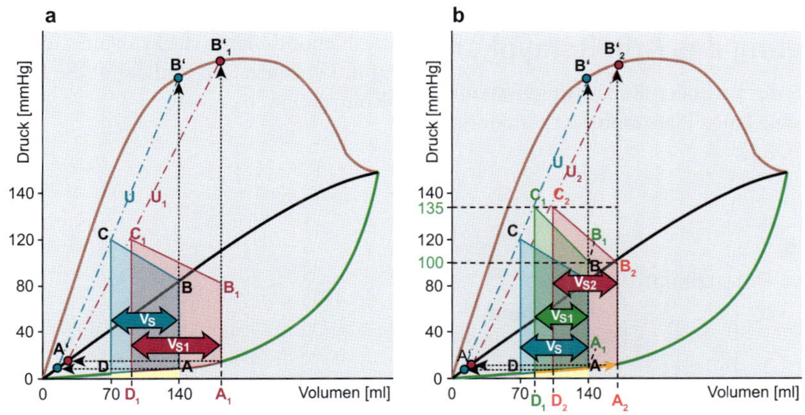

Abb. 2.3 Autoregulation des Herzens [L231]

Autoregulation des Herzens

Frank-Starling-Mechanismus

Das Herz ist unabhängig von extrakardialen Regulationsmechanismen bis zu einem gewissen Punkt in der Lage, autoregulatorisch eine vermehrte diastolische Ventrikelfüllung durch Auswurf eines größeren Schlagvolumens zu kompensieren. Dies wird als „Frank-Starling-Mechanismus" bezeichnet (→ Abb. 2.3). Er dient unter Ruhebedingungen vor allem der gegenseitigen Abstimmung der Förderleistung beider Ventrikel.

Auch auf einen akuten Anstieg des Drucks (Nachlast) kann das Herz über zwei Schritte reagieren: Gegen eine erhöhte Nachlast kann das Herz zuerst nur ein vermindertes Schlagvolumen auswerfen. Dadurch erhöht sich das endsystolische Volumen und damit die Vordehnung und über den Frank-Starling-Mechanismus wieder die Herzarbeit. Klassischerweise wurde der Frank-Starling-Mechanismus mit der Optimierung des Überlappungsgrads von Aktin und Myosin durch die Vordehnung erklärt. Ein neuerer Ansatzpunkt sieht den Frank-Starling-Mechanismus in einer erhöhten Kalziumempfindlichkeit des Herzmuskels bei steigender Sarkomerlänge begründet.

Das Herz ist in hohem Maße fähig, sich wechselnden Belastungen anzupassen. So kann das Herzminutenvolumen von 5 l in Ruhe auf bis zu 25 l unter Belastung gesteigert werden.

Innervation des Herzens

Neben intrakardialen Regulationsmechanismen spielen auch neurovegetative und humorale Einflüsse die entscheidende Rolle bei der Anpassung an Belastung. **Die Sympathikuswirkung am Herzen** erfolgt vor allem über β_1-Rezeptoren. Die beteiligten Transmitter sind Adrenalin und Noradrenalin.

Positive Inotropie Der Sympathikus wirkt über eine Erhöhung der zytosolischen Kalziumkonzentration positiv inotrop, d. h., die Herzkraft wird gesteigert. Im Arbeitsdiagramm (→ Abb. 2.2) werden höhere isovolumetrische Drücke möglich, wodurch bei gleicher Ventrikelfüllung ein größeres Schlagvolumen ausgeworfen werden kann.

Positive Chronotropie Am Sinusknoten (SK) wird durch den Sympathikus die Depolarisation beschleunigt. Es verändern sich die Steilheit der diastolischen Depolarisation, das Ruhemembranpotenzial und das kritische Membranpotenzial, ab dem ein Aktionspotenzial (AP) entstehen kann.

Positive Dromotropie Am AV-Knoten wird die Überleitung beschleunigt.

Positive Bathmotropie Der Sympathikus senkt die Reizschwelle des Myokards und macht es damit leichter erregbar.

Der Parasympathikus wirkt über muskarinische Acetylcholinrezeptoren antagonistisch zum Sympathikus.

Erregungsbildung

Automatie

Im Herzen gibt es Schrittmacherzellen, die unabhängig von äußeren Reizen Spontandepolarisationen erzeugen können. Der Sinusknoten ist der primäre Schrittmacher des Herzens. Erst im Falle seines Versagens setzen tiefer gelegene Schrittmacherzentren ein.

- **Sinusknoten:** primäres Automatiezentrum, 60–80 Schläge/min
- **AV-Knoten:** sekundäres Automatiezentrum, 40–60 Schläge/min
- **Untergeordnete Schrittmacherzellen:** tertiäre Automatiezentren, 25–40 Schläge/min

Schrittmacherzellen haben kein stabiles Ruhemembranpotenzial. Wird durch die langsamen spontanen diastolischen Depolarisationen das Schwellenpotenzial der L-Typ-Kalziumkanäle erreicht, werden diese aktiviert und ein fortgeleitetes Aktionspotenzial entsteht (→ Abb. 2.4). Der Unterschied der untergeordneten Schrittmacher zum Sinusknoten liegt darin, dass der Aufstrich der diastolischen Depolarisation flacher ist und das Schwellenpotenzial später erreicht wird.

Erregungsausbreitung

Funktionelles Synzytium

Kardiomyozyten sind erregbare Zellen, die leitend miteinander verbunden sind, sodass sich die Erregung von Zelle zu Zelle ausbreiten kann. Reize werden nach dem Alles-oder-Nichts-Prinzip beantwortet. Unter physiologischen Bedingungen löst der Sinusknoten als Impulsgeber eine Vorhofdepolarisation aus, die sich über das Myokard des Vorhofs ausbreiten kann. Durch die isolierende Wirkung des Herzskeletts kann die Erregung nicht ungehindert auf die Ventrikel übergeleitet werden, sondern kann nur über den AV-Knoten auf die Ventrikel übergreifen. Er leitet sehr langsam und fungiert dadurch als „Frequenzsieb". Dies gewährleistet, dass die Vorhofkontraktion vor der Ventrikelkontraktion abgeschlossen ist (AV-Synchronisation), und schützt die Ventrikel vor zu hohen Frequenzen bei Vorhoftachykardien wie z. B. Vorhofflimmern. Vom AV-Knoten wird die Erregung über His-Bündel, Tawara-Schenkel und Purkinje-Fasern auf das Kammermyokard übergeleitet.

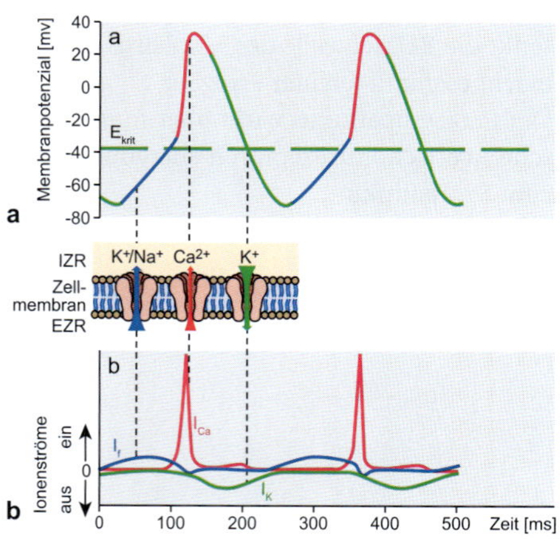

Abb. 2.4 Aktionspotenzial und Ionenströme der Schrittmacherzelle. Sinkt das Membranpotenzial unter –60 mV, wird die spontane Depolarisation durch Aktivierung unspezifischer Ionenkanäle eingeleitet (blau). Ist das Schwellenpotenzial (–40 mV) erreicht, strömen Ca^{2+}-Ionen in die Zelle ein, die Zelle depolarisiert rasch (rot). Durch den ab + 35 mV einsetzenden langsamen Ausstrom von K^+ repolarisiert die Schrittmacherzelle langsam, bis ab –60 mV wieder die unspezifischen Ionenkanäle öffnen (grün). [L231]

Erregung des Arbeitsmyokards

Das AP des kardialen Reizleitungssystems ist durch eine lange Plateauphase charakterisiert (→ Abb. 2.5).

Nicht-Tetanisierbarkeit

Durch die lange Refraktärzeit (absolut: 200 ms; relativ: 250 ms), die erst mit dem Ende der langen Plateauphase endet, sind am Herzen nur Einzelschläge möglich.

Elektromechanische Kopplung

Das AP ist ein elektrischer Impuls, die daraus resultierende Kontraktion des Herzmuskels ein mechanischer Vorgang. Die sog. elektromechanische Kopplung dieser beiden Schritte wird durch Ca^{2+}-Ionen vermittelt, die aus dem sarkoplasmatischen Retikulum ins Zytosol freigesetzt werden. Sie binden an Troponin C, das daraufhin die Bindungsstelle zwischen Aktin und Myosin freigibt. Einige Medikamente wie z. B. Digitalisglykoside modulieren die zytosolische Kalziumkonzentration und damit die Kraft der Kontraktion.

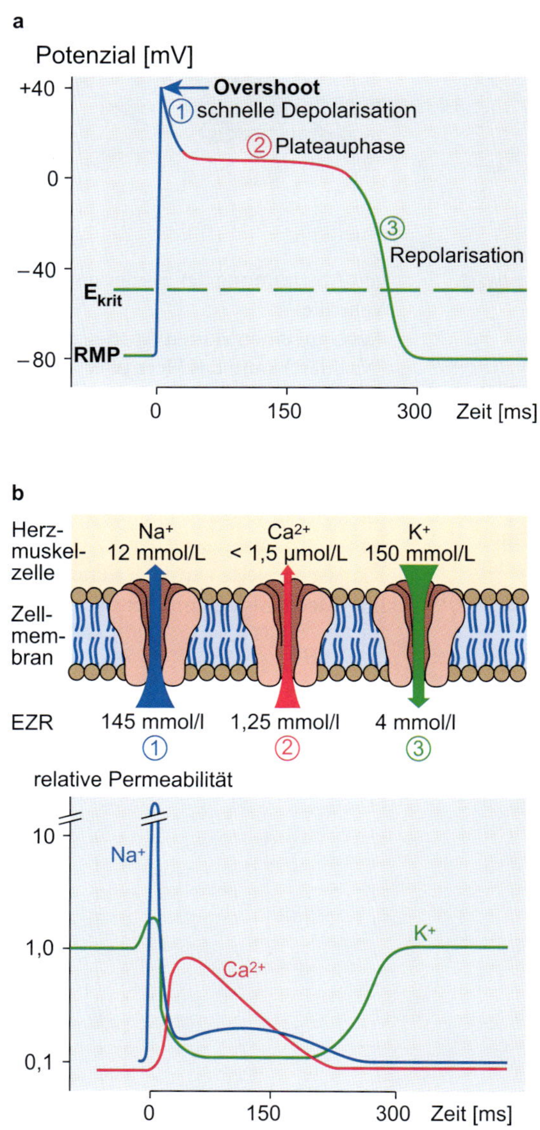

Abb. 2.5 Aktionspotenzial und Ionenströme der Myokardzelle. Ab dem Schwellenpotenzial von –60 mV depolarisiert die Zellmembran durch die Öffnung schneller Na^+-Kanäle rasch und stark (blau). In der Plateauphase halten ein langsamer Ca^{2+}-Einstrom und der K^+-Ausstrom das Membranpotenzial konstant (rot). Die Zellmembran repolarisiert durch den steigenden K^+-Ausstrom (grün). [L231]

Koronarperfusion

Die Koronargefäße verlaufen intramyokardial und werden deshalb durch die Kontraktion während der Systole komprimiert. **Das Myokard wird also nur in der Diastole perfundiert.**

Die Pumparbeit des Herzens benötigt bereits unter Ruhebedingungen einen hohen Umsatz von Energieträgern wie ATP oder Phosphokreatin, die durch oxidative Phosphorylierung regeneriert werden müssen. Dabei ist die Gesamtmenge des myozytären ATP mit nur 5–6 µmol/g Herzmuskel eher gering, sodass der Energiebedarf des Herzens bei inadäquater Sauerstoffzufuhr nur für einen äußerst kurzen Zeitraum (~ 30 s) gedeckt werden kann. Erschwerend kommt hinzu, dass der Stoffwechsel des Myokards im Gegensatz zum Skelettmuskel strikt aerob ist.

Der Sauerstoffbedarf korreliert positiv mit dem Umsatz energiereicher Phosphate. Bei körperlicher Ruhe liegt der Sauerstoffverbrauch des Herzens durchschnittlich bei 8–12 ml/min/100 g. Vier Faktoren sind im Wesentlichen für einen gesteigerten Umsatz energiereicher Phosphate und die damit verbundene Zunahme des Sauerstoffverbrauchs verantwortlich:

- **Herzfrequenz- und Druckvolumensteigerung:** Jeder Anstieg der Druckvolumenarbeit (erhöhte Füllungsvolumina, gesteigerte Vor- und Nachlast) und jede Zunahme der Herzfrequenz führen zu einem erhöhten myokardialen Sauerstoffbedarf.
- **Kontraktilität:** Zusätzlich zu den Größen Druck, Volumen und Frequenz führt auch eine gesteigerte Kontraktilität zu einer Zunahme des Sauerstoffbedarfs. Die Kontraktilität ist eine dynamische Größe und entspricht der Fähigkeit des Myokards, einen Druck in einer bestimmten Geschwindigkeit aufzubauen bzw. ein Volumen mit einer bestimmten Geschwindigkeit auszuwerfen.
- **Myokardiale Wandspannung:** Als ganz wesentliche Größe korreliert die myokardiale Wandspannung positiv mit dem Sauerstoffverbrauch. Dabei hängt die Wandspannung von verschiedenen Faktoren ab: Hohe ventrikuläre Drücke (P) führen ebenso zu hoher Wandspannung (K) wie große Ventrikelradien (r). Eine dicke Ventrikelwand (d) senkt dagegen die Wandspannung.
- **Laplace-Gesetz:**

$$K = \frac{P \times r}{2 \times d}$$

Die koronare arteriovenöse Sauerstoffdifferenz liegt in Ruhe bereits bei 10–20 Vol.-% und kann unter Belastung nicht mehr wesentlich vergrößert werden. **Daher muss ein erhöhter Sauerstoffbedarf allein durch eine Steigerung der Durchblutung gedeckt werden.**

Der Blutfluss kann durch Einwirkung des autonomen Nervensystems und lokaler humoraler Faktoren auf das Fünffache gesteigert werden. Änderungen der myokardialen Sauerstoff- oder Kohlenstoffdioxidkonzentration beeinflussen direkt das Öffnungsverhalten von K^+-ATP-Kanälen und führen so zu Vasodilatation bzw. Vasokonstriktion.

Humorale Regulation

Lokale Metaboliten (Autakoide) werden entweder durch Änderungen des Blutstroms aus dem Endothel oder aber bei Änderungen des myozytären Metabolismus aus den Myozyten freigesetzt. Durch ihre Wirkung auf die spezifischen Rezeptoren der Endothel- und Gefäßmuskelzellen steuern sie den Koronargefäßtonus und damit den Gefäßwiderstand. So ist das Herz in der Lage, auf wechselnde metabolische Anforderungen zu reagieren und den Koronarfluss innerhalb gewisser Grenzen konstant zu halten.

Der Koronargefäßtonus wird durch ein kompliziertes Zusammenspiel verschiedener synergistischer und antagonistischer Substanzen, die parakrin oder autokrin auf das Endothel oder die Gefäßmuskelzellen wirken, adäquat reguliert. Eine wichtige Rolle spielt das Stickoxid (NO). Seine Freisetzung wird durch den Blutfluss und durch Stoffwechselprodukte wie Kohlenstoffdioxid, Adenosin, Histamin und andere vasoaktive Botenstoffe getriggert.

Eine verminderte Endothelfunktion, wie sie bei koronaren Gefäßerkrankungen durch atherosklerotische Schädigung auftritt, führt zu einer Störung des besagten Gleichgewichts und somit zu einer Einschränkung der koronaren Durchblutungsregulation mit weiterer Verschlechterung des Krankheitsbilds.

Neuronale Regulation

Die Stimulation von α_1- und α_2-Rezeptoren auf den koronaren Gefäßmuskelzellen durch den Sympathikus führt zu einer Vasokonstriktion, die entscheidend zum wichtigen Anstieg des koronaren Gefäßdruckgradienten unter Stressbedingungen beiträgt. Stimulierte β-Rezeptoren haben eine koronare Vasodilatation zur Folge, die ebenfalls unter körperlicher Belastung an Bedeutung gewinnt. Parasympathisch freigesetztes Acetylcholin bewirkt über M_1-Rezeptoren eine Vasokonstriktion, über M_3-Rezeptoren eine Vasodilatation. Dabei ist die cholinerge Innervation koronarer Gefäße von eher geringer Bedeutung.

Zusammenfassung

- Eine Herzaktion besteht aus der systolischen Anspannungs- und Austreibungsphase sowie aus der diastolischen Entspannungs- und Füllungsphase.
- Herzminutenvolumen (HMV) = Schlagvolumen (SV) × Herzfrequenz (HF)
- Der Sympathikus wirkt am Herzen positiv chrono-, dromo-, bathmo- und inotrop.
- Schrittmacherzentren im Herzen sind der Sinus- (primär) und der AV-Knoten (sekundär).
- Charakteristika des Arbeitsmyokards: Automatie, funktionelles Synzytium, Alles-oder-nichts-Antwort, Nicht-Tetanisierbarkeit

Inspektion

Schon bei der Inspektion des Patienten können Sie Hinweise auf kardiologisch relevante Vorerkrankungen oder Risikofaktoren erhalten:

Fallen Ihnen Narben auf, die auf eine kardiologische Voroperation hinweisen? Bei größeren Operationen am Herzen wird der Zugang über die mediane Sternotomie gewählt (→ Kap. 24). Ein Defibrillator wird gewöhnlich in der linken, ein Schrittmacher in der rechten Medioklavikularlinie platziert.

Ist der Patient adipös? Ist der Patient Raucher? Beides sind Risikofaktoren für Hypertonie (→ Kap. 20) oder eine koronare Herzkrankheit (KHK, → Kap. 22).

Hat der Patient Beinödeme? Sie sind prätibial durch Palpation zu verifizieren (→ Abb. 3.1): Die Haut ist eindrückbar, wobei die eingedrückte Stelle im Hautniveau noch einige Minuten zu sehen ist. Kardial bedingte (Stauungs-)Ödeme werden durch eine Insuffizienz des rechten Herzens verursacht und sind Zeichen der sog. unteren Einflussstauung.

Hat der Patient Dyspnoe? Tritt die Atemnot bereits in Ruhe auf oder z. B. beim Sprechen oder Lagewechsel während der Untersuchung? Ursache ist häufig eine Herzinsuffizienz (→ Kap. 46). Ein verlängertes Exspirium mit Husten kann auf eine kardial bedingte Lungenstauung (Asthma cardiale) bei Linksherzinsuffizienz hindeuten.

Ist die Haut des Patienten zyanotisch? Die Zyanose ist eine bläuliche Verfärbung der Haut. Sie lässt sich am besten an den Fingernägeln, Lippen oder den Ohrläppchen erkennen.

- Bei der zentralen Zyanose herrscht ein Mangel an Sauerstoff, die Sauerstoffsättigung des Blutes ist erniedrigt. Ursache dafür können intrakardiale Shunts, alveoläre Hypoventilation oder erschwerte alveolokapilläre Sauerstoffdiffusion sein. Die Haut ist warm, die Schleimhäute sind tiefrot bis bläulich.
- Bei der peripheren Zyanose wird in der Peripherie aus dem normal mit sauerstoffgesättigtem Blut vermehrt Sauerstoff ausgeschöpft. Ursache ist z. B. eine starke Reduktion des Herzminutenvolumens, z. B. bei Herzinsuffizienz.

> Der Ausprägungsgrad der Zyanose korreliert mit der absoluten Menge an reduziertem Hämoglobin. Bei Anämie muss deshalb selbst bei starker Sauerstoffuntersättigung klinisch keine Zyanose auftreten!

Hat der Patient Trommelschlägelfinger oder Uhrglasnägel? Die typische Morphologie (→ Abb. 3.2) tritt bei chronischer systemischer Hypoxämie auf, wie sie aufgrund von Lungenerkrankungen und bei bestimmten angeborenen Herzfehlern vorkommt (→ Kap. 45).

Sind die Jugularvenen des Patienten gestaut? Bleiben die Halsvenen auch bei einer Hochlagerung des Oberkörpers um > 45° gefüllt (und sind deshalb sichtbar), spricht man von einer relevanten oberen Einflussstauung (→ Abb. 3.3). Sie ist Zeichen eines erhöhten zentralen Venendrucks, verursacht durch einen Blutstau vor dem rechten Herzen. Zur besseren Einschätzung können Sie die Vv. jugulares externae ausstreichen und die erneute Füllung beobachten!

> Die Jugularvenen pulsieren physiologischerweise zweimal im Herzzyklus.

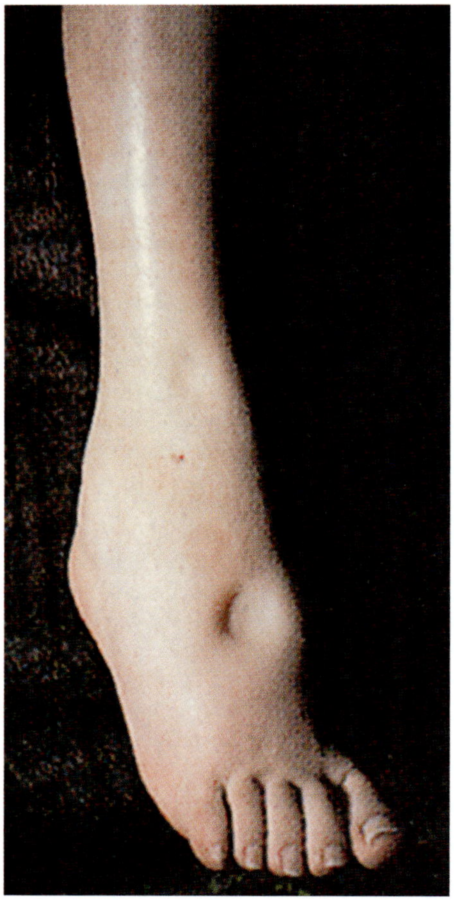

Abb. 3.1 Beinödeme [E922]

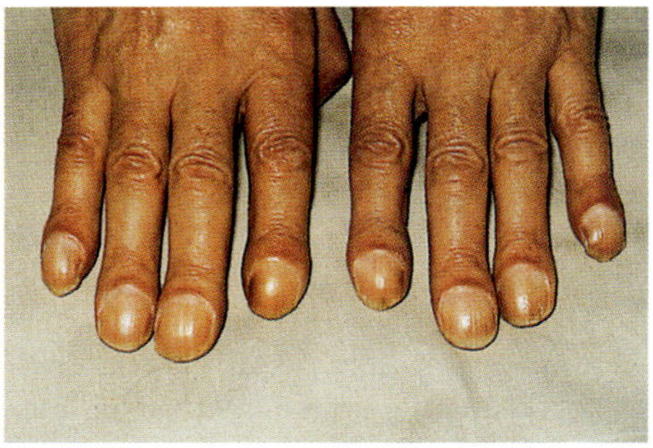

Abb. 3.2 Trommelschlägelfinger [E922]

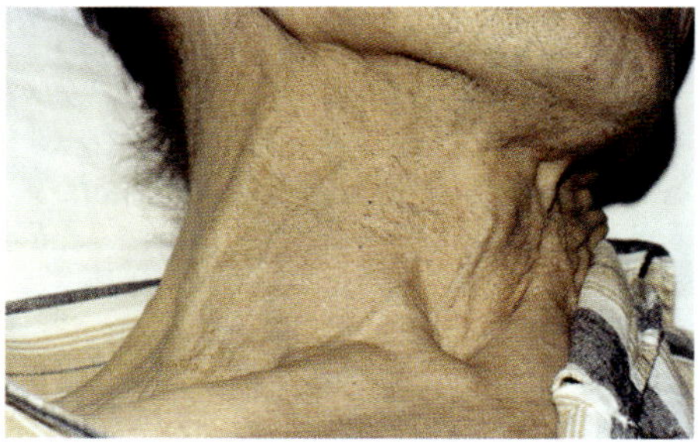

Abb. 3.3 Obere Einflussstauung. Auffallend sind die gestauten Vv. jugulares externae. [M537]

Palpation und Blutdruckmessung

Achten Sie bei der Palpation und Perkussion auf die Hauttemperatur: Warme und dabei gerötete Haut kann auf ein erhöhtes Herzminutenvolumen hindeuten, warme und dabei blasse Haut dagegen auf anämische und hypoxische Zustände. Ist die Haut kalt, blass und livide verfärbt, kann dies durch eine starke Vasokonstriktion verursacht sein.

Palpation der Pulse

Überprüfen Sie bei jeder körperlichen Untersuchung (zumindest) folgende Pulsstationen:
- A. radialis
- A. carotis
- A. femoralis
- A. dorsalis pedis

Man sollte vermeiden, die A. carotis auf Höhe des Karotissinus (Höhe des oberen Schildknorpels) zu palpieren, da dadurch Rhythmusstörungen ausgelöst werden können!

Anhand des Radialis-Pulses beurteilt man Herzfrequenz und -rhythmus. Bei arrhythmischen Pulsen sollte durch Herzauskultation kontrolliert werden, ob ein **Pulsdefizit** vorliegt. Dieses ist definiert als ein Unterschied zwischen peripher palpabler und der durch Auskultation ermittelten Herzschlagfrequenz und tritt bei hämodynamisch unwirksamen Extrasystolen oder Tachyarrhythmia absoluta (→ Kap. 30) auf.
Fällt eine atemabhängige Schwankung der Pulsstärke auf, könnte ein sog. **Pulsus paradoxus** vorliegen: Es handelt sich um einen Abfall des systolischen Blutdrucks um > 10 mmHg bei Inspiration. Er tritt bei Perikardtamponade auf (→ Kap. 42). Begleitend zeigt sich klinisch zudem eine Jugularvenenstauung.

Blutdruckmessung

Zu einer vollständigen körperlichen Untersuchung gehört die Blutdruckmessung an beiden Armen sowie der unteren Extremität (am liegenden Patienten!).
- Druckunterschiede zwischen oberen und unteren Extremitäten lassen an eine Aortenisthmusstenose denken.
- Druckunterschiede zwischen rechter und linker Extremität können ein Hinweis auf eine Aortendissektion oder eine Stenose der A. subclavia sein.

Perkussion und Palpation des Epigastriums

Zur körperlichen Untersuchung mit kardiologischem Schwerpunkt gehören das Palpieren und Perkutieren der Leber. Sie kann bei Rechtsherzinsuffizienz durch die venöse Stauung (untere Einflussstauung) vergrößert und druckschmerzhaft sein (Kapseldruckschmerz).

Palpation des Präkordiums

Das Anstoßen der Herzspitze an die Brustwand im Verlauf der Herzaktion kann über dem 4. oder 5. Interkostalraum (ICR) links medioklavikulär mit der flachen Hand als sog. „Herzspitzenstoß" palpiert werden.
- Die Lokalisation des Herzspitzenstoßes gibt erste Hinweise auf die Konfiguration des Herzens: Bei Linksherzhypertrophie ist der Herspitzenstoß lateralisiert und verbreitert.
- Die Qualität, d. h. Stärke des Herzspitzenstoßes, gibt dem erfahrenen Untersucher Hinweise. So findet sich z. B. ein **„hebender"**, hyperkinetischer Herzspitzenstoß bei druckverursachter Linksherzhypertrophie. Er ist mit der palpierenden Hand nicht zu unterdrücken.

Mit etwas Übung kann man bei bestimmten Erkrankungen über dem Präkordium ein **Schwirren** tasten, das häufig synchron mit auskultierbaren Geräuschen auftritt:
- Bei Mitral-, Aorten- oder Pulmonalstenose ist das Schwirren über den jeweiligen Auskultationspunkten zu fühlen, bei einer höhergradigen Aortenstenose auch infraskapulär dorsal.
- Bei Ventrikelseptumdefekt (→ Kap. 43) ist das Schwirren im 3. und 4. ICR beidseits parasternal zu spüren.
- Bei fortgeschrittener Trikuspidalinsuffizienz können beidseitig herzschlagsynchrone Bewegungen des Thorax getastet werden.

Auskultation

Auskultationsareale

Schallphänomene des Herzens (Herztöne, Herzgeräusche) werden über das Blut fortgeleitet. Sie sollten immer dort auskultiert werden, wo ihr Entstehungsort oder der fortleitende Blutstrom der Thoraxwand direkt anliegt (→ Abb. 3.4). Man beschreibt den Ort, an dem das Schallphänomen am deutlichsten zu hören ist, als **Punctum maximum (p. m.).**

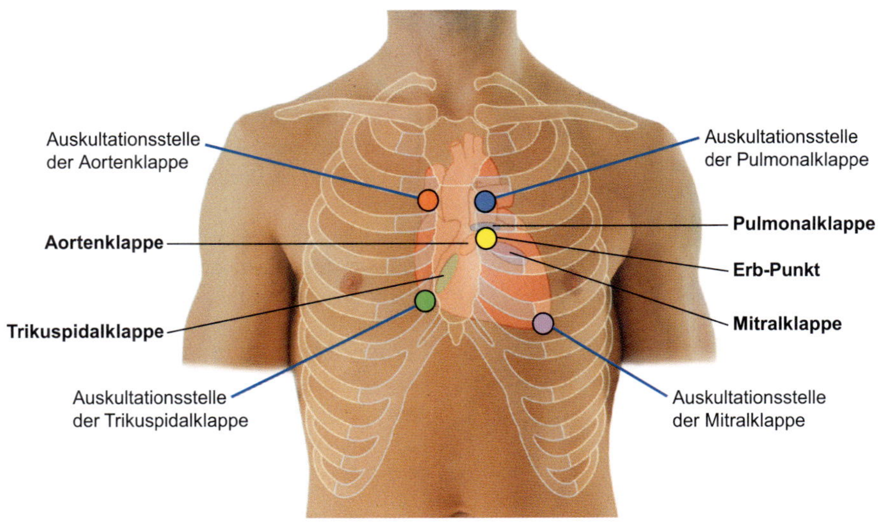

Abb. 3.4 Projektion der Herzklappen auf die Brustwand und Darstellung der Auskultationspunkte [E460]

Erb-Punkt Der Erb-Punkt im 3. ICR links parasternal wird zur ersten Orientierung auskultiert, da hier die Schallphänomene aller Auskultationsareale gut zu hören sind.
Linke Ausflussbahn Man auskultiert die Aortenklappe und Geräusche des linken Ausflusstrakts im 2. ICR rechts und über dem Sternum sowie rechts parasternal nach oben über den supraaortalen großen Gefäßen bis zur Fossa jugularis und in die Karotiden.
Rechte Ausflussbahn Schallphänomene der Pulmonalklappe und der Pulmonalarterie werden im 2. ICR links und links parasternal gehört.
Linker Ventrikel Über dem 4. und 5. ICR links kann man von parasternal bis zur Medioklavikularlinie, z. T. sogar bis in die vordere Axillarlinie Töne bzw. Geräusche der Mitralklappe und pathologischer Veränderungen des linken Ventrikels auskultieren.
Rechter Ventrikel Geräusche bzw. Töne der Trikuspidalklappe oder eines pathologisch veränderten rechten Ventrikels auskultiert man am besten über dem unteren Sternumdrittel und im 3.–5. ICR rechts parasternal.
Die Auskultation sollte wegen der Möglichkeit der Fortleitung von Geräuschphänomenen immer auch die **Karotiden,** die dorsale Thoraxwand, die **Axilla** und das Epigastrium umfassen.

Herztöne

Unter dem Begriff „Herzton" (HT) versteht man die Klappenschluss-, Öffnungs- sowie die Wandspannungstöne.

1. Herzton (S1)

Der 1. HT entsteht durch die brüske Anspannung hervorgerufener Schwingungen der Segelklappenapparate (Anspannungston) zu Beginn der Systole. Der Schluss der Segelklappen fällt mit diesem Ton zusammen. Sein p. m. liegt über der Herzspitze.

- Bei Mitralstenose klingt der 1. HT paukend (→ Kap. 36).

2. Herzton (S2)

Der 2. HT entsteht beim Schluss der Taschenklappen und kennzeichnet den Beginn der Diastole. Sein p. m. liegt über dem 2. ICR rechts parasternal.
Physiologisch ist eine **atemabhängige Spaltung des 2. HT:** Bei Inspiration können manchmal der Aortenklappenschluss (A_2) und der Pulmonalklappenschluss (P_2) unterschieden werden. Grund ist der stark negative intrathorakale Druck bei tiefer Inspiration, der zur vermehrten diastolischen Füllung des rechten Ventrikels und damit zu einem verschobenen Schluss von Aorten- und Pulmonalklappe führt.

- Eine **weite Spaltung** des 2. HT ist bei Rechtsschenkelblock (→ Kap. 6) und Mitralinsuffizienz (→ Kap. 37) auskultierbar.
- Besteht die Spaltung atemunabhängig, handelt es sich um eine pathologische **fixierte Spaltung**. Sie ist beim Vorhofseptumdefekt (→ Kap. 43) oder der Pulmonalstenose (→ Kap. 44) auskultierbar.
- Ist die Spaltung in Expiration und P_2 vor A_2 auskultierbar, spricht man von der – ebenfalls pathologischen **paradoxen Spaltung.** Sie tritt bei Linksschenkelblock (→ Kap. 6) und schweren Formen der Aortenisthmus- (→ Kap. 44) oder Klappenstenose (→ Kap. 34) auf.

3. und 4. Herzton (S3, S4)

Dem 3. HT liegt die diastolische Ventrikelfüllung zugrunde. Er ist bei Kindern und Jugendlichen physiologisch und verursacht in der Auskultation den Befund des Ventrikelgalopps. Beim Erwachsenen weist er auf eine Überladung des Ventrikels, z. B. im Rahmen einer Mitral- (→ Kap. 37) oder Herzinsuffizienz (→ Kap. 46), hin.
Die Vorhofkontraktion in der Diastole verursacht den 4. HT. Er wird mit dem Trichter des Stethoskops kurz vor dem S_1 auskultiert (Vorhofgalopp) und kann bei Kindern und Jugendlichen physiologisch sein.

Klappenöffnungstöne

Klappenöffnungstöne entstehen durch einen pathologischen Öffnungsvorgang bei AV-Klappenstenosen und sind deshalb nach dem 2. HT zu hören.

Austreibungstöne

Frühsystolische, hochfrequente Austreibungstöne (*engl.* ejection clicks) fallen zeitlich mit der Öffnung der Aorten- bzw. Pulmonalklappe zusammen. Ihnen liegen Wirbelbildungen bei der Austreibung durch einen dilatierten Ausflusstrakt oder Störungen des Taschenklappenöffnungsvorgangs zugrunde.

Herzgeräusche

Herzgeräusche entstehen durch **Wirbelbildungen** und werden im Befund durch folgende Punkte charakterisiert:

- Lautstärke (→ Tab. 3.1)
- Lage im Herzzyklus (systolisch, diastolisch), ggf. mit genauerer Beschreibung (früh-, meso-, spät-, holosystolisch bzw. -diastolisch; → Abb. 3.5)
- p. m.
- Klangfarbe (z. B. rau, blasend, reibend, hauchend)
- Dynamik (crescendo, decrescendo, spindel-, bandförmig, „Maschinengeräusch")
- Gegebenenfalls Ausstrahlung (z. B. in die Axilla, Karotiden)

> Mittels Echokardiografie kann die auskultatorische Verdachtsdiagnose bestätigt werden.

Tab. 3.1 Lautstärke eines Herzgeräuschs

Bezeichnung	Beschreibung
1/6	Sehr leise, nur während Atempausen in geräuschloser Umgebung auskultierbar
2/6	Leise, aber auch während des Atmens zu hören
3/6	Mittellautes Geräusch, nie tastbares Schwirren
4/6	Lautes Geräusch, meist tastbares Schwirren
5/6	Sehr lautes Geräusch, immer tastbares Schwirren
6/6	Extrem lautes Geräusch, bis in 1 cm von der Thoraxwand zu hören

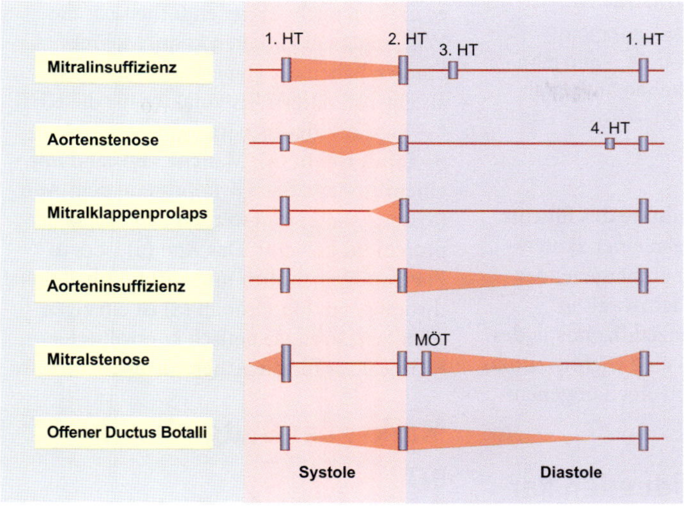

Abb. 3.5 Herzgeräusche und ihre zeitliche Zuordnung zu den Herztönen [L157]

Systolische Geräusche

Systolika müssen nicht immer durch strukturelle Anomalien verursacht sein: Ein sog. funktionelles Systolikum wird durch ein erhöhtes HZV verursacht. Ursachen dafür können z. B. Fieber, Schwangerschaft oder eine Anämie sein. Das akzidentielle Systolikum ist lageabhängig und kommt bei Jugendlichen und asthenischen Erwachsenen vor. Ihm liegen weder strukturelle noch funktionelle Veränderungen zugrunde. Systolischen Herzgeräuschen kann allerdings auch eine der folgenden Pathologien zugrunde liegen:

- Stenose einer Taschenklappe (→ Kap. 34) oder des Aortenisthmus (→ Kap. 44)
- Insuffizienz einer AV-Klappe (→ Kap. 37)
- Ventrikel- oder Vorhofseptumdefekt (→ Kap. 43)

Bei Druckbelastung ist das Systolikum spindelförmig, vom S_1 abgesetzt und endet vor dem S_2 (→ Abb. 3.5). Bei Volumenverlust aus den Ventrikeln ist das Systolikum dagegen holosystolisch und bandförmig.

> Die häufigsten Ursachen systolischer Herzgeräusche sind Aortenklappenstenose und Mitralklappeninsuffizienz. Eine Differenzierung ist durch Auskultation der Karotiden möglich, bei Aortenklappenstenose werden die Geräusche in die Karotiden fortgeleitet.

Diastolische Geräusche

Diastolische Herzgeräusche sind **immer pathologisch** und bei folgenden Herzfehlern auskultierbar:

- Insuffizienz einer Taschenklappe (→ Kap. 35)
- Stenose einer AV-Klappe (→ Kap. 36)

Der Rückstrom bei Taschenklappeninsuffizienz verursacht frühdiastolische Decrescendo-Geräusche, während AV-Klappenstenosen meso- und enddiastolische Geräusche hervorrufen.

> Die häufigsten Ursachen diastolischer Geräusche sind Aortenklappeninsuffizienz und Mitralklappenstenose.

Kontinuierliche Geräusche

„Maschinengeräusche" mit Crescendo-decrescendo-Charakter umrahmen den 2. HT. Sie sind typisch für den persistierenden Ductus arteriosus Botalli (PDA; → Kap. 43). Von ihm zu unterscheiden, ist das kontinuierliche, ohrnahe Reibegeräusch bei Perikarditis (→ Kap. 41).

Zusammenfassung

- Die körperliche Untersuchung sollte neben einer genauen Inspektion eine Palpation der wichtigsten Pulsstationen (A. radialis, A. carotis, A. femoralis, A. dorsalis pedis), die Blutdruckmessung und Auskultation enthalten.
- Bei der Auskultation unterscheidet man Herztöne und -geräusche.
- Systolische Herzgeräusche entstehen bei Taschenklappenstenosen, AV-Klappeninsuffizienz oder Septumdefekten.
- Diastolische Geräusche sind immer pathologisch und entstehen bei Taschenklappeninsuffizienz und AV-Klappenstenose.

Marker der Myokardschädigung

Troponin T und I

Die kardialen Troponine (cTn) sind für das Herz hochspezifische Proteine des kontraktilen Apparats und für die Interaktion zwischen Aktin und Myosin verantwortlich. Sie werden beim Untergang von Myozyten ins Blut freigesetzt. Dank moderner Labormethoden werden die **„high sensitive" oder hs-Troponine** bestimmt. Sie sind **sehr früh (kurz nach Herzmyozytenuntergang)** im Serum nachweisbar. So kann man bei entsprechend hohen Werten der hs-Troponine innerhalb von 1 oder 3 h (je nach Höhe des Ausgangswerts) einen Herzinfarkt diagnostizieren.
Im Verlauf ist das Troponin für etwa 6–14 Tage im Serum nachweisbar.
Troponine sind mit einer Sensitivität und Spezifität von > 95 % heute die wichtigsten myokardialen Nekrosemarker. **Die Troponin-Serumkonzentration korreliert daneben mit der Prognose des Patienten.**
Achtung: Troponin kann z. B. bei älteren Patienten mit Niereninsuffizienz unspezifisch erhöht sein. In diesen Fällen ist aber die Kinetik des Troponinwerts verwertbar.

> Bei den Troponin-Isoenzymen T und I handelt es sich um herzmuskelspezifische Nekrosemarker.

CK und CK-MB

Die Kreatinkinase (CK) ist ein Protein, das in Muskelzellen vorkommt. Es existieren drei Isoformen:

- **CK-BB:** Vorkommen hauptsächlich im Gehirn
- **CK-MB:** Vorkommen hauptsächlich im Myokard
- **CK-MM:** Vorkommen hauptsächlich im Skelettmuskel

Da die CK-MB hauptsächlich – aber nicht ausschließlich – im Myokard vorkommt, kann ihre Freisetzung eine Verletzung des Herzmuskels anzeigen.
Die Gesamt-CK und die CK-MB überschreiten nach einem Myokardinfarkt innerhalb von 4–8 h den Normwert von 80 U/l bzw. 12 U/l. Nach rund 21 h erreicht die CK-Aktivität ihr Maximum und ist insgesamt für ca. 2–3 Tage im Serum nachweisbar.
Achtung: Die CK-Konzentration kann auch durch skelettmuskuläre Traumen pathologisch erhöht sein. Nach den Leitlinien sind zur Diagnostik eines Myokardschadens wegen ihrer hohen Spezifität ausschließlich die Troponine zu bestimmen.

> Beträgt die Konzentration der CK-MB mehr als 6 % der Gesamt-CK, kann man von einem Infarktgeschehen ausgehen.

D-Dimere

D-Dimere sind **Spaltprodukte des Fibrins.** Sie sind im Blut als Korrelat einer akuten Blutgerinnung mit damit einhergehender endogener Fibrinolyse nachzuweisen.
Sie spielen in der Differenzialdiagnostik des akuten Thoraxschmerzes eine wichtige Rolle, da Werte im Normbereich eine Lungenembolie ausschließen.

Marker des individuellen kardiovaskulären Risikoprofils

Blutfette

Während die Triglyzeride das Speicherfett stellen, ist das Cholesterin Bestandteil von Zellmembranen, Steroiden und Gallensäuren. Es wird nicht nur über die Nahrung zugeführt, sondern auch endogen synthetisiert. Lipoproteine stellen die Transportverbindungen aus Fetten und Proteinen (Apolipoproteine) dar und werden nach ihrer Dichte in verschiedene Fraktionen eingeteilt: Chylomikronen, VLDL, **LDL** und HDL. Das Ziel der medikamentösen Therapie zur Senkung des kardiovaskulären Risikos ist eine Erniedrigung des LDL-Werts. Die Apolipoproteine haben neben der Bildung einer hydrophilen Hülle auch Regulationsfunktion im Lipoproteinstoffwechsel. Die Lipidwerte werden außer von der Ernährung von genetischen Faktoren, dem Alter und Geschlecht bestimmt. Bewegung senkt den Lipidspiegel signifikant.

HbA1c

Beim HbA1c handelt sich um den Anteil des durch hohe Blutzuckerkonzentrationen **dauerhaft glykierten Hämoglobins.** Es spiegelt als Langzeitmarker den Blutzuckerspiegel der letzten 6–8 Wochen wider und ist damit ein optimaler Parameter zur Überwachung der medikamentösen Blutzuckereinstellung bei Diabetes mellitus.

Weitere Marker

Momentan sind weitere Marker zur Abschätzung des individuellen Risikoprofils in der Diskussion. Häufig ist noch nicht endgültig geklärt, ob es sich um eigenständige Risikofaktoren oder Epiphänomene anderer Risikofaktoren handelt.

- **Homocystein** ist eine Aminosäure, die endogen beim Abbau von Methionin entsteht. Es wird unter physiologischen Bedingungen rasch verstoffwechselt, sodass es die ihm nachgesagte endotheltoxische Wirkung nicht entfalten kann. Mehrere Studien haben die Hyperhomocysteinämie als eigenständigen Risikofaktor für die KHK (→ Kap. 22) identifiziert.
- **Lipoprotein (a):** Manche LDL sind mit einem zusätzlichen Glykoprotein, dem Apo (a) ausgestattet und werden dann Lipoprotein (a) genannt. Das Apo (a) ist dem Plasminogen ähnlich und wirkt deshalb lokal thrombogen. Lipoprotein (a) ist ein eigenständiger, streng genetisch kontrollierter Risikofaktor für die Atherogenese.

Marker der Blutgerinnung

PTT

Zur Überprüfung der **intrinsischen Gerinnung** und zur Überwachung einer **Heparinisierung** ist die Bestimmung der partiellen Thromboplastinzeit (PTT, *engl.* partial thromboplastin time) indiziert.
Man spricht von **Vollheparinisierung,** wenn mit unfraktioniertem Heparin i. v. eine PTT-Verlängerung um das 1,5- bis 2-Fache erzielt wird.

INR

Der INR-Wert (*engl.* international normalized ratio) erfasst unter anderem die Vitamin-K-abhängigen Gerinnungsfaktoren II, VII, IX, X und kann deshalb zur Überwachung einer **Cumarin-Therapie** verwendet werden (→ Kap. 18).

> Der Einsatz niedermolekularer Heparine (→ Kap. 18) ist laborchemisch nicht überwachbar.

Elektrolyte

Eine Kontrolle des Natrium- und Kaliumspiegels ist wichtig. Die in der Kardiologie häufig eingesetzten Diuretika (→ Kap. 16) können zu Elektrolytverschiebungen führen. Hyper- und Hypokaliämien können Ursache von Herzrhythmusstörungen sein.

Weitere relevante Laborwerte in der Kardiologie

TSH

Bei Patienten, die unter einer latenten oder manifesten Hyperthyreose leiden, führt die hohe Iodzufuhr durch iodhaltiges Kontrastmittel zu symptomatischen Hyperthyreosen bis hin zur thyreotoxischen Krise (Letalität 20–30 %!). Deshalb sollte der TSH-Spiegel vor jeder Untersuchung, für die Kontrastmittel benötigt wird, bestimmt werden. Die Schilddrüse kann durch **Perchlorat,** das

die Aufnahme von Iodid in die Schilddrüse kompetitiv hemmt, vor einer Überladung geschützt werden.
Eine Hyperthyreose kann Ursache von Vorhofflimmern sein (→ Kap. 26).

Nierenretentionsparameter: Kreatinin, GFR, Harnstoff

Kontrastmittel wird in der Regel über die Nieren ausgeschieden, was, insbesondere bei renalen Vorerkrankungen, zum Nierenversagen führen kann. Deshalb ist vor jeder Kontrastmittelgabe die aktuelle Nierenfunktion anhand des Kreatininwerts und der glomerulären Filtrationsrate (GFR) zu überprüfen, um auch latente Nierenfunktionsstörungen aufzudecken. Je nach Ausmaß der Nierenfunktionseinschränkung kann die Gabe des Kontrastmittels kontraindiziert oder nur unter bestimmten Vorkehrungen durchführbar sein. Man versucht, die Nierenfunktion durch dosierte Volumengabe zu optimieren („spülen"). Ist eine Niereninsuffizienz bekannt, wird versucht, die verabreichte Menge von Kontrastmittel im Rahmen der Untersuchung möglichst gering zu halten.

Marker der Volumenbelastung: BNP

Bei Volumen- oder Druckbelastung des Ventrikels wird eine Vorstufe des natriuretischen Peptids BNP (*engl.* brain natriuretic peptide) in den Myozyten produziert und in zwei Fragmente, das aktive BNP und das inaktive NT-proBNP (*engl.* N-terminales pro brain natriuretic peptide) gespalten. BNP induziert eine **Vasodilatation, Natriurese und Diurese** und führt so zu einer Entlastung des Ventrikels.
NT-pro BNP und BNP sind aussagekräftige Marker in der **Diagnostik** und dienen als **Verlaufsparameter der Herzinsuffizienz.** Liegt der Serumspiegel > 500 pg/ml, ist dies ein Hinweis auf eine systolische Herzinsuffizienz, ein Spiegel < 100 pg/ml schließt eine Herzinsuffizienz aus. Bei unklarer Atemnot kann durch die Bestimmung des Werts eine kardiale von einer pulmonalen Ursache unterschieden werden.

Zusammenfassung

- Folgende Laborwerte werden in der Kardiologie häufig bestimmt:
  - Marker der Myokardschädigung: (hochsensitives) Troponin T und I, CK und CK-MB
  - Marker des individuellen kardiovaskulären Risikoprofils: Blutfette (Triglyzeride; Cholesterin: LDL-Cholesterin, HDL-Cholesterin, LDL/HDL-Quotient), HbA1c, Homocystein, Lipoprotein (a)
  - Marker der Blutgerinnung: PTT, Quick/INR
  - Elektrolyte, insbesondere Natrium und Kalium
  - Weitere wichtige Marker: TSH, Nierenretentionsparameter (Kreatinin, Harnstoff), NT-proBNP

Die Elektrokardiografie (EKG) ist eines der wichtigsten diagnostischen Standardverfahren. Sie ist nahezu überall verfügbar, nicht invasiv und schnell durchführbar. Sie erlaubt bei guten Interpretationskenntnissen eine Vielzahl von diagnostischen Schlüssen. Myokardzellen sind entweder de- oder repolarisiert. Zwischen unterschiedlich polarisierten Myozyten entsteht eine messbare Spannung, sie verhalten sich zueinander wie Dipole. Die **Potenzialdifferenz** ist durch einen Vektor darstellbar, der von erregt (Minus) nach unerregt (Plus) zeigt.

Entscheidend für die Entstehung messbarer Spannung ist das Vorhandensein einer Potenzialdifferenz.

Da es nicht möglich ist, jeden einzelnen Vektor zu erfassen, leitet man im Oberflächen-EKG die Summe aller zu einem bestimmten Zeitpunkt vorhandenen Dipole ab und stellt diese als Integralvektor dar. Der Integralvektor zeigt je nach Phase der Herzaktion in unterschiedliche Richtungen.

Das EKG misst immer nur die elektrische Aktivität des Reizleitungssystems des Herzens. Das Vorhandensein elektrischer Aktivität erlaubt also nicht den Rückschluss auf eine (suffiziente) Pumpfunktion.

Trägt man die Veränderung der Spannungsunterschiede über die Zeit auf, erhält man das typische EKG-Bild (→ Abb. 5.1), das eine Aneinanderreihung mehrerer Integralvektoren ist und die Erregungsausbreitung und Rückbildung im Myokard darstellt.
In den EKG-Ableitungen, die vorwiegend die kranio-kaudale Achse beschreiben (II, III und aVF, die sog. inferioren Ableitungen, s. u.), stellt sich ein von der Herzspitze zur Basis zeigender Vektor dabei als negativer, ein spitzenwärts gerichteter als positiver Ausschlag dar.

EKG-Kurvenverlauf

Das normale Ruhe-EKG (→ Abb. 5.1) setzt sich aus verschiedenen Wellen und Zacken zusammen, die jede für sich die Erregungsausbreitung und Rückbildung in einem bestimmten Bereich des Herzens darstellen.

P-Welle

Die P-Welle repräsentiert die atriale Erregungsausbreitung. Zuerst wird der rechte Vorhof erregt, dann der linke. Daher repräsentiert der initiale Teil der P-Welle die Erregungsausbreitung im rechten Vorhof, ihr terminaler Teil wird durch die Erregungsausbreitung im linken Vorhof bestimmt.

PQ-Zeit

Die PQ-Zeit ist das Korrelat des Zeitintervalls vom Beginn der Vorhoferregung bis zum Beginn der Ventrikelerregung. Diese sog. Überleitungszeit reicht vom Ende der P-Welle bis zum Beginn der Q-Welle und ist physiologischerweise isoelektrisch.

QRS-Komplex

Der QRS-Komplex repräsentiert die Erregungsausbreitung in den Ventrikeln. Definitionsgemäß wird der erste positive Ausschlag als R-Zacke bezeichnet. Die Negativität vor der R-Zacke wird als Q-, die danach als S-Zacke definiert.
Q-Zacke Die Q-Zacke repräsentiert die initiale Erregung eines kleinen basisnahen Abschnitts des Kammermyokards, das von distal in Richtung Basis erregt wird. Dementsprechend ist die Q-Zacke ein Ausschlag nach unten.
R-Zacke Die R-Zacke wird durch die Erregungsausbreitung im Ventrikel über das Reizleitungssystem verursacht. Die Ausbreitung nach spitzenwärts wird durch einen großen Vektoraufstrich dargestellt, die weitere Ausbreitung von der Spitze in Richtung Basis als Abstrich.
S-Zacke Da ein kleiner Streifen des Myokards der lateralen Herzbasis zuletzt erregt wird, ist die S-Zacke ein kleiner negativer Ausschlag. Am Ende der S-Zacke ist das Myokard vollständig erregt, es besteht keine Potenzialdifferenz mehr.

ST-Strecke und T-Welle

ST-Strecke und T-Welle repräsentieren Initial- und Terminalphase der Erregungsrückbildung. Die horizontale ST-Strecke beginnt am Ende des QRS-Komplexes im sog. J-Punkt. Da die Aktionspotenziale und damit die Erregung des basisnahen Myokards länger anhalten, durchläuft die Erregungsrückbildung den umgekehrten Weg der Ausbreitung, also von der Spitze zur Basis. Deshalb ist T ebenso positiv wie R.

QT-Zeit

Die QT-Zeit erstreckt sich vom Beginn des Q bis zum Ende der T-Welle. Sie entspricht der ventrikulären De- und Repolarisation. Die Dauer ist abhängig von der Herzfrequenz: kurze QT-Zeit bei hoher Herzfrequenz, längere QT-Zeit bei niedriger Herzfrequenz. Pathologisch lange QT-Zeiten sind mit ventrikulären Rhythmusstörungen (typisch :Torsade-de-pointe-Tachykardie) assoziiert. Viele Medikamente (Antipsychotika wie Haloperidol, Antibiotika etc.) führen zur QT-Zeit-Verlängerung. Man sollte sie daher unter Therapie regelmäßig im EKG kontrollieren.

Ableitungen

Die Potenzialänderungen des Herzens werden an der Körperoberfläche mittels Klebe-, Saug- oder Klemmelektroden gemessen.

Wozu gibt es verschiedene Ableitungen?

Die unterschiedlichen Ableitungen zeigen die Erregungsleitung aus verschiedenen Blickwinkeln und erlauben in der Summe eine Beurteilung des gesamten Herzens. Jede Ableitung erfasst aufgrund der Lage ihrer Elektroden Potenzialänderungen in einem bestimmten Bereich des Herzens besonders gut.

Extremitätenableitungen (herzfern)

Standardableitung nach Einthoven Die Ableitungen nach Einthoven sind bipolare Extremitätenableitungen, d. h., die Spannungsunterschiede werden mit drei Elektroden zwischen je zwei Extremitäten

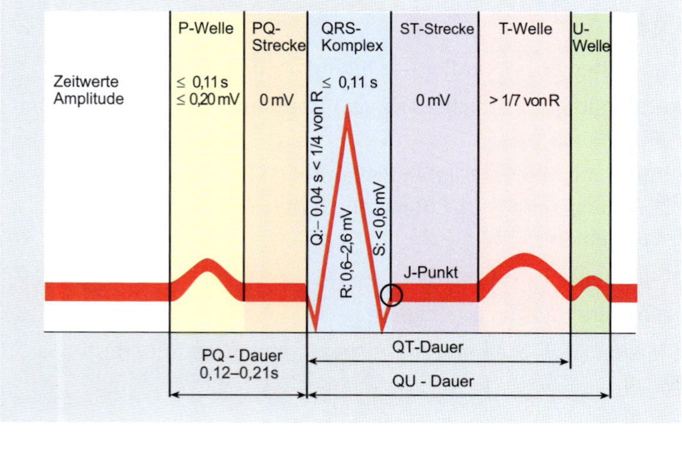

Abb. 5.1 Normalwerte von Amplituden und Zeiten im Ruhe-EKG [L157]

aufgezeichnet (→ Abb. 5.2) und auf die Frontalebene projiziert.

- **Ableitung I:** zwischen rechtem Arm und linkem Arm
- **Ableitung II:** zwischen rechtem Arm und linkem Bein
- **Ableitung III:** zwischen linkem Arm und linkem Bein

Da die Extremitäten keinen Einfluss auf die Dipole haben, können die Elektroden auch distal an den Extremitäten angebracht werden (→ Abb. 5.2). Die Elektrode am rechten Arm (R) ist rot gekennzeichnet, die Elektrode am linken Arm (L) gelb und die am linken Fuß (F) grün.

Extremitätenableitung nach Goldberger Die Ableitung nach Goldberger (→ Abb. 5.2) erfolgt unipolar, d. h., man leitet jeweils das Potenzial einer Elektrode gegen eine „zusammengeschaltete" Sammelelektrode im virtuellen Mittelpunkt des Körpers (Indifferenzelektrode) ab. Dieser Zusammenschluss verstärkt die Signale, weswegen die Goldberger-Ableitungen mit „aV" (*engl.* augmented voltage) bezeichnet werden. Die Ableitungen nach Goldberger sind:

- **Ableitung aVR:** zwischen rechtem Arm (R) und der Indifferenzelektrode
- **Ableitung aVL:** zwischen linkem Arm (L) und der Indifferenzelektrode
- **Ableitung aVF:** zwischen linkem Bein (F für Fuß) und der Indifferenzelektrode

Wie die Ableitungen nach Einthoven erfassen auch die Ableitungen nach Goldberger die Vektorprojektion in der **Frontalebene.**

Cabrera-Kreis Um sich die EKG-Kurven der frontalen Ableitungen zu erklären, verwendet man den Cabrera-Kreis (→ Abb. 5.3). Es handelt sich um einen Kreis, dessen Mittelpunkt das Herz darstellt und in dem die einzelnen Frontalableitungen gleichsam als Beobachtungspunkte eingetragen sind. Stellen Sie sich vor, man beleuchtet einen frei schwebenden Pfeil (Dipol), der dadurch einen Schatten (Integralvektor) an die Wand wirft: Je nachdem, wie der Pfeil im Raum steht, hat der Schatten eine unterschiedliche Form und Größe. Außerdem ändert sich die Form des Schattens in Abhängigkeit von der Lokalisation der Lichtquelle und der Wand (Ableitung), auf die er projiziert wird. Im Optimalfall wird der Pfeil auf eine Wand projiziert, die parallel zu seiner Längsachse liegt – dann erhält man einen großen Schatten, der eine Aussage über Form und räumliche Orientierung des Pfeils erlaubt. Projiziert man den Pfeil jedoch auf eine Wand, die senkrecht zu seiner Längsachse steht, wird man nur einen kleinen, knotigrunden Schatten sehen.

Anhand dieser Überlegung kann man sich verdeutlichen, wieso derselbe Dipol in den verschiedenen EKG-Ableitungen als Vektor unterschiedlicher Größe und Richtung abgebildet wird:

- Weist der Vektor in die Richtung eines Beobachtungspunkts, ist der Ausschlag in dieser Ableitung positiv. Zeigt er davon weg, ist der Ausschlag negativ.
- Ist der Vektor direkt auf den Beobachtungspunkt gerichtet bzw. weist er direkt vom Beobachtungspunkt weg, ist der Ausschlag am größten. Dies liegt daran, dass der Vektor in diesem Moment analog zum Pfeil in obigem Beispiel parallel zur Beobachtungsebene verläuft.
- Steht der Vektor senkrecht zum Beobachter, zeigt das EKG keinen Ausschlag.

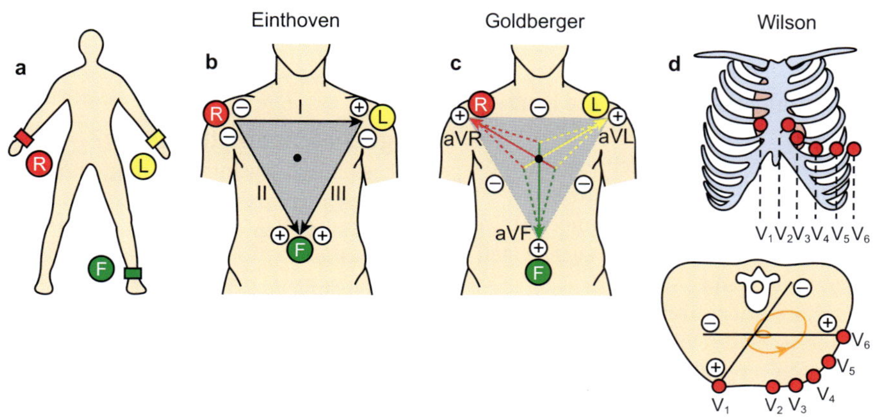

Abb. 5.2 EKG-Ableitungen [L231]

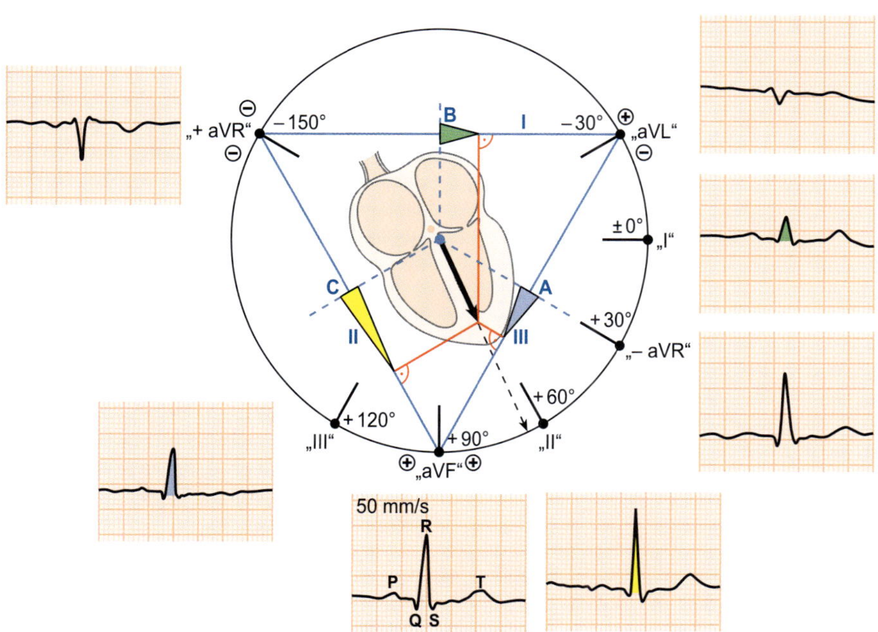

Abb. 5.3 Cabrera-Kreis und Verlauf der EKG-Kurve der Extremitätenableitungen [L106, M586/L141]

Unter Beachtung dieser Grundregeln können Sie die Ausschläge aller Ableitungen in → Abb. 5.3 nachvollziehen. Der vom Herzmittelpunkt ausgehende schwarze Pfeil steht für den Vektor der Kammererregung. Nach den oben erwähnten Regeln sind die R-Zacken in den Ableitungen, auf die der Vektor zeigt, positiv, die Ausschläge sehr hoch (II > aVF > III). Der Vektor zeigt von Ableitung + aVR weg, somit ist hier ein maximal negativer Ausschlag zu erwarten. Ableitung aVL steht nahezu senkrecht auf dem Vektor, deshalb ist fast kein Ausschlag messbar.

Brustwandableitungen (herznah)

Brustwandableitungennach Wilson Bei der Brustwandableitung wird zwischen herznah angebrachten Elektroden an der Brustwand und einer indifferenten Sammelelektrode abgeleitet. Die Sammelelektrode erhält man durch Zusammenschalten der Extremitätenelektroden. Die Ableitung erfolgt unipolar und erfasst die Vektorprojektion in der Horizontalebene. Die Brustwandelektroden werden wie folgt platziert (→ Abb. 5.2).

- **Ableitung V_1:** ICR 4 rechts parasternal
- **Ableitung V_2:** ICR 4 links parasternal
- **Ableitung V_3:** in der Mitte einer gedachten Verbindungslinie zwischen V_2 und V_4
- **Ableitung V_4:** Schnittpunkt der Medioklavikularlinie mit dem ICR 5
- **Ableitung V_5:** auf Höhe der Ableitung V_4 in der vorderen Axillarlinie
- **Ableitung V_6:** auf Höhe der Ableitung V_4 in der mittleren Axillarlinie

Bei Bedarf können zusätzliche Elektroden V_7–V_9 auf Höhe von V_4 in der hinteren Axillar-, der Skapular- und der Paravertebrallinie angebracht werden oder spiegelbildlich die rechte Brustwand abgeleitet werden.

Cabrera-Kugel Ergänzt man den Cabrera-Kreis zur Kugel, kann man sich auch die Brustwandableitungen verdeutlichen (→ Abb. 5.4). Es gelten die oben genannten Grundregeln. Wiederum steht der rote Pfeil für den Vektor der Kammererregung. Er weist von der Ableitung V_1 weg (Ausschlag negativ) in Richtung der Ableitungen V_3–V_6 (Ausschlag positiv). Die R-Amplitude nimmt von V_1–V_5 kontinuierlich zu (R-Progression). Parallel dazu nimmt die Tiefe der S-Zacke ab. Die Ableitung, in der R größer wird als S, bezeichnet man als R/S-Umschlag (in der Regel zwischen V_2/V_3 oder V_3/V_4).

Ableitungen, bezogen auf die Herzanatomie

- Laterale Extremitätenableitungen I und aVL: Seitenwand des linken Ventrikels
- Inferiore Extremitätenableitungen II, III und aVF: inferiorer (diaphragmaler) Anteil der Herzhinterwand
- Anteriore Brustwandableitungen V_1 und V_2: Vorderwand des linken Ventrikels (bei pathologisch vergrößertem rechten Ventrikel sind jedoch auch in V_1 und V_2 valide Veränderungen möglich)
- Anteroseptale Brustwandableitungen V_3 und V_4: Herzvorderwand im Bereich des linken Ventrikels und des Septums
- Laterale Brustwandableitungen V_5 und V_6: tiefe Seitenwand des linken Ventrikels, Herzspitze

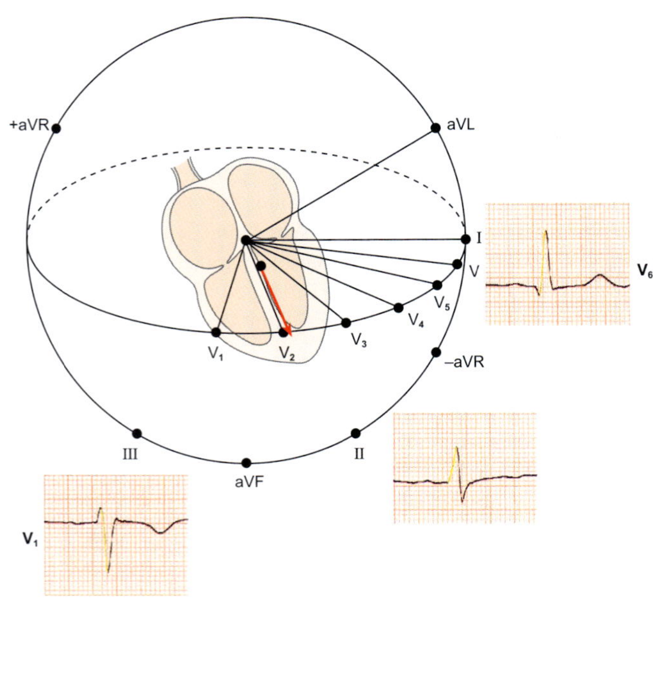

Abb. 5.4 Cabrera-Kugel mit Verlauf der EKG-Kurve in den Brustwandableitungen [L141]

Befundung

Um valide Aussagen treffen und um nichts Wichtiges zu übersehen, sollte ein EKG immer nach einem festen Schema analysiert werden.
Kontrollieren Sie zuerst, in welcher Geschwindigkeit das EKG geschrieben ist (Standard 50 mm/s).

Bestimmung des Rhythmus

Herzfrequenz

Bestimmen Sie, z. B. mithilfe eines EKG-Lineals, die Herzfrequenz. Sie sollte in Ruhe 60–80/min betragen. Ist die Ruhe-Herzfrequenz > 100/min liegt eine Tachykardie, bei < 60/min eine Bradykardie vor.

Liegt ein Sinusrhythmus vor?

- Lassen sich regelmäßige, monomorphe P-Wellen abgrenzen?
- Sind sie in den Ableitungen I, II, III und aVF positiv?
- Folgt auf jede P-Welle ein QRS-Komplex?
- Sind die PP-Intervalle konstant?

Nur wenn alle Punkte positiv beantwortet werden, liegt ein Sinusrhythmus vor. Sollte dies nicht der Fall sein, können Sie anhand der Herzfrequenz auf den Schrittmacher schließen: Der vom AV-Knoten generierte Ersatzrhythmus hat eine Frequenz von 40–60/min, meist ist dabei keine P-Welle vor dem QRS-Komplex erkennbar. Ist dies doch der Fall, sind die resultierenden P-Wellen in den inferioren Ableitungen (II, III und aVF) negativ. Tertiäre Schrittmacher wie die Tawara-Schenkel und die Purkinje-Fasern lassen das Herz in einer Frequenz von 20–40/min schlagen. Die Erregung erfolgt vom Ventrikel aus, was zu breiten QRS-Komplexen (> 120 ms) führt.

Bestimmung des Lagetyps

Die Hauptausbreitungsrichtung der elektrischen Depolarisationswelle, die sog. **elektrische Herzachse,** entspricht beim Herzgesunden in etwa der anatomischen Herzachse. Man unterscheidet anhand des EKGs verschiedene Lagetypen:

- Überdrehter Linkstyp (< –30°)
- Linkstyp (–30° bis + 30°)
- Indifferenztyp (30° bis 60°)
- Steiltyp (60° bis 90°)
- Rechtstyp (90° bis 120°)
- Überdrehter Rechtstyp (> 120°)

Zur Bestimmung des Lagetyps wird zunächst die größte R-Zacke (R_{max}) der Extremitätenableitungen bestimmt. Man wählt die R-Zacke, da ihr unter physiologischen Bedingungen die Erregungsausbreitung im Septum entlang der anatomischen Herzachse entspricht. Anhand des Cabrera-Kreises (→ Abb. 5.5) wird nun unter Beachtung der bereits genannten Regeln die Herzachse bestimmt:

- Tragen Sie R_{max} in den Cabrera-Kreis ein. Bereits jetzt haben Sie die Auswahl auf zwei Lagetypen eingegrenzt.
- Suchen Sie die Ableitung mit dem größten negativen Ausschlag: Sie liegt dem Lagetyp „gegenüber".
- Suchen Sie die Ableitung, in der negativer und positiver Ausschlag gleich groß sind. Diese Ableitung steht senkrecht zum gesuchten Lagetyp.

Die anatomische Herzlage wird durch den körperlichen Habitus des Patienten bestimmt. Durch die Dominanz des linken Ventrikels sind beim Erwachsenen linksgerichtete Lagetypen physiologisch. Junge, schlanke Patienten haben einen Steiltyp, während bei Adipositas und bei Älteren der Indifferenztyp überwiegt.
Der Lagetyp kann wichtige Hinweise auf eine beginnende morphologische Veränderung geben, vor allem wenn sich der Lagetyp eines Patienten plötzlich verändert!

> Störungen der Erregungsausbreitung können die elektrische Achse von der anatomischen Achse abweichen lassen.

Sonderformen

Es gibt Sonderformen, bei denen es nicht möglich ist, anhand der genannten Kriterien den Lagetyp zu bestimmen. Beispiel ist der sog. SIQIII-Typ bei akuter Rechtherzbelastung, z. B. im Rahmen einer Lungenembolie. Er entsteht durch eine Drehung der Herzachse, auffallend sind Q-Zacken in III und betonte S-Zacken in I.
Beispiel: Lagetyp des EKG aus → Abb. 5.3. Der größte Ausschlag findet sich in Ableitung II, somit zeigt der Vektor wahrscheinlich auf diese Ableitung. Passend dazu sind der Ausschlag in Ableitung aVR negativ und die Ableitung aVL nahezu isoelektrisch. Es stellt sich die Frage, ob es sich um einen Steil- oder einen Indifferenztyp handelt. Nachdem der Ausschlag in aVF größer ist als in aVR, muss es sich um einen Steiltyp handeln.

Analyse der Erregungsausbreitung

P-Welle und PQ-Zeit

Die P-Welle ist eine gleichmäßig konvexbogige, in den Ableitungen I, II, III und aVF positive Welle von 50–100 ms Dauer und einer maximalen Amplitude von 0,25 mV. Die Überleitung auf das Ventrikelmyokard dauert beim Herzgesunden bei jedem Herzschlag konstant 120–200 ms.

- Ist die Morphologie der P-Welle normal?
- Ist die PQ-Zeit ≤ 200 ms?
- Ist die PQ-Zeit konstant?

Pathologische P-Welle und PQ-Zeit Jede verlängerte, deformierte oder unregelmäßig auftretende P-Welle kann Zeichen einer Vorhofleitungsstörung oder einer ektopen Vorhoferregung sein:

- Ein sog. **P sinistroatriale (P mitrale)** findet man häufig als Zeichen linksatrialer Hypertrophie bei Veränderungen der Mitralklappe (→ Kap. 37).
- Die rechtsatriale Hypertrophie zeigt sich als sog. **P dextroatriale (P pulmonale;** → Kap. 43).

Klinisch von Bedeutung sind auch pathologische Veränderungen der Überleitungszeit:

- Eine verkürzte Überleitungszeit findet man bei akzessorischen Leitungsbahnen (WPW; → Kap. 30).
- Abnorm verlängert ist sie beim AV-Block (> 0,20 s; → Kap. 28).

QRS-Komplex und QT-Zeit

Die Q-Zacke ist normalerweise ≤ 30 ms breit und nicht tiefer als ein Viertel der folgenden R-Zacke. Die Ableitungen V_1–V_4 zeigen bei Herzgesunden keine Q-Zacke.
R und S sind schlanke, spitze Zacken. R nimmt in den Ableitungen V_2–V_5 kontinuierlich an Höhe zu, während S parallel dazu in diesen Ableitungen an Tiefe verliert **(R-Progression).** Die Ableitung, in der R höher wird als S tief ist, nennt man **R/S-Umschlagzone.** Sie liegt in der Regel zwischen V_2/V_3 oder V_3/V_4.
Die QT-Zeit repräsentiert die Gesamtdauer der intraventrikulären Erregungsausbreitung. Sie wird wegen ihrer Abhängigkeit von der Herzfrequenz als korrigierte QT_c-Zeit angegeben und nach folgender Formel errechnet (auf fast allen EKG-Linealen findet sich aber eine Tabelle zum Ablesen der QT_c-Zeit):

- Bazett-Formel:

$$QT_C = \frac{QT(s)}{\sqrt{RR-\text{Intervall}(s)}}$$

- Ist die Morphologie der QRS-Komplexe normal?
- Sind die QRS-Komplexe regelmäßig? (Achtung: Respiratorische Schwankungen sind normal!)
- Dauert der QRS-Komplex ≤ 0,12 s?
- Ist die R-Progression von V_2–V_5 vorhanden?
- Liegt der R/S-Umschlag vor V_4?
- Ist die QT_c-Zeit 0,39 s ± 15 % (bei Männern) bzw. 0,44 s ± 15 % (bei Frauen)?

17

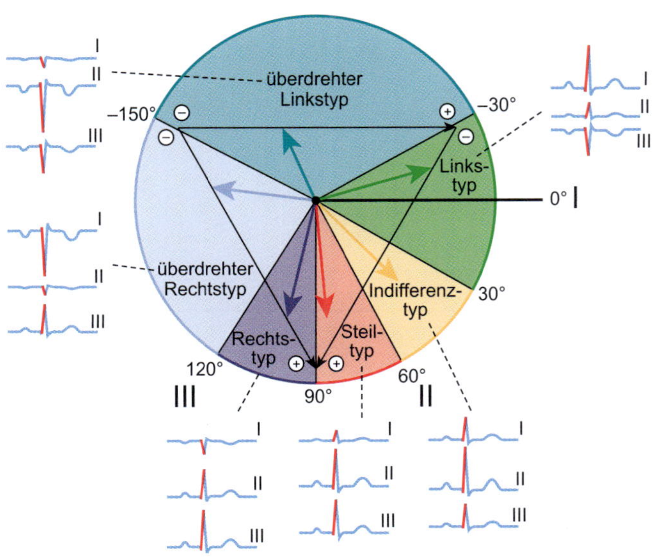

Abb. 5.5 Cabrera-Kreis zur Bestimmung des Lagetyps [L231]

Pathologischer QRS-Komplex Der QRS-Komplex ist bei Störungen der intraventrikulären Erregungsausbreitung – je nach zugrunde liegendem pathologischen Geschehen – verlängert und/oder deformiert. Veränderungen der Reizleitung können für sich allein als Krankheitsbild oder als ein Merkmal anderer pathologischer Veränderungen auftreten:

- Beim Schenkelblock sind die QRS-Komplexe typischerweise verbreitert (→ Kap. 28).
- Pardée-Q: Q-Zacken (Q länger als 30 ms oder größer als ein Viertel der folgenden R-Zacke) sind häufig Zeichen eines stattgehabten Infarkts (→ Kap. 23).

Eine **verzögerte R-Progression** ist charakteristisch bei:

- Vorderwandinfarkt (→ Kap. 23),
- Linksherzhypertrophie (→ Kap. 6),
- linksanteriorem Hemiblock/Linksschenkelblock (→ Kap. 28).

Ist in V_6 noch eine deutliche S-Zacke zu erkennen, spricht man von **S-Persistenz.** Sie ist häufig bei

- Rechtsherzbelastung,
- linksanteriorem Hemiblock.

ST-Strecke und T-Welle

Die ST-Strecke ist beim Herzgesunden isoelektrisch. Die T-Welle ist halbrund, ihre Polarität (negativ oder positiv) entspricht in den jeweiligen Ableitungen der hauptsächlichen Polarität des QRS-Komplexes (also z. B. positiver QRS-Gesamtvektor in I bei hoher R-Zacke → positive T-Welle in I). Die T-Welle besitzt normalerweise etwa ein Sechstel bis zwei Drittel der Höhe der R-Zacke.

- Ist die ST-Strecke isoelektrisch?
- Ist die Morphologie der T-Welle normal?
- Entspricht die Polarität der T-Welle der Polarität des QRS-Komplexes?

Pathologische ST-Strecke und T-Welle Jede Abweichung der ST-Strecke vom Niveau der isoelektrischen Linie kann ihre Ursache in einer pathologischen Veränderung haben:

- Eine ST-Hebung aus dem absteigenden R ist infarkttypisch (→ Kap. 23).
- Eine ST-Hebung aus dem aufsteigenden S ist dagegen typisch für eine Perikarditis (→ Kap. 41).

T-Abflachung und T-Negativierung sind pathologische Veränderungen:

- Eine T-Negativierung findet sich in der subakuten Phase eines Myokardinfarkts (→ Kap. 23).
- Eine überhöhte, spitze T-Welle kann im Initialstadium eines Myokardinfarkts (Erstickungs-T; → Kap. 23) oder bei der Hyperkaliämie zu finden sein.

Folgende Punkte sollten Sie in jedem EKG-Befund festhalten:

- Sinusrhythmus?
- Lagetyp?
- PQ-Zeit ≤ 0,20 s?
- QRS-Komplex ≤ 0,12 s?
- QT-Zeit 0,38 s ± 15 %?
- Unterschrift

Zusammenfassung

- Das Standard-EKG umfasst folgende Ableitungen:
  - Standardableitung nach Einthoven: bipolar, herzfern, Projektion auf Frontalebene
  - Extremitätenableitung nach Goldberger: unipolar, herzfern, Projektion auf Frontalebene
  - Brustwandableitung nach Wilson: unipolar, herznah, Projektion auf Horizontalebene
- Bei der Befundung des EKG sollte man nach einem Schema vorgehen: Bestimmung von Rhythmus und Lagetyp, Analyse der Erregungsausbreitung.

Schenkelblock

Beim Schenkelblock ist die Erregungsüberleitung in den Tawara-Schenkeln und damit die Überleitung vom AV-Knoten auf das Kammermyokard gestört. Abhängig davon, welcher Tawara-Schenkel in seiner Funktion gestört ist, sind charakteristische Veränderungen im EKG zu erkennen, sodass der Untersucher Rückschlüsse auf die Lage der Blockade ziehen kann.
Man unterscheidet die Schenkelblöcke nach ihrer Lage im linken oder rechten Tawara-Schenkel. Da der linke Schenkel in einen vorderen und hinteren Faszikel aufgeteilt ist, können ein **linksanteriorer** und **linksposteriorer Schenkelblock** differenziert werden. Der **komplette Schenkelblock** ist eine gleichzeitige Blockade beider Schenkelstämme. Eine Kombination aus Rechtsschenkelblock und entweder einem linksanterioren oder linksposterioren Hemiblock bezeichnet man als **bifaszikulären Block.**

> Rechtsschenkelblöcke können als Zufallsbefund bei jungen, symptomfreien Menschen gefunden werden. Ein kompletter Linksschenkelblock ist immer als pathologisch zu werten.

> Schenkelblöcke erkennt man in den Brustwandableitungen.

Bei der Blockade eines Schenkels zeigen sich nach einer normal geformten P-Welle und normaler Überleitungszeit die QRS-Komplexe deformiert und v.a. verbreitert (> 120 ms), da die Erregungsausbreitung indirekt über den noch intakten Schenkel erfolgen muss (also einen anderen Weg nimmt) und dementsprechend länger dauert.

Kompletter Rechtsschenkelblock (RSB)

Das rechtsventrikuläre Myokard wird nur verzögert über den linken Tawara-Schenkel erregt.
- Der QRS-Komplex ist auf > 120 ms verbreitert (→ Abb. 6.1).
- Typisch ist eine M-förmige Deformierung des QRS-Komplexes in den rechtspräkordialen Ableitungen V_1–V_3. Nach einer ersten hohen R-Zacke (die in V_1 sonst nicht auftritt) folgt oft noch ein zweiter positiver Ausschlag, den man „R' " nennt.
- In den Extremitätenableitungen findet sich ein breites und tiefes, plumpes S in I und aVL.

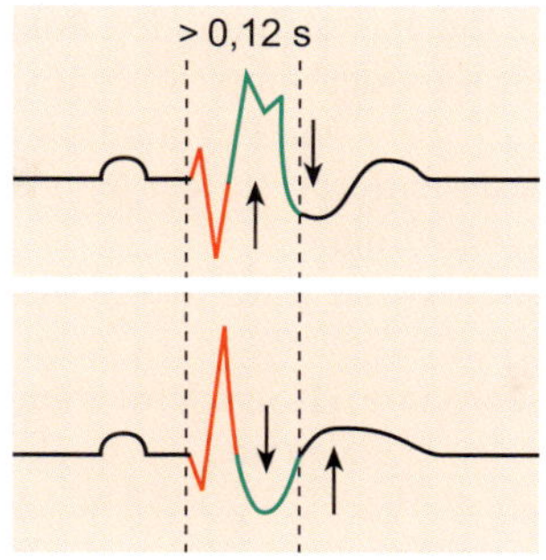

Abb. 6.1 Kompletter Rechtsschenkelblock [L106]

Kompletter Linksschenkelblock (LSB)

Das linksventrikuläre Myokard wird über den rechten Tawara-Schenkel mitversorgt.
- Der QRS-Komplex ist auf > 120 ms verbreitert (→ Abb. 6.2).
- Der QRS-Komplex ist in den linksgerichteten Ableitungen V_5, V_6, I und aV_L M-förmig aufgesplittert.
- Die elektrische Herzachse ist zu einem (überdrehten) Linkstyp hin verändert.
- Durch den veränderten Repolarisationsverlauf ist die ST-Strecke in den linksgerichteten Ableitungen abgesenkt, die T-Welle negativ.

> Bei komplettem LSB ist das EKG bezüglich der Infarktdiagnostik nicht verwertbar. ST-Strecken-Hebungen bei komplettem LSB haben also keinerlei diagnostische Wertigkeit. Im Gegensatz dazu können Sie bei einem kompletten RSB ST-Strecken-Hebungen etc. sehr wohl beurteilen und einen Infarkt sehr wohl auch im EKG diagnostizieren.

Für die charakteristischen Veränderungen bei inkompletten Schenkelblöcken sei auf EKG-Lehrbücher verwiesen.

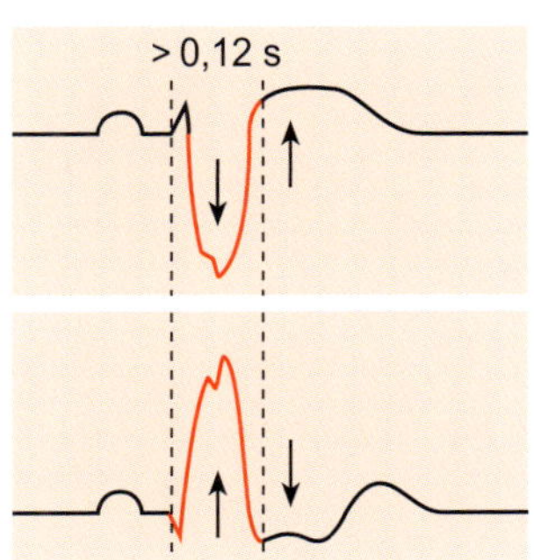

Abb. 6.2 Kompletter Linksschenkelblock [L106]

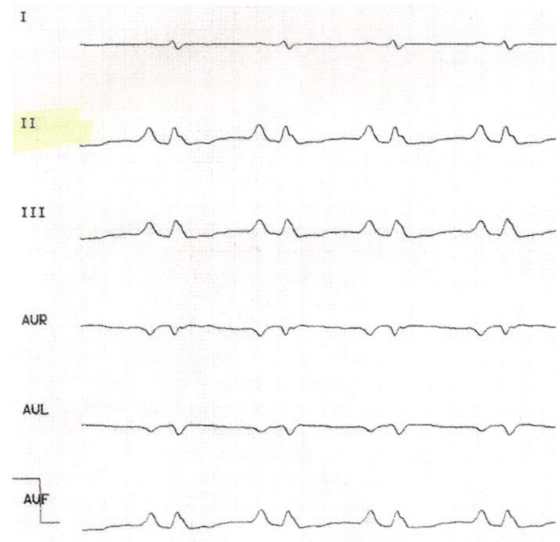

Abb. 6.3 P pulmonale [T573]

Hypertrophie im EKG

Rechtsatriale Hypertrophie (P dextroatriale)

Alselektrophysiologisches Korrelat einer Belastung, Schädigung oder Hypertrophie des rechten Vorhofmyokards, z. B. bei ASD (→ Kap. 43), zeigt sich im EKG eine Veränderung der P-Welle im Sinne eines P dextroatriale (P pulmonale, → Abb. 6.3). Die Amplitude der P-Welle ist bei normaler Dauer in der Ableitung II überhöht (≥ 0,25 mV).

Linksatriale Hypertrophie (P sinistroatriale)

Ein P sinistroatriale (P mitrale) findet sich bei Hypertrophie des linken Vorhofmyokards, z. B. bei Mitralklappenstenose (→ Kap. 36).
- Der 2. Teil der P-Welle, der die linksatriale Erregung reflektiert, ist in der Amplitude erhöht und verbreitert (> 0,12–0,15 s). Dies ist Zeichen der linksatrialen Hypertrophie (höhere Amplitude) und Dilatation (Verzögerung der Vorhoferregung) durch die Volumen- und Druckbelastung des linken Vorhofs.
- Die P-Welle ist in den Extremitätenableitungen **doppelgipflig,** in den Brustwandableitungen biphasisch. Das ist das Korrelat der Erregungsausbreitung vom rechten in den linken Vorhof.

Linksventrikuläre Hypertrophie

Die linksventrikuläre Hypertrophie geht im EKG mit charakteristischen Veränderungen einher (→ Abb. 6.4).
- **Linkstyp:** Die elektrische Herzachse ist durch die vergrößerte Muskelmasse verändert, es findet sich ein Links- oder überdrehter Linkstyp.

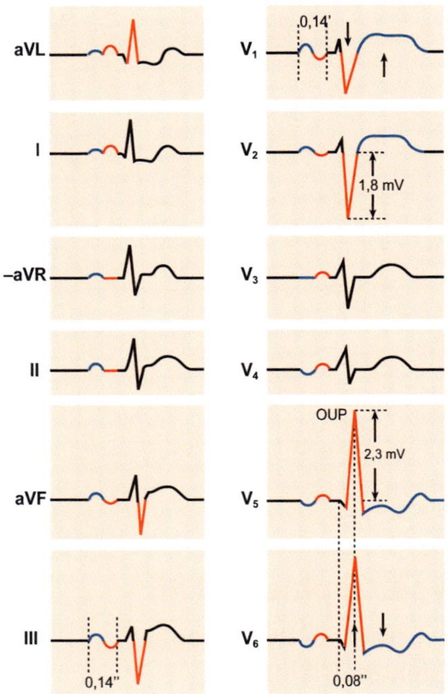

Abb. 6.4 Linksherzhypertrophie im EKG. Oberer Umschlagspunkt (OUP) > 0,05 s, QRS < 0,12 s. Sokolow-Index R in V_5 + S in V_2 > 3,5 mV. Diskordanz der Nachschwankungen. [L106]

- **Sokolow-Index:** Durch eine Zunahme der Muskelmasse ist die R-Zacke in den linksgerichteten Ableitungen (I, aVL, V_5, V_6) vergrößert, während parallel dazu in den rechtsgerichteten Ableitungen (V_1, V_2, V_3, III, aVF) die Amplitude der S-Zacke zunimmt. Ist der Sokolow-Index, die Summe aus der R-Zacke in V_5 und der S-Zacke in V_1, **≥ 3,5 mV,** ist von einer linksventrikulären Hypertrophie auszugehen.
- **Verzögerte Erregungsausbreitung:** Durch die Druckbelastung des linken Ventrikels breitet sich die Erregung verzögert aus. Korrelat ist die Verlagerung des sog. **oberen Umschlagpunkts (OUP).** Dabei handelt es sich um den Punkt, ab dem der Kammerkomplex negativ wird. Ist er in V_6 > 0,05 s von Beginn des Kammerkomplexes entfernt, spricht man von einer Linksverspätung.
- Typischerweise ist die **R-Progression** verzögert.
- **Diskordante ST-Streckenveränderungen:** In den lateralen und linkspräkordialen Ableitungen (I, aVL, V_5, V_6) sind ST-Strecke und der Anfang der T-Welle gesenkt, in den rechtspräkordialen Ableitungen (V_{1-3}) gehoben. Grund ist die verzögerte Repolarisation.
- **Ischämie:** Überschreitet die Hypertrophie ein gewisses Maß (kritisches Herzgewicht), kommt es zu Ischämien, vor allem in den endokardnahen „letzten Wiesen", die sich im EKG als ST-Senkung oder T-Negativierung niederschlagen (→ Kap. 22).

Rechtsventrikuläre Hypertrophie

Eine Hypertrophie des rechten Ventrikels ist im EKG durch folgende Charakteristika zu erkennen (→ Abb. 6.5):

- **Steil- oder Rechtstyp:** Die elektrische Herzachse ist durch die vergrößerte Muskelmasse verändert, es findet sich ein Steil-, Rechts- oder überdrehter Rechtstyp.
- **Sokolow-Index:** Durch eine Zunahme der rechtsventrikulären Muskelmasse ist die R-Zacke in den rechtsgerichteten Ableitungen (III, aVF, V_1, V_2) vergrößert, während parallel dazu in den linksgerichteten Ableitungen (V_5, V_6, I, aVL) die Amplitude der S-Zacke zunimmt. Ist der Sokolow-Index, die Summe aus der R-Zacke in V_1 und der S-Zacke in V_5, ≥ 1,05 mV, ist von einer rechtsventrikulären Hypertrophie auszugehen.
- **Verzögerte Erregungsausbreitung:** Analog zur Linksherzhypertrophie ist der OUP verlagert. Man spricht von Rechtsverspätung bei einer Verlagerung von > 0,03 s in V_1.

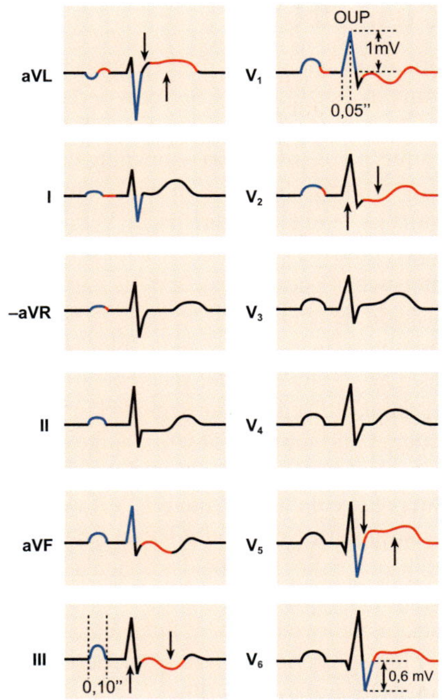

Abb. 6.5 Rechtsherzhypertrophie mit P pulmonale. OUP ≥ 0,03 s; QRS < 0,12 s; Sokolow-Index RV_1 + SV_6 > 1,05 mV; Diskordanz der Nachschwankungen. [L106]

- **Diskordante ST-Streckenveränderungen:** In den rechtspräkordialen Ableitungen sind ST-Strecke und der Anfang der T-Welle gesenkt, in den linkspräkordialen Ableitungen gehoben.
- **Ischämie:** Überschreitet die Hypertrophie ein gewisses Maß (kritisches Herzgewicht), kommt es zu Ischämien, vor allem in den „letzten Wiesen", die sich im EKG als ST-Senkung oder T-Negativierung niederschlagen (→ Kap. 22).

Zusammenfassung

- Schenkelblöcke: Ein kompletter Schenkelblock besteht bei einem QRS-Komplex > 120 ms.
- Hypertrophie im EKG: Aus dem EKG lassen sich anhand charakteristischer Veränderungen erste Rückschlüsse auf die kardiale Morphologie ziehen.

7 Echokardiografie

Die Echokardiografie ist ein sonografisches Verfahren zur Beurteilung von Herz und Perikard und liefert dem Untersucher detaillierte Informationen über die Struktur und Funktion der Herzwände und -klappen, über die Größe der Herzbinnenräume und die Auswurfleistung des Herzens.

Grundlagen

B-Mode-Verfahren (2D-Echokardiografie)

Das B-Mode-Verfahren (*engl.* brightness mode) bildet sektorförmige Schnittbilder kardialer Strukturen in Echtzeit ab und ermöglicht dadurch deren morphologische Beurteilung. In diesem Verfahren können die Durchmesser und Volumina der einzelnen Herzhöhlen bestimmt werden. Andere Strukturen, wie z. B. die Herzklappen, sind dagegen nur begrenzt beurteilbar.

M-Mode-Verfahren (1D-Echokardiografie)

Beim M-Mode-Verfahren (*engl.* motion mode; → Abb. 7.1) wird ein Ultraschallimpuls ausgewählt und dieser Einzelstrahl auf einer Zeitachse aufgetragen. Die Auflösung ist sehr hoch, sodass sich auch schnelle Bewegungen feiner Strukturen abbilden lassen (z. B. Herzklappenbewegungen). Die zeitliche Zuordnung zum Herzzyklus kann über eine EKG-Aufzeichnung erfolgen. Dadurch entsteht ein **eindimensionales Bild von Bewegungsabläufen.**

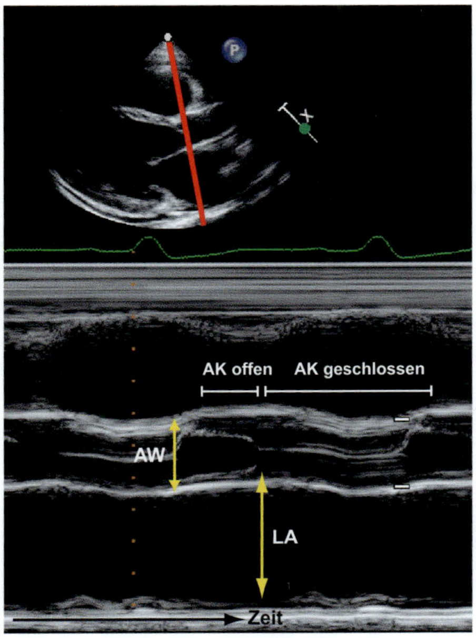

Abb. 7.1 M-Mode-Messung auf Höhe der Aortenklappe in der parasternal kurzen Achse. AW = Aortenwurzel, LA = linker Vorhof. [T572]

Doppler-Echokardiografie

Die Doppler-Echokardiografie ist kein Bildgebungsverfahren, sie ist ein Verfahren zur Messung von Geschwindigkeiten. Man verwendet die Doppler-Echokardiografie zum Nachweis von Herzklappenfehlern und zur Quantifizierung von Blutfluss und intrakardialen Druckverhältnissen.

Ein Doppler-Schallkopf sendet Ultraschallwellen von konstanter Frequenz aus. Nach dem Doppler-Effekt kommt es zu einer Frequenzänderung der Ultraschallwelle, wenn sie von einer bewegten Struktur (in diesem Fall einem Erythrozyten) reflektiert wird. Daraus lässt sich die Geschwindigkeit der bewegten Struktur errechnen.

$$\text{Doppler-Gleichung}: v = \text{Wellenlänge}\,\lambda \times f$$

Eine wichtige Rolle in der Dopplerdiagnostik spielt der Winkel, unter dem die Schallwellen auf das Objekt treffen. Aussagekräftige Messungen erhält man beim Anschallen des Objekts möglichst parallel zu dessen Bewegungsrichtung, idealerweise unter einem Winkel von 0–20°.

Aus den gemessenen Geschwindigkeiten, z. B. der Blutflussgeschwindigkeit vor und hinter einer stenotischen Herzklappe, kann dann nach der vereinfachten Bernoulli-Gleichung der herrschende Druckgradient berechnet werden.

$$\text{Bernoulli-Gleichung}: \Delta P = 4 \times v^2$$

Diagnostisch angewandt werden drei Verfahren:

pw- und cw-Doppler Diese Verfahren ermöglichen die gezielte **Messung von Blutflussgeschwindigkeiten** und werden insbesondere zur Quantifizierung von Klappenstenosen eingesetzt, da die Flussgeschwindigkeit in der Stenose mit dem Stenosegrad korreliert. Daneben sind die Messung des Mitral-Einstromprofils mittels pw-Doppler Aussagen zur diastolischen Funktion der Ventrikel möglich. Die diastolische ventrikuläre Füllung ist typischerweise bei der linksventrikulären Hypertrophie pathologisch beeinträchtigt.

Farbdoppler Die farbkodierte Duplexsonografie stellt eine Kombination aus der 2- oder 3D-Echokardiografie mit der Doppler-Technik dar. Es wird ein Strömungsprofil (Doppler-Technik) in ein morphologisches Schnittbild (B-Mode) integriert. So kann der Blutfluss, z. B. in Gefäßen, in den Kammern oder durch Shunt-Vitien dargestellt und quantifiziert werden. Die Flussrichtung wird farbkodiert dargestellt (rot: Fluss auf den Schallkopf zu, blau: Fluss vom Schallkopf weg), die Flussgeschwindigkeit durch den Farbton.

Das Verfahren erleichtert und beschleunigt die Untersuchung wesentlich, da physiologische und pathologische Veränderungen im anatomischen Bezug dargestellt und dadurch veranschaulicht werden. Darüber hinaus können gezielt Strukturen aufgesucht werden, die zu morphologischen Veränderungen neigen (→ Abb. 7.2).

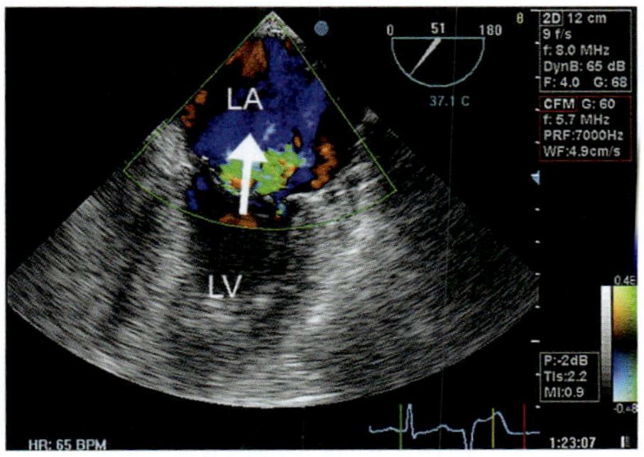

Abb. 7.2 Farbdoppler-Darstellung einer Mitralklappeninsuffizienz: Man erkennt den Regurgitationsfluss (Pfeil) durch die schlussundichte Klappe in der Systole. LV = linker Ventrikel, LA = linker Vorhof. [T573]

3D-Echokardiografie

In der 3D-Echokardiografie ist die räumliche und gleichzeitig dynamische Darstellung des Herzens möglich (→ Abb. 7.3). Erstmals sind auch Strukturoberflächen darstellbar. Indiziert ist die 3D-Echokardiografie insbesondere zur Darstellung komplexer kardialer Strukturen und zur Quantifizierung ihrer Volumina. Bei den Katheter-interventionellen Verfahren der Kardiologie wie Vorhofohrverschluss oder Mitralklappen-Clipping ist die 3D-Technik zur optimalen räumlichen Darstellung der Zielstrukturen heutzutage unerlässlich.

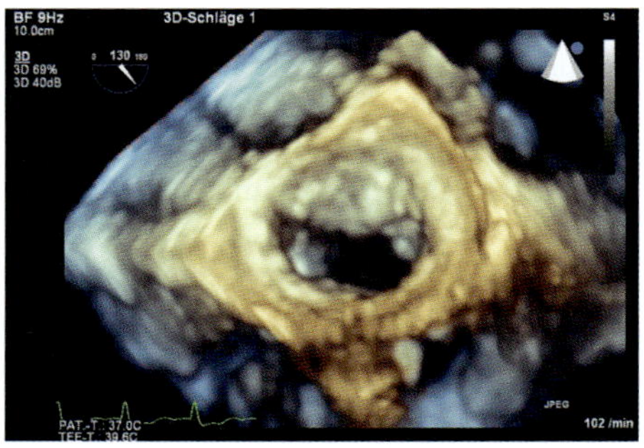

Abb. 7.3 Mitralklappe in der 3D-Echokardiografie. Man blickt aus dem linken Vorhof auf die geöffnete Klappe. [T573]

Transthorakale Echokardiografie (TTE)

Der Patient wird in Linksseitenlage positioniert. Die TTE erfolgt systematisch nach einem standardisierten Ablauf.

Parasternale Längsachse

Das Herz wird im 3.–5. ICR links in der Medioklavikularlinie angelotet, der Schallkopf ist leicht zur linken Schulter geneigt. Der Schallfächer liegt in der Längsachse des Herzens (→ Abb. 7.4). In dieser Position erfolgt im M-Modus eine übersichtsartige Beurteilung der (herzbasisnahen) linksventrikulären Wanddicken, der linksventrikulären enddiastolischen und endsystolischen Diameter und damit der linksventrikulären Kontraktion.

Parasternale Kurzachse

Dreht man den Schallkopf aus dem parasternalen Längsschnitt heraus um 90° im Uhrzeigersinn, erhält man die Kurzachse (→ Abb. 7.4). Sie wird auf verschiedenen Höhen geschnitten werden und ermöglicht so eine orientierende Beurteilung der Aortenklappe (regelrechte trikuspide Morphologie? Insuffizienz?), der Mitralklappe und – bei Schnitt auf Höhe der Papillarmuskeln – eine Einschätzung der Pumpfunktion des Myokards und die Darstellung regionaler Kontraktionsstörungen.

Apikaler Vier-Kammer-Blick

Zur Einstellung des Vier-Kammer-Blicks (→ Abb. 7.4) legt man den Schallkopf an die Herzspitze im 5.–6. ICR und „zielt" in Richtung der rechten Schulter. Man erhält einen apikalen Schnitt durch das Herz, wobei sich das Ventrikelseptum mittig befindet. Der Vier-Kammer-Blick bietet eine Übersicht über beide Ventrikel und Vorhöfe sowie die beiden AV-Klappen. In diesem Schnitt erfolgt die Beurteilung der links- und rechtsventrikulären Pumpfunktion, dopplergestützt die Quantifizierung von Mitral- und Trikuspidalklappenpathologien.
Besteht eine wenn auch nur geringe Trikuspidalklappeninsuffizienz, kann durch Dopplermessung eine Einschätzung des systolischen pulmonalarteriellen Drucks **(sPAP)** getroffen werden. Er spiegelt den Druck der Lungenstrombahn dar und kann bei Lungenarterienembolie und pulmonaler Stauung bei Herzinsuffizienz (→ Kap. 46) erhöht sein. Die rechtsventrikuläre Funktion kann anhand der **TAPSE** (*engl.* tricuspid anular plane excursion), d. h. der Auslenkung des Trikuspidalklappenrings im Verlauf der Herzaktion abgeschätzt werden.
Ein Perikarderguss (→ Kap. 42), vor allem im apikalen Bereich, kann ausgeschlossen werden.

> Ein normwertiger sPAP schließt eine relevante Lungenarterienembolie bei Dyspnoe aus!

Apikaler „Fünf"-Kammer-Blick

Kippt man den Schallkopf aus dem apikalen Vier-Kammer-Blick heraus zum Sternum hin, kann zusätzlich der linksventrikuläre Ausflusstrakt mit der Aorta (= „fünfte Kammer") beurteilt werden. Dopplergestützt kann eine Quantifizierung von Aortenklappenpathologien vorgenommen werden.

Apikaler Zwei-Kammer-Blick

Für den Zwei-Kammer-Blick wird der Schallkopf aus dem Vier-Kammer-Blick um ca. 80° gegen den Uhrzeigersinn gedreht (→ Abb. 7.4). Diese Einstellung ermöglicht die Beurteilung der Myokardkontraktion im Bereich der Inferioren und anterioren Wand des linken Ventrikels.

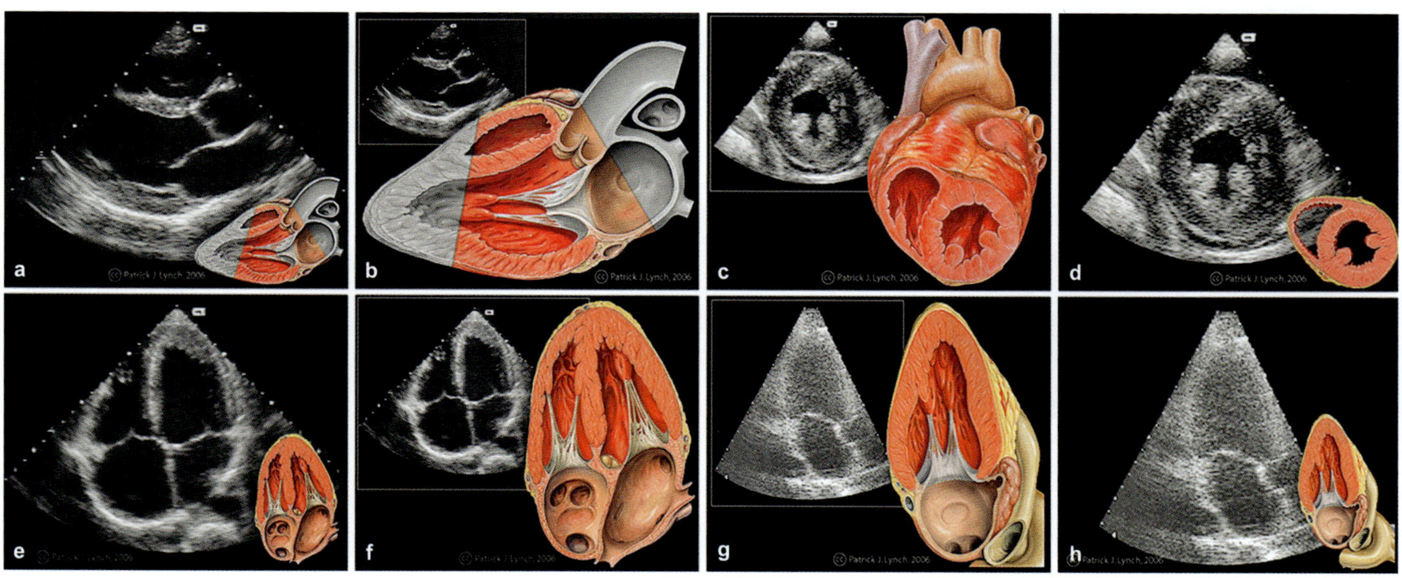

Abb. 7.4 Einstellungen in der transthorakalen Echokardiografie [K332]

Subkostaler Vier-Kammer-Blick

Abschließend wird das Herz von subxyphoidal angelotet. Es handelt sich um die klassische Schnittführung zum Ausschluss eines Perikardergusses. Aus dieser Schallkopfposition kann zudem die V. cava beim Durchtritt durch die Leber angelotet werden und weitere Informationen über den Volumenstatus des Patienten liefern.

> Bei „schlecht schallbaren“ Patienten (Adipositas, Lungenemphysem, beatmete Patienten auf der Intensivstation) kann dies die einzige Schallposition sein, die aussagekräftige Ergebnisse liefert.

Sonderform: Stress-Echokardiografie

Die KHK (→ Kap. 22) manifestiert sich erst ab einem gewissen Stadium klinisch. In früheren Stadien werden durch Ausschöpfung der Koronarreserve in Ruhe selbst bei hochgradiger Stenosierung (≤70 %) suffiziente Perfusionsverhältnisse aufrechterhalten. Unter Stressbedingungen treten allerdings schon früher ischämiebedingt Wandbewegungsstörungen auf, da die Koronarreserve ja bereits in Ruhe beansprucht und ausgeschöpft wird und keine Perfusionssteigerung mehr möglich ist. Diese geringgradigen Veränderungen der Herzmechanik haben als sehr **sensitive Indikatoren für Koronarstenosen** Bedeutung erlangt. Die Stresssituation wird in der kardiologischen Diagnostik künstlich, z. B. durch Fahrradergometrie oder Dobutamingabe, hervorgerufen. Der Untersucher beurteilt das Herz des Patienten echokardiografisch vor, während und unmittelbar nach der Belastung. Von einem erfahrenen Kardiologen durchgeführt, ist dieses Verfahren der Myokardszintigrafie (→ Kap. 8) gleichwertig.
Aufgrund der induzierten Ischämie und der unerwünschten Nebenwirkungen von Dobutamin ist die Stress-Echokardiografie mit einem gewissen Komplikationsrisiko behaftet.

Kontraindikationen Die Stress-Echokardiografie ist kontraindiziert bei instabiler Angina pectoris, mittelschwerer Aortenstenose, hypertrophischer obstruktiver Kardiomyopathie und unkontrollierter Hypertonie. Die Verwendung von Dobutamin ist bei bekannten malignen Herzrhythmusstörungen kontraindiziert.

> Bei der Stress-Echokardiografie muss Reanimationsbereitschaft bestehen!

Transösophageale Echokardiografie (TEE)

Dorsal gelegene Strukturen des Herzens, wie das linke Herzohr, die V. cava superior oder die thorakale Aorta sind von transthorakal nur eingeschränkt beurteilbar.
Bei starker Adipositas, Emphysem, Brustdeformationen oder Zustand nach Thorakotomie sind die Strukturen des Herzens transthorakal ohnehin schwer bis gar nicht darstellbar.
Bei der TEE werden diese Strukturen durch den Ösophagus geschallt. Durch die anatomisch enge Nachbarschaft des Ösophagus zum dorsalen Herzen ist eine hochauflösende, nahezu artefaktfreie Darstellung des Herzens und der großen thorakalen Gefäße möglich.
Typische Fragestellungen für die TEE sind deshalb:

- Pathologien der Herzklappen, die von transthorakal nicht ausreichend beurteilbar sind
- Endokarditisverdacht
- Vorhofseptumdefekte
- Ventrikelthromben

Eine weitere wichtige und häufige Anwendung des TEE stellt der Ausschluss von Thromben im linken Vorhof und hier insbesondere im linken Vorhofohr dar. Dies ist bei Patienten mit Vorhofflimmern, die nicht oder nur unzureichend antikoaguliert waren, vor einer geplanten Kardioversion eine sehr wichtige und häufige Fragestellung (→ Kap. 26).
Die TEE wird beim nüchternen Patienten in Linksseitenlage unter leichter Sedierung und mit lokaler Rachenanästhesie durchgeführt. Der Patient wird während der TEE kontinuierlich überwacht, obligatorisch ist die EKG-Ableitung, optimal die zusätzliche Messung der peripheren Sauerstoffsättigung und des Blutdrucks. Ösophagusvarizen stellen wegen der Gefahr starker Blutungen eine relative Kontraindikation dar.

Zusammenfassung

- Die TTE ist ein sonografisches Verfahren zur Beurteilung der Herzklappen, Abschätzung der Pumpfunktion der Ventrikel, Abschätzung des Volumenstatus des Patienten und zum Ausschluss eines Perikardergusses.
- Die Doppler-Funktion ermöglicht die Messung von Geschwindigkeiten.
- Das TEE ist bei Pathologien der Herzklappen, insbesondere Mitralklappenpathologien und Aortenklappeninsuffizienz, Endokarditisverdacht, Vorhofseptumdefekten und zum Ausschluss von Thromben im linken Vorhofohr indiziert.
- Die Stress-Echokardiografie ist eine sensitive Methode zum Nachweis induzierbarer Myokardischämien.

Röntgendiagnostik

Eine konventionelle Röntgen-Thoraxaufnahme ist in der Kardiologie neben der Darstellung der Herzmorphologie zur Lagekontrolle implantierbarer Aggregate oder Katheter und zum Ausschluss eines Pneumothorax nach Punktion indiziert. In der Regel werden die Aufnahmen in zwei Ebenen, nämlich im posterior-anterioren (p.-a.) und seitlichen (R-L) Strahlengang angefertigt.

p.-a.-Strahlengang In der Aufnahme im p.-a.-Strahlengang (→ Abb. 8.1) ist die Bestimmung des kardialen Transversaldurchmessers möglich. Der Patient steht dazu mit innenrotierten Armen vor der Filmkassette. Die Röntgenaufnahme erfolgt bei tiefer Inspiration mit einem Film-Fokus-Abstand von 2 m.

R-L-Aufnahme Die R-L-Aufnahme dient der Darstellung des Tiefendurchmessers des Herzens. Außerdem sind Größenveränderungen der Ventrikel beurteilbar. Der Patient steht dazu mit der linken Seite in Richtung Filmkassette und hat beide Arme über den Kopf erhoben. Die Aufnahme erfolgt bei maximaler Inspiration. Zur optimalen Differenzierung der dorsalen Herzkontur kann die Aufnahme im R-L-Strahlengang mit einem Ösophagus-Breischluck verbunden werden.

Liegendaufnahme im a.-p.-Strahlengang Beim bettlägerigen Patienten wird eine Liegendaufnahme im a.-p.-Strahlengang durchgeführt. Herz und Mediastinum bilden sich verbreitert ab und sind deshalb nicht zuverlässig beurteilbar.

Befundung

Nachdem eine technisch hochwertige Aufnahme Voraussetzung für die röntgenologische Beurteilung des Herzens ist, sollten Sie zunächst deren Qualität beurteilen:

Belichtung Ist die Wirbelsäule durch den Herzschatten beurteilbar?

Position des Patienten Haben beide Sternoklavikulargelenke den gleichen Abstand zu den Dornfortsätzen der Wirbelsäule?

Inspirationstiefe Liegt die Zwerchfellkuppe auf Höhe des dorsalen Anteils der zehnten Rippe? Anschließend wird die gesamte Röntgen-Thoraxaufnahme nach einem festen Schema systematisch befundet:

Knöcherner Thorax Achten Sie auf nebenbefundliche Veränderungen vor allem an der Wirbelsäule (Metastasen?) oder den Rippen (Usuren?).

Zwerchfell Verfolgen Sie den Verlauf des Zwerchfells. Ist es überall abgrenzbar? Fallen Seitendifferenzen auf? Ist eine sichelförmige Hypodensität unter dem Zwerchfell zu sehen (freie Luft im Abdomen)?

Pleura Die Pleura sollte nicht abgrenzbar sein, der phrenikokostale Winkel spitzwinklig auslaufen.

Lunge Vergleichen Sie, ob beide Lungenflügel dieselbe Transparenz aufweisen. Fallen Ihnen Verschattungen oder Rundherde auf? Sind die Lungenhili regelrecht in Form und Größe und scharf abgegrenzt? Finden Sie Hinweise auf eine pulmonalvenöse Stauung? Verfolgen Sie die Lungengefäßzeichnung: Entdecken Sie Kalibersprünge oder Kerley-Linien (→ Kap. 46)? Verwechseln Sie dabei nicht die Mammaschatten mit Lungenverschattungen oder die Mamillen mit Lungenrundherden!

Mediastinum Beurteilen Sie die Breite und Kontur des Mediastinums und verfolgen Sie den Verlauf der Trachea.

Aorta und Truncus pulmonalis Fallen Ihnen Dilatationen auf?

Herz

- Bestimmen Sie in der p.-a.-Aufnahme den **CT-Quotienten:** Der Transversaldurchmesser des Herzens sollte höchstens halb so groß wie der Thoraxdurchmesser sein.
- Beurteilen Sie die Herzkonturen (→ Abb. 8.1), um pathologische Veränderungen der konturgebenden Herzhöhlen zu erkennen. Ist die **Herztaille** (Übergang zwischen linkem Vorhof und Ventrikel in der Herzkontur) abgrenzbar?
- Messen Sie in der R-L-Aufnahme 2 cm oberhalb der Kreuzungsstelle zwischen V. cava inferior und der Kontur des linken Ventrikels den **Tiefendurchmesser** des Herzens. Das Herz wird aufgrund seiner Nähe zum Film annähernd in Normalgröße abgebildet.

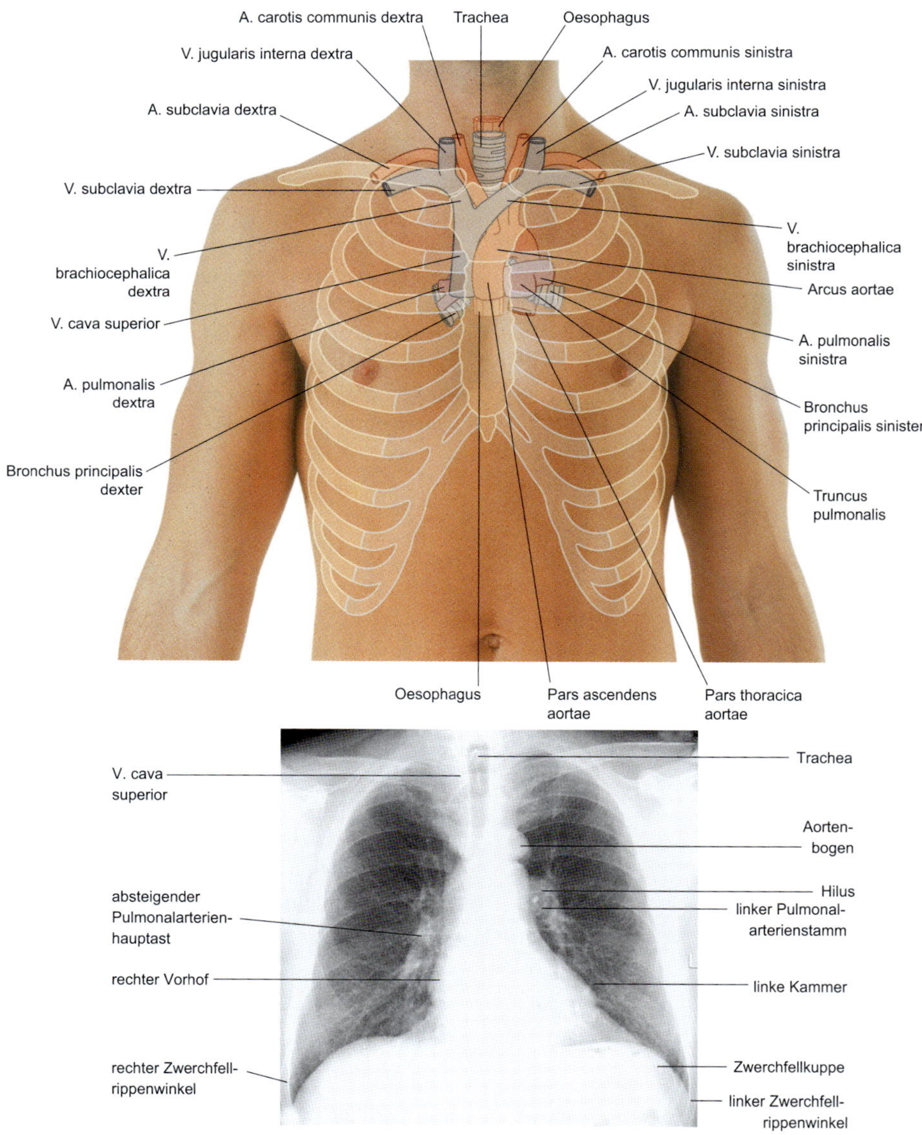

Abb. 8.1 Projektion des Herzens und konturbildender Strukturen in der p.-a.-Thorax-Röntgen-Aufnahme [oben: M500/E460; unten: M500]

- Eine Verkleinerung des **Retrosternalraums** weist auf eine Vergrößerung des rechten Ventrikels hin. Eine Verkleinerung des **Retrokardialraums** wird meist durch eine Vergrößerung des linken Ventrikels oder des linken Vorhofs hervorgerufen.
- Entdecken Sie Verkalkungen? Sie könnten in den Koronarien, den Klappen oder im Perikard lokalisiert sein. Das **Perikard** sollte nicht vom Herzen abgrenzbar sein.

Nuklearmedizinische Verfahren

In der nuklearmedizinischen Diagnostik werden Radionuklide (Tracer) an physiologische Metaboliten gekoppelt und in den menschlichen Stoffwechsel eingeschleust. Sie nehmen am Metabolismus teil, ohne ihn zu beeinflussen, und reichern sich in bestimmten Zielorganen an. Mithilfe spezieller Detektoren kann dann die Aktivitätsverteilung des Tracers quantifiziert und dadurch Stoffwechselprozesse dargestellt werden. Diese Verfahren sind mit einer Strahlenbelastung des Patienten verbunden und bergen einen erheblichen apparativen Aufwand. Sie haben deshalb in der klinischen Routine zugunsten von Kardio-CTs und -MRTs an Bedeutung verloren.

SPECT

Die in der SPECT (*engl.* single photon emission computed tomography) verwendeten Radionuklide emittieren **γ-Strahlen.** Spezielle Detektoren, die sog. γ-Kameras, rotieren um den auf einen fahrbaren Tisch gelagerten Patienten und erfassen die Emissionen aus unterschiedlichen Richtungen. Diese Aufnahmen werden zu Schnittbildern umgesetzt.

Myokardperfusionsgrafie

Bei der Myokardperfusionsgrafie reichert sich ein i. v. verabreichter Tracer in Abhängigkeit von der metabolischen Aktivität im Myokard an. Damit lassen sich die Perfusionsverhältnisse des Herzmuskels darstellen. Wie bereits erläutert (→ Kap. 7), lassen sich unter Stressbedingungen Aussagen über eine latente Minderperfusion des Myokards treffen. Daher wird ein Szintigramm stets vergleichend vor und nach ergometrisch oder pharmakologisch induzierter Belastung durchgeführt. Abschnitte, die unter Stress minderperfundiert werden, aber unter Ruhebedingungen eine normale Anreicherung zeigen, deuten auf eine belastungsinduzierte Ischämie hin. **Irreversible Defekte** weisen dagegen auf Infarktnarben hin.

Radionuklid-Ventrikulografie

Bei der Radionuklid-Ventrikulografie (RNVG) werden Erythrozyten des Patienten extrakorporal mit ^{99m}Technetium markiert und anschließend reinjiziert. Dies ermöglicht über die szintigrafische Darstellung des Blutpools eine Bestimmung der Ventrikelfunktion. Nachdem die Pumpfunktion des Herzens einfacher im TTE oder mittels Kardio-MRT dargestellt werden kann, hat dieses Verfahren klinisch kaum noch Bedeutung.

PET

In der PET (Positronenemissionstomografie) wird die Aktivitätsverteilung Positronen emittierender Nuklide gemessen. Registriert wird die Vernichtungsstrahlung, die bei der Vereinigung des Positrons mit einem Hüllenelektron (β^+-Zerfall) entsteht. Es handelt sich dabei um zwei Photonen, die sich in einem Winkel von 180° voneinander entfernen. Aus dem zeitlichen Auftreffen der zwei Photonen auf den Detektoren lässt sich auf die Position des β^+-Strahlers schließen.

FDG-PET

^{18}Fluorodesoxyglukose (^{18}FDG) wird injiziert und nimmt am Glukosestoffwechsel des Myokards teil. Szintigrafisch erfasst wird so eine Vitalitätsdiagnostik des Myokards möglich. Sie ist allerdings klinisch abgelöst durch die Vitalitätsdiagnostik im Kardio-MRT. Zur Diagnose einer möglichen Endokarditis oder paravalvulären Abszesses nach Herzklappenersatz ist die FDG-PET sehr hilfreich, da die konventionellen Verfahren wie Echokardiografie nach Klappenersatz oft schwierig beurteilbar sind.

Zusammenfassung

- Röntgendiagnostik:
  - Die Röntgenthoraxaufnahme zeigt neben dem knöchernen Thorax das Mediastinum mit der Aorta, die Lunge mit Pleura sowie das Herz.
  - CT-Quotient > 0,5: Zeichen pathologischer Veränderungen
- Nuklearmedizinische Verfahren:
  - Nuklearmedizinische Verfahren können zur Perfusions- (SPECT-Perfusionsszintigrafie) sowie Vitalitäts- und Infektionsdiagnostik (PET) eingesetzt werden, sind jedoch im klinischen Alltag zumeist durch strahlungsfreie Verfahren ersetzt worden.

9 Kardio-CT und Kardio-MRT

Kardio-CT

Das Kardio-CT stellt eine CT-gestützte Form der Koronarangiografie dar.
Nach Kontrastmittelapplikation kann eine Darstellung der Koronargefäße mit Ermittlung des sog. Kalk-Scores vorgenommen werden und so eine hämodynamisch relevante Herzerkrankung nichtinvasiv ausgeschlossen werden. Die Daten können außerdem zur eindrucksvollen 3D-Darstellung des Herzens genutzt werden (→ Abb. 9.1).
Dieses Verfahren eignet sich hervorragend zum Ausschluss einer koronaren Herzkrankheit (KHK). Es wird daher bei Patienten mit einer niedrigen Prätest-Wahrscheinlichkeit für eine KHK, d. h., die Patienten bieten eine atypische Klinik und in der Belastungsdiagnostik einen unklaren Befund, angewandt. Wird im Kardio-CT der Verdacht auf relevante Stenosen gestellt, muss sich eine invasive Linksherzkatheteruntersuchung – und somit eine weitere Kontrastmittel- und Strahlenexposition – zur Intervention anschließen. Deshalb würde man bei einer hohen Prätest-Wahrscheinlichkeit initial eine Koronarangiografie durchführen.
Nach operativer Myokardrevaskularisation können die Bypässe in ihrer Lage und Durchgängigkeit zuverlässig beurteilt werden.
Jeder Patient, bei dem ein perkutaner Aortenklappenersatz (TAVI, → Kap. 38) geplant ist, bekommt ein Kardio-CT, um die Klappengröße vor der Intervention im CT auszumessen und die anatomischen Verhältnisse genau zu analysieren.
Dank enormer technischer Fortschritte ist die Untersuchung heute nur noch mit einer sehr geringen Strahlenbelastung verbunden (1–2 mSV) und damit diesbezüglich einer Koronarangiografie sogar überlegen.

Kardio-MRT

Das Kardio-MRT ermöglicht eine Darstellung des Herzens in seiner Funktion und die Beantwortung folgender differenzierter Fragestellungen (→ Abb. 9.2). Obwohl aus logistischen Gründen noch nicht regelmäßig verfügbar, hat es durch seine Nichtinvasivität und Strahlungsfreiheit enorme klinische Bedeutung.

- Es ermöglicht die Beurteilung feiner morphologischer Strukturen, wie des Klappenapparats. So kann z. B. eine Aortenklappenstenose dargestellt und die verbliebene Öffnungsfläche bestimmt werden. Intrakardiale Tumoren oder Thromben können zugeordnet werden.
- Durch die Darstellung der Aufnahmen in kurzen Filmen ist eine differenzierte Funktionsdiagnostik möglich, die linksventrikuläre Pumpfunktion kann mit sehr hoher Genauigkeit bestimmt und regionale Wandbewegungsstörungen können detektiert werden (→ Abb. 9.3).
- Das Kardio-MRT ermöglicht eine **myokardiale Vitalitätsdiagnostik.** Sie gestattet die Differenzierung zwischen hibernierendem, also noch vitalem, und vollständig vernarbtem Myokard. Hibernierendes Myokard nimmt nicht aktiv an der Kontraktion teil, da es chronisch minderperfundiert ist, ist aber noch vital. Eine Revaskularisation kann in dieser Situation die Pumpfunktion verbessern, da das hibernierende Areal wieder an Funktion gewinnen kann. Handelt es sich um bereits vernarbtes Myokard, würde eine Intervention zur Wiedereröffnung des Gefäßes keinen Sinn machen.
- Bei **Kardiomyopathie-** und **Myokarditisverdacht** kann eine Gewebebeurteilung vorgenommen werden. Speichererkrankungen (z. B. Hämochromatose, Amyloidose) können so diagnostiziert werden.
- Unter Adenosin-induzierten Stress kann die **Myokardperfusion** beurteilt werden: Über spezielle Kontrastmittelaufnahmen kann dargestellt werden, welche Bereiche des Myokards unter Belastung minderperfundiert sind und so können Rückschlüsse auf das Koronarsystem gezogen werden. Eine Darstellung der Koronarien zum Ausschluss von relevanten Stenosen ist derzeit noch nicht zuverlässig möglich.
- Der **Fibrosegrad des Myokards** kann bestimmt werden. Dieser gewinnt immer mehr an Bedeutung, um das Risiko für lebensbedrohliche, ventrikuläre Rhythmusstörungen abzuschätzen. Dies hilft bei der Entscheidung für oder gegen die Implantation eines Defibrillators (ICD).

Besonders hervorzuheben ist, dass die Untersuchung im Gegensatz zu Kardio-CT und Herzkatheteruntersuchung für den Patienten frei von Strahlenbelastung ist, das verabreichte Gadolinum-Kontrastmittel ist iodfrei und in der Regel nebenwirkungsarm. Herzschrittmacher oder ICD (→ Kap. 29) stellen absolute Kontraindikationen dar, Klappenprothesen und Gefäßclips beeinträchtigen die Bildqualität.

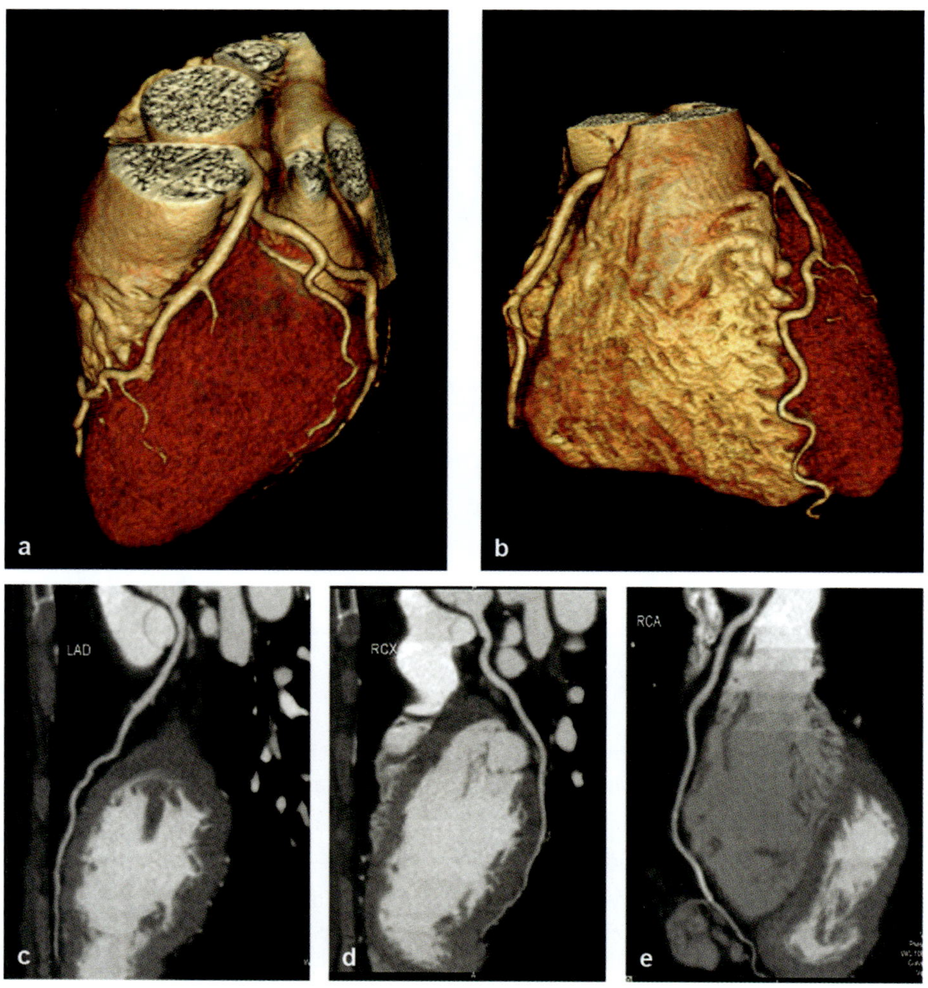

Abb. 9.1 Kardio-CT Normalbefund. a), b) 3D-Darstellung des Herzens. c)–e) Schnitt durch die Koronararterien. [T573]

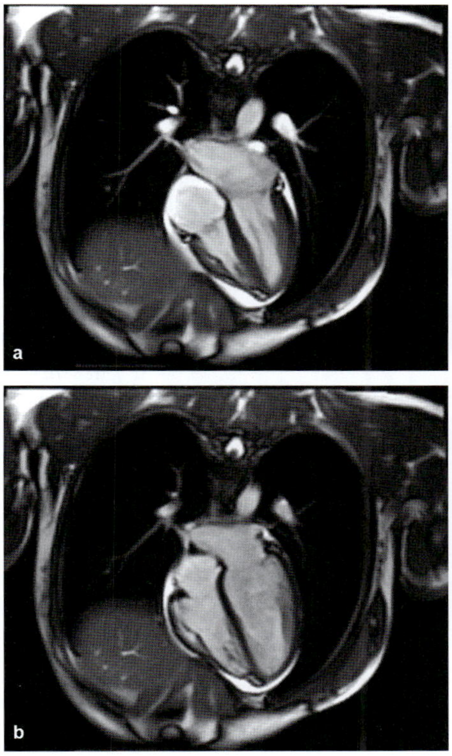

Abb. 9.2 Kardio-MRT Normalbefund. Übersichtsaufnahme im Vierkammerblick: a) Systole, b) Diastole. [T591]

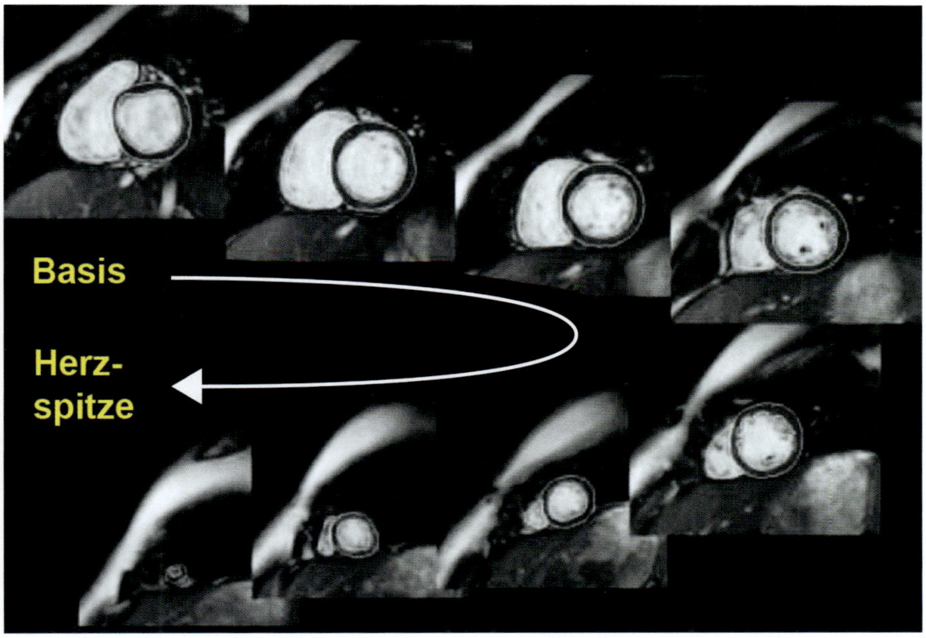

Abb. 9.3 Bestimmung der linksventrikulären Pumpfunktion in den Kurzachsenschnitten im MRT [T591]

Zusammenfassung

- Kardio-CT:
  - Das Kardio-CT ist eine nichtinvasive Form der Koronarangiografie.
  - Es eignet sich optimal zum Ausschluss einer koronaren Herzkrankheit.
- Kardio-MRT: Das Kardio-MRT ermöglicht die Darstellung von Anatomie und Funktion des Herzens, eine Beurteilung der myokardialen Vitalität und Perfusion sowie die Myokarddiagnostik bei Myokarditis und Kardiomyopathien.

Diagnostischer Linksherzkatheter

Vorbereitung

Nachdem die Herzkatheter-Untersuchung ein invasives diagnostisches Verfahren ist, sollte die Indikation nach vorangegangener nichtinvasiver Diagnostik gestellt werden (→ Kap. 4, → Kap. 5, → Kap. 7, → Kap. 8, → Kap. 9) und die Untersuchungsbedingungen im Vorfeld optimiert werden, um Komplikationen zu minimieren. Selbstverständlich sind die körperliche Untersuchung mit Palpation der Pulse der potenziellen Zugangswege und Beurteilung der Untersuchungsfähigkeit des Patienten sowie Labordiagnostik (→ Kap. 4), Durchführung von Ruhe-EKG, Röntgen-Thorax und Echokardiografie.

- Bei einer kardialen Dekompensation (→ Kap. 46) sollte der Patient, falls keine dringliche Indikation besteht, zunächst rekompensiert werden, um während der Untersuchung flach liegen zu können.
- Bei Hyperthyreose (→ Kap. 4), ggf. Blockierung der Schilddrüse vor der Untersuchung
- Optimierung der Nierenfunktion („Spülen") bei Patienten mit Niereninsuffizienz

Durchführung

Die Untersuchung wird in einem speziellen Katheterlabor durchgeführt (→ Abb. 10.1). Der nüchterne Patient liegt auf einem „schwimmenden" Tisch, der von einer Röntgenröhre an einem verschiebbaren C-Bogen umkreist wird. So können Aufnahmen des Herzens aus verschiedenen Winkeln („Angulationen") angefertigt werden.
Der Zugang über die A. radialis wird wegen seiner geringen Blutungskomplikationen heutzutage primär empfohlen. Alternativ ist auch ein Zugang über die rechte (und linke) A. femoralis in Höhe des Hüftkopfs möglich. Nach einer Punktion in **Seldinger-Technik** (s. u.) wird eine Schleuse platziert. Im Lauf der Untersuchung werden nun über diese Schleuse verschiedene, jeweils für den Untersuchungsschritt speziell geformte Katheter über einen Führungsdraht eingeführt. Parallel erfolgt eine kontinuierliche Druckmessung.

Exkurs: Seldinger-Technik
Die Seldinger-Technik ist eine medizinische Grundtechnik, die 1953 von dem schwedischen Radiologen Sven-Ivar Seldinger entwickelt wurde. Sie kann zur Anlage arterieller und venöser Gefäßzugänge verwendet werden. Dazu wird unter sterilen Bedingungen in Lokalanästhesie das betreffende Gefäß mit einer Kanüle punktiert.
Über diese Kanüle wird ein flexibler Führungsdraht vorgeschoben (der röntgenologisch in seiner Lage überprüfbar ist). Unter Fixierung des Führungsdrahts wird die Kanüle anschließend vorsichtig entfernt und der Stichkanal durch einen Dilatator aufgedehnt. Über den Führungsdraht wird schließlich der Katheter ins Gefäß eingeführt. Abschließend wird der Führungsdraht entfernt.

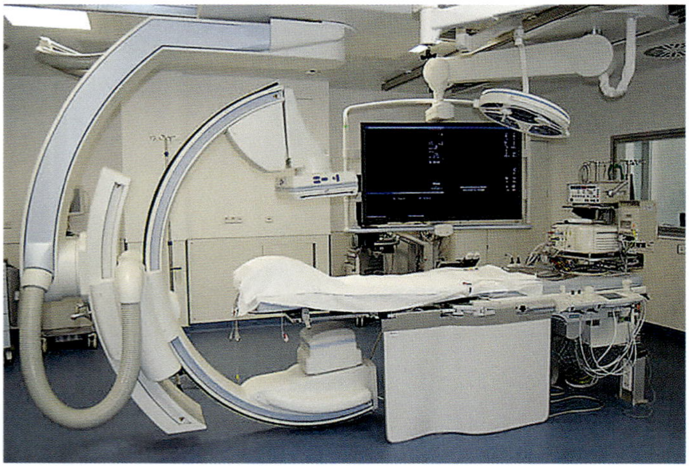

Abb. 10.1 Herzkatheterlabor [M584]

Exkurs: Angulationen in der Herzkatheterdiagnostik
- In der **AP-Position** werden Aufnahmen im anterior-posterioren Strahlengang angefertigt, die Einstellung entspricht der Darstellung, die aus den Röntgen-Thoraxbildern bekannt ist.
- Bei der **RAO-Position** (*engl.* right anterior oblique) ist der Bildverstärker rechts des Patienten, die Röntgenaufnahme „blickt" durch das Ventrikelseptum in die linke Kammer und den linken Vorhof. Das Herz erscheint als Dreieck.
- Bei der **LAO** (*engl.* left anterior oblique) ist der Bildverstärker auf der linken Seite. So können Wandbewegungen des Septums und der Posterolateralwand sowie der Aortenbogen optimal beurteilt werden. Das Herz bildet sich rundlich bis oval ab.

Diese Grundpositionen werden in verschiedenen Winkeln angelotet sowie nach kranial oder kaudal abgekippt, um jeweils eine optimale Darstellung des Gefäßverlaufs zu ermöglichen.

Ventrikulografie

Zunächst wird ein Katheter vorsichtig über die Aortenklappe in den linken Ventrikel eingeführt. Durch Kontrastmittelapplikation erfolgt nun eine **Ventrikulografie (Lävokardiografie).** In einer kurzen Filmsequenz wird die Ventrikelkontraktion in a.-p.-Aufnahme dargestellt. Dies ermöglicht eine Beurteilung der linksventrikulären Pumpfunktion, eine erste Abschätzung regionaler Kontraktionsstörungen und gibt Hinweise auf Insuffizienzen von Aorten- und Mitralklappe.
Nach Rückzug des Katheters in die Aorta kann hier eine Bulbusangiografie durchgeführt werden.

Aufgrund der langen Strecke des retrograden Vorschubs von den Aa. radialis oder femoralis bis zum Herzen müssen die Katheter durch Aspiration und anschließende Spülung mit heparinisierter NaCl-Glukoselösung von Debris, Thromben und Luft befreit werden.

Koronarangiografie

Nun werden nacheinander die Koronarostien – jeweils mit einem speziell geformten

Katheter – sondiert und die Koronarangiografie wird durchgeführt. Hierzu werden Injektionen von Kontrastmittel in die Koronarien vorgenommen und in bestimmten Positionen (Angulationen) kurze Röntgenfilme vom Fluss des Kontrastmittels aufgenommen.

> Das rechte Koronarostium liegt tiefer in der Aortenwurzel als das linke Ostium.

So sind eine Bestimmung des koronaren Versorgungstyps und die Identifizierung, Lokalisation und Quantifizierung von Koronarstenosen möglich (→ Abb. 10.2 und → Abb. 10.3).

Die Bestimmung des **Stenosegrads** erfolgt visuell durch den Untersucher. Dazu orientiert er sich an Gefäßabschnitten, die er selbst als nicht eingeengt erachtet. Bei einer angiografischen Stenose von bis zu 50 %, entsprechend einer Lumeneinengung von ca. 75 %, spricht man von einer **geringgradigen,** bei bis zu 75 % von einer **mittelgradigen** und ab 75 % von einer **hochgradigen** Stenose. Man unterscheidet kurz- von langstreckigen Stenosen, die zentral oder exzentrisch gelegen sein können. Zu beachten ist, dass sich nacheinander geschaltete Stenosen in ihrer hämodynamischen Wirkung addieren. Frühe Plaqueformationen und diffuse, minimale atheromatöse Gefäßveränderungen können koronarangiografisch nicht erfasst werden. Wird eine signifikante Stenose detektiert, schließt sich nun eine Intervention (PCI) an (s. u.).

Bei Stenosierung der drei großen Gefäße (RCA, RIVA, RCX) um > 50 % spricht man von **Ein-, Zwei- oder Dreigefäßerkrankung.** Dabei wird auch die Stenose eines wesentlichen Nebenasts eines der Hauptgefäße berücksichtigt.

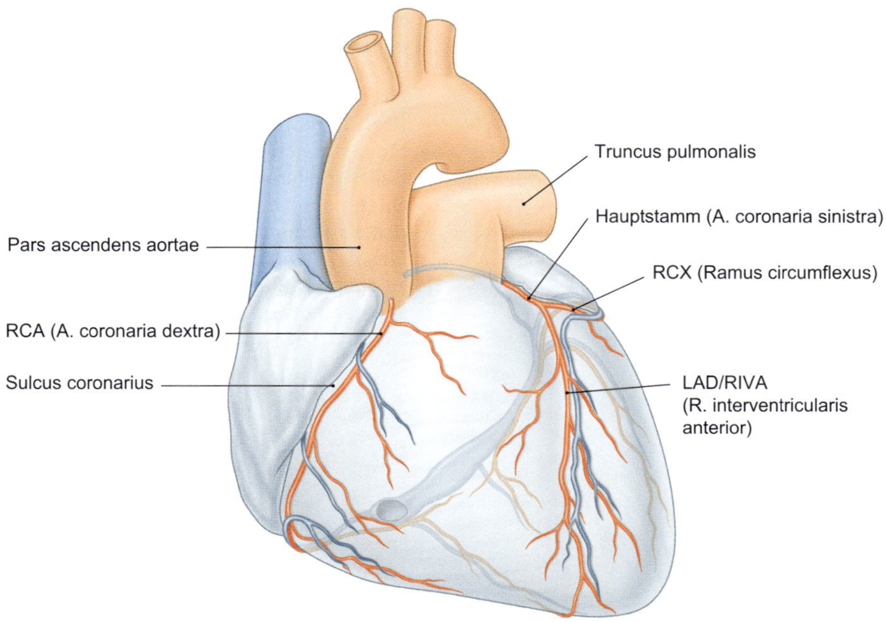

Abb. 10.2 Schematische Darstellung der Koronarien und ihre jeweilige „kardiologische" Bezeichnung [E460]

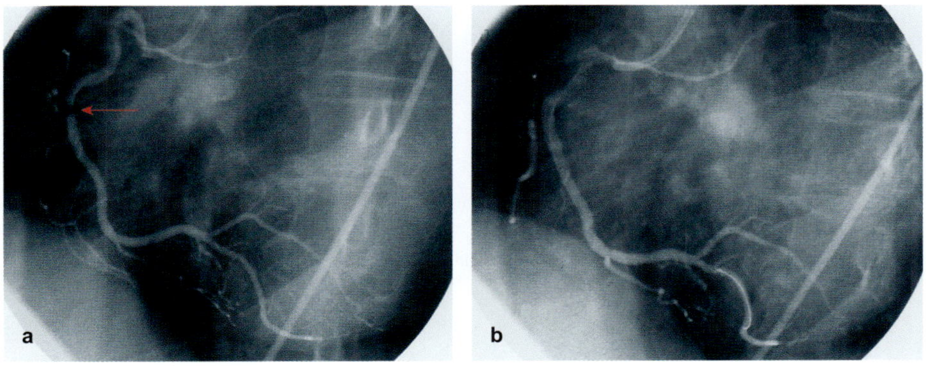

Abb. 10.3 Stenose der RCA (Pfeil) in der Koronarangiografie [T573]

Gefäßverschluss

Nach Abschluss der Untersuchungen werden Katheter und Schleuse unter Kompression aus der Arterie entfernt. Der Gefäßverschluss der A. radialis erfolgt meist über ein spezielles Kompressionsdevice, dessen Kompressionsdruck in einem gewissen Zeitintervall schrittweise reduziert wird. Wichtig ist eine regelmäßige Kontrolle der Hautfarbe, Sensibilität und Motorik der Finger, um signifikante Durchblutungsstörungen durch zu starke Kompression frühzeitig erkennen zu können. Die Punktionsstelle der A. femoralis wird oft direkt durch ein spezielles Verschlusssystem (Angio-Seal®) verschlossen.

Weiterer Verlauf

Über etwa 4 h wird der Druck des Kompressionsdevices radial unter regelmäßiger Kontrolle einer adäquaten Durchblutung der Hand schrittweise reduziert. Falls die Vitalparameter stabil und das EKG ohne Ischämiezeichen sind, kann der Patient nach Hause gehen. Das Komplikationsrisiko steigt mit zunehmendem Alter, bestehenden Vorerkrankungen und dem Ausmaß der arteriosklerotischen bzw. linksventrikulären Vorschädigung und der durchgeführten Intervention. Risikopatienten sollten deshalb, insbesondere nach PCI, monitorüberwacht werden.

Falls der femorale Zugang gewählt wurde, sollte vor dem ersten Aufstehen eine palpatorische und auskultatorische Kontrolle der A. femoralis erfolgen, um Pseudoaneurysmen (Blutungsgefahr) bzw. AV-Fisteln (Emboliegefahr) auszuschließen. Nicht nur bei Patienten mit vorbekannter Niereninsuffizienz sollte beobachtet werden, ob der Patient über eine suffiziente Spontandiurese verfügt – ein kontrastmittelinduziertes Nierenversagen kann in den ersten 3 Tagen nach der Untersuchung auftreten.

Mögliche Komplikationen

Die Häufigkeit schwerer Komplikationen bei der Koronarangiografie liegt bei ca. 0,6–1 %. Durch die Kathetermanipulationen können Thromben oder Plaques gelöst werden und zerebrale Embolien oder einen akuten Koronarverschluss ausgelöst werden. Eine Verletzung der Koronarien- oder Aortenwand führt zu Dissektionen.
Gelegentlich können durch die Kathetermanipulation Gefäßspasmen und damit funktionelle, transiente Stenosen verursacht werden.
Besonders bei Manipulationen im Bereich der RCA können Rhythmusstörungen auftreten.
Nicht zu unterschätzen ist die Belastung durch die Untersuchung bei Patienten mit Herzinsuffizienz (→ Kap. 46): Durch die verabreichte Kontrastmittelmenge (Volumen!) sowie das flache Liegen über eine längere Zeit kann es zur Dekompensation mit Lungenödem kommen (→ Kap. 47).

Perkutane koronare Intervention (PCI)

Werden im Rahmen der Koronarangiografie relevante Stenosen detektiert, schließt sich eine Intervention zur Wiedereröffnung an (→ Abb. 10.4).

Vorbereitung

Zur Vorbereitung des Eingriffs wird der Patient, falls noch nicht erfolgt, mit einem ADP- (= $P2Y_{12}$-) Rezeptor-Antagonisten „geloadet“ (→ Kap. 18).

PTCA (*engl.* percutaneous transluminal coronary angioplasty) und Stenting

Zur Aufdehnung stark verkalkter Stenosen werden spezielle Ballonkatheter verwendet. Sie werden mittig in den stenosierten Bereich eingeführt und können dort mit einem Gemisch aus KM und Kochsalzlösung „aufgeblasen“ werden. Um eine genaue Platzierung zu ermöglichen, sind an beiden Enden des Ballons röntgenologisch darstellbare Marker eingearbeitet.
Zumeist ist auf dem Ballonkatheter ein „Stent“ aufgebracht, der sich beim Aufblasen des Ballons entfaltet, an die Gefäßwand gedrückt, dort verbleibt und im Verlauf von Wochen endothelialisiert wird. Er soll als Gefäßstütze eine Restenose verhindern (→ Abb. 10.3).

BMS (*engl.* Bare-metal-Stent) vs. DES (*engl.* Drug-eluting-Stent)
Eine Endothelreaktion ist einerseits erwünscht, dient sie doch der Fixierung des Stents im Gefäß. Andererseits kann eine überschießende Endothelialisierung und Intimaproliferation zur Restenose führen. Um das Auftreten dieser Komplikation zu vermeiden, wurden mit Medikamenten (Chemotherapeutika oder Immunsuppressiva) beschichtete Stents (Drug-eluting-Stents) entwickelt. Durch das Unterdrücken der Endothelialisierung sind diese Stents jedoch über einen längeren Zeitraum thrombogen, sodass eine duale Thrombozytenaggregationshemmung mit ASS und einem $P2Y_{12}$-Rezeptor-Antagonisten über 12 Monate durchgeführt werden muss.
Bei sehr alten Menschen, geplanten Operationen oder erhöhtem Blutungsrisiko kommen weiterhin BMS zum Einsatz, da hier eine duale Thrombozytenaggregationshemmung nur über 4 Wochen notwendig ist.

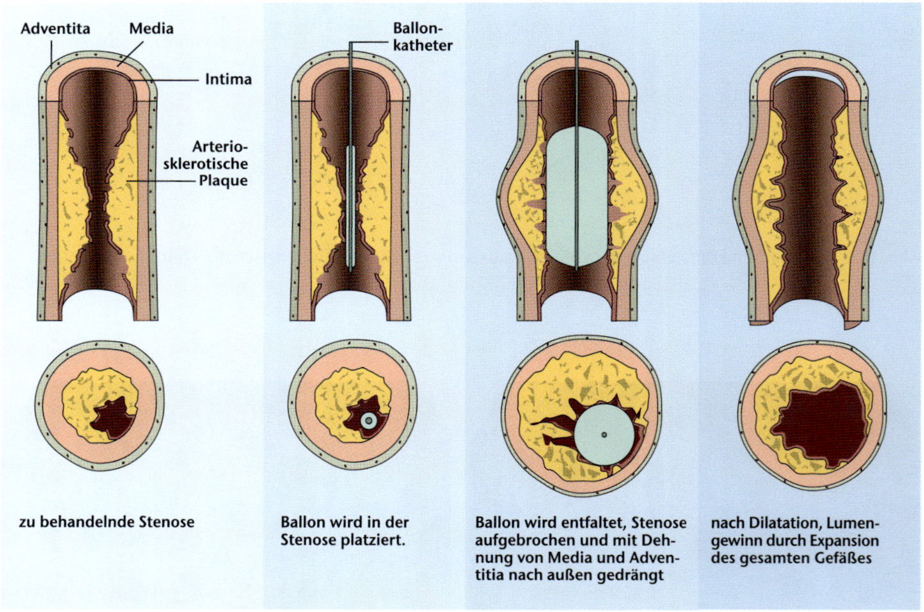

Abb. 10.4 Schematische Darstellung der Durchführung einer PTCA [L115]

Komplikationen und Risiken

Zu den bereits bei der Koronarangiografie erwähnten möglichen Komplikationen ist zu beachten, dass auch nach Einführung der DES weiterhin die Gefahr der Instent-Restenosen besteht. Die Gefahr der Gefäßverletzung bzw. des Lösens von Plaques ist im Rahmen der Intervention durch das Vorschieben von Führungsdrähten und Kathetern bis weit in die Koronargefäße ungleich höher als bei der alleinigen diagnostischen Darstellung.

Sonderfall: Thrombusaspiration bei Akutintervention

Bei ST-Hebungsinfarkt (→ Kap. 23) sowie nach Kammerflimmern (→ Kap. 43) ist eine notfallmäßige Herzkatheterdiagnostik mit anschließender Akut-Intervention indiziert. Hier geht es nach dem Grundsatz „*time is muscle*". Mittlerweile ist in so vielen Krankenhäusern eine 24-stündige Katheter-Rufbereitschaft eingerichtet, dass eine flächendeckende Versorgung rund um die Uhr gewährleistet ist und damit die Lysetherapie komplett aus der Therapie des akuten Infarkts verdrängt wurde.

In der Notfallsituation wird die Linksherzkatheterdiagnostik nach oben beschriebenem Ablauf durchgeführt. Zeigt sich ein akut thrombotisch verschlossenes Gefäß, wird versucht, den Thrombus durch Aspiration zu entfernen. Das aspirierte Blut wird anschließend durch ein Sieb gespritzt und gespült, im Sieb verbleibt der Thrombus (→ Abb. 23.4, → Kap. 23). Der weitere Verlauf entspricht dem bereits beschriebenen Ablauf.

Zusammenfassung

- Die Linksherzkatheteruntersuchung bei akutem Koronarsyndrom folgt folgendem Ablauf:
  - Punktion in Seldinger-Technik
  - Koronarangiografie: Darstellung der Herzkranzgefäße
  - Intervention: PTCA/Stenting (bei Akut-Intervention ggf. zuerst Thrombaspiration)
  - Gefäßverschluss

11 Rechtsherzkatheter (Pulmonalis-Katheter)

Die Rechtsherzkatheter-Untersuchung ist ein invasives Verfahren zur Messung der hämodyamischen Auswirkungen von Klappen- und Herzfehlern oder pulmonalen Erkrankungen mit konsekutiver Herzinsuffizienz. Im Gegensatz zur Linksherzkatheter-Untersuchung kommt kein Kontrastmittel zum Einsatz und es wird auch nur orientierend geröntgt.

Durchführung

Im Gegensatz zur Linksherzkatheter-Untersuchung erfolgt eine venöse Punktion. Nach dem Prinzip der Seldinger-Technik wird über einen Führungsdraht der **Swan-Ganz-Einschwemmballonkatheter** eingeführt. Direkt proximal der Katheterspitze befindet sich bei diesem besonderen Katheter ein Ballon, der nach dem Aufblasen ein passives Einschwemmen des Katheters mit dem Blutstrom über den rechten Ventrikel in den Pulmonalisstamm und die beiden Pulmonalarterien ermöglicht. Nach einer gewissen Strecke bleibt der Ballon im immer fein verzweigteren Pulmonalissystem „stecken“ und verschließt damit diesen Seitenast **(Wedge-Position).**

> Selbstverständlich darf der Ballon immer nur kurzzeitig in der Wedge-Position belassen werden, da sonst ein Infarkt des nachgeschalteten Lungenstromgebiets entsteht!

Tab. 11.1 Normwerte der Hämodynamik in Ruhe

Ort/Messgrößen	Normwerte
Rechter Vorhof	Mitteldruck: 1–5 mmHg
Rechter Ventrikel	Systolischer Druck: 15–30 mmHg Enddiastolischer Druck: 1–7 mmHg
A. pulmonalis	Systolischer Druck: 15–30 mmHg Diastolischer Druck: 4–12 mmHg Mitteldruck: 9–19 mmHg
PCWP	Mitteldruck: 4–12 mmHg
HZV	6–8 l/min
CI	> 2,5 l/min/m²

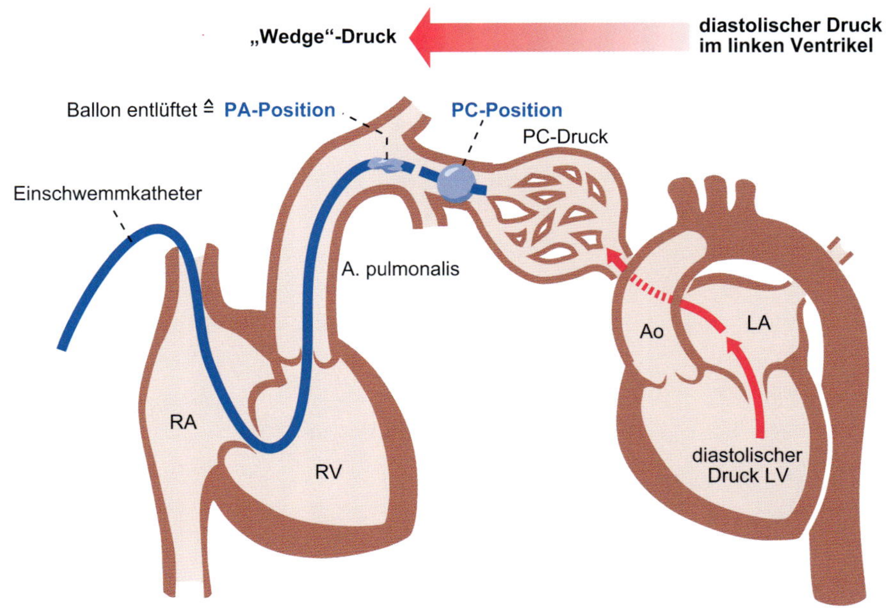

Abb. 11.1 Schematische Darstellung der Rechtsherzkatheteruntersuchung [L190]

Während der gesamten Untersuchung wird an der Katheterspitze der jeweils herrschende Druck kontinuierlich aufgezeichnet (→ Abb. 11.1) und erlaubt so eine Lokalisation des Katheters anhand des gemessenen Drucks ohne radiologische Kontrolle. Folgende hämodynamischen Parameter werden gemessen (→ Tab. 11.1, → Abb. 11.2):

- Der **zentrale Venendruck** (ZVD) entspricht der **rechtsventrikulären Vorlast.**
- Druck in der rechten Kammer
- **Pulmonalkapillarer Verschlussdruck** (PCWP; *engl.* pulmonary capillary wedge pressure): In der Wedge-Position wird der pulmonalkapilläre Verschlussdruck (sog. Wedge-Druck) bestimmt. Er entspricht näherungsweise dem Druck im kleinen Kreislauf und damit der **linksventrikulären Vorlast.**
- Pulmonalarteriendruck
- HZV: Mit der **Thermodilutionsmethode** kann das HZV bestimmt werden. Hierzu bringt man ein definiertes Volumen kalter isotoner NaCl-Lösung über die proximale Öffnung des Swan-Ganz-Katheters in die Pulmonalarterie ein und misst die Temperatur des vorbeiströmenden Blutes an der distalen Öffnung des Swan-Ganz-Katheters mittels eines Thermistors. Die NaCl-Lösung kühlt das vorbeiströmende Blut in Abhängigkeit von der vorbeiströmenden Menge und Flussgeschwindigkeit ab. Ein Computer berechnet aus der Temperaturzunahme in der Pulmonalarterie das HZV.
- **Gemischtvenöse Sauerstoffsättigung ($SgvO_2$):** Aus dem Blut in der A. pulmonalis kann „gemischtvenöses Blut“ abgenommen werden. Im Unterschied zum zentralvenösen Blut ist hier auch das weniger entsättigte Blut der unteren Körperhälfte aus der V. cava inferior enthalten, im Normalfall liegt die $SgvO_2$ also etwas höher als die zentralvenöse Sättigung.

Folgende Parameter können daraus abgeleitet werden:

- Der **Herzindex** (*engl.* cardiac index = CI) wird berechnet aus dem HZV und der Körperoberfläche: CI = HZV/m² KOF.
- Der **periphere Gefäßwiderstandsindex** (*engl.* SVRI) wird aus dem ZVD, dem Herzindex und dem arteriellen Mitteldruck errechnet. Er entspricht näherungsweise der **linksventrikulären Nachlast.** Der Wert ist z. B. im Rahmen der peripheren Vasodilatation bei Sepsis erniedrigt, bei peripherer Vasokonstriktion, z. B. unter Noradrenalintherapie in der Intensivmedizin, ist er erhöht.
- Der **Gefäßwiderstandsindex im Lungenkreislauf** (*engl.* PVRI) kann aus dem arteriellen Mitteldruck, Wedge-Druck und Herzindex errechnet werden und entspricht der **rechtsventrikulären Nachlast.** Er ist bei Lungenarterienembolie erhöht.

Die linksventrikuläre Funktion kann nun unter Berücksichtigung der LV-Vorlast (PCWP), der LV-Nachlast (SVRI) und des HZV abgeleitet werden. Charakteristische pathologische Veränderungen der Hämodynamik werden in den jeweiligen Kapiteln beschrieben.

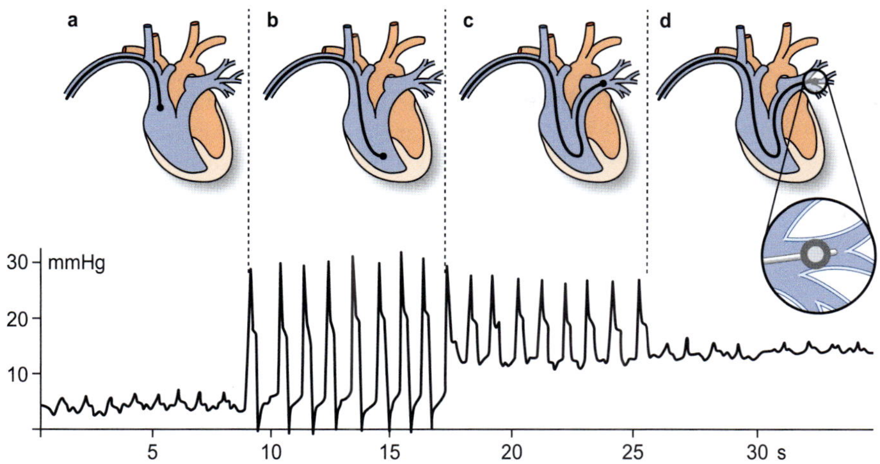

Abb. 11.2 Darstellung der kontinuierlichen Druckableitung während der Rechtsherzkatheteruntersuchung in Abhängigkeit von der Positionierung des Katheters: rechter Vorhof (a), rechter Ventrikel (b), Pulmonalarterie (c), Wedge-Position (d) [L141/M584]

Kontraindikationen, Komplikationen

Absolute Kontraindikationen stellen Stenosen von Trikuspidal- und Pulmonalklappe sowie Tumoren und Thromben in RA oder RV dar.

Durch mechanische Irritation der Ventrikelwand können Rhythmusstörungen ausgelöst werden. Bei vorbestehendem Linksschenkelblock kann eine Rechtsherzkatheterisierung durch mechanischen Block des rechten Schenkels zu einem AV-Block III° führen!

Zusammenfassung

- Zur Rechtsherzkatheteruntersuchung wird ein spezieller Ballon-Katheter, der sog. Swan-Ganz-Katheter verwendet.
- Sie wird durchgeführt zur hämodynamischen Diagnostik:
  - ZVD = RV-Vorlast
  - PCWP = LV-Vorlast
  - HZV (über Thermodilution)
  - PVRI = RV-Nachlast
  - SVRI = LV-Nachlast

Bei der elektrophysiologischen Untersuchung (EPU) werden mithilfe spezieller Katheterelektroden intrakardiale elektrische Potenziale abgeleitet. Es werden genau lokalisierte EKGs einzelner Herzareale aufgezeichnet.
Außerdem erlauben gezielte Stimulationen mit den Elektroden die genaue Messung der Überleitungs- und der Refraktärzeiten und eine Darstellung der Erregungsausbreitung in bestimmten Myokardarealen. Werden bei der Stimulation Arrhythmien induziert, kann der Untersucher deren Art, den Mechanismus ihrer Entstehung, ihr morphologisches Korrelat (z. B. akzessorische Leitungsbahnen) und Möglichkeiten ihrer Terminierung dokumentieren.
Ein möglicherweise bestehendes morphologisches Korrelat, also z. B. die akzessorische Leitungsbahn, kann dann durch eine sich anschließende **Katheterablation** modifiziert oder zerstört werden.
Indiziert ist eine EPU bei folgenden Erkrankungen:

- Alle Formen von supraventrikulären Tachykardien (→ Kap. 30)
- Tachykardien mit breitem QRS-Komplex und sehr häufige Extrasystolen ventrikulärer Genese
- Hämodynamisch wirksame Kammertachykardien, die keiner reversiblen Ursache (z. B. akutes Koronarsyndrom) zugeordnet werden können
- Unklare Synkopen, nach Ausschöpfung aller nichtinvasiven diagnostischen Mittel

Vorbereitung

Als Vorbereitung auf eine EPU sollten, wie auch bei der Linksherzkatheteruntersuchung beschrieben (→ Kap. 10), die Untersuchungsbedingungen optimiert werden. Der INR sollte < 2,0 sein. Das bedeutet, dass eine laufende therapeutische Antikoagulation bei Vorhofflimmern oder -flattern (→ Kap. 26 und → Kap. 30) kurzfristig pausiert werden muss, ggf. wird mit niedermolekularem Heparin überbrückt.
Der Patient wird am Monitor (engmaschige Blutdruckmessungen, Sauerstoffsättigung) überwacht. Es erfolgt eine kontinuierliche Aufzeichnung des Oberflächen-EKGs. Außerdem werden vor der Untersuchung prophylaktisch Defibrillator-Elektroden angebracht.

Durchführung

Zugangsweg ist zumeist die rechte V. femoralis. Hier legt der Untersucher mehrere Schleusen für die einzelnen Katheter. Soll anschließend eine Ablation erfolgen (→ Kap. 32), wird eine zusätzliche arterielle Schleuse zum kontinuierlichen Monitoring des arteriellen Blutdrucks oder zum Zugang zum linken Ventrikel gelegt.

Intrakardiale Elektrokardiogramme

Unter Durchleuchtungskontrolle werden multipolare Katheterelektroden im rechten Vorhof und in der rechten Herzkammer platziert. Über diese Elektroden können dann intrakardial in jeder Position lokale Elektrogramme abgeleitet werden.
Es werden folgende Standardpositionen aufgesucht (→ Abb. 12.1):

Hoher rechter Vorhof (HRA) Hier können lokale Potenziale aus der Sinusknotenregion abgeleitet werden. Es handelt sich um das früheste Potenzial in der intrakardialen Ableitung.

His-Bündel (HB) Der Katheter wird in Richtung des rechtsventrikulären Apex vorgeschoben und anschließend so weit zurückgezogen, bis in der lokalen Elektrogramm-Aufzeichnung neben dem Kammerpotenzial (V-Signal) auch ein Vorhofpotenzial (A-Signal) sichtbar wird (→ Abb. 12.2). Genau an dieser Stelle erscheint dann nach leichter Drehung des Katheters das His-Potenzial **(H-Signal).** Es spielt eine Schlüsselrolle in der elektrophysiologischen Diagnostik. Jede Erregung, die dem H-Potenzial vorausgeht, ist dem supraventrikulären Erregungsablauf zuzuordnen. Jedes Potenzial, das dem H-Potenzial folgt, ist ventrikulären Ursprungs.

Rechtsventrikulär (RV) Die Elektrode wird entweder im rechtsventrikulären Ausflusstrakt (RV_{OT}) oder in der rechtsventrikulären Spitze (RV_{Apex}) platziert.

Koronarsinus (CS) Der CS mündet in den tiefen rechten Vorhof ein und kann von hier aus sondiert werden. Er verläuft epikardial im posterioren Sulcus zwischen linkem Vorhof und linkem Ventrikel auf Höhe des posterioren Mitralrings und liegt typischerweise dem linken Vorhof von außen an. Über Elektroden, die im distalen CS platziert sind, kann die elektrische Aktivierung des linken Vorhofs beurteilt werden. Im Koronarsinus ist der Katheter sehr stabil platziert.

Stimulation

Nach Platzierung der Elektroden kann das Myokard stimuliert werden, um Rhythmusstörungen gezielt auszulösen. Ein Stimulationsprotokoll hält genau fest, mit welcher Frequenz, welcher Stromstärke, an welchem Ort und wie oft stimuliert werden soll. Es gibt kein allgemein gültiges Stimulationsprotokoll, die Vorgehensweise unterscheidet sich von Klinik zu Klinik. Aus diesem Grund soll hier nur auf allgemein gültige Grundlagen eingegangen werden:

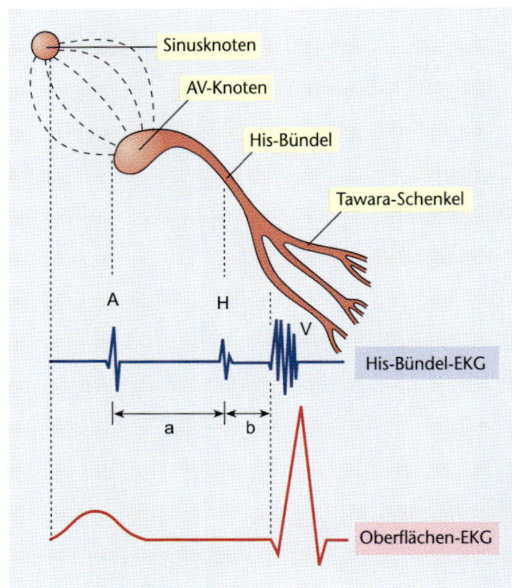

Abb. 12.2 His-Bündel-EKG [L157]

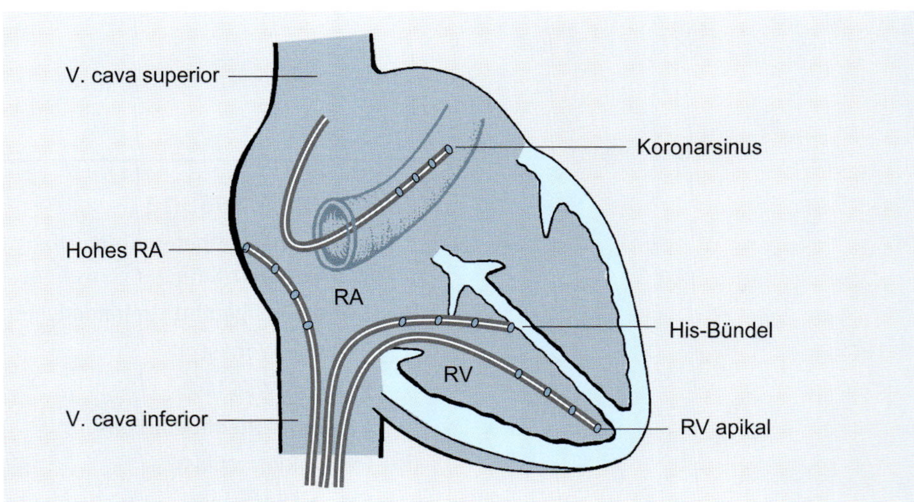

Abb. 12.1 Standardpositionen der Elektrodenkatheter bei der EPU [L157]

Vorhofstimulation Die Stimulation des Vorhofs ermöglicht eine Messung der Sinusknotenerholungszeit **(SKEZ),** dem Intervall zwischen der letzten stimulierten und der ersten spontanen Vorhofaktion. Die SKEZ ist z. B. beim Sick-Sinus-Syndrom (→ Kap. 28) verlängert. Außerdem kann man die Refraktärperioden des Vorhofs und des AV-Knotens bei Sinusrhythmus und unter Stimulation mit einer festgelegten Frequenz bestimmen. Wird während der Vorhofstimulation eine Arrhythmie ausgelöst, kann deren morphologisches Korrelat genau beschrieben und ggf. im Anschluss abladiert werden.

Ventrikelstimulation Im Ventrikel versucht man durch eine Reihe unterschiedlich getakteter Stimuli an unterschiedlichen Orten eine Arrhythmie auszulösen und so den Ursprung von Spontanarrhythmien zu finden. Auch hier ist die Bestimmung der Leitungszeiten und der Refraktärperioden möglich.

In der Regel können die durch die Stimulation iatrogen verursachten Rhythmusstörungen rasch mithilfe von gezielten Impulsen oder medikamentös beendet werden. Nur in seltenen Fällen kommen die vorsorglich platzierten Defibrillationselektroden zum Einsatz.

Pace-Mapping Ziel des Pace-Mapping ist es, bei der Vorhof- oder Ventrikelstimulation den exakten Ort zu finden, an dem die induzierte, „künstlich hervorgerufene" Erregung dieselbe EKG-Morphologie besitzt wie die paroxysmal auftretende Tachykardie, wegen der die Untersuchung durchgeführt wird. Man geht davon aus, dass der Ort, an dem während der Untersuchung die übereinstimmende EKG-Morphologie abzuleiten ist, der Ort ist, an dem die Rhythmusstörung spontan entsteht.

Katheter-Mapping Beim Katheter-Mapping versucht man, den Ort zu identifizieren, an dem die Erregung bei einer Tachykardie, im Vergleich zu einem Referenz-EKG, am frühesten auftritt und der daher sehr wahrscheinlich Ursprung der Tachykardie ist. Computergestützt können dreidimensionale Bilder der Herzhöhle und des speziellen Erregungsverlaufs erstellt werden.

Ablation Sobald mittels Mapping der Ursprungsort der Rhythmusstörung lokalisiert ist, erfolgt die Therapie. Mittels über einen Katheter abgegebenem Radiofrequenzstrom werden die entsprechenden Areale überhitzt und somit elektrisch inaktiviert. Nach erfolgreicher Ablation ist die entsprechende Rhythmusstörung nicht mehr durch die Katheterstimulation auslösbar. Das abladierte Gewebe vernarbt langfristig.

> Eine besondere Ablationsform ist die Pulmonalvenenisolation (PVI) zur Therapie des paroxysmalen Vorhofflimmerns.

Der elektrische Ursprungsort bei Vorhofflimmern befindet sich im Bereich der Pulmonalvenen. Ziel ist es, die vier Pulmonalvenen entweder durch Radiofrequenzstrom und damit „Hitze" (= Katheterablation) oder durch mittels eines gekühlten Ballons verabreichte Kälte (= Kryoablation), elektrisch zu isolieren. Die Erfolgsrate des Verfahrens liegt bei bis zu 80 %.

Zusammenfassung

- In der EPU kann das Myokard durch Ableitung intrakardialer Potenziale untersucht werden.
- Durch Setzen gezielter Stimuli kann die individuelle Erregungsausbreitung dargestellt werden.
- Durch Radiofrequenzablation werden die Ursprungsorte von Rhythmusstörungen elektrisch inaktiviert.
- Die Erfolgsrate der Pulmonalvenenisolation bei paroxysmalem Vorhofflimmern liegt bei bis zu 80 %.

13 Betablocker

β-Adrenozeptorenblocker (Betablocker) hemmen selektiv die β_1- und die β_2-Adrenozeptoren und dadurch den Einfluss des Sympathikus auf den Organismus (→ Tab. 13.1). Die β-Selektivität beruht auf einem Substituenten am Stickstoff: Mit der Größe des Substituenten nimmt die Affinität zu den β-Adrenozeptoren zu; parallel dazu nimmt die Affinität zu den α-Adrenozeptoren ab.

Wirkung

Wirkungen am Herzen

Betablocker wirken vierfach „negativ" am Herzen: Die Blockade der Sympathikusaktivität senkt die Herzfrequenz (**negativ chronotrop**) und vermindert die Kontraktilität des Myokards (**negativ inotrop**). Dies führt zu einer Reduktion des myokardialen Sauerstoffverbrauchs – ein Effekt, der insbesondere bei der KHK erwünscht ist. In den letzten Jahren hat sich gezeigt, dass Betablocker in der Lage sind, den Circulus vitiosus der Sympathikusaktivierung bei Herzinsuffizienz zu durchbrechen und dem Remodeling entgegenzuwirken (→ Kap. 46). Betablocker wirken außerdem antiarrhythmisch (**negativ bathmotrop**; → Kap. 19) und bilden die Gruppe II der Antiarrhythmika. Man verwendet sie in der Therapie von Sinustachykardien und Vorhofflimmern/-flattern. Sie bewirken über eine Verzögerung der AV-Leitung (**negativ dromotrop**) eine Senkung der Kammerfrequenz. Durch den verminderten myokardialen Sauerstoffverbrauch sind Betablocker sehr gut antianginös wirksam.

Wirkungen auf den Kreislauf

Betablocker erhöhen den Tonus der glatten Gefäßmuskulatur der Arteriolen und verhindern dadurch die adrenerge Dilatation der Gefäße. Dies kann zu unerwünschten Wirkungen, wie z. B. Durchblutungsstörungen der Akren, führen. Es klingt zunächst paradox, dass Betablocker, die den Gefäßtonus erhöhen, zu den wichtigsten Antihypertensiva zählen. Und in der Tat ist der genaue Mechanismus, der für die Senkung des Blutdrucks verantwortlich ist, noch nicht abschließend geklärt. Folgende Mechanismen werden als ursächlich vermutet:

- Abnahme des HZV aufgrund der Senkung von Herzfrequenz und -kontraktilität: Zunächst ändert sich der Blutdruck nicht, da es zu einer reflektorischen Zunahme des Sympathikotonus kommt; innerhalb einiger Wochen passt sich der arterielle Blutdruck jedoch dem chronisch verminderten HZV an und sinkt.
- Senkung des peripheren Widerstands durch eine Empfindlichkeitszunahme der Barorezeptoren
- Verminderte Reninsekretion
- Verminderte Noradrenalinfreisetzung durch Blockade präsynaptischer β_2-Rezeptoren
- Senkung der Aktionspotenzialfrequenz

Wirkung auf die Bronchien

Die Stimulation der β-Rezeptoren führt zu einer Dilatation der Bronchien. Eine Blockade dieser Rezeptoren kann bei Patienten mit obstruktiven Atemwegserkrankungen eine Bronchokonstriktion auslösen.

Wirkung auf den Kohlenhydratstoffwechsel

Durch eine Hemmung der β_2-vermittelten Glykogenolyse und Insulinfreisetzung kann es unter Therapie mit Betablockern zu einer gestörten Glukosetoleranz kommen. Da in der Kardiologie ausschließlich β_1-selektive Blocker verschrieben werden, ist dieser Effekt allerdings vernachlässigbar.

Tab. 13.1 Auswahl wichtiger Wirkungen bei β-Adrenozeptoren-Stimulation bzw. -Blockade

Organ	β-Adrenozeptor-vermittelte Wirkung	Wirkung des Betablockers
Herz	• Zunahme der Herzfrequenz	• Negativ chronotrop
	• Zunahme der Leitungsgeschwindigkeit	• Negativ dromotrop
	• Zunahme der Kontraktionskraft	• Negativ inotrop
	• Zunahme der Erschlaffungsgeschwindigkeit	• Negativ lusitrop
	• Zunahme der Automatie	• Negativ bathmotrop
Blutgefäße	• Vasodilatation	• Verminderte Vasodilatation
Nieren	• Steigerung der Reninfreisetzung über β_1	• Verminderte Reninspiegel
Bronchialsystem	• Relaxation der glatten Bronchialmuskulatur • Hemmung der Mediatorfreisetzung über β_2	• Bronchokonstriktion
Noradrenerge Axone	• Steigerung der Katecholaminproduktion	• Verminderte Katecholaminspiegel

Die dämpfende Wirkung der Betablocker kann in Sportarten, die eine ruhige Hand-Fuß-Koordination oder hohe psychische Belastbarkeit erfordern, ohne dass die Athleten dabei über einen längeren Zeitraum körperliche Höchstleistungen erbringen müssen (z. B. Sportschützen oder Skispringer), als Dopingmittel missbraucht werden. Betablocker sind daher im Sport nur eingeschränkt zugelassen.

Wirkstoffe

Betablocker unterscheiden sich in ihrer Subtyp-Selektivität und ihrer intrinsischen Aktivität.

Subtyp-Selektivität Zur Behandlung einer KHK werden β_1-selektive Adrenozeptorblocker verwendet. Man verspricht sich davon eine suffiziente Therapie mit möglichst geringen Nebenwirkungen, da die für die KHK relevanten Prozesse β_1-vermittelt sind. Die Subtyp-Selektivität hebt bestehende Kontraindikationen nicht auf und sollte keinesfalls überbewertet werden!

Carvedilol besitzt zusätzlich zur β-blockierenden eine α_1-blockierende Wirkung.

Intrinsische Aktivität Pindolol und Acebutolol verfügen über intrinsische Aktivität (ISA). Das bedeutet, dass sie neben ihrer antagonistischen Wirkung auch über sympathomimetische Aktivität verfügen, also als partielle Agonisten wirken.

Leitsubstanzen **Bisoprolol, Metoprolol, Carvedilol, Atenolol.**

Indikationen

- KHK, akutes Koronarsyndrom
- Herzinsuffizienz
- Rhythmusstörungen
- Arterieller Hypertonus
- Andere Fachgebiete: chronisches Offenwinkelglaukom, Hyperthyreose

Betablocker senken die Mortalität in der Sekundärprophylaxe nach einem Myokardinfarkt!

Kontraindikationen

Absolute Kontraindikationen für die Verwendung von Betablockern sind:

- Blutdruck < 100 mmHg und Herzfrequenz < 50/min
- Schock
- Metabolische Azidose
- AV-Block > I° (→ Kap. 6), Sinusknotensyndrom (→ Kap. 30) und SA-Block
- Phäochromozytom
- Schwere obstruktive Bronchialerkrankungen (unter engmaschiger ärztlicher Kontrolle ist eine Testdosis möglich). Die Einnahme β_1-selektiver Blocker bei leichter oder mittelschwerer obstruktiver Bronchialerkrankung ist bedenkenlos.

In der Kardiologie werden fast ausschließlich β_1-selektive Adrenozeptorblocker zur Therapie verwendet.

Unerwünschte Wirkungen

Die Nebenwirkungen der Betablocker-Therapie lassen sich aus den Angriffspunkten ableiten: Am Herzen können Bradykardien, AV-Blocks oder bei sehr schlechter Pumpfunktion des Herzens Herzinsuffizienz verursacht werden. Insbesondere zu Beginn der Therapie mit Betablockern können sich die Patienten schlapp, matt und müde fühlen, es kann zu **orthostatischem Schwindel** und Konzentrationsschwierigkeiten im Rahmen von **Hypotonien** kommen. Die Konstriktion peripherer Gefäße kann zu kalten Akren oder Ischämien führen. Erwähnenswert ist auch das Auftreten bzw. die Akzentuierung einer **erektilen Dysfunktion.** Wie bereits erwähnt, kann die Einnahme nichtselektiver Betablocker zu einer **Bronchokonstriktion** führen, was bei Patienten mit schweren pulmonalen Vorerkrankungen bedrohliche Ausmaße annehmen kann.

Zusammenfassung

- Hauptwirkung: Blockade des Sympathikus am Herzen: negativ chrono-, ino-, dromo-, bathmotrop
- Hauptindikationen: KHK, Angina pectoris, arterieller Hypertonus, tachykarde Rhythmusstörungen, Herzinsuffizienz
- Kontraindikationen: bradykarde Rhythmusstörungen, Schock, schwere obstruktive Bronchialerkrankungen
- Betablocker senken das Risiko des plötzlichen Herztods nach Myokardinfarkt.

Zusammen mit dem katecholaminergen System ist das Renin-Angiotensin-Aldosteron-System (RAAS) hauptverantwortlich für die hormonelle Regulation des Blutdrucks (→ Abb. 14.1). Die Reninfreisetzung aus den juxtaglomerulären Zellen unterliegt verschiedenen Regulationsgrößen:

- Das Glomerulum registriert den im Vas afferens herrschenden Perfusionsdruck und reagiert auf einen verminderten Druck mit Reninausschüttung.
- Die direkte Stimulation der juxtaglomerulären Zellen steigert die Reninfreisetzung.
- Ein Abfall der Natriumkonzentration wird an der Makula registriert und lässt die Reninsekretion steigen, ein Anstieg der Natriumkonzentration führt dagegen zu einer verminderten Reninfreisetzung.
- Erhöhte Plasma-Prostaglandinspiegel führen ebenfalls zu einer vermehrten Reninfreisetzung.

Renin ist eine Protease, die Angiotensin I (AT I) vom Angiotensinogen abspaltet. Vom freigesetzten Angiotensin I wird durch das **Angiotensinkonversionsenzym** (ACE) Angiotensin II abgetrennt.

Angiotensin II (AT II) vermittelt seine Wirkung über AT_1- und AT_2-Rezeptoren. Es ist ein hochpotenter Vasokonstriktor peripherer Arteriolen und hat Einfluss auf die Natrium- und Wasserhomöostase.

AT II wirkt aber auch lokal: Im Herzen wird AT I durch die Herz-Chymase in AT II umgewandelt, welches hier Gewebshormoncharakter besitzt und auf hohe ventrikuläre Füllungsdrücke mit einem Remodeling des Myokards, also fibrosierende und hypertrophierende Veränderungen, reagiert.

> Das RAAS besitzt sowohl systemische als auch lokale Wirkung auf das kardiovaskuläre System!

Eine Hemmung der AT-II-Wirkung führt zum Blutdruckabfall mit Nachlastsenkung des linken Ventrikels, was eine Zunahme des Schlagvolumens und des HZV zur Folge hat. Das Remodeling wird durch Hemmung der AT-II-Wirkung vermindert und dadurch einer kompensatorischen Linksherzhypertrophie bei starker Volumenbelastung entgegengewirkt.

ACE-Hemmer

Wirkmechanismus

ACE-Hemmer binden im aktiven Zentrum des ACE und hemmen dadurch dessen katalytische Aktivität – die Spaltung von Angiotensin I in Angiotensin II und das Dipeptid unterbleibt (→ Abb. 14.1).

Man nimmt an, dass ein Teil der antihypertensiven Wirkung der ACE-Hemmer auf einen Anstieg der Plasmaspiegel von Bradykinin, Kallidin und Substanz P zurückzuführen ist, deren Inaktivierung ebenfalls von ACE katalysiert wird. Bradykinin, Kallidin und Substanz P setzen aus Endothelzellen die endogenen Vasodilatatoren NO und PGI_2 frei.

Leitsubstanzen **Ramipril, Captopril, Enalapril und Lisinopril.**

Indikationen

ACE-Hemmer sind **wichtiger Bestandteil zur medikamentösen Therapie der Linksherzinsuffizienz.** Des Weiteren setzt man sie zur antihypertensiven Therapie ein.

Kontraindikationen

ACE-Hemmer sind bei **bilateraler Nierenarterienstenose** kontraindiziert. Da die betroffenen Nieren nur durch Vasokonstriktion der afferenten Arteriolen eine suffiziente glomeruläre Filtration aufrechterhalten, könnten ACE-Hemmer in diesem Fall zu rasch progredientem Nierenversagen führen.

Unerwünschte Wirkungen

Eine häufige (5–35 % der Patienten) Nebenwirkung ist ein **trockener Husten,** den man sich durch die erhöhten Plasmaspiegel der inflammatorischen Kinine und der Substanz P erklärt. Auf den hohen Plasmaspiegeln dieser Mediatoren beruht auch die Entstehung eines **angioneurotischen Ödems (Quincke-Ödem),** einer seltenen Nebenwirkung, die jedoch zum sofortigen Absetzen des ACE-Hemmers zwingt, da die Gefahr besteht, an einem Ödem im Larynxbereich zu ersticken.

Es kann zu einem Anstieg des Kreatinins und schweren **Hyperkaliämien** kommen.

> Bei Patienten mit bereits aktivierten RAAS können ACE-Hemmer zur Hypotonie führen!

AT_1-Rezeptor-Antagonisten (AT-II-Blocker, Sartane)

Wirkmechanismus

AT-II-Blocker blockieren die Bindung von Angiotensin II an AT-Rezeptoren, wobei sie eine mehr als 10.000-fach höhere Affinität zum AT_1- als zum AT_2-Rezeptor besitzen (→ Abb. 16.1). Durch diesen Wirkmechanismus entfallen im Vergleich zu ACE-Hemmern bei diesen Pharmaka die Bradykinin-, Kallidin- und Substanz-P-bedingten Nebenwirkungen. AT-Rezeptor-Antagonisten dissoziieren aufgrund ihrer hohen Affinität nur sehr langsam von den AT-Rezeptoren ab, was ihre lange Wirkdauer von ca. 24 h erklärt.

Leitsubstanzen **Valsartan, Losartan, Candesartan.**

Indikationen

AT-II-Blocker werden zur Herzinsuffizienz- und antihypertensiven Therapie eingesetzt, oft wenn eine Therapie mit ACE-Hemmern nicht vertragen wird oder kontraindiziert ist.

Kontraindikationen

Selbstverständlich sind auch die AT-II-Blocker bei bilateraler Nierenarterienstenose kontraindiziert. Sie dürfen außerdem bei schwerer Nieren- oder Leberinsuffizienz und in der Schwangerschaft nicht eingesetzt werden.

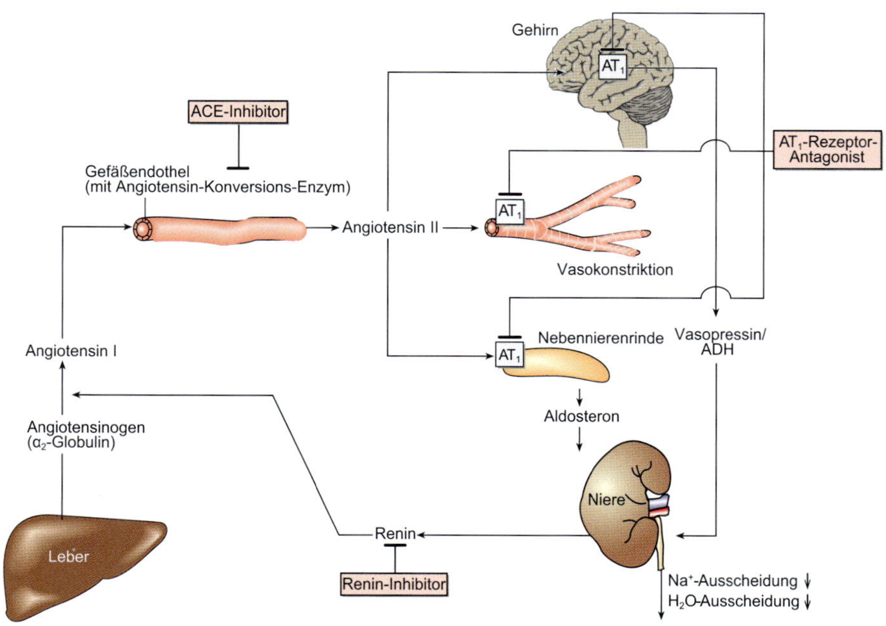

Abb. 14.1 Komponenten des RAAS und Möglichkeiten des pharmakologischen Eingriffs [O522]

Unerwünschte Wirkungen

AT-II-Blocker sind im Allgemeinen gut verträglich und nebenwirkungsarm. Einige Patienten berichten von Kopfschmerzen, Schwindel, Husten, Durchfall, Müdigkeit, Rücken- und Bauchschmerzen. Bei exsikkierten Patienten kann es zum Anstieg des Kreatinins kommen.

Angiotensin-Rezeptor-Neprilysin-Inhibitor (ARNI)

Wirkmechanismus

Der ARNI ist ein Kombinationspräparat aus Valsartan (AT-II-Blocker) und Sacubitril. Sacubitril bewirkt über die Hemmung von Neprylisin den Abbau natriuretischer Peptide (BNP und ANP). Diese wirken wie Gegenspieler des RAAS- und Sympathikus-Systems kardioprotektiv, unter anderem durch eine Vasodilatation.

> Durch den Wirkmechanismus der Abbauhemmung natriuretischer Peptide ist die laborchemische Bestimmung von BNP (im Gegensatz zu NT-pro BNP) als Diagnostik- und Verlaufsparameter bei Herzinsuffizienz (→ Kap. 4) nicht verwertbar (falsch hohe Werte).

Indikationen

ARNI sind zur Therapie der Herzinsuffizienz NYHA-Klasse II bis IV als Primärtherapie statt ACE-Hemmern oder als Ersatz des ACE-Hemmers (falls dieser zur Primärtherapie eingesetzt wurde) indiziert. Eine deutliche Abnahme der Herzinsuffizienzbedingten Mortalität und Rehospitalisierungsrate konnte nachgewiesen werden.

Kontraindikationen

Die schwerst eingeschränkte Nieren- (GFR < 10 ml/min) oder Leberfunktion (Leberzirrhose CHILD C) und eine Schwangerschaft sind Kontraindikationen zur Einnahme.

> Der ARNI darf nie mit einem ACE-Hemmer kombiniert werden.

Der Abbau proinflammatorischer Kinine wird durch den ARNI ähnlich wie durch ACE-Hemmer gehemmt (→ Kap. 14). So kann es bei Kombination mit einem ACE-Hemmer zu einem lebensbedrohlichen Angioödem kommen. Ein stattgehabtes Angioödem vor Therapiebeginn gilt als Kontraindikation.

Unerwünschte Wirkungen

Vor allem zu Beginn der Therapie können durch den vasodilatatorischen Effekt Hypotonien auftreten. Der Kaliumwert muss wegen der Gefahr einer Hyperkaliämie regelmäßig kontrolliert werden. Bei höhergradig eingeschränkter Nierenfunktion sollte die Therapie mit ARNI nur versuchsweise in sehr niedriger Dosis erfolgen.

Zusammenfassung

- Indikationen: Hypertonus bei ACE-Hemmern/Sartanen, eingeschränkte Funktion des linken Ventrikels
- Wirkmechanismus:
  - ACE-Hemmer: Blockade der AT-II-Synthese
  - AT-II-Blocker: Blockade der AT-II-Wirkung am Rezeptor
  - ARNI: Blockade der AT-II-Wirkung am Rezeptor + Hemmung des Abbaus natriuretischer Peptide
- Kontraindikation für ACE-Hemmer/Sartane: beidseitige Nierenarterienstenose
- ARNI darf nie mit ACE-Hemmer kombiniert werden.

Wirkmechanismus

SGLT2 (Sodium-Glukose-Cotransporter-2-)-Inhibitoren hemmen die Glukose-Rückresorption im proximalen Tubulus und senken über die vermehrte Glukosurie den Blutzuckerspiegel. Sie wurden ursprünglich zur Therapie von Patienten mit Diabetes mellitus Typ 2 entwickelt. In den letzten Jahren konnte in einigen großen Studien daneben eine **kardio- und nephroprotektive Wirkung** gezeigt werden, welche **unabhängig vom Vorliegen eines Diabetes mellitus** eintritt.

Bei Patienten mit **Herzinsuffizienz mit reduzierter systolischer Funktion (HFrEF)** konnte, unabhängig vom Vorliegen eines Diabetes mellitus, durch die Therapie mit SGLT2-Inhibtoren eine **Reduktion der Hospitalisierungsrate,** und weitaus wichtiger, **der Mortalität** gezeigt werden. Den genauen Wirkmechanismus dahinter kennt man noch nicht. Die positive Beeinflussung des myokardialen Energiemetabolismus, neurohumorale und antiinflammatorische Effekte werden diskutiert.

HFrEF-Patienten haben sehr oft eine chronische Niereninsuffizienz. Auch diese wird durch die nephroprotektive Wirkung der Substanzen positiv beeinflusst.

Auch bei Patienten mit **Herzinsuffizienz mit erhaltener oder mild-reduzierter systolischer Funktion (HFpEF/HFmrEF)** werden die SGLT2-Hemmer seit 2023 von den europäischen Leitlinien empfohlen. Es wird durch sie primär die **Rehospitalisierungsrate,** nicht die Mortalität, **gesenkt.**

Leitsubstanzen **Dapagliflozin, Empagliflozin.**

Indikation

SGLT2-Inhibtoren sind neben RAAS-Hemmern/ARNI, Betablockern und Mineralokortikoiden als vierter Baustein („*Fantastic Four*") zur Primärtherapie bei Patienten mit Herzinsuffizienz mit eingeschränkter systolischer Funktion indiziert, unabhängig vom Vorliegen eines Diabetes mellitus.

Zur Senkung der Rehospitalisierungsrate werden sie nach aktuellen Leitlinien (2023) bei Herzinsuffizienz mit erhaltener oder mild-reduzierter systolischer Funktion (HFpEF/HFmrEF eingesetzt.

Kontraindikationen

Die schwer eingeschränkte Nierenfunktion (GFR < 25 ml/min/1,73 m^2), manifeste Hypotonie oder Diabetes mellitus Typ 1 (Gefahr der Ketoazidose) sind Kontraindikationen für die Therapie.

Unerwünschte Wirkungen

SGLT2-Inhibtoren sind im Allgemeinen sehr gut verträglich. Zu Beginn der Therapie kann es zu rezidivierenden (mykotischen) Genitalinfektionen kommen. Wegen der Gefahr der Ketoazidose muss man die Medikamente während „Fastenzuständen" (Infektionskrankheiten, Operationen, verminderte Kalorienaufnahme, Alkoholabusus) dringend pausieren. Seltene Fälle einer nekrotisierenden Fasziitis des Perineums (Fournier-Gangrän) wurden berichtet. Dies sollte man bei Patienten, die sich wegen Schmerzen/Rötungen im Perinealbereich vorstellen, im Hinterkopf behalten.

Zusammenfassung

- Indikation: Herzinsuffizienz mit eingeschränkter systolischer Funktion als First-line-Therapie neben RAAS-Hemmern/ARNI, Betablocker, Mineralokortikoiden Hypertonus bei ACE-Hemmern/Sartanen (*Fantastic Four*). Unabhängig vom Vorliegen eines Diabetes mellitus Typ 2.
- Nephroprotektive Wirkung
- Gute Verträglichkeit. Rezidivierende mykotische Genitalinfektionen sind möglich.

16 Diuretika

Diuretika sind die essenziellen Medikamente zur Therapie einer Herzinsuffizienz. Ziel der Therapie ist eine gesteigerte Urinproduktion und somit eine ausgeglichenes Volumenmanagement bei Patienten mit Herzinsuffizienz. Je nach Wirkmechanismus am Nephron der Niere werden verschiedene Klassen unterschieden (→ Abb. 16.1). Die meist verwendeten Diuretika in der Kardiologie sind Schleifendiuretika, Thiazide und kaliumsparende Diuretika.

Diuretika

Schleifendiuretika

Wirkmechanismus

Schleifendiuretika hemmen den Na^+-K^+-Cl^--Transporter im aszendierenden Teil der Henle-Schleife reversibel (→ Abb. 16.1). Da im Nierenmark keine Hypertonizität aufgebaut werden kann, sinkt die Fähigkeit zur **Harnkonzentrierung** und es werden große Mengen eines **hypotonen Harns** ausgeschieden. In hohen Dosen ermöglichen Schleifendiuretika die rasche Ausscheidung von 20–25 % des Glomerulusfiltrats.
Durch die Hemmung des Na^+-K^+-Cl^--Transporters der Macula densa wird darüber hinaus das tubuloglomeruläre Feedback unterbrochen, welches normalerweise bei hohen Na^+-Konzentrationen im Tubulus den Blutfluss in den afferenten Gefäßen drosselt und so durch Verminderung der GFR vor Volumenverlusten schützt. Die Ionen-Retention im Tubuluslumen lässt die lumenpositive transepitheliale elektrische Potenzialdifferenz zusammenbrechen, weswegen die **Kalzium- und Magnesiumresorption** abnimmt.
Darüber hinaus liegen Hinweise vor, dass Schleifendiuretika venöse Kapazitätsgefäße dilatieren und so direkt die Vorlast des Herzens senken.
Leitsubstanzen **Furosemid, Torasemid.**

Indikationen

Schleifendiuretika sind indiziert zur symptomatischen Therapie bei dekompensierter Herzinsuffizienz, bei arteriellem Hypertonus und bei akutem Lungenödem.

Kontraindikationen

Schleifendiuretika sind kontraindiziert bei Hypokaliämie (Risiko einer Verstärkung der Hypokaliämie mit metabolischer Alkalose, Glukoseintoleranz und Rhythmusstörungen), Gicht und intravasaler Hypovolämie.

Unerwünschte Wirkungen

Durch sympathikoadrenale Gegenregulation kommt es 4–6 h nach Gabe von Schleifendiuretika zur postdiuretischen Natriumretention mit einem Abfall der Harnausscheidung. Typische Nebenwirkungen sind Blutdruckabfall, Exsikkose, Hypomagnesiämie, Hypokalzämie, Hyperurikämie, Hörstörungen und Thrombenbildung.

> Schleifendiuretika können vor allem in der Kombinationstherapie mit anderen Diuretika zu einem massiven Elektrolytverlust (vor allem Kalium) führen und nephrotoxisch wirken. Die Kaliumwerte und Nierenfunktion müssen regelmäßig kontrolliert werden!

Thiaziddiuretika

Wirkmechanismus

Der wesentliche Wirkmechanismus von Thiaziddiuretika ist die Hemmung des Na^+-Cl^--Kotransporters im frühdistalen Tubulus. Da der Harn durch die steigende NaCl-Konzentration im Tubulus konzentriert bleibt, steigt über Osmose die Wasserausscheidung.

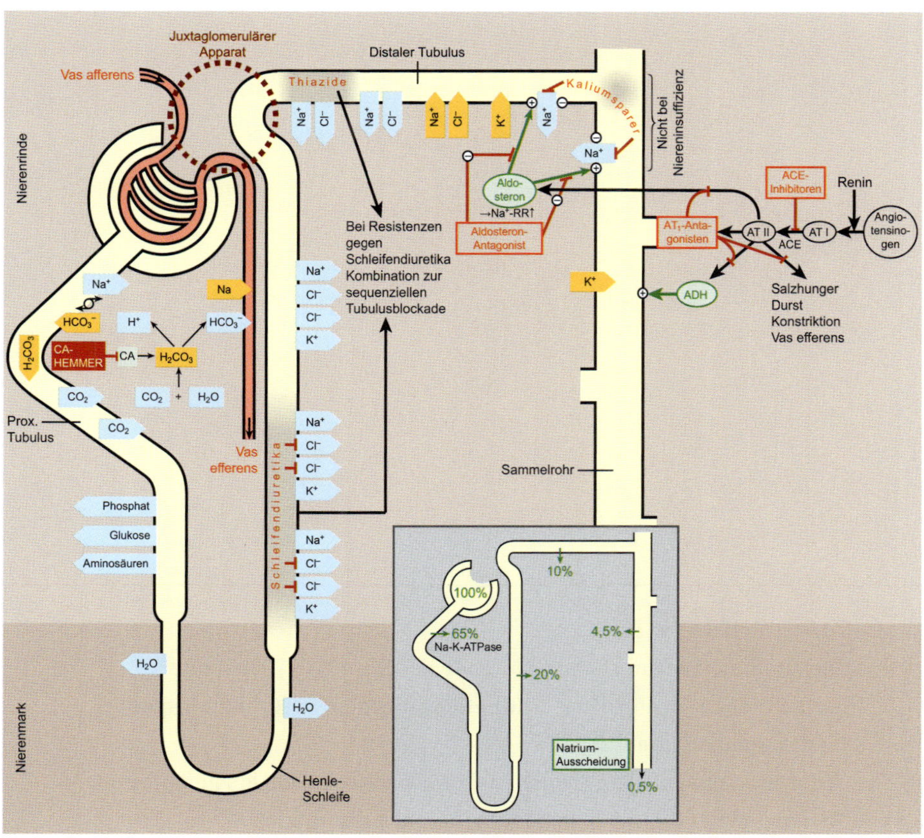

Abb. 16.1 Unterschiedlichen Angriffspunkte der Diuretikagruppen [L157, M584]

Im Vergleich zu den Schleifendiuretika setzt die Wirkung der Thiaziddiuretika jedoch langsamer ein und erreicht auch nicht deren hohe Ausscheidungsraten; mit Thiaziddiuretika ist maximal eine Ausscheidungssteigerung um 5–8 % der GFR möglich. Bei hochgradiger Niereninsuffizienz (Kreatinin-Clearence < 30 ml/min) sind sie als Monotherapie unwirksam. Da die Thiazide eine längere Halbwertszeit als die Schleifendiuretika besitzen und es zudem nicht zu einer postdiuretischen Natriumretention kommt, ist ihre Nettodiurese jedoch nicht geringer als die der Schleifendiuretika. Im Gegensatz zu diesen senken Thiazide die Kalziumausscheidung, was man sich in der Therapie der Hyperkalzurie und der Osteoporose zunutze macht.

Leitsubstanz **Hydrochlorothiazid.**

Indikationen

Hauptindikation für Thiaziddiuretika ist der arterielle Hypertonus; darüber hinaus finden sie Verwendung in der Therapie von Ödemen jeder Genese.

Kontraindikationen und unerwünschte Wirkungen

Thiazide führen zu **Magnesium- und Kaliumverlusten mit metabolischer Alkalose.** Sie können die Glukosetoleranz vermindern, lassen das LDL-Cholesterin ansteigen, können zu Pruritus und Urtikaria führen und verschlechtern eine bestehende Nierenfunktionsstörung. Thiazide sind in Schwangerschaft und Stillzeit sowie bei Hypokaliämie kontraindiziert!

Kaliumsparende Diuretika

Wirkmechanismus

Aldosteronantagonisten

Spironolacton blockiert kompetitiv den Aldosteronrezeptor, wodurch die Stimulierung der Natriumresorption und der Kaliumsekretion gehemmt wird. Es wirkt nur bei physiologischen Aldosteronspiegeln. Neben seiner symptomatischen Wirkung scheint Spironolacton auch eine direkt kardioprotektive Wirkkomponente zu besitzen.

Leitsubstanzen **Spironolacton, Eplerenon.**

> Spironolacton senkt neben Betablocker und ACE-Hemmer signifikant die Mortalität der NYHA-II–IV-Herzinsuffizienz.

Der Einsatz von Spironolacton ist bei schwerer Niereninsuffizienz (glomeruläre Filtrationsrate < 30 ml/min) kontraindiziert. Gerade bei Kombination mit anderen kaliumsparenden Substanzen sollten auch nach der Entlassung des Patienten aus der Klinik engmaschige Kontrollen des Kaliumspiegels erfolgen.

Andere Mechanismen

Andere kaliumsparende Diuretika hemmen die Natriumresorption im spätdistalen Tubulus und im Sammelrohr; sie können die Ausscheidungsrate allerdings maximal um 3–5 % erhöhen. Der Grund für den häufigen Einsatz in Kombination mit anderen Diuretika liegt in ihrer kaliumsparenden Wirkung: Durch die Hemmung der Natriumresorption wird die treibende Kraft für die Kaliumsekretion in das Lumen vermindert.

Leitsubstanzen **Amilorid, Triamteren.**

Indikationen

Man verwendet kaliumsparende Diuretika zur Ödem- und Aszitestherapie bei Herzinsuffizienz.

Kontraindikationen und unerwünschte Wirkungen

Vor allem Spironolacton besitzt durch die Wirkung auf Steroidrezeptoren Nebenwirkungen wie **Gynäkomastie, Hirsutismus** und **Impotenz,** was einen Substanzwechsel auf Eplerenon nötig machen kann. Alle kaliumsparenden Diuretika sind während der Schwangerschaft und Stillzeit, bei einer eingeschränkten Nierenfunktion (GFR < 30 ml/min) und bei Hyperkaliämie kontraindiziert.

Zusammenfassung

- Schleifendiuretika (Furosemid): Blockade des Na^+-K^+-Cl^--Transporters
- Thiaziddiuretika (Hydrochlorthiazid): Hemmung des Na^+-Cl^--Kotransporters
- Kaliumsparende Diuretika:
  - Aldosteronantagonisten (Spironolacton): Blockade des Aldosteronrezeptors
  - Andere (Amilorid): Hemmung der Natriumrückresorption

Lipidsenker

Klinische Studien haben gezeigt, dass eine Normalisierung des Serum-Cholesterinspiegels nicht nur die Progression der Atherosklerose zu hemmen vermag, sondern sogar eine **Regression der Atherosklerose** bewirken kann.

Anionenaustauschharze

Wirkmechanismus

Anionenaustauschharze sind nicht resorbierbar und **binden im Darm Gallensäuren.** Diese werden dann mit dem Stuhl ausgeschieden und nehmen nicht mehr am enterohepatischen Kreislauf teil, sodass eine Neusynthese von Gallensäuren in der Leber notwendig wird. Hierzu werden LDL-Rezeptoren aktiviert und die zelluläre Aufnahme von Cholesterin gesteigert. Unerwünschte Nebenwirkungen sind Obstipation, Übelkeit, Steatorrhö mit Störung der Resorption und **Meteorismus.**

Leitsubstanzen **Colestyramin, Colestipol, Colesevelam.**

Ezetimib

Wirkmechanismus

Ezetimib **hemmt die intestinale Cholesterinresorption** durch Blockierung des spezifischen Steroltransporters in der Zellmembran der Enterozyten. Obwohl durch die verminderte Cholesterinresorption auch die intrazelluläre Cholesterinneusynthese gesteigert wird, ist die Wirkung von Ezetimib ausreichend stark, um eine Abnahme der Serum-Cholesterinspiegel zu erreichen.

HMG-CoA-Reduktase-Inhibitoren (Statine)

Wirkmechanismus

Die Statine hemmen die HMG-CoA-Reduktase, das geschwindigkeitsbestimmende Enzym **der Cholesterinbiosynthese,** kompetitiv. Der entstehende Mangel an intrazellulär synthetisiertem Cholesterin induziert die Transkription des LDL-Rezeptor-Gens zur Aufnahme von LDL aus dem Plasma.
Statine reduzieren die Gesamt- und LDL-Cholesterinspiegel dosisabhängig um bis zu 50 %, die Serum-Triglyzeridspiegel um bis zu 25 %.

Leitsubstanzen **Rosuvastatin, Atorvastatin, Simvastatin, Pravastatin.**

> Neben der Wirkung als Hemmer der Cholesterinsynthese besitzen Statine antioxidative, antithrombotische, vaskuloprotektive und angiogenetische Effekte. Sie hemmen die Proliferation antigenpräsentierender dendritischer Zellen in atherosklerotischen Plaques und haben einen günstigen Einfluss auf die Kontraktilität der Kardiomyozyten. Dies alles macht sie zu potenten, mortalitätssenkenden Pharmaka in der Therapie der Atherosklerose und deren Komplikationen.

Kontraindikationen und unerwünschte Wirkungen

Bei Leber- und Muskelerkrankungen sind Statine absolut kontraindiziert.
Statine führen manchmal zu einem asymptomatischen Anstieg der Serumtransaminasen und der CK. Neben Magen-Darm-Beschwerden können Myalgien und im schlimmsten Fall eine **akute Rhabdomyolyse** auftreten.

Bempedoinsäure

Wirkmechanismus

Bempedoinsäure wirkt, ähnlich wie Statine, durch eine Reduktion der hepatischen Cholesterinsynhese und die vermehrte Expression von LDL-Rezeptoren und damit der LDL-Elimination aus dem Plasma. Es hemmt das Enzym ATP Citrat-Lyase, das eine Rolle bei der Cholesterinsynthese spielt.
Der LDL-Spiegel kann damit um circa 20 % gesenkt werden. Bempedoinsäure wird gerne in Kombination mit Statin und Ezetemib eingesetzt, um den LDL-Zielwert besser zu erreichen oder bei Statinunverträglichkeit (z. B. Myalgien).
Bempedoinsäure kann zu einer Erhöhung des Harnsäurespiegels und der Leberenzyme im Blut führen. Auf Anzeichen und Symptome im Sinne eines akuten Gichtanfalls nach Beginn der Therapie sollte man achten. Leberenzymerhöhungen bis zum Zweifachen der Norm sind bedenkenlos.

Fibrate

Wirkmechanismus

Fibrate binden an den Peroxisomen-Proliferator-aktivierten Rezeptor (PPAR-α) und induzieren so die Transkription von Genen, die für die Apolipoproteine A I und A II, Lipoproteinlipase, fettsäuretransportierendes Protein (FATP), Acetyl-CoA-Synthase und für CYP3A4 kodieren. Dies führt zu einer Steigerung des VLDL-Katabolismus, zu einer Senkung des Gesamt- und LDL-Cholesterins und einem Anstieg des HDL. Fibrate sind bei schwerer Leber- oder Niereninsuffizienz und in der Gravidität kontraindiziert!

Leitsubstanzen **Clofibrat, Gemfibrozil.**

> Der gleichzeitige Einsatz von Fibraten und Statinen erhöht das Risiko einer akuten Rhabdomyolyse und ist daher zu vermeiden!

Digitalisglykoside

Wirkmechanismus

Digitalisglykoside wirken über eine Zunahme des freien intrazellulären [Ca^{2+}] **positiv inotrop.**
Sie steigern außerdem den **Parasympathikotonus** und wirken dadurch nachlastsenkend und über eine gesteigerte Siebwirkung des AV-Knotens als Schutz der Kammern vor supraventrikulären tachykarden Rhythmusstörungen.

Leitsubstanzen **Digoxin, Digitoxin.**

Elektrophysiologische Wirkung

Bei einem übermäßigen Anstieg von $[Ca^{2+}]_i$ droht eine Kalziumüberladung mit oszillatorischer Aufnahme und Freisetzung von Kalzium aus den Speichern. Späte Nachpotenziale, die sich im EKG häufig als Bigemini manifestieren, können die Folge sein. Kaliumverlust und Natriumanstieg haben ein vermindertes diastolisches Potenzial und einen steileren Aufstrich in der Phase 0 des AP zur Folge; dies steigert die Automatie der Zelle und das proarrhythmische Risiko. Die $[Na^{+}]_i$-Zunahme mindert die Leitungsgeschwindigkeit, was die Gefahr kreisender Erregungen erhöht.

> Eine ST-Senkung im EKG unter Digitalismedikation kann nicht als pathologisch verwertet werden und ist typischerweise muldenförmig.

Kontraindikationen und unerwünschte Wirkungen

Bei ventrikulären Tachyarrhythmien, AV-Block II°/III°, Hypokaliämie, Myokardinfarkt, Hyperkalzämie und obstruktiver KMP sind Glykoside kontraindiziert.
Häufige Nebenwirkungen einer Digitalistherapie sind AV-Überleitungsstörungen, Extrasystolen und Kammertachykardien sowie Übelkeit und Erbrechen. Gefürchtet sind neurotoxische Nebenwirkungen (Kopfschmerz, Müdigkeit, Störung des Farbsehens, Desorientiertheit, Halluzinationen).
Eine **Digitalisintoxikation** ist eine schwer verlaufende Vergiftung, die möglichst frühzeitig erkannt und therapiert werden muss. Mithilfe von Colestyramin kann versucht werden, den enterohepatischen Kreislauf von Digitoxin zu unterbrechen. In besonders schweren Vergiftungsfällen müssen Fab-Antikörper infundiert werden.

> Digitalispräparate sind streng nach Wirkung und Nebenwirkung zu dosieren. Regelmäßige laborchemische Spiegelbestimmungen sollten erfolgen.

Kalziumantagonisten

Wirkmechanismus

Kalziumantagonisten hemmen durch Blockade spannungsgesteuerter L-Typ-Kalziumkanäle den Kalziumeinstrom und modulieren dadurch die Erregungsbildung, -leitung und die Kontraktion des Myokards und die Vasomotorik peripherer Gefäße.
Leitsubstanzen **Diltiazem, Nifedipin, Verapamil.**

Verapamil-Typ

Kalziumantagonisten vom Verapamil-Typ, z. T. auch vom Diltiazem-Typ, wirken v. a. kardial auf die Erregungsbildung und -leitung. Sie verlangsamen die Erregungsbildung im Sinusknoten und verlängern die Überleitungszeit im AV-Knoten. Sie werden daher als **Antiarrhythmika der Klasse IV** (→ Kap. 19) in der Therapie v. a. supraventrikulärer Arrhythmien eingesetzt.
Kalziumantagonisten vom Diltiazem-Typ werden zur Behandlung einer vasospastischen Angina (Prinzmetal-Angina) eingesetzt.

Nifedipin-Typ

Antagonisten vom Nifedipin-Typ wirken fast ausschließlich auf die Vasomotorik der peripheren Gefäße. Sie dilatieren die großen Arterien und die Widerstandsgefäße (einschließlich der Koronararterien) und senken so den arteriellen Blutdruck. Diese rasch einsetzende Vasodilatation macht man sich in der Klinik vor allem zur initialen Blutdrucksenkung bei Hochdruckkrisen zunutze.

Kontraindikationen und unerwünschte Wirkungen

Typische Nebenwirkungen sind Kopfschmerzen, Flush und Obstipation. Durch die Vasodilatation können Knöchel- und prätibiale Ödeme auftreten, was bei ausgeprägtem Befund ein Absetzen der Therapie nötig macht. **Bei instabiler AP und frischem Myokardinfarkt erhöhen Kalziumantagonisten die Mortalität und sind deshalb streng kontraindiziert.**

- Verapamil und Diltiazem dürfen niemals mit Betablockern kombiniert werden, denn diese Kombination birgt die Gefahr von **höhergradigen AV-Blocks.**
- Kalziumantagonisten vom Nifedipin-Typ sind bei einer höhergradigen Aortenstenose und in der Schwangerschaft kontraindiziert.

Zusammenfassung

Lipidsenker

- Statine hemmen die Cholesterinbiosynthese, besitzen aber außerdem antioxidative, antithrombotische, vaskuloprotektive und angiogenetische Effekte.
- Eine Kombinationstherapie aus Statinen und Fibraten ist wegen der Rhabdomyolysegefahr kontraindiziert!

Digitalisglykoside

- Digitalisglykoside wirken positiv inotrop und stimulieren den Vagotonus. Typisches Einsatzgebiet ist deswegen das tachykarde Vorhofflimmern bei bestehender Herzinsuffizienz.

Kalziumantagonisten

- Man unterscheidet den Verapamil- vom Nifedipin-Typ:
  - Verapamil-Typ-Antagonisten bilden die Klasse IV der Antiarrhythmika.
  - Nifedipin-Typ-Antagonisten werden zur initialen Blutdrucksenkung bei Hochdruckkrisen eingesetzt.
- Sie sind bei instabiler AP kontraindiziert!

Der Einsatz von Gerinnungshemmern ist bei erhöhtem Blutungsrisiko (z. B. bei peptischen Ulzera, kurz nach einer Operation oder bei Gerinnungsstörungen) grundsätzlich kontraindiziert. Im Allgemeinen wird das Blutungsrisiko eines Patienten durch den HES-BLED-Score bestimmt (https://www.mdcalc.com/calc/807/has-bled-score-major-bleeding-risk).

Antikoagulanzien

Heparin

Wirkmechanismus

Durch Komplexierung mit Antithrombin (AT-III) und Thrombin (→ Abb. 18.1) beschleunigt **unfraktioniertes Heparin** (UFH, Kettenlänge ≥ 18) die Inaktivierung von Thrombin um den Faktor 1.000. Außerdem wird die Inaktivierung des Faktors Xa gesteigert. Die Wirkung kann über Kontrollen der **PTT** (→ Kap. 4) quantifiziert und die Dosis angepasst werden.
Niedermolekulares Heparin (NMH, Kettenlänge < 18) wirkt dagegen rein selektiv auf den Faktor Xa. Heparin kann durch **Protamin** antagonisiert werden. Die NMH haben den entscheidenden Vorteil, dass die Therapie auch ambulant durchgeführt werden kann. Ihre Wirkung kann nicht über die PTT gemessen werden, die Dosisanpassung muss gewichtsorientiert erfolgen.

Indikationen

Man unterscheidet zwei unterschiedliche Indikationen zur Heparin-Therapie:
Prophylaktische (low-dose) Heparinisierung Zur Prophylaxe von Thrombosen wird bei Immobilisation, perioperativ und unter Rekompensationstherapie bei dekompensierter Herzinsuffizienz Heparin in niedriger Dosierung verabreicht.
Therapeutische (high-dose) Heparinisierung Die hochdosierte Heparin-Gabe kommt bei Thrombosen oder Embolien, bei Vorhofflimmern oder während der Herzkatheterisierung zum Einsatz. Zu Beginn einer Cumarinbehandlung werden beide Substanzen überlappend verabreicht und nach Erreichen des Ziel-INR Heparin abgesetzt.

Kontraindikationen

Relative Kontraindikationen sind schwere Leber- und Nierenerkrankungen. Unter Heparin-Therapie kann die Aldosteronwirkung gehemmt werden. Eine absolute Kontraindikation stellt eine HIT in der Vorgeschichte (s. u.) dar.

Bei Kontraindikationen gegen Heparin, insbesondere nach HIT, kann **Danaparoid oder Fondaparinux** zum Einsatz kommen. Sie wirken durch Hemmung des Gerinnungsfaktors Xa.

Unerwünschte Wirkungen

Heparininduzierte Thrombozytopenie (HIT)

HIT I Die HIT I (5–10 %) setzt früh ein, senkt die Plättchenzahl um 20–30 % und ist reversibel.
HIT II Die HIT II (0,5–3 %) tritt 5–11 Tage nach Heparinexposition auf und ist immunologisch verursacht. Die Zahl der Blutplättchen sinkt bis auf ≤ 50.000/µl.
Trotz der Thrombozytopenie sind **thromboembolische Komplikationen,** z. B. akute arterielle Gefäßverschlüsse (*engl.* White clot syndrome) zu erwarten. Da es sich um eine **lebensbedrohliche Erkrankung** handelt, ist die Heparin-Therapie umgehend abzubrechen.
Weitere Nebenwirkungen sind allergische Reaktionen, Haarausfall und Pruritus und bei Dauertherapie sehr selten Osteoporose.

Vitamin-K-Antagonisten

Wirkmechanismus

Für die γ-Carboxylierung der Gerinnungsfaktoren II, VII, IX und X sowie Protein C und S ist Vitamin K nötig. Cumarin-Derivate hemmen diesen Vorgang kompetitiv, indem sie statt Vitamin K an das Enzym Vitamin-K-Reduktase binden. Cumarine können durch hohe Dosen von Vitamin K antagonisiert werden.
Leitsubstanzen Warfarin, Phenprocoumon.

Indikationen

Indiziert ist der dauerhafte Einsatz von Cumarinen zur Prävention thromboembolischer Komplikationen bei Vorhofflimmern, Kunstklappen und Xenografts sowie zur Prophylaxe und Therapie thromboembolischer Erkrankungen. Da die Wirkung der Cumarine erst nach 24–36 h einsetzt, wird zunächst überlappend eine therapeutische Heparinisierung begonnen und parallel dazu die Cumarin-Therapie eingeleitet.
Bei Erreichen des angestrebten Ziel-**INR** (→ Kap. 4) kann dann die Heparin-Therapie beendet werden. Zur Dosisfindung sind anfangs Blutabnahmen mehrmals pro Woche notwendig, was für den Patienten eine nicht zu unterschätzende Belastung darstellt. Bei Langzeittherapie kann der Patient zur Selbstmessung (ähnlich einem Blutzuckermessgerät) geschult werden.

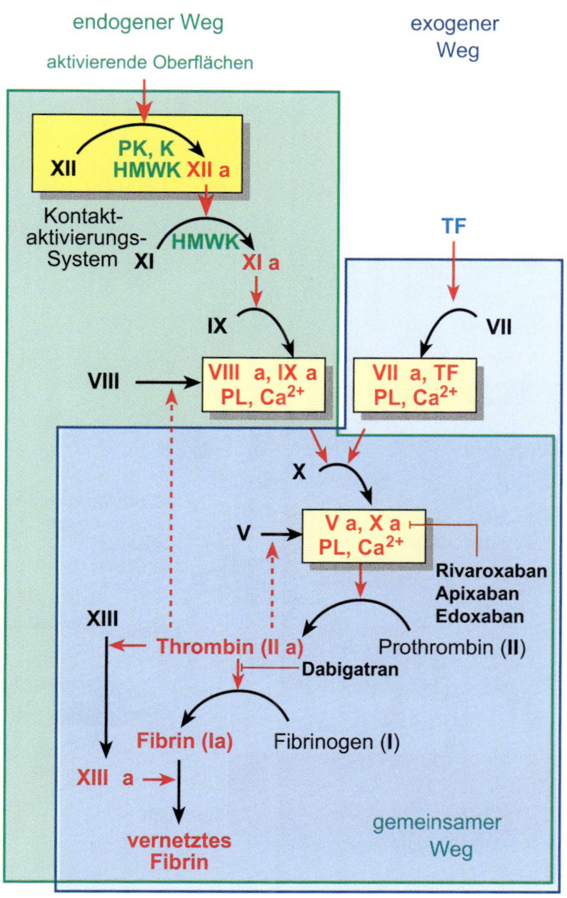

Abb. 18.1 Blutgerinnung. Linien umschließen die Bereiche der Gerinnung, die mit den laborchemischen Tests PTT (grün) und Quick (blau; Ausnahme: DOAKs) untersucht werden können. Aktivierende Faktoren sind rot gekennzeichnet. [L106]

Kontraindikationen und unerwünschte Wirkungen

Cumarinderivate sind in der Schwangerschaft kontraindiziert, außerdem bei offensichtlichen potenziellen Blutungsquellen wie einem floriden Ulcus ventriculi. Eine relative Kontraindikation bei Anfallsleiden, Nierensteinen, in der Stillzeit und bei proliferativer diabetischer Retinopathie.

Typische Nebenwirkungen sind Blutungskomplikationen, Haarausfall und die **Cumarinnekrose,** eine Nekrose im Bereich der Kapillaren des subkutanen Fettgewebes, die zwischen dem 3. und 8. Tag nach Exposition auftritt. Das Risiko für eine Cumarinnekrose, deren Ursachen nicht genau bekannt ist, ist vor allem bei Patienten mit Protein-C-Mangel, Frauen und Adipositas erhöht. Sehr selten tritt das schmerzhafte **Purple toes syndrome** auf. Durch Einblutung in arteriosklerotische Plaques kleiner Gefäße kommt es Ischämie-bedingt zu blaurot gesprenkelter Verfärbung der Fußsohlen und Zehen.

> Unter der Einnahme von Antibiotika (v. a. Chinolone) kann es zu einer deutlichen INR-Wert-Erhöhung und lebensgefährlichen Blutungen kommen. Regelmäßige INR-Wert-Messungen müssen bei solchen Patienten erfolgen.

Direkte orale Antikoagulanzien (DOAK)

Mittlerweile haben sich die sog. „DOAK" (direkte orale Antikoagulanzien), früher auch „NOAK" (neue orale Antikoagulanzien) genannt, in der medikamentösen therapeutischen Antikoagulation etabliert. Für den Patienten bieten sie den Vorteil, dass eine Wirkungskontrolle und Dosisanpassung nicht notwendig (und möglich) sind, es wird stets eine feste Dosis eingenommen. Aus dieser Tatsache ergibt sich aber auch der entscheidende Nachteil: Im Falle einer Blutungskomplikation oder geplanten Operation ist keine Labordiagnostik möglich. Im Vergleich zu Cumarinen haben DOAKs eine extrem kurze Halbwertszeit (5–10 h), sodass die meisten Blutungen aufgrund eines Abfalls des antikoagulatorisch wirkenden Medikamentenspiegels nach wenigen Stunden von selbst sistieren. Vor Operationen müssen DOAKs wegen der kurzen Halbwertszeit erst spät abgesetzt werden. Je nach Blutungsrisiko der Operation und der Nierenfunktion des Patienten reichen 1–3 Tage.

> DOAKs sind bezüglich ihres Nutzen-/Risikoverhältnisses den Cumarinen überlegen. In Studien kam es zu deutlich weniger intrazerebralen oder lebensgefährlichen Blutungen im Vergleich zur Cumarin-Therapie.

Wirkmechanismen

DOAKs greifen in die Blutgerinnung über zwei Hauptmechanismen, Thrombin- und Faktor-Xa-Inhibition, antikoagulatorisch ein (→ Abb. 18.1).

Thrombininhibitoren

Die antikoagulierende Wirkung entsteht durch direkte Inhibition des Faktors IIa (Thrombin). In groß angelegten Studien konnte nicht nur eine der Cumarin-Therapie entsprechende Wirksamkeit nachgewiesen werden, es traten außerdem weniger Blutungskomplikationen auf.

> Die Ausscheidung von Dabigatran erfolgt zu 80 % über die Nieren (höchster Anteil der renalen Elimination aller DOAKs).

Um rechtzeitig einer Akkumulation der Substanz entgegenzuwirken, sollten regelmäßige Kontrollen der Nierenwerte erfolgen.
Leitsubstanzen **Argatroban, Dabigatran.**

Faktor-Xa-Inhibitoren

Die antikoagulierende Wirkung entsteht durch direkte Inhibition des Faktors Xa.
Leitsubstanzen **Rivaroxaban, Apixaban, Edoxaban.**

Indikationen

DOAKs werden wegen der einfacheren Einnahme und weniger schwerer Blutungskomplikationen bei Neubeginn einer Vollantikoagulation bevorzugt. Kardiologische Indikationen sind Vorhofflimmern, ventrikuläre Thromben oder die Lungenarterienembolie. Eine schon lange Zeit bestehende Antikoagulation mit Cumarinen soll beibehalten werden. Waren in der Vorgeschichte die INR-Werte schwankend und dadurch die Dosisfindung schwierig, besteht die Empfehlung einer Umstellung auf DOAKs.

> Nach Klappenersatzoperationen sind DOAKs nicht zur Antikoagulation zugelassen! Nur Cumarine dürfen für diese Indikation verwendet werden.

Kontraindikationen und unerwünschte Wirkungen

Kontraindikationen für die Therapie mit DOAKs stellen schwere Nieren- und Leberfunktionsstörungen dar.

Thrombozytenaggregationshemmer

Thrombozytenaggregationshemmer bewirken an unterschiedlichen Angriffspunkten verminderte Plättchenaktivierung und -aggregation (→ Abb. 18.2).

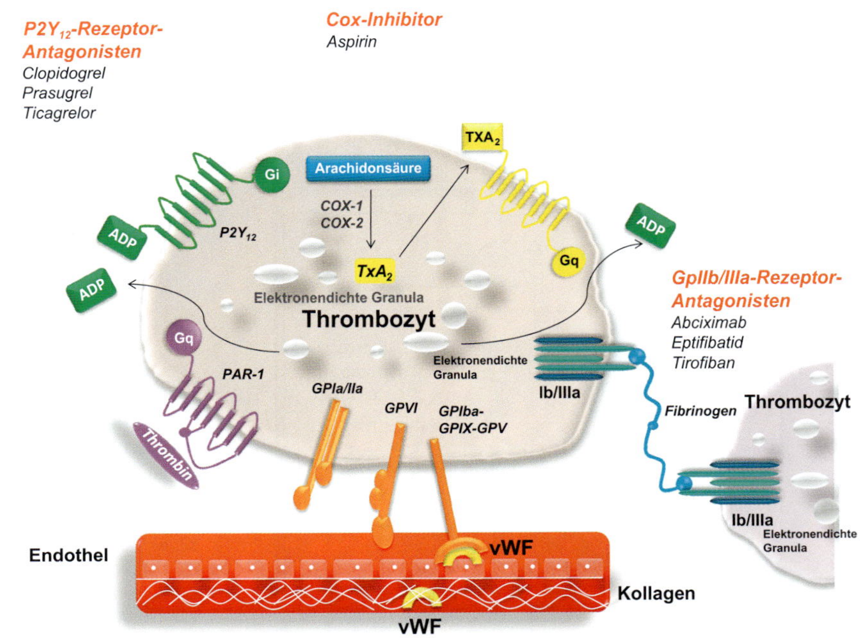

Abb. 18.2 Wirkmechanismus der Thrombozytenaggregationshemmer [G778]

Acetylsalicylsäure

Wirkmechanismus und Indikationen

Die Acetylsalicylsäure (ASS) wirkt durch irreversible Hemmung der konstitutiv exprimierten Zyklooxygenase-1 (COX-1). Dies verhindert die Bildung von Thromboxan A_2 (TXA_2) und damit die Plättchenaggregation und Vasokonstriktion. Die Wirkdauer entspricht der Überlebenszeit der Thrombozyten (ca. 10 Tage). Indiziert ist die ASS-Therapie beim akuten Koronarsyndrom, vor PTCA und zur Sekundärprophylaxe bei KHK.

Kontraindikationen und unerwünschte Wirkungen

ASS ist bei Gicht, Kindern unter 12 Jahren und im letzten Schwangerschaftsmonat kontraindiziert.
Unter ASS-Therapie kann es zu gastrointestinalen Beschwerden (Übelkeit, Sodbrennen) und peptischen Ulzera kommen. Selten treten das sog. **Aspirin-Asthma,** Tinnitus oder Sehstörungen auf. Exzessiver Gebrauch von ASS kann zu **schweren Nierenschäden** führen.

> Es gibt auch allergische Reaktionen auf ASS.

$P2Y_{12}$-Rezeptor-Antagonisten

Wirkmechanismus und Indikationen

Über den auf der Oberfläche von Thrombozyten lokalisierten ADP-Rezeptor $P2Y_{12}$ wird die Plättchenaggregation vermittelt.
$P2Y_{12}$-Rezeptor-Inhibitoren entfalten ihre Wirkung langsamer als die von ASS, weswegen akut beim Myokardinfarkt eine hohe Loading-Dosis verabreicht wird.
Clopidogrel und Prasugrel binden irreversibel an den $P2Y_{12}$-Rezeptor. Deren Wirkung hält daher ca. 7 Tage (= Überlebenszeit eines Thrombozyten) an. Ticagrelor blockiert den $P2Y_{12}$-Rezeptor reversibel. Die antikoagulatorische Wirkung endet nach 3–5 Tagen.
Indiziert ist die Therapie zur Prävention atherothrombotischer Ereignisse nach Myokardinfarkt, ischämischem Schlaganfall oder pAVK. Bezüglich der höheren Effektivität, kardiale ischämische Ereignisse und erneute Myokardinfakte nach stattgehabtem Infarkt zu verhindern, werden heutzutage bevorzugt die neueren $P2Y_{12}$-Rezeptor-Anatagonisten Prasugrel und Ticagrelor eingesetzt. Nach einem akuten Koronarsyndrom wird eine 1-jährige Kombinationstherapie mit ASS empfohlen. Dies ist vor allem nach erfolgter Stent-Implantation (koronar oder bei pAVK) von großer Wichtigkeit, um eine Stent-Thrombose zu verhindern.
Allgemein kann bei Patienten mit einer ASS-Unverträglichkeit alternativ auch Clopidogrel verschrieben werden.
Leitsubstanzen **Ticagrelor, Prasugrel, Clopidogrel.**

Kontraindikationen und unerwünschte Wirkungen

ADP-Rezeptor-Antagonisten sind bei schwerer Leberfunktionsstörung kontraindiziert! Der **Cholesterinspiegel** kann um bis zu 10 % ansteigen.

GP-IIb/IIIa-Rezeptor-Antagonisten

Wirkmechanismus und Indikationen

Die GP-IIb/IIIa-Rezeptor-Antagonisten hemmen die Thrombozyten-Fibrinogen-Vernetzung. Die Präparate sind entweder Fragmente eines Antikörpers gegen GP-IIb/IIIa (Abciximab) oder synthetische kleinmolekulare Nicht-Peptid-Verbindungen (Tirofiban; Eptifibatid).
Sie kommen beim akuten Koronarsyndrom, bei Hochrisiko-PTCA (in Kombination mit ASS und Heparin) und bei unter ASS und Heparin therapierefraktärer instabiler AP zum Einsatz.
Leitsubstanzen **Abciximab, Tirofiban, Eptifibatid.**

Kontraindikationen und unerwünschte Wirkungen

Bei Fibrinolyse, Malignomen und schwerer Thrombozytopenie ist der Einsatz kontraindiziert.

Zusammenfassung

Antikoagulanzien

- Heparin wirkt über eine Beschleunigung der Inaktivierung von Thrombin durch Komplexierung mit AT-III (UFH); Inaktivierung des Faktors Xa (NMH, UFH). Die HIT-II stellt eine lebensbedrohliche Komplikation dar. Eine Antagonisierung kann durch Protamin erfolgen.
- Vitamin-K-Antagonisten hemmen kompetitiv die Synthese von Faktor II, VII, IX und X sowie Protein C und S. Sie können durch Vitamin K kompetitiv antagonisiert werden.
- Die DOAKs wirken über Inhibition von Faktor Xa oder Thrombin. Eine Dosisüberwachung ist nicht notwendig. Eine Antagonisierung ist bislang nur bei Dabigatran möglich.

Thrombozytenaggegationshemmer

- ASS hemmt COX-1 irreversibel.
- $P2Y_{12}$-Rezeptor-Antagonisten hemmen die ADP-bedingte Plättchenaggregation irreversibel.

19 Antiarrhythmika (AA)

Der Pharmakologe Vaughan Williams teilte die Antiarrhythmika (AA) anhand ihres Wirkmechanismus in vier Klassen ein (→ Tab. 19.1).

Klasse-I-Antiarrhythmika

Klasse-I-AA **verringern die Leitungsgeschwindigkeit,** indem sie spannungsabhängige **Natriumkanäle** blockieren und so die maximale Aufstrichgeschwindigkeit des Aktionspotenzials (AP) reduzieren. Im EKG äußert sich dies in einer **Verbreiterung des QRS-Komplexes.**
Sie binden nur an den inaktivierten und offenen Natriumkanal hochaffin; befindet sich der Natriumkanal im Ruhezustand, dissoziieren sie schnell wieder ab. Sie wirken also umso stärker, je häufiger der Kanal benutzt wird **(Use-dependent block).**
Klasse-I-AA wirken über eine Senkung der intrazellulären Kalziumkonzentration moderat **negativ inotrop** und gering **vasodilatierend.** Sie besitzen ein nicht zu unterschätzendes **proarrhythmisches Potenzial,** da durch die Herabsetzung der Leitungsgeschwindigkeit auch die Refraktärstrecke abnimmt.

Klasse-I-AA sind bei Hypokaliämie, schwerer struktureller Herzerkrankung, schwerer Herzinsuffizienz sowie bei AV-Block II° und III° kontraindiziert.
Die **Unterteilung in Klasse IA–C** erfolgt aufgrund der unterschiedlichen Wirkungen der einzelnen Substanzklassen auf das AP. Allerdings unterscheiden sich AA derselben Substanzklasse teils beträchtlich in ihren Wirkungen und Nebenwirkungen. Die Substanzklasse legt also nicht unbedingt die Wirksamkeit und das therapeutische Spektrum einer Substanz fest.

Tab. 19.1 Antiarrhythmika-Klassen

Klasse	Wirkmechanismus	Leitsubstanz
Klasse I	Natriumkanal-blocker	
Klasse IA		• Ajmalin • Chinidin • Disopyramid
Klasse IB		• Lidocain • Mexiletin
Klasse IC		• Flecainid • Propafenon
Klasse II	Betablocker	• Metroprolol • Bisoprolol
Klasse III	Kaliumkanalblocker	• Amiodaron • Sotalol
Klasse IV	Kalziumantago-nisten	• Verapamil • Diltiazem

Klasse-IA-Antiarrhythmika

Klasse-IA-AA **verbreitern das AP** durch eine Verzögerung der De- und Repolarisation. Sie erhöhen durch eine Verlängerung der absoluten Refraktärzeit das proarrhythmische Risiko früher Nachpotenziale. Klasse-IA-AA verfügen über eine nur schwach ausgeprägte Use dependence.
Leitsubstanz Ajmalin.
Ajmalin kann zur Unterbrechung von supra- (WPW-Syndrom) und ventrikulären Tachykardien (→ Kap. 30) eingesetzt werden. Es hat eine kurze Halbwertszeit.

Klasse-IB-Antiarrhythmika

Klasse-IB-AA verkürzen das AP. Der zugrunde liegende Mechanismus ist noch nicht aufgeklärt. Sie dissoziieren sehr rasch von den Natriumkanälen, weswegen sie das geringste proarrhythmische Risiko aller Klasse-I-Antiarrhythmika aufweisen und einer sehr ausgeprägten Use dependence unterliegen. Lidocain wird als Reservemedikament bei ventrikulären Tachykardien eingesetzt.
Leitsubstanz Lidocain.

Klasse-IC-Antiarrhythmika

Klasse-IC-AA verändern die Dauer des AP nicht und brauchen besonders lange, um von den Natriumkanälen zu dissoziieren. Sie verringern die Leitungsgeschwindigkeit daher am stärksten. Im EKG zeigt sich dies in breiten QRS-Komplexen und einem langen QT-Intervall. Da sie dabei die Refraktärzeit nicht markant verlängern, besitzen sie das größte proarrhythmische Potenzial. Als „Pill-in-the-pocket" werden sie zur medikamentösen Konversion in den Sinusrhythmus von Patienten mit paroxysmalem Vorhofflimmern eingenommen.
Leitsubstanzen Flecainid, Propafenon.

> Die Therapie mit Antiarrhythmika (außer Klasse II) birgt immer ein proarrhythmisches Risiko!

Klasse-II-Antiarrhythmika

Betablocker (→ Kap. 13) bilden die Klasse II. Sie wirken den Effekten endogener Katecholamine entgegen und flachen die langsame diastolische Depolarisation ab, wodurch sie **Automatismen vorbeugen,** die **Sinusfrequenz verlangsamen** und die **AV-Überleitung verzögern.** Kontraindiziert ist ihr Einsatz bei Hypotonie und Bradykardie.

Klasse-III-Antiarrhythmika

Klasse-III-AA hemmen die repolarisierenden **Kaliumströme.** Sie **verlängern das AP,** ohne die Leitungsgeschwindigkeit wesentlich zu verringern. Deshalb haben sie kein großes proarrhythmisches Risiko. Darüber hinaus verhindern Klasse-III-AA die Entstehung heterotoper Automatismen.
Sie unterliegen einer **Reverse use dependence,** d. h., sie wirken aufgrund ihrer dissoziativen Eigenschaften besonders gut bei niedrigen Frequenzen und schlechter bei hohen Frequenzen.
Wenn unter der Therapie relevante **QT-Zeit-Verlängerungen** auftreten, müssen Klasse-III-AA wegen der Gefahr der Proarrhythmie (Torsades de pointes) wieder abgesetzt werden.
Leitsubstanz Amiodaron.

Sonderfall Amiodaron

Neben der Klasse-III-Wirkung besitzt Amiodaron auch Eigenschaften aller anderen Klassen. Es kann schwerwiegende extrakardiale Nebenwirkungen haben: Zum einen kann es aufgrund seiner strukturellen Ähnlichkeit mit Thyroxin zu einer Hyperthyreose (bis hin zur thyreotoxischen Krise), manchmal auch zu einer Hypothyreose kommen. Zum anderen lagert es sich aufgrund seiner langen Halbwertszeit (30 bis weit über 100 Tage!) im Gewebe ab, was zu hepatozellulärer Nekrose, **Hornhautablagerungen,** Parästhesien, Tremor und Ataxie führen kann. Die Haut ist gegen Sonnenstrahlung empfindlicher und kann sich bei Hellhäutigen unter Einwirkung von UV-A-Strahlung grau oder blau verfärben (→ Abb. 19.1). Auch

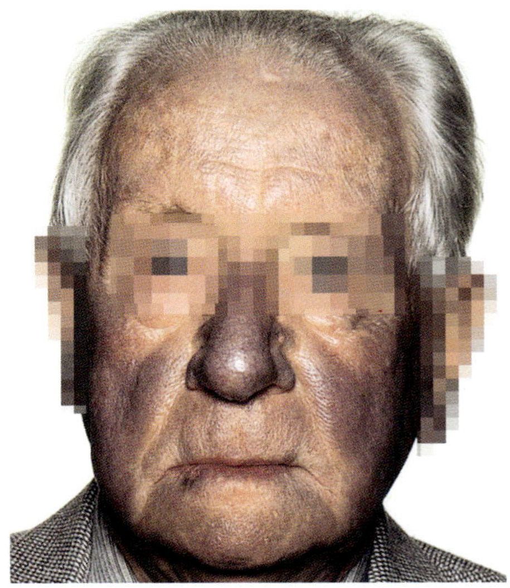

Abb. 19.1 Bläulich-graue Pigmentierung von Gesicht und Stirn unter Amiodaron-Dauertherapie [E273]

nach dem Absetzen der Therapie bildet sich die **Pigmentierung** zumeist nicht vollständig zurück. Schlimmstenfalls kann es zu einer irreversiblen **Lungenfibrose** kommen.

> Unter Amiodarontherapie darf bei der EKG-Auswertung die QT-Zeit-Bestimmung nicht vergessen werden!

Klasse-IV-Antiarrhythmika

Klasse-IV-AA sind **Kalziumantagonisten** (→ Kap. 17). Sie blockieren die Kalziumkanäle vom L-Typ und schwächen so Slow-response-Potenziale und **verlangsamen die Impulse des Sinusknotens.** Außerdem wird die **AV-Überleitung verzögert.** Sie sind deshalb bei paroxysmalen supraventrikulären Tachykardien indiziert.
Klasse-IV-AA unterliegen einer hohen Use dependence und sind bei paroxysmalen supraventrikulären Tachykardien, Vorhofflimmern und -flattern indiziert.
Leitsubstanzen **Verapamil, Diltiazem.**

> Klasse IV-AA dürfen niemals mit Betablockern kombiniert werden, denn diese Kombination birgt die Gefahr von höhergradigen AV-Blocks.

Adenosin

Adenosin aktiviert Kaliumkanäle und wirkt dadurch am AV-Knoten (und in vernachlässigbarem Ausmaß am Sinusknoten) **negativ dromotrop:** Es entsteht eine –nur sekundenlang anhaltende – AV-Knoten-Blockierung (meist entsprechend einem kompletten AV-Block III°, → Kap. 28).
Man macht sich diese Wirkung zur **Terminierung und Differenzialdiagnose supraventrikulärer Tachykardien** zunutze:

- Tachykardien, die auf einem Reentry-Mechanismus über den AV-Knoten beruhen, können durch Adenosin **unterbrochen** werden.
- Supraventrikuläre Tachykardien ohne Reentry-Kreislauf werden nicht unterbrochen. Durch den AV-Block können aber die „reinen" P-Wellen (ohne störende QRS-Komplexe) z. B. bei Vorhofflattern „demaskiert" werden, eine Differenzierung wird möglich.

> Adenosin ist zur Terminierung der AV-Knoten-Reentry-Tachykardie und in der Demaskierung des Vorhofflatterns Mittel der Wahl.

Adenosin ist bei Asthma bronchiale und QT-Verlängerung absolut kontraindiziert. Die Wirkung kann durch **Theophyllin** antagonisiert werden.

Zusammenfassung

- Klasse-I-AA (Natriumkanalblocker) stabilisieren das Ruhemembranpotenzial und verschlechtern die Erregungsleitung.
- Klasse-II-AA (Betablocker) verringern den Sympathikuseinfluss auf das Reizbildungs- und -leitungssystem.
- Klasse-III-AA (Kaliumkanalblocker) verlängern das Aktionspotenzial und die Refraktärzeit.
- Klasse-IV-AA (Kalziumantagonisten) „bremsen" den Sinus- und AV-Knoten.
- Adenosin (Kaliumagonist) induziert einen sekundenlangen höhergradigen AV-Block und wird in der Differenzialdiagnostik supraventrikulärer Tachykardien eingesetzt.

Spezieller Teil

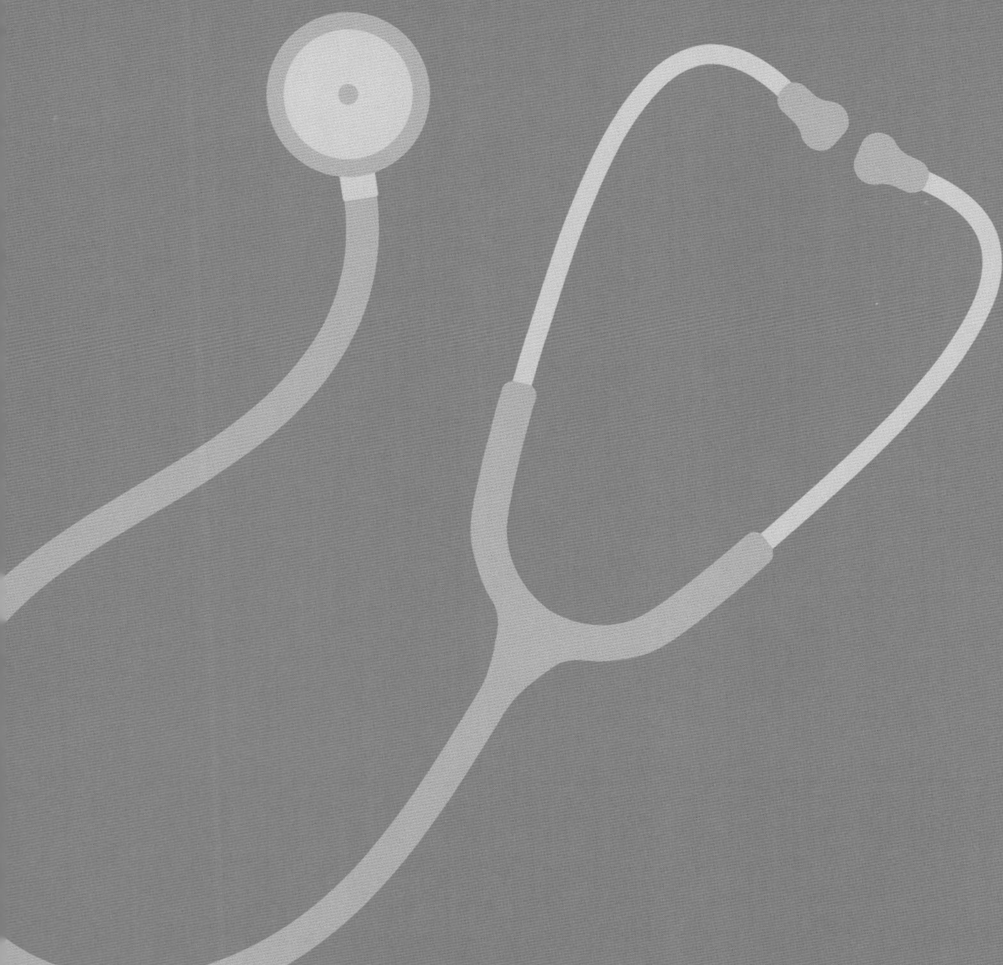

BASICS

Hypertonie

Koronare Herzerkrankung

Rhythmusstörungen

Erkrankungen von Endokard und Herzklappen

Erkrankungen des Myokards

Erkrankungen des Perikards

Angeborene Herzfehler

Herzinsuffizienz

Kardiopulmonale Reanimation

COVID-19

20 Arterielle Hypertonie

Die Hypertonie ist eine Volkskrankheit der westlichen Bevölkerung.

> Der Blutdruck ist im Bereich < 120/70 mmHg nicht erhöht. Hypertonie ist definiert durch wiederholt in der Praxis gemessene Blutdruckwerte ≥ 140/90 mmHg.

Da die arterielle Hypertonie zumeist asymptomatisch ist, wird sie oft erst durch die späteren Folgeerkrankungen entdeckt und behandelt.

Pathogenese

Der Blutdruck wird vom ausgeworfenen Blutvolumen und dem peripheren Gefäßwiderstand bestimmt. Durch Veränderung einer der Komponenten kann eine Hypertonie entstehen:

- **Widerstand:** Ist der periphere Gefäßwiderstand durch generalisierte Vasokonstriktion erhöht, resultiert eine meist starke Blutdruckerhöhung.
- **Herzzeitvolumen:** Aus einer Erhöhung des Herzzeitvolumens resultieren meist etwas geringere Blutdruckerhöhungen.

Man unterscheidet verschiedene Formen der Hypertonie:

Primäre, essenzielle Hypertonie (95 %) Die Ursache der primären Hypertonie ist nicht bekannt. Man geht jedoch davon aus, dass neben genetischen auch Umweltfaktoren einen gewissen Einfluss haben. Diese Diagnose „primäre Hypertonie" kann mit letzter Sicherheit nur nach Ausschluss aller sekundären Ursachen gestellt werden.

Sekundäre Hypertonie (5 %)

- **Renal:** Eine Minderdurchblutung der Nieren ist Stimulus für eine Reninausschüttung, die über Erhöhung des peripheren Gefäßwiderstands und des Blutvolumens den Blutdruck moduliert. So kann eine Nierenarterienstenose Ursache einer Hypertonie sein. Typisch bei dieser Form ist die fehlende Blutdruckabsenkung nachts.
- **Endokrin:** Eine Überproduktion der Sympathikus-Hormone Adrenalin und Noradrenalin (z. B. durch ein Phäochromozytom) oder Aldosteron (z. B. primärer Hyperaldosteronimus durch einen Nebennierenadenom) kann den Blutdruck über Vasokonstriktion und gesteigerte Herzarbeit erhöhen.
- **Kardiovaskulär:** Die Aortenisthmusstenose führt zu einer Hypertonie im Stromgebiet vor der Stenose. Nimmt im Alter die Windkesselfunktion der Aorta ab, steigt der systolische Blutdruck.

Klinik

Die Hypertonie ist meist bis zum Auftreten der ersten Komplikationen **asymptomatisch** oder verursacht lediglich uncharakteristische Beschwerden wie Kopfschmerzen, Schwindel oder Nasenbluten. Durch regelmäßige Blutdruckmessungen sollte deshalb versucht werden, den Bluthochdruck im asymptomatischen Stadium, also noch vor Manifestation der ersten Komplikationen, zu entdecken. Vor allem Patienten mit kardiovaskulären Risikofaktoren wie Diabetes mellitus, Adipositas, Nikotinabusus oder positiver Familienanamnese für kardiovaskuläre Erkrankungen sollten ihren Blutdruck regelmäßig kontrollieren.

Folgeerkrankungen

Die unbehandelte Hypertonie führt bei 40 % der Patienten nach 10 Jahren zu Organschäden, die Lebenserwartung sinkt um 10–20 Jahre.

Herz Der Hypertonus bedeutet eine Mehrbelastung des Herzens und führt zur konzentrischen Herzmuskelhypertrophie. Ab einem kritischen Herzgewicht von 500 g kommt es zu Perfusionsstörungen und sekundär zur Dilatation des linken Ventrikels (exzentrische Hypertrophie). Spätfolge ist eine zunehmende Linksherzinsuffizienz.

Gefäße Die Hypertonie ist ein **Risikofaktor erster Ordnung** für die Entstehung der Arteriosklerose. Sie betrifft v. a. die Koronar-, Renal- und Zerebralgefäße. Durch die Hypertonie treten in der Netzhaut Gefäßschäden auf (Fundus hypertonicus).

Niere Die progrediente Niereninsuffizienz durch Hypertonie-bedingte Nephrosklerose ist im Frühstadium an einer Mikroalbuminurie zu erkennen.

> Bereits ab Blutdruckwerten ≥ 140/90 mmHg ist das Risiko kardiovaskulärer Komplikationen verdoppelt!

Diagnostik

Einschätzung des Hypertonus

Die Praxisblutdruckmessung eignet sich als erster Screening-Maßnahme zur Feststellung eines erhöhten Blutdrucks. Durch regelmäßige Selbstmessungen und Dokumentation des Blutdrucks des Patienten zu Hause erhält der Arzt eine repräsentative Bestimmung des tatsächlichen Blutdruckprofils. Der Blutdruck bei der Praxis- bzw. Gelegenheitsblutdruckmessung wird eingeteilt in: normal bei < 120/70 mmHg, erhöht bei 120/70 mmHg bis < 140/90 mmHg und hyperton bei ≥ 140/90 mmHg..

Durch eine **24-Stunden-Blutdruckmessung** ist das zirkadiane Blutdruckverhalten gut beurteilbar. Hypertonie wird definiert, wenn die Blutdruckwerte durchschnittlich tagsüber ≥ 135/85 mmHg, nachts ≥ 120/70 mmHg und im Gesamtdurchschnitt ≥ 130/80 mmHg gemessen werden (McEvoy et al., 2024). Ein besonderes Augenmerk sollte auf die Nachtabsenkung des Blutdrucks (Dipp) gelegt werden: Sinkt der Blutdruck in der Nacht nicht um ≥ 10 % (= Non-Dipper), kann dies ein Hinweis auf sekundäre Genese des Hypertonus sein. Typischerweise findet man dies bei Patienten mit Schlafapnoe-Syndrom.

> Bei der ersten Blutdruckmessung sollte der Blutdruck dreimal in 1–2 min Abstand nach einer Ruhephase von 5 min, im Sitzen und an beiden Armen bestimmt werden!

Verdacht auf sekundären Hypertonus

Da nur in den seltensten Fällen eine sekundäre Genese des Hypertonus vorliegt, wird eine weitergehende Diagnostik nur bei begründetem Verdacht durchgeführt (→ Abb. 20.1).

- Hypertonus im jungen Alter
- Rasch ansteigende oder in kurzen Abständen stark schwankende RR-Werte
- Keine Nachtsenke (Dipp) in der 24-Stunden-RR-Messung
- Kein Ansprechen auf Therapie

Suche nach Folgeschäden

- EKG (Linksherzhypertrophie? Hinweise auf KHK?) und Echokardiografie (Hypertrophie? Wandbewegungsstörungen?)
- Albumin im Urin (Arteriolosklerose der Nieren?), Nierenretentionswerte
- Sonografisch: Nierenveränderungen? Aortale Atherosklerose?
- Abklärung des kardiovaskulären Risikoprofils, inklusive Kontrolle der Blutfette und Ausschluss einer pathologischen Glukosetoleranz
- Vorstellung beim Augenarzt zur Funduskopie (Fundus hypertonicus?)

Therapie

Ziel ist die Senkung des Blutdrucks auf ≤ 120–130/70–80 mmHg. Es wird der niedrigst tolerierte Blutdruck (optimal 120/70 mmHg) angestrebt. Abhängig von deren Gebrechlichkeit („Frailty") gilt dies auch für ältere Menschen.

Allgemeinmaßnahmen

Es ist sehr wichtig, die häufig beschwerdefreien Patienten ausführlich über Risiken und mögliche Komplikationen der Hypertonie aufzuklären! In frühen Stadien der Hypertonie ist häufig bereits mit Änderun-

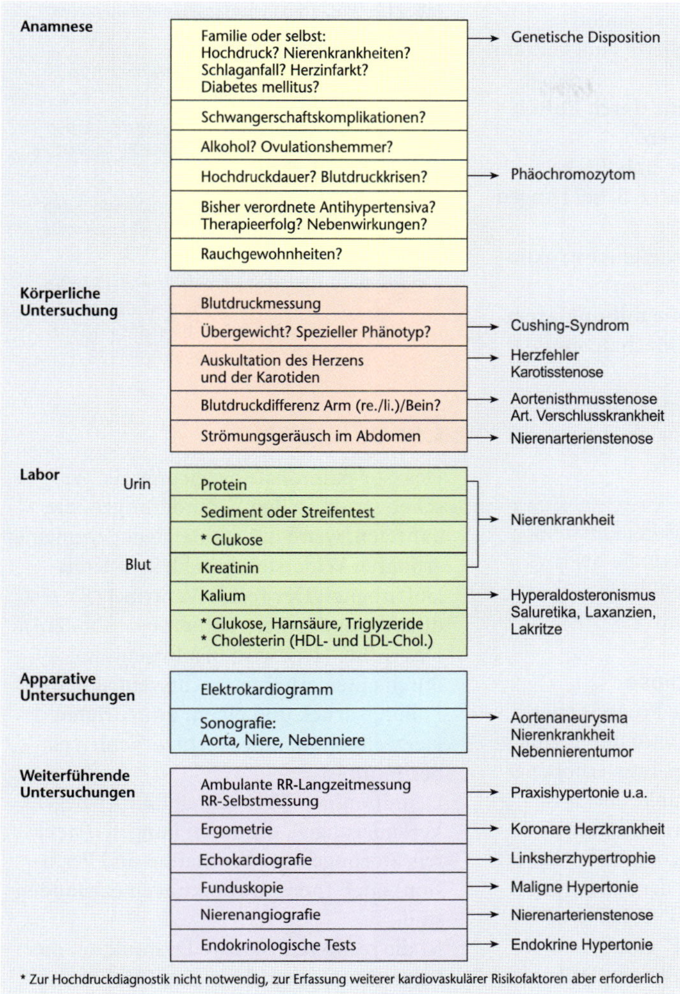

Abb. 20.1 Diagnostik bei Verdacht auf Hypertonie [L157]

gen des Lebensstils (Lifestyle) eine ausreichende Reduktion der Blutdruckwerte zu erreichen. Doch auch in späteren Stadien sollten die Patienten dazu motiviert werden.

- Gewichtsreduktion (1 kg Gewichtsabnahme ≅ 2,5 mmHg Blutdrucksenkung)
- Gesunde Ernährung (mediterrane Kost), salzarme Kost (maximal 5 g/Tag)
- Einschränken von Alkoholkonsum und Beenden des Rauchens
- Moderates Ausdauertraining (30 min an 5–7 Tagen pro Woche)

Medikamentöse Therapie

Es ist wichtig, die Patienten darüber aufzuklären, dass sie sich zu Therapiebeginn schlechter fühlen werden als normal. Das liegt daran, dass der Organismus an die hohen Blutdruckwerte gewöhnt ist und die normalisierten Werte subjektiv als hypoton empfunden werden.

Grundsätze der antihypertensiven Therapie Man sollte schon als Ersttherapie mit einem Niedrigdosis-Kombinationspräparat von zwei Medikamenten beginnen. Hier stehen primär RAAS-Hemmer, Kalziumantagonisten und Diuretika zur Wahl. Betablocker werden (nach europäischen Leitlinien 2024) nur noch bei dringenden anderen Indikationen (s. u.) zusätzlich dazugegeben. Lässt sich der Blutdruck mit einer Zweifachkombination nach 1–3 Monaten nicht optimal einstellen, wird eine dritte Substanz hinzugefügt (niedrig dosierte Dreierkombination). Erst dann wird die Dosis gesteigert bis zur maximal dosierten Triple-Therapie. Die Kombinationstherapie ist der Hochdosierung eines einzelnen Medikaments überlegen und birgt dabei weniger Nebenwirkungen.

- **Diuretika** (→ Kap. 16): bei Herzinsuffizienz
- **RAAS-Hemmer** (→ Kap. 14): bei Herzinsuffizienz, nach Myokardinfarkt, bei diabetischer Nephropathie und chron. Niereninsuffizienz
- **Kalziumantagonisten** (→ Kap. 17): bei Älteren, als Akuttherapie bei hypertensiver Entgleisung
- **Betablocker** (→ Kap. 13): nur zusätzlich bei KHK, Herzinsuffizienz, Vorhofflimmern und Schwangeren

> Eine häufige Kombination von zwei Präparaten ist: RAAS-Hemmer mit einem Kalziumantagonist oder einem Diuretikum! Die Einnahme nichtsteroidaler Antiphlogistika kann bei Hypertoniepatienten zu einer deutlichen Erhöhung des Blutdrucks führen!

Hypertensiver Notfall

Beim hypertensiven Notfall handelt es sich um eine schwere Hypertonie, meist **> 180/110 mmHg in Kombination mit Endorganschäden** und lebensbedrohlichen Konsequenzen. Auslösend können Stress, Schwangerschaft, Drogenkonsum (Amphetamine, Kokain) und die Einnahme bestimmter Medikamente sein. Auch ein rasches Absetzen der gewohnten antihypertensiven Therapie kann einen hypertensiven Notfall verursachen. Die Patienten klagen über Kopfschmerzen, Erbrechen und Sehstörungen oder weisen Symptome einer instabilen Angina pectoris auf. Im schlimmsten Fall kommt es durch Versagen der Autoregulation des Gehirns zu einer Dilatation der zerebralen Arterien mit nachfolgend **Hirnödem.** Es führt zu neurologischen Ausfällen, Krampfanfällen, Sehstörungen, Erbrechen und Bewusstlosigkeit. Anzustreben ist eine **vorsichtige Normalisierung des Blutdrucks,** um Schädigungen durch den plötzlichen Blutdruckabfall zu vermeiden. Nach der Akutbehandlung muss der Blutdruck dauerhaft behandelt und kontrolliert werden.

Zusammenfassung

- Definition der Hypertonie: Praxismessung ≥ 140/90 mmHg; normal < 120/70 mmHg
- Die Patienten sind zumeist asymptomatisch, bis sich Spätkomplikationen durch Atherosklerose (Myokardinfarkt; Apoplex) und Arteriolosklerose (Niereninsuffizienz) zeigen. Im Verlauf entwickelt sich eine konzentrische Hypertrophie des Herzens.
- In der medikamentösen Therapie wird primär mit einer Zweier-Kombinationstherapie begonnen aus: RAAS-Hemer, Kalziumantagonisten, Diuretika.

21 Pulmonale Hypertonie

Bei der pulmonalen Hypertonie handelt es sich definitionsgemäß um eine Erhöhung des **pulmonalarteriellen Mitteldrucks in Ruhe auf > 20 mmHg.**

Einteilung

Ätiologie

Hämodynamisch wird unterteilt in:

1. Präkapilläre Hypertonie (pulmonalkapillärer Wedge-Druck, PCWP ≤ 15 mmHg; Beispiel: PAH)
2. Isoliert postkapilläre Hypertonie (pulmonalkapillärer Wedge-Druck, PCWP > 15 mmHg; Beispiel: Linksherzerkrankungen)
3. Kombiniert prä- und postkapilläre Hypertonie
4. Belastungshypertonie

Nach WHO wird die pulmonale Hypertonie anhand der Ätiologie und Pathophysiologie in fünf Hauptgruppen unterteilt. Anhand dieser Klassifikation wird ersichtlich, wie vielfältig die Ursachen der pulmonalen Hypertonie sein können.

1. **Pulmonal-arterielle Hypertonie (PAH):**
   - Idiopathisch
   - Hereditär
   - Medikamenten- oder Toxin-induziert
   - Assoziiert mit:
     - Kollagenosen, z. B. Lupus erythematodes, Sklerodermie
     - Kongenitalen Herzerkrankungen
     - Portaler Hypertension
     - HIV-Infektion
     - Schistosomiasis
2. **Pulmonale Hypertonie bei Linksherzerkrankungen:**
   - Linksventrikuläre systolische Dysfunktion (HFrEF)
   - Linksventrikuläre diastolische Dysfunktion (HFpEF)
   - Valvuläre Herzkrankheit
   - Kongenitale links- oder rechtsventrikuläre Ausflusstraktobstruktion
   - Kongenitale oder erworbene Pulmonalvenenstenose
3. **Pulmonale Hypertonie infolge Lungenkrankheit und/oder Hypoxie:** Durch die hypoxische pulmonale Vasokonstriktion **(Euler-Liljestrand-Mechanismus)** steigt der pulmonalarterielle Druck bei chronischer Hypoxämie.
   - Chronisch-obstruktive Lungenkrankheit (COPD)
   - Interstitielle Lungenkrankheit
   - Andere Lungenkrankheiten mit gemischtem restriktivem und obstruktivem Muster
   - Schlaf-assoziierte Atemstörung
   - Alveoläre Hypoventilation
   - Chronische Höhenexposition
   - Entwicklungsassoziierte Lungenkrankheiten
4. **Pulmonale Hypertonie durch Pulmonalarterien-Obstruktionen**
   - Chronisch-thromboembolische pulmonale Hypertonie (z. B. bei Lungenembolie)
   - Andere Pulmonalarterienobstruktionen (z. B. Tumore, Parasiten)
5. **Pulmonale Hypertonie mit unklarem oder multifaktoriellem Mechanismus**

Einige Risikofaktoren können mit der Entstehung einer pulmonalen Hypertonie assoziiert sein (→ Tab. 21.1).

> Der Pathomechanismus der Entstehung einer pulmonalen Hypertonie bei HIV-Infektion ist nicht bekannt.

Schweregrad und Prognose

Der Schweregrad und die Prognose der pulmonalen Hypertonie wird durch eine Vielzahl klinisch und apparativ erhobener Parameter (wie WHO-Funktionsklasse [→ Tab. 21.2], 6-Minuten-Gehstrecke, Rechtsherzbelastungszeichen in der Echokardiografie, Leistung in der Spiroergometrie, Laborwerte wie BNP/NT-proBNP) abgeschätzt. Bestehen z. B. eine manifeste Rechtsherzinsuffizienz oder ein Perikarderguss oder es traten Synkopen auf, hat der Patient eine sehr schlechte Prognose mit einer 1-Jahres-Mortalität von > 10 %.

Tab. 21.1 Risikofaktoren (Leitlinien) [F711-002]

Demografische, medizinische Faktoren	Validierung
Weibliches Geschlecht	Gesichert
HIV-Infektion	Gesichert
Portale Hypertension	Sehr wahrscheinlich
Kollagenosen	Sehr wahrscheinlich
Kongenitaler Links-Rechts-Shunt	Sehr wahrscheinlich
Medikamente, Toxine	
Aminorex, Fenluramin (Appetitzügler)	Gesichert
Toxisches Rapsöl	Gesichert
Amphetamine	Sehr wahrscheinlich
L-Tryptophan	Sehr wahrscheinlich
Kokain, „Crack“	Möglich
Chemotherapie	Möglich

Tab. 21.2 WHO-Funktionsklassen der pulmonalen Hyertonie [W798-023]

Klasse I	Ohne Einschränkung der körperlichen Aktivität
Klasse II	Leichte Einschränkung der körperlichen Aktivität, keine Beschwerden in Ruhe
Klasse III	Deutliche Einschränkung der körperlichen Aktivität, keine Beschwerden in Ruhe
Klasse IV	Unfähigkeit, jede Form der körperlichen Belastung auszuführen, manifeste Rechtsherzinsuffizienz, Beschwerden bereits in Ruhe

Cor pulmonale

Das Cor pulmonale bezeichnet die typischen strukturellen Veränderungen, die auftreten, wenn das rechte Herz gegen einen erhöhten Widerstand im kleinen Kreislauf arbeitet: Der rechte Ventrikel (RV) ist dilatiert und hypertrophiert (→ Abb. 21.1). Das rechte Herz wird insuffizient, was durch einen erhöhten rechtsventrikulären Füllungsdruck und einem erniedrigten Herzzeitvolumen des rechten Ventrikels bestimmt ist.
Definitionsgemäß beschreibt dieser Begriff Veränderungen, die durch Lungen- (strukturell, Störungen der Ventilation und Perfusion) oder Thoraxerkrankungen entstanden sind.
Ist die rechtsventrikuläre Dysfunktion die Folge einer extrapulmonalen Erkrankung (z. B. Gruppe 2 der WHO-Klassifikation), spricht man nicht vom Cor pulmonale. Man beschreibt lediglich die Rechtsherzhypertrophie, -dilatation und -insuffizienz.

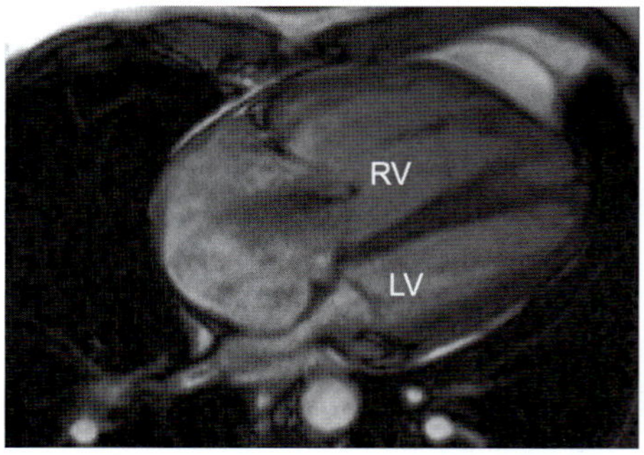

Abb. 21.1 Kardio-MRT bei pulmonaler Hypertonie. Die Wand des rechten Ventrikels (RV) ist muskelstark. Der RV ist größer als der linke Ventrikel (LV). [T591]

Diagnostik

Häufig ist ein erhöhter pulmonalarterieller Druck ein Zufallsbefund in der Echokardiografie. Der Verdacht kann jedoch auch bei klinischen Zeichen der Rechtsherzinsuffizienz gestellt werden (→ Kap. 46). Bestehen prädisponierende Erkrankungen, z. B. eine HIV-Infektion oder hat der Patient bereits mehrfach Lungenembolien erlitten, wird gezieltes Screening betrieben.

EKG

Bei schwerer pulmonaler Hypertonie zeigen sich Zeichen der Rechtsherzbelastung: Es finden sich ein Rechtstyp, manchmal ein Rechtsschenkelblock und deszendierende ST-Veränderungen in V_2–V_4 sowie in II, III, aVF.

Echokardiografie

Über Dopplermessung der Druckdifferenz zwischen rechtem Vorhof und Ventrikel (abgeleitet über einer bestehenden Trikuspidalklappeninsuffizienz) kann eine Abschätzung des systolischen pulmonalarteriellen Drucks erfolgen. Der RV zeigt sich hypertrophiert und dilatiert, die RV-Funktion eingeschränkt. Bei fortgeschrittenen Stadien zeigt sich eine paradoxe Bewegung des Septums mit systolischer Abflachung Richtung linker Ventrikel – es arbeitet nun in der Systole für den RV, was mit einer Funktionseinschränkung des linken Ventrikels einhergeht.

Spiroergometrie, 6-Minuten-Gehtest

Die pneumologische Diagnostik hilft bei der ätiologischen Zuordnung der Hypertonie und gibt Aufschlüsse über Schweregrad und Prognose.

Bildgebung

Neben einer Röntgen-Thoraxaufnahme werden CT-Thorax und ggf. eine Ventilations-Perfusionsszintigrafie durchgeführt.

Rechtsherzkatheter

Im Rechtsherzkatheter (→ Kap. 11) können die hämodynamischen Parameter bestimmt werden und so eine Differenzialdiagnostik und Einteilung des Schweregrads erfolgen. In spezialisierten Zentren wird im Rahmen der Untersuchung eine medikamentöse Testung (= Vasoreagibilitätstestung) unter hämodynamischer Erfolgskontrolle vorgenommen. So können Patienten, die von der Therapie mit Kalziumantagonisten profitieren, gefiltert werden.

> Die Differenzialdiagnostik und Einleitung einer medikamentösen Therapie erfolgen in spezialisierten Zentren!

Therapie

Grundsätzlich muss vor der Einleitung einer spezifischen Therapie die optimale Therapie einer möglicherweise prädisponierenden Grunderkrankung erfolgen. Die spezifische, medikamentöse Therapie kommt nur bei der WHO-Gruppe 1 (PAH) zum Einsatz.

Anschließend kann in spezialisierten Zentren eine medikamentöse Therapie eingeleitet werden. Hierzu kommen folgende Medikamentengruppen, je nach Ätiologie und Wirkung, zum Einsatz:

- Kalziumkanalblocker (hoch dosiert; Nifedipin, Diltiazem, Amlodipin)
- Prostazyklinanaloga oder -rezeptoragonisten: oral, intravenös oder inhalativ appliziert
- Endothelinrezeptor-Antagonisten (Bosentan)
- Phosphodiesterasehemmer (Sildenafil)
- Stimulatoren der Guanylatzyklase (Riociguat)

In vielen Fällen ist eine Kombinationstherapie nötig. Je nach Ätiologie der pulmonalen Hypertonie ist als Ultima Ratio (z. B. Nichtansprechen auf Medikamente) eine Lungentransplantation zu erwägen.

Zusammenfassung

- Die pulmonale Hypertonie kann idiopathisch oder familiär oder aber durch die verschiedensten Erkrankungen bedingt sein.
- Definitionsgemäß besteht ein Cor pulmonale bei Hypertrophie/Dilatation des rechten Herzens, bedingt durch die pulmonal-arterielle Druckerhöhung.
- Die Differenzialdiagnostik und Therapieeinleitung erfolgen in speziellen Zentren.

22 Koronare Herzerkrankung

Pathophysiologie

Bei der koronaren Herzkrankheit (KHK) liegt eine **Koronarinsuffizienz,** also ein Missverhältnis zwischen Sauerstoffbedarf und -angebot, vor. Dieses Missverhältnis beruht entweder auf einem gesteigerten Sauerstoffverbrauch **(relative Insuffizienz)** oder auf einem verminderten Sauerstoffangebot **(absolute Insuffizienz).**

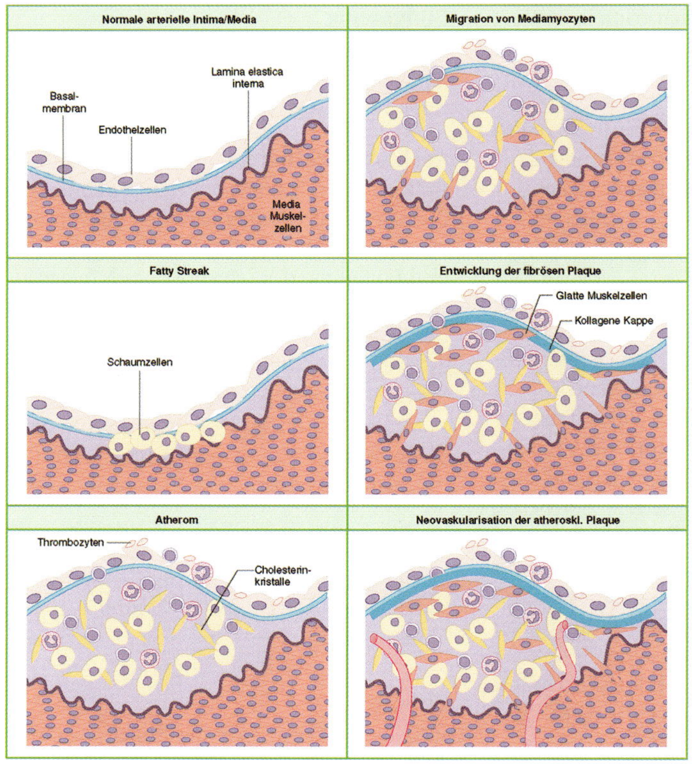

Abb. 22.1 Synoptische Darstellung der Atherogenese [E729]

Atherosklerose

Die häufigste Ursache (90 %) einer Koronarinsuffizienz ist die Koronarstenose, die zumeist durch **atherosklerotische Veränderungen** der großen extramuralen Koronargefäße entsteht. Der Atherosklerose liegt ein komplexes, multifaktorielles Geschehen zugrunde (→ Abb. 22.1), das durch fibröse Plaques zu einer Stenosierung des Gefäßlumens und bei Ruptur dieser Plaques zur Thrombosierung führt. Es handelt sich um eine der häufigsten Erkrankungen in Ländern mit höherem Lebensstandard.

Pathogenese

Initiale Phase

Am Beginn steht eine lokale Störung der Endothelfunktion, die z. B. durch Bluthochdruck, Nikotinkonsum oder Hyperlipidämie verursacht sein kann. Die Permeabilität für Plasmabestandteile ist erhöht, die Adhäsion von Thrombozyten und Leukozyten ist erleichtert. Lipoproteine (v. a. LDL) können zwischen den Endothelzellen hindurch frei in die Gefäßintima übertreten und lagern sich dort ab.

Inflammatorische Phase

Die Ablagerung von LDL und Oxidationsprodukten löst eine lokale Entzündungsreaktion aus. Über Chemokine werden die Adhäsion und Einwanderung von Monozyten begünstigt, die sich in der Intima in Makrophagen umwandeln und phagozytierte LDL in Vakuolen im Zytoplasma ablagern.

Schaumzellen

Die lokale Entzündungsreaktion führt zu einer Oxidierung der abgelagerten LDL, sodass diese über sog. Scavenger-Rezeptoren schneller phagozytiert werden können. Die Makrophagen lagern große Mengen Cholesterin ein, bis sie sich in sog. Schaumzellen umwandeln. Zahlreiche Schaumzellen gehen zugrunde und hinterlassen hochgradig oxidierte Lipide (Lipidplaque). Makroskopisch sind diese Ansammlungen freier Lipide als „Fatty streaks" in der Gefäßwand sichtbar.

Fibröse Plaques

Die mechanische Schädigung von Endothel und Gefäßintima durch die atherosklerotische Plaque begünstigt die Anlagerung von Thrombozyten und die Entstehung von Fibrinthromben. Die Thrombozyten stenosieren das Gefäßlumen zusätzlich und stimulieren durch Sekretion des Wachstumsfaktors PDGF die Proliferation glatter Muskelzellen. Einmal in Gang, unterhält sich die Atherosklerose bis zu einem gewissen Grad selbst. Durch Ausschüttung von Interleukinen und TNF-α begünstigen Makrophagen die Umwandlung glatter Muskelzellen in sekretorisch aktive Zellen, die Kollagene und Proteoglykane sezernieren. Diese Kollagene und Proteoglykane fördern das Wachstum der Plaque und umgeben sie als fibröse Hülle. Das weitere Plaquewachstum schädigt Endothel und Intima zusätzlich und stört die fein regulierte Vasomotorik der Koronarien. Schließlich kann sich in die Plaque Kalk einlagern und das Vollbild der Atherosklerose entsteht.

Rupturiert die fibröse Hülle und tritt Plaquematerial in das Gefäßlumen aus, führt dies zur sofortigen Thrombosierung des Gefäßes (akutes Koronarsyndrom; → Kap. 23). Der Fettgehalt einer Plaque und ihre Morphologie bestimmen ihre Stabilität und damit die Gefährlichkeit: Beim Überwiegen fibröser Anteile spricht man von einer **stabilen,** bei hohem Fettanteil von einer **instabilen Plaque.** Bei Rupturen und Fissuren in den Plaques handelt es sich um eine **komplizierte Plaque.**

Dabei ist die Koronarsklerose meist kein isolierter lokaler Prozess – häufig sind im Verlauf eines atheromatös veränderten Gefäßes mehrere Stenosen zu finden, sodass der Schweregrad einer Koronarstenose nicht nur vom Grad der Lumeneinengung, sondern auch von der Länge der Stenose abhängig ist. Eine Stenose der Koronarien äußert sich nicht sofort in einer Koronarinsuffizienz. **Die Koronargefäße können Stenosen bis zu einer Lumeneinengung von rund 75 % kompensieren.** Bei erhöhtem Sauerstoffbedarf des Myokards, wie er z. B. unter körperlicher Anstrengung auftritt, versagen diese Kompensationsmechanismen und es treten reversible Funktionsdefekte des Myokards auf (Stressechokardiografie, → Kap. 7; Myokardszintigrafie, → Kap. 8). Erst ab einem Stenosierungsgrad von mehr als 90 % (!) treten auch in Ruhe pektanginöse Beschwerden auf.

Risikofaktoren der Koronarsklerose

- Rauchen
- Arterielle Hypertonie (→ Kap. 20)
- Familiäre Disposition
- Fettstoffwechselstörung (erhöhtes Gesamt- und LDL-Cholesterin)
- Diabetes mellitus
- Bewegungsmangel, Adipositas
- Erhöhtes Lipoprotein (a)
- Erhöhtes Homocystein

- Psychosoziale Faktoren (Stress, niedriger sozialer Status)
- Chronische Niereninsuffizienz

Konstitutionelle Faktoren
Dazu kommen konstitutionelle, also nicht beeinflussbare Risikofaktoren, wie die genetische Prädisposition, das Alter oder Geschlecht. Bei Männern steigt das Risiko bereits zwischen dem 30. und 60. Lebensjahr auf das Sechsfache. Bei Frauen steigt das Risiko dagegen erst nach der Menopause sprunghaft an.

Weitere Ursachen der Koronarinsuffizienz

Nichtatheromatöse Koronarerkrankungen

Selten können Anomalien oder andere Erkrankungen der Koronarien Ursache einer absoluten Koronarinsuffizienz sein:

- Thrombotischer Verschluss einer Koronararterie bei Koronarembolie
- Kawasaki-Syndrom: eine generalisierte Vaskulitis unbekannter Ätiologie
- Prinzmetal-Angina: spastische Angina mit Koronararterienspasmus
- Gefäßanomalien (sehr selten):
  - Abgang der LCA aus dem Truncus pulmonalis (Bland-White-Garland-Syndrom)
  - Koronararterienabgang aus dem kontralateralen Aortenklappensinus mit Verlauf zwischen der Aortenwurzel und dem Pulmonalarterienhauptstamm
  - Koronarfistel mit Verbindung zwischen einer Koronararterie und einer Herzhöhle, meist dem RA oder dem RV
  - Koronaratresie oder kongenitale Koronarstenose

Verminderter Perfusionsdruck

Bei folgenden zwei Erkrankungen nimmt der koronare Perfusionsdruck ab:

Aortenklappenstenose Unmittelbar **distal** der stenosierten Klappe und damit auch in den dort abgehenden Koronararterien fällt der Druck stark ab. Dadurch sinkt die Perfusion des Myokards. Der hohe intraventrikuläre Druck **vor** der Stenose führt außerdem zu einer hohen Wandspannung mit Anstieg des extravasalen Koronarwiderstands. Dies schränkt die Myokarddurchblutung zusätzlich ein.

Herzinsuffizienz Ebenso ist bei der Herzinsuffizienz durch die geringe Auswurfleistung des linken Ventrikels der Füllungsdruck in der Aorta und damit die Koronarperfusion reduziert. Gleichzeitig steigt die Wandspannung durch erhöhte enddiastolische Füllungsvolumina.

Verminderte Sauerstoffkapazität und verminderte Sauerstoffsättigung

Die Koronardurchblutung steigt sowohl bei vermindertem Sauerstoffgehalt des Blutes (z. B. bei schweren Anämien) als auch bei verminderter arterieller Sauerstoffsättigung (z. B. bei pulmonalen Ventilations-, Verteilungs- oder Diffusionsstörungen), die sog. Koronarreserve wird aktiviert. Gewährleistet diese reaktive Mehrdurchblutung die Sauerstoffversorgung des Myokards nicht mehr, liegt eine Koronarinsuffizienz vor.

Herzgewicht und Herzgröße

Ab einem sog. kritischen Herzgewicht von 500 g kommt es durch das Missverhältnis zwischen der hypertrophen Herzmuskelmasse und den Koronarlumina zu einer relativen Sauerstoffminderversorgung des Myokards. Eine Zunahme des Ventrikelradius (z. B. bei DCM; → Kap. 39) und die damit verbundene Zunahme der Wandspannung steigern den Energie- und Sauerstoffverbrauch des Ventrikels, bis die Koronarreserve ausgeschöpft ist.

Herzfrequenz und Kontraktilität

Eine Zunahme der Herzfrequenz schränkt vor allem die Diastolendauer und die diastolische Koronarperfusion stark ein. Außerdem steigern ein Anstieg der Herzfrequenz und eine Kontraktilitätszunahme den myokardialen Sauerstoffverbrauch zusätzlich, was bei prädisponierten Patienten zur Koronarinsuffizienz führen kann.

Klassifikation

Die koronare Herzerkrankung bezeichnet die beschriebenen pathologischen Vorgänge. Sie tritt klinisch in verschiedenen Erscheinungsformen auf, die entsprechend klassifiziert werden (→ Tab. 22.1).

Tab. 22.1 Klassifikation der koronaren Herzerkrankung

Koronare Herzerkrankung	Symptom	EKG	Herzenzyme erhöht
Chronisches Koronarsyndrom	Stabile Angina pectoris	Unauffällig, ggf. ST-Strecken-Senkungen oder T-Negativierung	
Akutes Koronarsyndrom	Instabile Angina pectoris	Gegebenenfalls ST-Strecken-Senkungen oder T-Negativierung	
• NSTEMI	• Akuter Thoraxschmerz	Gegebenenfalls ST-Strecken-Senkungen oder T-Negativierung	+
• STEMI	• Akuter Thoraxschmerz	ST-Strecken-Hebung	+

Klinik

Die charakteristische klinische Manifestation der passageren Koronarinsuffizienz bei chronischem Koronarsyndrom ist die Angina pectoris (AP). Sie tritt typischerweise in Stress-Situationen (körperlicher oder psychischer Natur) auf. Die stabile AP ist dadurch charakterisiert, dass sie ab einem gewissen Belastungsgrad immer und reproduzierbar auftritt. Die gebräuchlichste Klassifikation ist die der Canadian Cardiovascular Society (CCS, → Tab. 22.2):
Eine KHK kann jedoch auch über einen langen Zeitraum asymptomatisch bleiben, und sich erst in fortgeschrittenen Stadien klinisch manifestieren!

Schmerzlokalisation Viele Patienten geben einen **retrosternalen** Schmerz an, der linkslateralisiert oder bilateral in die Schultern und Arme und in Hals und Kinn ausstrahlt. Insbesondere bei Frauen ist die Schmerzlokalisation oftmals atypisch. Deshalb müssen auch Bauchschmerzen, die oberhalb des Bauchnabels lokalisiert sind, an ein pektanginöses Geschehen denken lassen.

Schmerzdauer Der AP-Schmerz besitzt Crescendo-Charakter: Er nimmt so lange an Intensität zu, bis der Patient die auslösende Belastung schließlich abbricht. Ein Sonderfall ist die sog. Walk-through-Angina, bei der der Schmerz bei anhaltender Belastung wieder abnimmt, nachdem er einige Minuten angedauert hat. Ursache scheint eine späte Eröffnung von Kollateralen zu sein, deren Ursache heute noch nicht verstanden ist.

Schmerzqualität Die Beschreibung des Schmerzes ist vom individuellen Schmerzerleben abhängig. Die meisten Patienten berichten von einem **brennenden oder dumpf-drückenden Schmerz** mit einem Engegefühl im Thorax (*lat.* angina = Enge).

Tab. 22.2 CCS-Klassifikation der stabilen AP [W320-001]

CCS-Grad	Definition
I	Keine AP bei alltäglichen Belastungen; AP-Beschwerden erst bei extrem starker oder langer Belastung
II	Geringe Beeinträchtigung durch AP-Beschwerden bei alltäglicher Belastung
III	Deutliche Beeinträchtigung durch AP-Beschwerden bei alltäglicher Belastung
IV	Starke AP-Beschwerden bei geringster Belastung und in Ruhe

> Ein andauernder pektanginöser Schmerz in Ruhe kann als Vorstufe zu einem akuten Infarktgeschehen gesehen werden.

Diagnostik bei Verdacht auf KHK

Anamnese

Neben genauem Erfragen der Schmerzqualität und -quantität geben auch die schmerzauslösenden Faktoren Hinweise auf das Vorliegen einer Angina pectoris:

- Typischerweise tritt Angina pectoris unter körperlicher Belastung (z. B. Wandern, Joggen, Radfahren) auf. Die Beschwerden können immer bei einer bestimmten Belastungsschwelle beginnen **(Fixed-threshold-Angina)** oder durch zusätzliche Faktoren (Wind, Kälte, Mahlzeiten) auch schon bei geringerer Belastung getriggert werden können (Variant-threshold-Angina).
- Kälte, Hitze und Feuchtigkeit finden sich immer wieder als Auslöser eines pektanginösen Geschehens.

Die individuellen Risikofaktoren sind gewissenhaft zu erfragen.

Körperliche Untersuchung

Eine KHK ist nicht an bestimmten morphologischen Veränderungen festzumachen. Allerdings gibt es Anhaltspunkte, die auf Risikofaktoren hinweisen und die Diagnose KHK wahrscheinlicher werden lassen:

- Übergewicht (BMI > 25)
- Ungünstige Hip-Waist-Ratio (dicker Bauch bei relativ schlanker Hüfte)
- Arterielle Hypertonie (> 140/90 mmHg)
- Xanthelasmen oder Arcus lipoides als Symptom einer Fettstoffwechselstörung
- Strömungsgeräusche über den Karotiden und reduzierte bzw. fehlende periphere Pulse bei arteriellen Durchblutungsstörungen

Labordiagnostik

Bestimmte Laborparameter sollten bei Verdacht auf KHK routinemäßig bestimmt werden, da sie Aufschluss über das Risikoprofil des Patienten geben:

- Kleines Blutbild
- Nüchternblutzucker, HbA_{1c}: Bei einem Nüchternblutzucker von mehr als 126 mg/dl oder von mehr als 200 mg/dl bei einer Gelegenheitsmessung liegt ein Diabetes mellitus vor.
- Blutfette: Gesamt-Cholesterin, LDL, HDL, Triglyzeride (→ Kap. 4)

EKG

> Ein normales Ruhe- oder Belastungs-EKG schließt eine KHK nicht aus!

Ruhe-EKG

Das EKG liefert diagnostisch und prognostisch wertvolle Hinweise, insbesondere wenn es während pektanginöser Beschwerden abgeleitet wird. Nur bei rund 20 % der Patienten treten in symptomfreien Intervallen in Ruhe ischämische EKG-Veränderungen auf. Charakteristisch für die KHK sind horizontale bzw. deszendierende **ST-Strecken-Senkungen** und/oder **T-Negativierungen.**

> Schenkelblöcke und Rhythmusstörungen können durch eine KHK verursacht sein.

Echokardiografie

Die Echokardiografie gibt Aufschluss über morphologische Ventrikelveränderungen und postischämische regionale Wandbewegungsstörungen.

Belastungsdiagnostik

Durch Ausschöpfung der Koronarreserve kann unter Ruhebedingungen selbst bei hochgradigen Stenosen (≤ 70 %) eine suffiziente Myokardperfusion erzielt werden. Unter Stressbedingungen ist die Perfusion dann allerdings nicht mehr ausreichend und die KHK wird symptomatisch. Basierend auf diesem Ansatz wurden verschiedene Untersuchungsmethoden entwickelt, um eine asymptomatische KHK zu detektieren. Hierzu wird die Belastung ergometrisch oder medikamentös hervorgerufen. Die Aussage des Tests ist bei maximaler Ausbelastung am validesten. Um den Grad der Belastung abzuschätzen, orientiert man sich an der Herzfrequenz.

> Als „ausbelastest“ gilt ein Patient, der eine Herzfrequenz von 220 minus Lebensalter erreicht.

Belastungsuntersuchungen/Stresstests werden angewandt, wenn eine KHK mit mittlerer Wahrscheinlichkeit vorliegt (Bayes-Theorie: Bei hoher KHK-Wahrscheinlichkeit erhält man nur die zu erwartenden positiven Ergometrieergebnisse; eine niedrige KHK-Wahrscheinlichkeit geht mit zu vielen falsch positiven Ergebnissen einher).

- **Belastungs-EKG:** Pathologisch sind horizontale oder deszendierende ST-Senkungen von mindestens 0,1 mV für mindestens 80 ms nach dem J-Punkt, aszendierende ST-Senkungen sind diagnostisch nicht verwertbar. ST-Hebungen ≥ 0,1 mV sind immer pathologisch und sprechen für eine komplett transmurale Ischämie. Falls signifikante ST-Streckenveränderungen, ventrikuläre Rhythmusstörungen, ein Blutdruckabfall oder typische Symptome auftreten, sollte die Belastung abgebrochen werden. Das Belastungs-EKG fällt leider oft falsch positiv aus, ebenso gibt es (z. B. bei Hauptstammstenosen) falsch negative Befunde. Limitiert ist das Verfahren auch dadurch, dass die Patienten aufgrund bestehender degenerativer Skeletterkrankungen nicht in der Lage sind, eine ergometrische Belastung durchzuführen. Diese Nachteile bewirken, dass in den Leitlinien der Durchführung bildgebender Stresstests der Vorzug gegeben wird.
- Myokardszintigrafie (→ Kap. 8)
- Stressechokardiografie (→ Kap. 7)
- **Kardio-MRT mit Adenosin-Belastung** (→ Kap. 9)

Kardio-CT

Ist die Symptomatik atypisch und die Belastungsdiagnostik ergibt keine eindeutigen Befunde, kann zunächst eine Kardio-CT-Untersuchung durchgeführt werden (→ Abb. 22.2, → Kap. 9). Bei sehr hohem Verkalkungsgrad ist das Kardio-CT nicht auswertbar (das Kontrastmittel ist dann wegen Kalk-Überlagerungen nicht mehr sichtbar bzw. Engstellen werden überschätzt: „Blooming“-Effekt). Daher wird es vor allem bei jüngeren Patienten zum Ausschluss einer KHK durchgeführt. Ausnahme ist das in wenigen Zentren verfügbare ultrahochauflösende Photon-Counting-CT, das auch bei hohem Verkalkungsgrad verwertbare Bilder liefert.

Herzkatheter

Mittels Koronarangiografie (→ Kap. 10) kann das Vorliegen einer KHK bestätigt oder ausgeschlossen werden. Besteht anhand der Diagnostik ein dringender Verdacht (hohe Vortestwahrscheinlichkeit) auf das Vorliegen einer KHK, ist die Koronarangiografie besonders effektiv, da bei Vorliegen von Stenosen die therapeutische Intervention (Dilatation und Stent-Implantation) direkt angeschlossen wird.

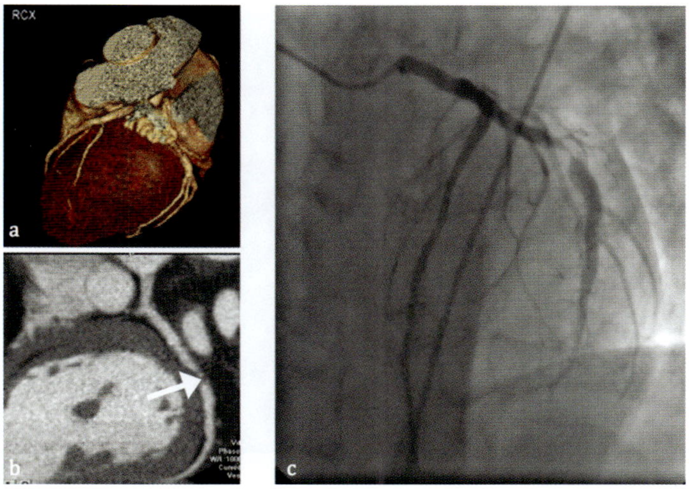

Abb. 22.2 RCX-Stenose. Im Kardio-CT wurde eine RCX-Stenose detektiert (a und b) und in der Koronarangiografie (c) bestätigt. [T573]

Therapie

Konservative Therapie

Verhaltensänderung und Vermeiden von Risikofaktoren

Patienten mit KHK müssen dringend dazu angehalten werden, ihre Lebensgewohnheiten zu ändern, um ein Voranschreiten der KHK zu verhindern. Die Betroffenen lernen den Umgang mit ihrer Erkrankung und wertvolle Verhaltensmaßnahmen.
Die Einschätzung pektanginöser Beschwerden wird geschult, um rechtzeitig bei instabiler Angina pectoris die Klinik aufzusuchen.

Reduktion der beeinflussbaren Risikofaktoren

- Die Patienten sollen angehalten werden, das Rauchen aufzugeben.
- Eine bestehende Dyslipidämie soll durch Ernährungsumstellung und medikamentöse Therapie behandelt werden (Ziel-LDL-Wert < 55 mg/d).
- Liegt ein arterieller Hypertonus vor, soll dieser medikamentös eingestellt werden.
- Bei Diabetes mellitus soll eine Therapie eingeleitet werden bzw. die bisherige medikamentöse Therapie kritisch überprüft werden (Ziel-HbA1c < 7 %).
- Empfohlen wird eine regelmäßige körperliche Betätigung (vier- bis fünfmal pro Woche je mindestens 45 min Ausdauersport und zwei- bis dreimal pro Woche muskelkräftigende Übungen).

Symptomatische Therapie des akuten Anfalls

Kurzwirksame Nitrate

Für den akuten Anfall erhalten die Patienten ein kurzwirksames Nitropräparat. Es setzt Stickoxid (NO) frei und verschafft dem Patienten innerhalb weniger Minuten Linderung.

> Eine Nitrat-Therapie bei KHK ist immer symptomatisch. Nitrate haben keinen positiven oder negativen Einfluss auf die Prognose der KHK.

Wirkmechanismus

NO ist der wichtigste bekannte Vasodilatator. Es hemmt die Kalziumfreisetzung aus dem endoplasmatischen Retikulum und damit die elektromechanische Kopplung. Durch Dilatation der pulmonalen und mesenterialen postkapillaren Kapazitätsgefäße erfolgt ein venöses Pooling, was zu einer Umverteilung des zirkulierenden Blutvolumens mit Abnahme der Vorlast führt.
Daraus resultieren eine Verminderung des myokardialen Sauerstoffverbrauchs und eine Senkung des extravasalen Koronarwiderstands mit verbesserter Koronarperfusion. Zusätzlich dilatieren NO-Donatoren große Koronargefäße, was die Perfusion im Bereich partieller Stenosen weiter verbessert.

> NO-Donatoren senken den Tonus der arteriellen Widerstandsgefäße nicht! Ein Coronary-steal-Phänomen tritt daher nicht auf, vielmehr wird die Perfusion ischämischer Areale über Kollateralen noch verbessert.

Insgesamt zeigen NO-Donatoren eine starke Selektivität für große Gefäße. Der leichte Blutdruckabfall unter NO-Therapie wird auf eine Dilatation der Aorta mit Vergrößerung der Kapazität des Windkessels zurückgeführt; diese Änderung der Hämodynamik trägt ebenfalls zur antianginösen Wirkung der NO-Donatoren bei.
Leitsubstanz Glyzeroltrinitrat.

Medikamentöse Dauertherapie

Die medikamentöse Dauertherapie der KHK verfolgt das Ziel, durch Senkung des Koronargefäßtonus und Verlängerung der Diastole die Koronarperfusion zu verbessern. Parallel dazu wird der Sauerstoffbedarf des Herzens durch Senkung von Nachlast, Herzfrequenz und Kontraktilität gesenkt. Zusätzlich wird das Risiko thromboembolischer Ereignisse verringert.

Thrombozytenaggregationshemmer

Acetylsalicylsäure (ASS, → Kap. 18) wird zur Prävention thromboembolischer Ereignisse eingesetzt. Sie senkt die Wahrscheinlichkeit kardiovaskulärer Ereignisse und die Mortalität um 20–30 %.

Betablocker

Wichtigster Bestandteil der medikamentösen Therapie der KHK mit linksventrikulärer Dysfunktion sind Betablocker. Sie senken den Sauerstoffverbrauch des Herzens insbesondere durch ihre negativ dromo-, chrono- und inotrope Wirkung und wirken daher antianginös (→ Kap. 13).

> Betablocker sollten – sofern keine Kontraindikationen bestehen – bei jedem Patienten mit KHK und linksventrikulärer Dysfunktion (EF < 40 %) verschrieben werden.

ACE-Hemmer

ACE-Hemmer senken die Nachlast (→ Kap. 14). Sie haben zwar keinen lindernden Einfluss auf pektanginöse Beschwerden, verbessern jedoch die Prognose bei Patienten mit KHK und eingeschränkter systolischer linksventrikulärer Funktion deutlich. Das Ischämierisiko sinkt.

> ACE-Hemmer verbessern die Prognose bei KHK und sollten – sofern keine Kontraindikationen bestehen – bei jedem Patienten mit KHK und linksventrikulärer Dysfunktion (EF < 40 %) verschrieben werden.

Statine

Hohe LDL-Spiegel stellen den wichtigsten Risikofaktor der KHK dar. Da die meisten Patienten die Werte allein durch Ernährung und Sport nicht in den Zielbereich (LDL < 55 mg/dl) absenken können, werden unterstützend Cholesterinsenker (→ Kap. 17) zu Ernährungsumstellung und Sport verschrieben, um die Werte zu normalisieren. Über ihren Einfluss auf Endothelfunktion und Mikrozirkulation sowie durch ihre antiinflammatorische Wirkung wirken sie zudem antiischämisch und verbessern die Prognose von KHK-Patienten.

Langwirksame Nitrate

Nitrate wirken rein symptomatisch und verbessern die Prognose des Patienten nicht! Über die Dilatation der Koronarien senken sie die Vorlast und sollen der Entstehung von AP-Anfällen vorbeugen und die Angina-freie Belastbarkeit verbessern.

Man geht davon aus, dass durch eine suffiziente medikamentöse Therapie eine Langzeittherapie mit Nitraten meist vermieden werden kann. Bei hoher Anfallshäufigkeit wird jedoch manchmal eine Dauertherapie mit langwirksamen Nitraten verschrieben. Typische Nebenwirkung der Nitrat-Therapie ist der **Nitratkopfschmerz.** Darüber hinaus berichten Patienten von Schwindel, Flush und orthostatischer Dysregulation. Hohe Nitratdosen können zu starkem Blutdruckabfall mit Reflextachykardie führen.

Nitrattoleranz: Konstant hohe Nitrat-Plasmaspiegel führen bereits nach einigen Stunden zu einer Wirkungsabschwächung (Tachyphylaxie), die sich bis heute noch nicht mit abschließender Sicherheit erklärt ist. Man vermutet, dass ein dauerhaft hoher NO-Spiegel zur Bildung von Superoxid-Radikal-Anionen (O_2^-) in der Gefäßwand führt, die das NO inaktivieren. Eine andere Theorie erklärt die Tachyphylaxie durch eine Erschöpfung der endogenen Thiol-Reserven, die für die enzymatische NO-Freisetzung benötigt werden. Präventiv wird ein nitratfreies Intervall (zumeist nachts) eingehalten, um die Entwicklung einer Nitrattoleranz zu verhindern. Alternativ kann Molsidomin verabreicht werden, bei dem keine Toleranzentwicklung beobachtet wird.

Leitsubstanzen Isosorbidmononitrat (ISMN), Isosorbiddinitrat (ISDN), Molsidomin.

> Nitrate sind bei hochgradiger Aortenklappenstenose kontraindiziert!

Ronolazin

Ranolazin wird als Mittel der 2. Wahl (nach Betablocker) zur Therapie der stabilen Angina pectoris eingesetzt. Es senkt den intramyokard-zellulären Kalzium-Overload durch Blockade des Natriumeinstroms und erleichtert dadurch die Myokardrelaxation, was den Sauerstoffverbrauch reduziert.

Revaskularisation

Werden im Rahmen einer invasiven Koronardiagnostik relevante Stenosen der Koronargefäße detektiert, ist eine Revaskularisation anzustreben (→ Abb. 22.3 und → Abb. 22.4).

In der Regel ist eine **Katheterintervention** mittels PTCA/Stenting (→ Kap. 10) direkt im Anschluss an die Katheterdiagnostik anzustreben („prima-vista"). Sind die Stenosen interventionell jedoch nur schwer zugänglich oder liegt bereits eine fortgeschrittene Mehrgefäßerkrankung oder eine Hauptstammbeteiligung vor, ist eine **operative Myokardrevaskularisation** (→ Kap. 24) zu erwägen.

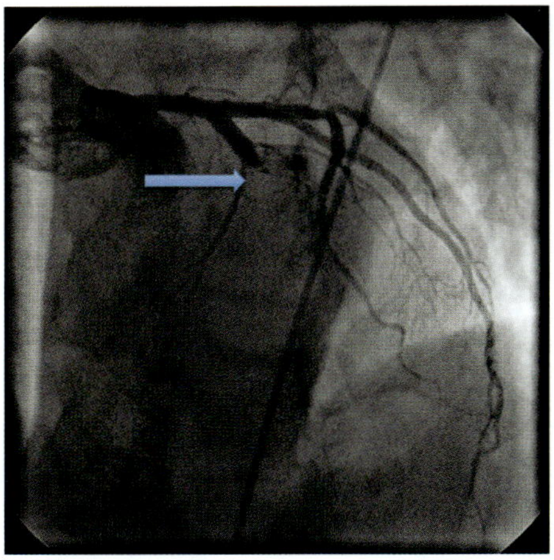

Abb. 22.3 Verschluss der LAD (*Left anterior descending*) (Pfeil) in der Koronarangiografie [T573]

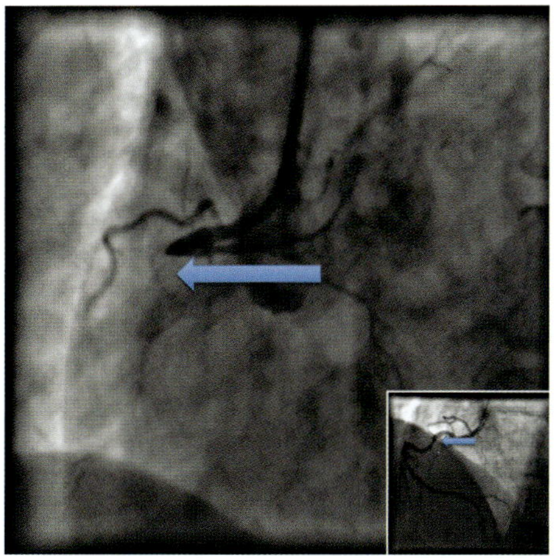

Abb. 22.4 Verschluss der RCA (*Right coronary artery*) (Pfeil) in der Koronarangiografie. Zum Vergleich zeigt das kleine Bild die RCA, hier weist sie nur starke Wandunregelmäßigkeiten auf. [T573]

Zusammenfassung

- Durch Koronarstenosen entsteht eine Koronarinsuffizienz, d. h. ein Missverhältnis zwischen Sauerstoffangebot und Sauerstoffbedarf.
- Risikofaktoren: Rauchen, Hypercholesterinämie, familiäre Disposition, Diabetes mellitus.
- Belastungsuntersuchungen ermöglichen die Demaskierung einer relativen Koronarinsuffizienz.
- In der Herzkatheteruntersuchung werden mittels Koronarangiografie der Nachweis sowie die Lokalisation und Klassifikation von Koronarstenosen geführt. Eine invasive Therapie (Stenting) ist in derselben Sitzung möglich.
- In der medikamentösen Therapie werden folgende Substanzgruppen eingesetzt: Thrombozytenaggregationshemmer, Betablocker, ACE-Hemmer, Statine, Nitrate.

23 Akutes Koronarsyndrom

Beim akuten Koronarsyndrom (ACS) stehen klinisch Brustschmerzen im Vordergrund. Je nach EKG wird unterschieden in ACS mit (= STEMI) oder ohne ST-Strecken-Hebung (= NSTEMI und instabile Angina pectoris). Nicht nur Koronarplaques können den myokardialen Zelluntergang bewirken (= ACS Typ 1), sondern auch eine Vielzahl anderer zu einer Imbalance zwischen Sauerstoff-Angebot und - Bedarf führende Zustände. Der ACS Typ 2 beinhaltet diesen Pathomechanismus. Tachykardien, hypertensiver Notfall, Sepsis, Koronarspasmen oder -dissektion sind einige Beispiele.

Pathophysiologie des ACS Typ 1

Die pathologischen Prozesse, die zur Plaquebildung mit Koronarstenose führen, wurden bereits erläutert (→ Kap. 22). An der Entstehung einer instabilen Plaque sind neben mechanischen auch entzündliche Faktoren beteiligt. Kommt es durch eine mechanische Überbelastung (z. B. Koronarspasmus), durch eine Einblutung oder entzündliche Prozesse zur Ruptur der fibrösen Deckplatte einer Plaque oder zur Erosion der Gefäßintima, gerät der Schutzmechanismus des Endothels aus dem Gleichgewicht. Durch Freilegung subendothelialer Strukturen werden sowohl die extrinsische als auch die intrinsische Gerinnungskaskade aktiviert – es bildet sich ein Thrombus, an den sich Thrombozyten und Leukozyten anlagern können und das Gefäß verschließen. Durch das unkoordinierte Zusammenspiel verschiedener Faktoren unterliegt dieser Thrombus einem unkontrollierten Umbau mit wechselnder Morphologie und Größe. Löst sich der Thrombus im Zuge seines Umbaus vom Endothel, kann es durch Embolisation distaler Gefäßäste zu Mikroinfarkten kommen.

Instabile Angina pectoris (AP) und NSTEMI Ist das Lumen nicht komplett verschlossen und deshalb noch eine minimale Restperfusion erhalten, äußert sich das als instabile AP.

STEMI: Myokardinfarkt mit ST-Strecken-Hebung Ist der Verschluss komplett und hält die Ischämie eine gewisse Zeit an, handelt es sich um eine absolute Koronarinsuffizienz. Es entsteht eine Koagulationsnekrose des dem Verschluss nachgeschalteten Myokards. Die beiden Krankheitsbilder sind klinisch nicht sicher voneinander abzugrenzen. Deshalb werden sie zum **akuten Koronarsyndrom** zusammengefasst und gemeinsame diagnostische und therapeutische Vorgehensweisen festgelegt.

Pathologie des Infarktgeschehens

Frühe Ischämie

Bei einer absoluten Ischämie sind schon nach 10 min elektronenmikroskopisch morphologische Veränderungen des Myokards zu erkennen. Die oxidative Energiegewinnung ist unterbrochen, der ATP-Spiegel sinkt und der Stoffwechsel wird auf anaerobe Glykolyse umgestellt.

Das Elektrolytmilieu der Zelle wird gestört, weil die ATP-abhängigen Ionenpumpen, die das Membranpotenzial aufrechterhalten und die intrazelluläre Ionenkonzentration regulieren, versagen. Die Zelle verarmt an Kalium und häuft intrazellulär Kalzium an. Korrelat im EKG sind die typischerweise auftretenden frühen ST-Veränderungen.

> Das veränderte Membranpotenzial begünstigt die Entstehung von Kammerflimmern.

Durch den Ausfall des betroffenen Areals sinkt die Kontraktionskraft des Herzens. Nach etwa 30 min ist das Myokard durch die osmotische Überladung durch Stoffwechselprodukte und die Ionenverschiebungen irreversibel geschädigt.

Nekrose

Nach etwa 5 h treten durch die Koagulationsnekrose erste morphologische Veränderungen der Myofibrillen auf. Durch Ausfall zellulärer Transporter kommt es zum intrazellulären Ödem mit Ruptur des Sarkolemms. Über die gestörte Membran können lysosomale und mitochondriale Enzyme ins Serum übertreten. Nach etwa 24 h wandern Entzündungszellen aus dem Randsaum in das Nekroseareal ein. Zu diesem Zeitpunkt ist der Infarkt auch makroskopisch als lehmfarbene Nekrose sichtbar.

Vernarbung

Ab etwa dem 4. Tag bildet sich im infarzierten Areal Granulationsgewebe. Vom Infarktrand sprossen Gefäße in die Nekrose ein. Neutrophile Granulozyten und Makrophagen wandern ins irreversibel geschädigte Myokard ein, die Koagulationsnekrose wird von den Makrophagen phagozytiert. Nach etwa 6 Wochen ist die Nekrose durch kollagenes Bindegewebe ersetzt, makroskopisch ist ein vernarbtes Areal erkennbar.

Schon in der Frühphase beginnen Umbauvorgänge im gesamten Ventrikel (Remodeling). Das übrige Myokard muss die Funktion des vernarbten Areals ersetzen und hypertrophiert.

Reperfusion

Eine therapeutische Reperfusion kann im Myokard weitere Schädigungen hervorrufen, man spricht vom Reperfusionstrauma. Es äußert sich klinisch durch ventrikuläre Arrhythmien oder eine vorübergehende Lähmung des Myokards („stunning").

Klassifikation

Die Lokalisation des Infarktareals ist abhängig von der **Lokalisation des Gefäßverschlusses** und vom **Versorgungstyp** des Patienten (→ Kap. 1). Myokardinfarkte sind fast immer im linken Ventrikel lokalisiert.

- **Vorderwandinfarkte** sind zumeist verursacht durch einen Verschluss des proximalen RIVA (LAD). Der Infarkt erstreckt sich auf Vorderwand und Kammerseptum.
- **Hinterwandinfarkte** entstehen beim proximalen Verschluss der RCA. Meist ist auch das basisnahe Myokard mitbetroffen.
- **Seitenwandinfarkte** sind das Resultat eines Verschlusses des RCX.
- **Rechtsherzinfarkt:** seltene (< 3 %) Infarktform, die eine massive Abnahme des HZV mit arterieller Hypotonie verursacht. Sie wird meist durch einen Verschluss der RCA ausgelöst. Ziel der Therapie ist die Vorlasterhöhung des linken Ventrikels. Dies erreicht man durch Hochlagerung der Füße des Patienten, durch Reduktion einer diuretischen Medikation sowie durch Volumengabe.

> Im Gegensatz zu anderen Infarktformen ist die vorsichtige Volumengabe zur Erhöhung der rechts- und linksventrikulären Vordehnung beim Rechtsherzinfarkt unbedingt notwendig!

Die Größe des infarzierten Areals ist von der Lokalisation des Gefäßverschlusses und der ausgebildeten Kollateralversorgung abhängig. Man unterscheidet je nach Tiefenausdehnung folgende Typen:

STEMI Dem transmuralen Infarkt liegt ein Verschluss eines oder mehrerer Koronargefäße zugrunde. Er beginnt subendokardial und dehnt sich über alle drei Wandschichten aus (≥ 50 % der Ventrikelwanddicke). Dies äußert sich im EKG im zeitlichen Verlauf als Pardee-Q. Initial treten die typischen ST-Hebungen auf (STEMI, *engl.* ST-elevation myocardial infarction) (→ Abb. 23.1).

NSTEMI Die Mehrzahl der Infarkte (ca. 60 %) sind nicht transmural. Betroffen sind nur die sog. „letzten Wiesen" im inneren Drittel der Ventrikelwand. Es treten keine charakteristischen ST-Hebungen auf (NSTEMI, *engl.* non-ST-elevation myocardial infarction). Nach dem NSTEMI ist im Allgemeinen

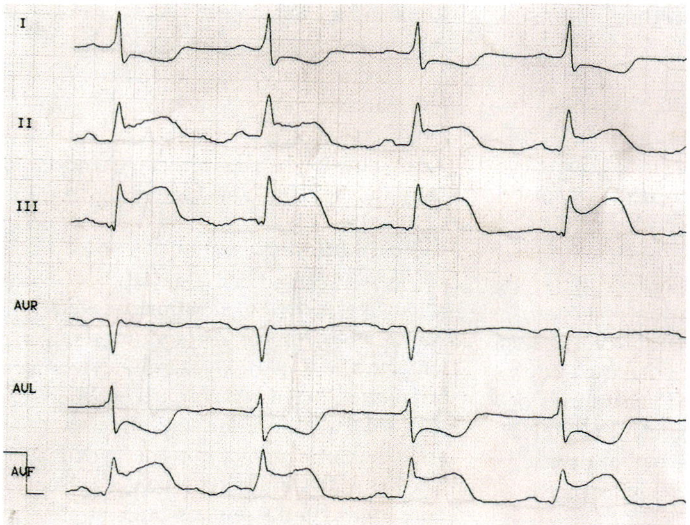

Abb. 23.1 EKG mit ST-Hebungen in den Ableitungen II, III, aVF, spiegelbildliche ST-Senkungen in I und aVL [T573]

die linksventrikuläre Funktion weniger beeinträchtigt. Trotzdem muss eine koronarangiografische Abklärung erfolgen. Auch ein **transmuraler** Infarkt, der aufgrund der Nichtdarstellbarkeit des betroffenen Areals im EKG **„stumm"** verläuft (typischerweise „echter" posteriorer Infarkt, z. B. bei RCX-Verschluss) verursacht einen NSTEMI.

Klinik

Instabile AP

Das Beschwerdebild des Präinfarktsyndroms (NSTEMI; instabile AP) unterscheidet sich von dem der stabilen AP (→ Kap. 22). Besonders signifikant sind die Unterschiede, was den Zeitpunkt des Auftretens und die Dauer der Beschwerden angeht. Die Beschwerdefrequenz und -dauer ist zunehmend und tritt auch **unabhängig von körperlicher Belastung** auf.

- In 80 % der Fälle handelt es sich um eine **Ruhe-Angina** (CCS IV, → Kap. 22), die länger als 20 min andauert.
- In 10 % der Fälle stellen sich Patienten vor, die ohne jegliche vorausgehende Beschwerden eine **De-novo-Angina** der Klasse CCS III oder IV erfahren.
- Bei weiteren 10 % handelt es sich um eine deutliche Zunahme pektanginöser Beschwerden **(Crescendo-Angina)** bei zuvor stabiler Angina pectoris.

Oftmals klagen die Patienten über **uncharakteristische Beschwerden** wie ein epigastrisches Brennen oder atemabhängige Schmerzen. Das muss insbesondere bei Frauen, sehr jungen und sehr alten Patienten bedacht werden.

Myokardinfarkt

- Leitsymptom ist der **massive retrosternale Brustschmerz,** der bis in den linken Arm oder den Unterkiefer ausstrahlt und häufig mit einem Gefühl der **Vernichtungs- oder Todesangst** beim Patienten verbunden ist. Es handelt sich um einen Druckschmerz, der manchmal als brennend geschildert wird und weder atemabhängig noch durch Druck auf den Thorax auslösbar ist.
- Rund 50 % der Patienten leiden unter einer leichten bis massiven Dyspnoe.
- Die Patienten können die typischen Zeichen einer **akuten Links-** und **Rechtsherzinsuffizienz** (→ Kap. 47) zeigen.
- Rund 30 % der Patienten haben gastrointestinale Beschwerden wie Übelkeit, Erbrechen, Diarrhöen und Meteorismus.
- Beim Hinterwandinfarkt klagen die Patienten über atypische Schmerzen im Bauch und im Rücken. Differenzialdiagnostisch ist eine Dissektion der Aorta thoracalis auszuschließen.
- Bis zu 25 % der Infarktpatienten, insbesondere Frauen, Ältere und Diabetiker, zeigen ein atypisches Schmerzgeschehen (Magenschmerzen, Müdigkeit) oder sind gänzlich asymptomatisch. Symptome einer zerebralen Sauerstoffminderversorgung (Verwirrtheit, Schwindel, Synkope) können im Vordergrund stehen.

Diagnostik

Anamnese

- Sind bereits abgelaufene Infarkte bekannt?
- Seit wann dauern die Schmerzen an (länger als 20 min, Crescendo-Schmerz)? Zu welcher Tageszeit haben sie begonnen?
- Gab es ein auslösendes Ereignis (psychische oder physische Belastung)?
- Wird der Schmerz beim Einatmen stärker (Differenzialdiagnose: Lungenembolie)?
- Ist hoher Blutdruck oder eine Dilatation der Aorta bekannt, liegt ein marfanoider Körperbau-Typ vor (Differenzialdiagnose: Aortendissektion)?

Die Infarktrate ist in den frühen Morgenstunden am höchsten.

Körperliche Untersuchung

Die körperliche Untersuchung liefert beim Myokardinfarkt meist nur unspezifische Hinweise. Zumeist ist der Patient kaltschweißig, ängstlich und unruhig.

Systolikum Ein neu aufgetretenes Systolikum kann auf eine Mitralinsuffizienz durch Papillarmuskeldysfunktion hinweisen. Manchmal ist ein 3. oder 4. Herzton auskultierbar.

Perikardreiben Perikardreiben mit einem p. m. im 4.–6. ICR ist ein charakteristischer Hinweis auf eine Pericarditis epistenocardiaca und damit das Vorliegen eines Myokardinfarkts. Allerdings tritt es erst 2–4 Tage nach Beschwerdebeginn auf und ist dann nur für einige Stunden zu hören.

Labordiagnostik

Zur sicheren Diagnose eines Myokardinfarkts bedarf es der Bestimmung gewisser Laborparameter. Es handelt sich dabei um zelluläre Enzyme, die infolge der andauernden Hypoxie und der daraus resultierend gestörten Membranintegrität ins Blut freigesetzt werden (→ Abb. 23.2). Die Höhe der Enzyme korreliert mit der Infarktgröße. Bei negativen Serum-Nekrosemarkern ist, je nach verwendetem Test, nach 1–3 h eine Kontrolle indiziert, um „noch" falsch negative Ergebnisse auszuschließen.

Troponin Die kardialen Troponin-Isoenzyme I und T (→ Kap. 4) sind hochspezifisch für einen Kardiomyozytenschaden und werden in allen Leitlinien als primär zu bestimmender Biomarker empfohlen. **Hochsensitive Troponine** sind bereits nach 1 h im Serum nachweisbar und erreichen ein

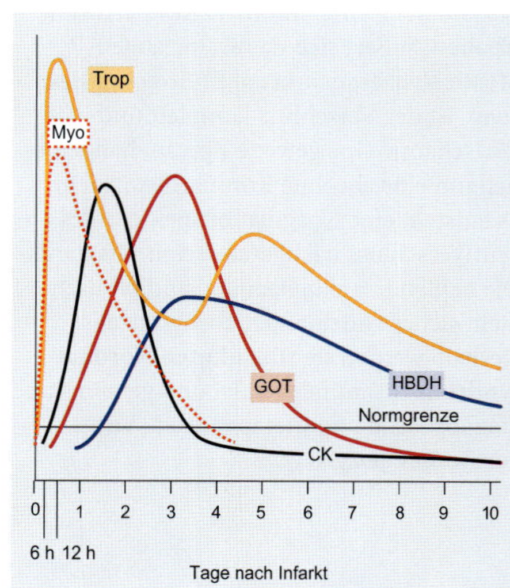

Abb. 23.2 Herzenzymverlauf nach Myokardinfarkt [L157]

erstes Konzentrationsmaximum nach 12–48 h. Troponin ist bis zu 14 Tage nach Infarkt im Serum bestimmbar. Zu beachten ist, dass der Troponin-Wert auch bei Nichtmyokardinfarkt bedingtem Zelluntergang (Trauma, Sepsis, Myokarditis) oder bei chronischer Niereninsuffizienz erhöht sein kann.

Kreatinkinase CK_{gesamt} und CK-MB (→ Kap. 4) überschreiten nach einem Myokardinfarkt innerhalb von 4–8 h den Normwert. Nach rund 21 h erreicht die CK-Aktivität ihr Maximum und ist insgesamt für ca. 2–3 Tage im Serum nachweisbar. Macht die Aktivität der CK-MB ≥ 6 % der Aktivität der Gesamt-CK aus, ist mit an Sicherheit grenzender Wahrscheinlichkeit von einem Infarktgeschehen auszugehen.

> Die Serum-CK-Konzentration und das Serum-Myoglobin können aufgrund skelettmuskulärer Traumen wie durch eine Reanimation pathologisch erhöht sein. Der bevorzugte Diagnosemarker für einen Myokardschaden ist das hochsensitive Troponin!

EKG

> ST-Hebungen und Pardee-Q sind die charakteristischsten EKG-Veränderungen bei Myokardinfarkt.

Ein EKG sollte bei jedem Patienten mit Verdacht auf ein akutes Koronarsyndrom oder Myokardinfarkt schnellstmöglich (innerhalb von 10 min nach dem ersten medizinischen Kontakt) angefertigt werden.

Phasenhafter Verlauf der EKG-Veränderungen Die charakteristischen EKG- Veränderungen gehen den serologischen um Stunden voraus und nehmen meist einen stadienhaften Verlauf (→ Abb. 23.3). In der Frühphase sind nur in 60–70 % der Fälle infarkttypische Veränderungen im EKG nachweisbar.

Initialstadium

- **Erstickungs-T:** Die T-Welle ist als Zeichen der akuten Ischämie stark erhöht. Da es sich um eine kurze und frühe Veränderung handelt, ist sie in der Klinik meist schon nicht mehr nachweisbar.
- **ST-Hebung:** Als signifikante ST-Hebung wird eine Elevation der ST-Strecke über die isoelektrische Linie um ≥ 1 mm in mindestens zwei benachbarten Ableitungen – Ausnahme: $V_2/_3$; hier gilt: Männer ≥ 0,2 mm (< 40 Jahre: ≥ 0,25 mm), Frauen ≥ 0,15 mm – bezeichnet. „Benachbart" meint in diesem Zusammenhang bei den Extremitätenableitungen, dass diese in annähernd dieselbe Richtung zeigen (z. B. I und aVL).

Initial-stadium	Beträchtliche T-Überhöhung *(Erstickungs-T);* meist bei Klinikeinweisung nicht mehr nachweisbar	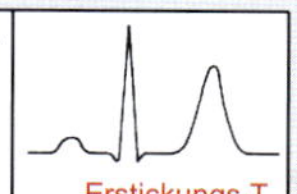
Stadium I (frisches Stadium)	ST-Hebung mit Abgang aus dem absteigenden QRS-Schenkel, evtl. in den gegenüberliegenden Ableitungen spiegelbildliche Senkung	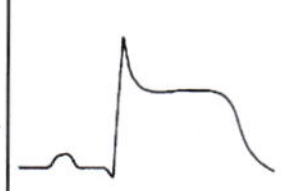
Zwischen-stadium	ST-Hebung, Auftreten pathologisch tiefer Q-Zacken, evtl. R-Verlust, terminal spitznegative T-Welle. ST-Hebung > 6 Wo.: an Aneurysma denken!	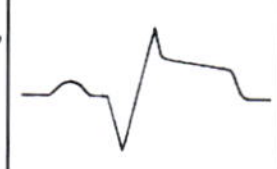
Stadium II (Folge-stadium)	Rückbildung der ST-Hebung, T-Welle wird tiefer, spitzer, evtl. Aufbau einer kleinen R-Zacke, pathologische Q-Zacke persistiert *(Pardee-Q)*	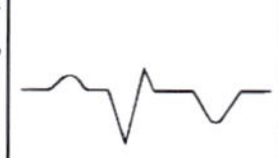
Stadium III (End-stadium)	Pathologische Q-Zacke, ST-Hebung nicht mehr nachweisbar, T-Welle positiv, R-Zacke nimmt wieder an Höhe zu	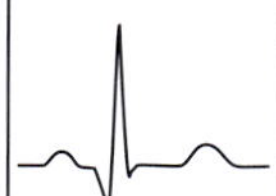

Abb. 23.3 Stadien des Myokardinfarkts im EKG [L157]

Die ST-Hebung ist durch einen Verletzungsstrom verursacht und weist in Richtung der Ableitungen, die über dem infarzierten Areal liegen. Bei unkompliziertem Verlauf bildet sich die ST-Hebung innerhalb von 6–10 Tagen zurück.

Zwischenstadium

- Rückbildung der ST-Strecken-Hebung
- **T-Negativierung:** Durch Reparationsvorgänge ist die Repolarisation des Myokards gestört und dadurch die T-Welle atypisch verformt. Dies tritt nach einigen Stunden bis Tagen auf und kennzeichnet den Beginn des subakuten Stadiums.
- **R-Verlust/-Reduktion:** Durch die Nekrose ist das Myokard nicht mehr depolarisierbar. Die Vektoren der elektrischen Erregung weisen vom Nekroseareal weg, was sich in den direkt am Infarkt liegenden Ableitungen als Verlust oder Verkleinerung der R-Zacke äußert.

Endstadium

- **Pardee-Q:** Es handelt sich um eine pathologische Q-Zacke, die länger als 0,04 s ist und deren Amplitude mindestens ein Viertel der R-Zacke beträgt. Sie kann in den Ableitungen nachgewiesen werden, die auf das infarzierte Areal zeigen (z. B. in II, III und aVF bei einem inferioren Infarkt).
- Persistierende/r R-Verlust/-Reduktion
- Rückbildung bzw. Negativierung der T-Welle

Das EKG liefert auch wertvolle Hinweise auf Lokalisation und Ausmaß der Ischämie und das Stadium des Myokardinfarkts.

Infarktgröße Infarkttypische ST-Hebungen können von gegensinnigen Veränderungen auf gegenüberliegenden Wandabschnitten begleitet werden, was auf eine ausgedehnte Nekrose mit schlechter Prognose hinweist. Beim ausgedehnten Hinterwandinfarkt z. B. gehen ST-Hebungen in II, III, aVF mit ST-Senkungen in I und aVL einher.

Infarktlokalisation Die Ausprägung der Infarktzeichen in den unterschiedlichen EKG-Ableitungen ermöglicht eine grobe Lokalisation des Infarkts:

- Septal: V_1, V_2
- Anterior: V_2–V_5
- Lateral: I, aV_L, V_6
- Inferior: II, III, aVF
- Posterior: generell oft „stumm" im 12-Kanal-EKG, am ehesten noch V_5–V_6, V_7–V_9
- Rechtsventrikulär: V_3, V_4

> Der inferiore Hinterwandinfarkt ist in den Ableitungen II, III und aVF zu erkennen.

Therapie

Die Therapie des Myokardinfarkts mündet in einer Koronarangiografie. Bereits bei Verdacht auf ACS wird – z. B. durch den Notarzt oder den Arzt in der Notaufnahme – eine Basistherapie eingeleitet, um die Bedingungen für den Patienten zu optimieren.

> Noch immer sterben in Deutschland jährlich etwa 50.000 Menschen an einem Herzinfarkt.

Basistherapie

- Der Patient sollte in Oberkörperhochlage gelagert und beengende Kleidungsstücke (Hemd mit engem Kragen, Krawatte) sollten entfernt werden.
- Der Patient benötigt einen peripher-venösen Zugang und wird an ein EKG-Monitoring sowie eine RR-Überwachung (z. B. automatische Messung alle 5 min) angeschlossen.
- **Analgosedierung:** Die schmerzbedingte (Todes-)angst beim Myokardinfarkt stellt eine Stressreaktion mit dadurch erhöhtem Sauerstoffbedarf des Herzens dar. Morphin beseitigt zum einen den Schmerz als auslösenden Stimulus und erniedrigt zudem den Sympathikotonus bei gleichzeitiger Vagusaktivierung. Darüber hinaus wirkt es vasodilatativ auf Arterien und Venen.
- **Duale Thrombozytenaggregationshemmung:**
  - **ASS:** So früh wie möglich müssen dem Patienten 75–250 mg ASS i. v. oder oral verabreicht werden.

– **$P2Y_{12}$-Inhibitoren** in Loading Dosis (Ticagrelor, Prasugrel oder Clopidogrel) sollen nur nach Rücksprache mit den interventionellen Kardiologen gegeben werden.

- **Heparin:** Zur Prävention weiteren Thrombuswachstums wird Heparin verabreicht (→ Kap. 18).
- **Sauerstoffzufuhr:** Über eine Nasensonde wird das Blut des Patienten oxygeniert, aber nur wenn die Sauerstoff-Sättigung < 90 % misst (2 l/min).
- **NO-Donatoren:** Nitroglyzerine verbessern die Koronarperfusion über eine Dilatation der Gefäße und Senkung der Nachlast (→ Kap. 22). Eine Nitrogabe birgt immer das Risiko einer generalisierten Hypotonie bis hin zum beginnenden kardiogenen Schock und sollte deswegen nur unter engmaschigen RR-Kontrollen und nur bei eher hohem Blutdruck erfolgen.
- **Betablocker:** Betablocker senken den myokardialen Sauerstoffverbrauch und verbessern die Ökonomie der Herzarbeit. Aufgrund des negativ inotropen Effekts und der RR-Senkung sollten sie nur bei blutdruckstabilen Patienten gegeben werden.

Akutrevaskularisation

Um irreversible Myokardschäden zu verhindern oder zumindest einzugrenzen, ist eine schnellstmögliche Revaskularisation mittels Ballondilatation und antiproliferativ beschichteter Stents (Drug eluting stent, DES) anzustreben. Ein eventuell vorhandener intrakoronarer Thrombus kann durch Aspiration vor der Stentimplantation entfernt werden (→ Abb. 23.4). Hier gilt das Prinzip „Time is muscle". Deswegen wird in der Notfallsituation die Linksherzkatheterdiagnostik nach dem in → Kapitel 10 beschriebenen Ablauf durchgeführt, ohne die im elektiven Rahmen mögliche vorbereitende Diagnostik.

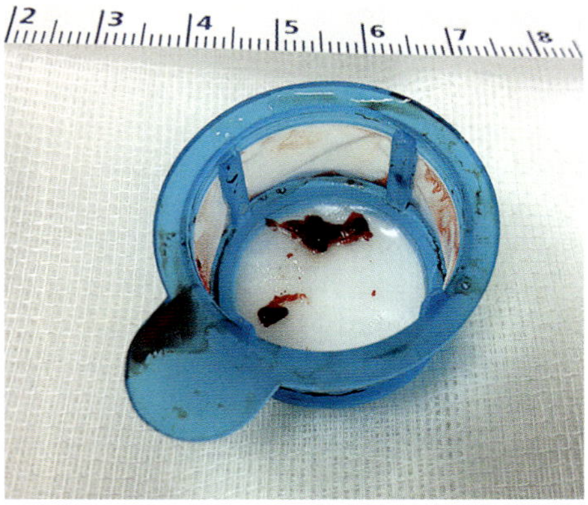

Abb. 23.4 Mittels Aspiration entfernter Thrombus aus einem Infarktgefäß [M584]

Anzustreben ist, dass der Patient vom Notarzt ohne Umwege direkt ins Herzkatheterlabor verbracht wird, was einer Zeitersparnis von ca. 20 min entspricht. Innerhalb von 60 min ab Diagnosestellung (optimalerweise bereits im Rettungsdienst anhand des EKGs) sollte die verschlossene Koronararterie reperfundiert sein.
Dies setzt eine optimale Kommunikation zwischen Notarzt, Leitstelle und aufnehmender Klinik voraus. In vielen Regionen können die Notärzte vorab ein 12-Kanal-EKG per Telemetrie übermitteln.
Die früher übliche Fibrinolyse ist durch die flächendeckende und 24-stündige Herzkatheterversorgung aus der Therapie des akuten Koronarsyndroms verschwunden. Lediglich bei einer zu erwartenden Zeit von über 120 min bis zur Koronarangiografie ist sie indiziert.

> Das primäre Ziel jeder Reperfusionstherapie ist die Erhaltung von noch vitalem Myokard.

Weitere Behandlung und Sekundärprophylaxe

Nach der Akutintervention werden die Patienten auf der Chest-Pain-Unit oder Intensivstation überwacht, um ein Auftreten von Komplikationen schnellstmöglich erkennen und behandeln zu können.
Bereits hier werden die Maßnahmen zur Sekundärprävention eingeleitet, d. h. eine medikamentöse sekundärpräventive Dauertherapie der KHK (→ Kap. 22), ergänzt um die duale Thrombozytenaggregation nach Stent-Implantation.

Komplikationen

Reinfarkt, Instent-Restenose

Der erneute Verschluss eines interventionell eröffneten Gefäßes wird als Reinfarkt oder Instent-Restenose bezeichnet. Ein erneutes akutes Auftreten pektanginöser Beschwerden mit typischen EKG-Veränderungen oder ein erneuter Anstieg der Herzenzyme indizieren eine sofortige Koronarangiografie.

Linksherzdekompensation

Je nach Ausdehnung der Myokardschädigung ist die linksventrikuläre Pumpfunktion des Herzens eingeschränkt. Die Herzkatheteruntersuchung mit der damit einhergehenden Volumenbelastung begünstigt die Entstehung einer klinisch manifesten Linksherzdekompensation zudem. Das klinische Ausmaß der Herzinsuffizienz und damit die Prognose nach Infarkt wird z. B. anhand der Killip-Klassifikation (→ Tab. 23.1) eingeteilt. Die Therapie erfolgt wie in diesem Kapitel beschrieben. Die schwerste Ausprägung stellt der kardiogene Schock (→ Kap. 47) dar.

Rhythmusstörungen

Die Schädigung des Myokards führt in den betroffenen Arealen zu morphologischen, metabolischen und elektrophysiologischen Veränderungen, die zu Rhythmusstörungen führen können. Die genauen Zusammenhänge zwischen Gewebeschädigung und Rhythmusstörungen sind noch nicht abschließend geklärt. Es scheint aber im Rahmen der Ischämie zu einer Minderversorgung der energieabhängigen Ionenkanäle in der Zellmembran mit entsprechender Destabilisierung des Ruhemembranpotenzials zu kommen. Die Folge ist eine allgemeine „elektrische Instabilität", die alle möglichen Arrhythmien, v. a. jedoch Kammerflimmern, ermöglicht.

Ventrikuläre Extrasystolen VES (→ Kap. 25) stellen eine milde Erscheinungsform der oben beschriebenen elektrischen Instabilität dar und sollten bei Asymptomatik nicht mit Antiarrhythmika behandelt werden, da diese auch proarryhthmische Effekte haben können.

Vorhofflimmern, Vorhofflattern Vorhofflimmern und -flattern können zu einer Verschlechterung der Hämodynamik führen, insbesondere bei schneller Überleitung mit Kammerfrequenzen > 90–100/min. In diesem Fall können Betablocker, Amiodaron oder Digitalis gegeben werden, wobei die Indikation zur elektrischen Kardioversion großzügig gestellt wird (→ Kap. 27).

Ventrikuläre Tachykardien Bei stabilem Blutdruck (Frequenzen meist < 160/min) kann eine medikamentöse Therapie mit Amiodaron versucht werden. Bei hämodynamischer

Tab. 23.1 Killip-Klassifikation der Herzinsuffizienz nach Infarkt [F711-003]

	Klinischer Befund	Infarktletalität
Killip I	Keine pulmonale Stauung	Ca. 6 %
Killip II	Leichte Herzinsuffizienz mit basalen Rasselgeräuschen über weniger als 50 % der Lunge und/oder 3. Herzton	Ca. 18 %
Killip III	Schwere Herzinsuffizienz mit Atemnot, Lungenödem (Rasselgeräusch über der gesamten Lunge) und 3. Herzton	Ca. 36 %
Killip IV	Kardiogener Schock mit arterieller Hypotonie, Oligurie, kalter Haut und z. T. Bewusstseinsbeeinträchtigung	Ca. 70–80 %

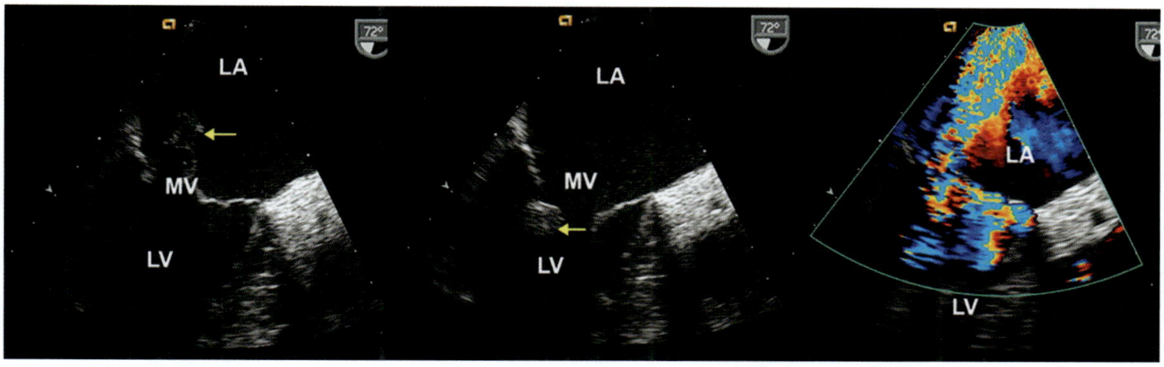

Abb. 23.5 Papillarmuskelruptur. Der Kopf des Papillarmuskels ist im linken Ventrikel sichtbar. Es resultiert eine hochgradige Mitralklappeninsuffizienz. [M585]

Instabilität muss eine elektrische Kardioversion erfolgen, da sonst die hämodynamischen Auswirkungen auf die Ischämie weiter verstärkt werden.

Kammerflimmern Im schlimmsten Fall verursacht der Myokardinfarkt Kammerflimmern. Zur Therapie → Kapitel 48.

> Anhaltende polymorphe Tachykardien und Torsades de pointes korrelieren mit myokardialer Ischämie und müssen so schnell wie möglich beendet werden!

> Primäres Kammerflimmern ist eine gefährliche Komplikation und die häufigste Todesursache innerhalb der ersten 24 h nach einem Myokardinfarkt! Deshalb müssen alle Patienten mit akutem Herzinfarkt mindestens in den ersten 48 h über einen Monitor überwacht werden.

Sinusbradykardie Bradykardien < 50/min treten insbesondere bei Hinterwandinfarkten auf.

AV-Blockierung Bezieht das Infarktgebiet das Septum mit ein, kann ein AV-Block auftreten. Entsteht er durch ein lokales Ödem, ist er reversibel; ist er höhergradig hämodynamisch wirksam, wird überbrückend ein transvenöser Schrittmacher eingesetzt.

Schenkelblock (→ Kap. 6): Da die Blutversorgung des rechten Schenkels und des links-anterioren Faszikels durch Septaläste des R. interventricularis anterior erfolgt, treten intraventrikuläre Leitungsstörungen bei Vorderwandinfarkten auf.

> Ein AV-Block III° kann auf einen großen Hinterwandinfarkt unter Einbeziehung des rechten Ventrikels hinweisen!

Perikarditis

Nach etwa 1–3 Tagen findet man bei fast allen transmuralen Infarkten eine lokale Entzündungsreaktion des Perikards im Infarktbereich. Es handelt sich um die sog. **Pericarditis epistenocardiaca.** Sie kann selten als Perikardreiben auskultierbar sein.

Herzwandruptur

Die Strukturschwäche des infarzierten Myokards kann typischerweise am 4.–7. Tag nach dem Myokardinfarkt zu einer Ruptur der Herzwand oder des Ventrikelseptums führen. Diese schwerwiegende Komplikation äußert sich als kardiogener Schock mit Herzbeuteltamponade (→ Kap. 42). Ein raues holosystolisches Geräusch ist am linken Sternalrand zu auskultieren.

> Nach einem Myokardinfarkt ist die sorgfältige Auskultation besonders wichtig!

Papillarmuskelabriss

Die Nekrose eines Papillarmuskels kann zu einem Abriss des Papillarmuskelköpfchens führen, wobei der posteromediale Muskel häufiger als der anterolaterale Muskel betroffen ist (→ Abb. 23.5). Diese Schädigung des Mitralklappenhalteapparats führt zu einer akuten Mitralinsuffizienz, die sich klinisch als kardiogener Schock zeigt. Einzige Therapieoption ist eine notfallmäßige Klappenoperation.

> Die schwere akute Mitralinsuffizienz hat eine 24-Stunden-Letalitätsrate von 50–70 %!

Dressler-Syndrom (Spätkomplikation)

Klagt der Patient 2–10 Wochen nach einem Infarktgeschehen über ein allgemeines Krankheitsgefühl mit Fieber und perikarditischen Schmerzen und fällt in der Kontrolluntersuchung eine Leukozytose mit einer BSG-/CRP-Erhöhung auf, spricht man vom Dressler-Syndrom.
Es handelt sich dabei um eine „späte“ diffuse Postinfarktperikarditis, die autoimmun bedingt ist. Man therapiert mit NSAR.

Herzwandaneurysma (Spätkomplikation)

Das infarzierte Areal wird im Verlauf durch weniger stabiles Narbengewebe ersetzt (→ Abb. 23.6) und kann durch den im Ventrikel herrschenden Druck über die Zeit zu einer Aussackung gedehnt werden. Nachdem das Blut in diesem Bereich nur langsam fließt, entstehen hier begünstigt Thromben. Diese bergen die Gefahr zerebraler Embolisationen, weswegen eine orale Antikoagulation mit Marcumar® indiziert sein kann.

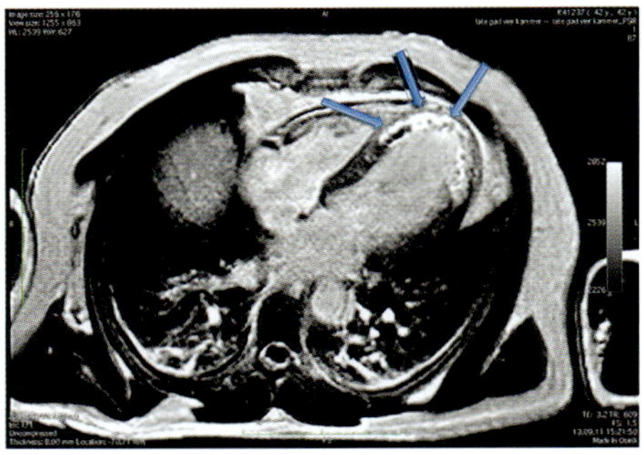

Abb. 23.6 Ausgedehnte Narbe nach Vorderwandinfarkt im Kardio-MRT, erkennbar als transmurales Late Enhancement. Das Myokard in diesem Bereich ist hypokinetisch, die Herzspitze abgerundet. [M584]

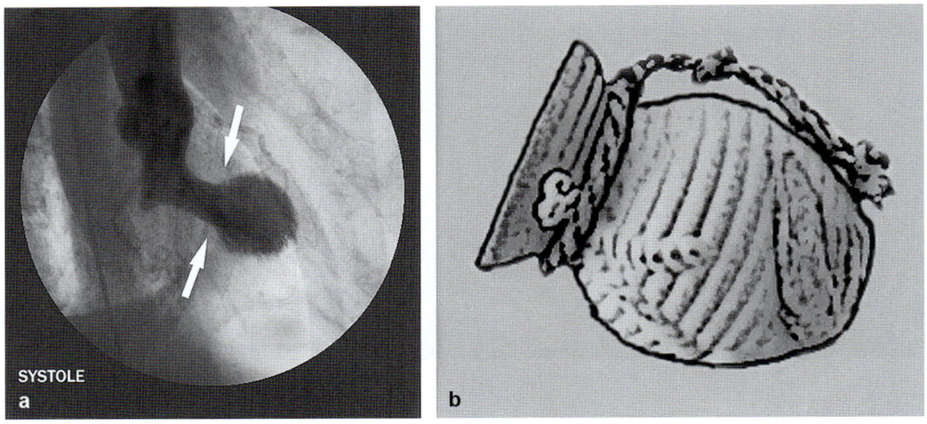

Abb. 23.7 Tako-Tsubo-Kardiomyopathie: a) Angiografie des linken Ventrikels während der Systole. Nur die basalen und mittleren Anteile des Ventrikels sind kontrahiert (Pfeile). Die Herzspitze wirkt balloniert, da hier keine Kontraktion stattfindet. b) Zeichnung einer japanischen Oktupusfalle (= Tako-Tsubo), deren Morphe die Kardiomyopathie ihren Namen verdankt. [E1005-001]

Sonderfall: Tako-Tsubo-Kardiomyopathie

Klinisch vom ST-Hebungsinfarkt kaum zu unterscheiden ist die Tako-Tsubo- oder Broken-Heart-Kardiomyopathie. Es handelt sich um eine akut auftretende schwerwiegende Funktionsstörung des Herzmuskels, die durch starke (psychische) Belastungssituationen, vorwiegend bei Frauen > 50 Jahre, hervorgerufen wird. Die genaue Pathogenese ist bislang unklar, man geht davon aus, dass die Ursache in den stressbedingt massiv erhöhten endogenen Katecholaminspiegeln liegt. Im EKG zeigen sich typischerweise ST-Hebungen, sodass von einem STEMI ausgegangen werden muss. Erst nach koronarangiografischem Ausschluss eines Verschlusses kann dann die Diagnose Tako-Tsubo gestellt werden. Typischerweise ist die linksventrikuläre Funktion der Herzspitze stark eingeschränkt, während die Basis gut pumpt. Dies ähnelt echokardiografisch und im Angiogramm des linken Ventrikels dem Bild einer japanischen Oktopusfalle (= Tako-Tsubo) (→ Abb. 23.7). Im Verlauf normalisiert sich die Herzfunktion in der Regel wieder.

Zusammenfassung

STEMI

- Verschluss eines Koronargefäßes
- Ausdehnung von subendokardial über alle drei Wandschichten („transmuraler Infarkt")
- EKG: ST-Hebungen, Pardee-Q
- Pathophysiologie: Thrombusbildung auf der Grundlage einer Plaqueruptur
- Klinik: persistierende AP (> 20 min), plötzlich einsetzende heftige AP-Beschwerden, Crescendo-Angina
- Komplikationen: Reinfarkt, Linksherzdekompensation, Rhythmusstörung, Perikarditis, Herzwandruptur, Papillarmuskelabriss, Dressler-Syndrom (spät), Herzwandaneurysma (spät)
- Therapie: Basistherapie (Analgosedierung, duale Thrombozytenaggregationshemmung, eventuell Sauerstoff, Betablocker, NO-Donatoren) und Akutrevaskularisation

Grundlagen

Durch eine aortokoronare (AC-) Bypass-Operation werden stenosierte Abschnitte durch ein Gefäßtransplantat überbrückt. So wird die Blutversorgung im vom stenosierten Gefäß perfundiertem Myokardgebiet wiederhergestellt.

- Beim **aortokoronaren Venen- oder Arterien-Bypass** wird ein Stück der V. saphena magna oder A. radialis entnommen und damit eine Anastomose zwischen der Aorta ascendens und dem betroffenen Gefäß geschaffen (→ Abb. 24.1). Vor Entnahme der A. radialis wird die suffiziente Handdurchblutung über die postoperativ verbleibende A. ulnaris mittels Allen-Test überprüft.
- Beim **Arteria-mammaria-Bypass** wird die linke A. mammaria (thoracica) int. (*engl.* internal mammarian artery, IMA) von der Thoraxinnenwand freipräpariert, distal durchtrennt und mit dem betroffenen Gefäß anastomosiert (→ Abb. 24.2). Diese Methode wird aufgrund der Topografie meist verwendet, um eine LAD-Stenose (Left anterior descending) zu überbrücken. Sie hat eine geringere Restenosierungsrate als ein Venenbypass.

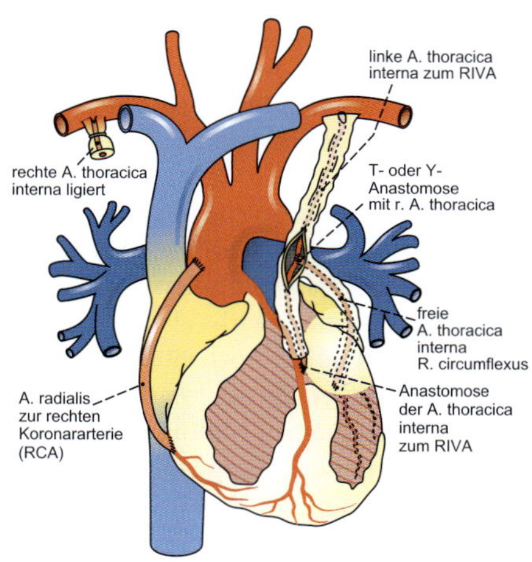

Abb. 24.1 Aortokoronarer Bypass. Koronarrevaskularisation durch Verbindung der A. mammaria (thoracica) interna mit dem RIVA (Ramus interventricularis anterior) und dem RCX (Ramus circumflexus) und Versorgung der RCA (Right coronary artery) über ein A.-radialis-Interponat. [L106]

Grundsätzlich werden arterielle den venösen Bypässen vorgezogen, da sie eine niedrigere Restenosierungsrate haben. Ein Interponat kann auch mit mehreren Gefäßen anastomosiert werden (Sequenzgraft) oder eine Gabelung enthalten (Y-Graft). Postoperativ sollen die Patienten wie nach Stentimplantation lebenslang Aspirin (100 mg/Tag) einnehmen.

Durchführung

Die Operation erfolgt entweder am schlagenden Herzen (= off-pump) oder mittels Herz-Lungen-Maschine (= on-pump) am nicht schlagenden Herzen. Sind mehrere Gefäße betroffen, wird meist mit Herz-Lungen-Maschine operiert. Die schonendere Off-pump-Bypass-Operation eignet sich vor allem für Patienten mit Ein- oder Zweigefäßerkrankung. Sind mehrere Gefäße zu revaskularisieren, wie bei der koronaren Dreigefäßerkankung, ist der Standardzugang die komplette mediane Sternotomie.

Einsatzgebiete

Die Bypass-Operation hat aufgrund der Fortschritte der interventionellen Kardiologie an Einsatzgebieten verloren. Sie ist aber nach wie vor Mittel der Wahl in der Therapie von Stenosen, die interventionell schlecht behandelbar sind (z. B. langstreckige Engen, Stenosen an Gefäßaufzweigungen, bei sehr vielen stenosierten Gefäßen) oder wenn ohnehin eine Klappenoperation indiziert ist. Die Entscheidung für die eine oder andere Methode hängt von einer Vielzahl von Faktoren ab:

- Die Morphologie der Stenose spielt eine entscheidende Rolle:
  - Ist diese kurz, leicht zugänglich und ohne ausgeprägte Krümmung, spricht dies für eine PTCA-Therapie.
  - Lange multiple Stenosen in proximalen Gefäßabschnitten eignen sich für eine Bypass-Operation.
- Trotz der Verwendung von Drug-eluting-Stents besteht nach jeder PTCA mit Stent-Implantation das Risiko einer In-Stent-Restenose. Stenosen im Bereich eines Bypass entstehen langsamer; nach 10 Jahren sind noch 90 % der arteriellen (IMA-) Bypässe offen.

Die Therapie der Dreigefäßerkrankung war lange eine Domäne der Herzchirurgie, wird mittlerweile jedoch zunehmend auch interventionell vorgenommen. Schließlich spielen auch das Alter des Patienten, sein Allgemeinzustand und Nebenerkrankungen (v. a. Diabetes und Nierenerkrankungen) eine wichtige Rolle in der Entscheidungsfindung.

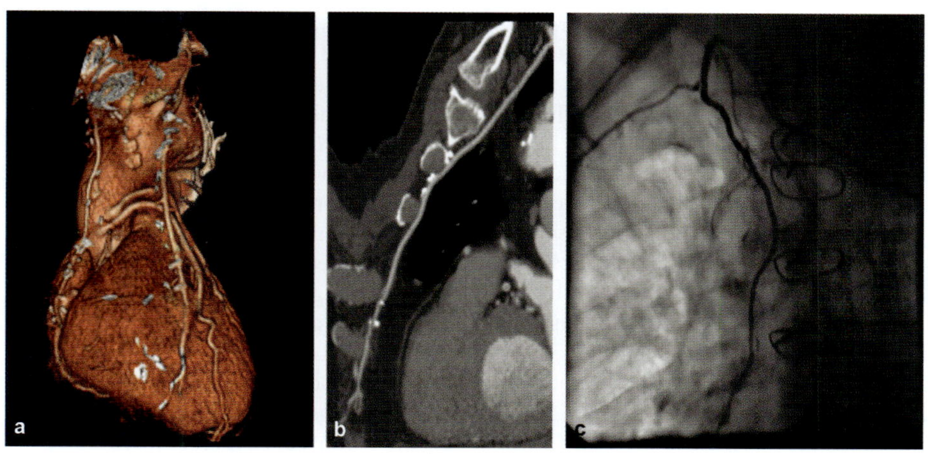

Abb. 24.2 Darstellung eines RIMA-Bypasses im Kardio-CT (a, b) und in der Herzkatheteruntersuchung (c) [T573]

Zusammenfassung

- Aortokoronarer Bypass: Anastomosierung zwischen Aorta ascendens und dem distalen Gefäßabschnitt über ein Interponat aus A. radialis oder V. saphena.
- Arterielle Bypässe (IMA, A. radialis) sollten wegen der langen Haltbarkeit bevorzugt werden.

25 Rhythmusstörungen: Grundlagen

Ätiologie

Störungen von Frequenz und Regelmäßigkeit des Herzschlags sind Ausdruck einer Funktionsstörung oder Schädigung des Reizleitungssystems. Sie können durch Hypoxie, Elektrolyt- oder pH-Verschiebungen und morphologische Veränderungen des Myokards (durch Überdehnung, Entzündung, Vernarbung) entstehen. Außerdem können abnorme Katecholaminkonzentrationen und Arzneimittelintoxikationen Ursache von Herzrhythmusstörungen sein.

Pathophysiologie und Klassifikation

Man unterteilt Arrhythmien

- nach ihrer **Frequenz** in bradykarde und tachykarde Rhythmusstörungen,
- nach ihrem **Ursprung** in supraventrikuläre und ventrikuläre Rhythmusstörungen,
- nach ihrer **Genese** in Erregungsbildungs-, -leitungsstörungen und kombinierte Störungen.

Erregungsbildungsstörungen

Wie bereits dargestellt (→ Kap. 2), ist eine langsame diastolische Depolarisation für die Erregungsbildung verantwortlich. Der Sinusknoten fungiert als primärer Schrittmacher, da in seinen Myozyten das kritische Schwellenpotenzial zuerst erreicht wird.

Bradykarde Rhythmusstörungen (Herzfrequenz < 60/min) Ist die Erregungsbildung im Sinusknoten gestört, springen die sekundären oder tertiären Schrittmacherzentren als Taktgeber ein. Durch ihre geringere Ruhefrequenz schlägt das Herz bradykard.

Tachykarde Rhythmusstörungen (Herzfrequenz > 100/min) Theoretisch ist jede Zelle in der Lage, als primärer Schrittmacher zu fungieren, sofern sie das kritische Schwellenpotenzial früher erreicht als der Sinusknoten (heterotope Automatie). Mögliche Ursachen für tachykarde Rhythmusstörungen sind:

- Steilere spontane Depolarisationen in begrenzten Myokardarealen
- Erniedrigte Reizschwelle in heterotopen Zellen
- Niedriges maximales diastolisches Potenzial

Genauso können entgegengesetzte Veränderungen in den physiologischen Schrittmacherzentren deren Automatie hemmen und so heterotope Automatien begünstigen.

Getriggerte Automatie Die getriggerte Automatie kann durch eine frühe oder späte Nachdepolarisation verursacht werden.

- **Frühe Nachpotenziale** entstehen bei niedrigen Frequenzen und stark verzögerter Repolarisation. Noch während der Repolarisation eines Aktionspotenzials entsteht eine vorzeitige erneute Depolarisation vor Erreichen des Ruhemembranpotenzials (→ Abb. 25.1). Begünstigt wird die Entstehung durch Pharmaka, die die Repolarisation verzögern (Klasse-IA-/-III-Antiarrhythmika; → Kap. 19). Es besteht die Gefahr, dass das Aktionspotenzial in die vulnerable Phase der ventrikulären Repolarisation fällt und dann Kammertachykardien, sog. **Torsade-de-pointes-Tachykardien** induziert.
- Bei **späten Nachpotenzialen** handelt es sich um spontane Depolarisationen, die nach einer physiologischen Repolarisation **vorzeitig beginnen** (→ Abb. 25.1). Sie werden durch diastolische Kalziumfreisetzung bei Überladung der Kalziumspeicher des sarkoplasmatischen Retikulums ausgelöst. So kann nach einer Akut-PTCA (→ Kap. 10) der plötzliche Kalziumeinstrom in ischämische Myozyten bei der Lysetherapie Reperfusionsarrhythmien verursachen.

Erregungsleitungsstörungen

Leitungsblockierung Ist die Weiterleitung der Erregung auf die Kammern komplett unterbrochen, ist trotz einer physiologischen Sinusfrequenz die von einem tertiären Ersatzzentrum generierte Kammerfrequenz bradykard.

Tachykarde Rhythmusstörungen durch Reentry Typische Ursache von tachykarden Rhythmusstörung sind kreisende Erregungen (*engl.* Reentry). Sie entstehen durch eine abnorme retrograde Erregung von Myokardbereichen (z. B. Narben), die nicht mehr refraktär sind (also bereits erneut erregt werden können). Normalerweise wird eine unidirektionale Erregungsausbreitung durch die außergewöhnlich lange Refraktärzeit der Myozyten gewährleistet: Die Erregung ist rundum von refraktärem Gewebe umgeben. Dadurch kann sie nur in eine Richtung fortgeleitet werden.

- Eine retrograde Erregung kann durch präformierte akzessorische Leitungsbahnen (Muskelbrücken, die das Herzskelett durchsetzen) möglich werden, die einen retrograden Erregungsübertritt von den Kammern auf die Vorhöfe erlaubt (WPW-Syndrom; → Kap. 30).
- Außerdem kann die inhomogene Erregbarkeit des Myokards beim Vorliegen eines funktionellen Hindernisses (z. B. einer Infarktnarbe) kreisende Erregungen ermöglichen (› Abb. 25.2).

Die Erregungsleitung wird an einem solchen Hindernis derart verlangsamt, dass das besagte Areal beim Eintreffen der nächsten Erregung noch refraktär ist und „in einer Richtung“ nicht durchlaufen werden kann **(unidirektionaler Block).** Jedoch kann die zweite Erregungswelle auf einer anderen Bahn um das Hindernis herumlaufen und das Areal zu einem späteren Zeitpunkt, wenn es nicht mehr refraktär ist, von retrograd erreichen. Tritt die Erregung wieder in dieselbe Leitungsbahn ein, entsteht eine kreisende Erregung. Wenn eine kreisende Erregung eine stabile „Kreisbahn“ immer wieder durchläuft, entsteht eine äußerst regelmäßige, monomorphe Tachykardie. Dazu sind zwei Voraussetzungen nötig:

- Die kreisende Erregung braucht ein zentrales Hindernis, um das derselbe Erregungskreislauf immer wieder läuft.
- Auch für das Fortbestehen des Reentrys muss eine Zone der langsamen Leitung existieren, in der die Erregung so weit abgebremst wird, dass das „dahinter liegende“ Myokard Zeit hat, nach der Repolarisation wieder erregbar zu sein.

Je nach Größe des in die Kreisbahn der Erregung involvierten Myokards wird zwischen einem Makro- und Mikro-Reentry unterschieden:

- **Makro-Reentrys:** Solche Reentrys liegen den ventrikulären Tachykardien, die nach einem Myokardinfarkt auftreten, zugrunde. Dabei dient die Infarktnarbe als „zentrales Hindernis“ und der noch vitale, aber fibrosierte Randbereich des Infarkts fungiert als Zone der langsamen Leitung. Von dieser sehr stabil kreisenden Erregung aus **(Makro-Reentry)** wird dann der Rest der Ventrikel erregt.

> Kreisende Erregungen entstehen präferenziell in Arealen mit niedriger Leitungsgeschwindigkeit (AV-Knoten und in geschädigtem Myokard).

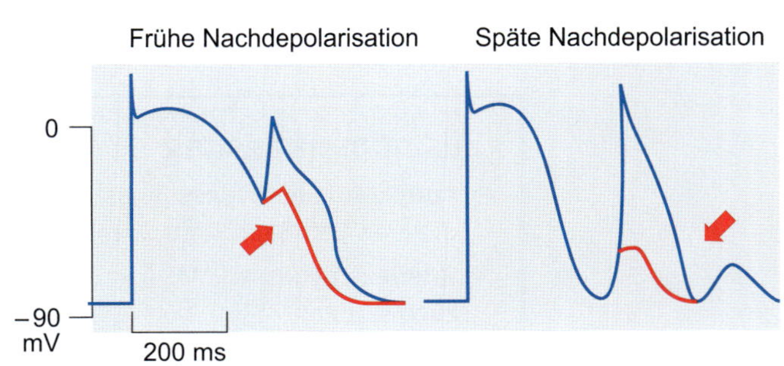

Abb. 25.1 Frühe und späte Nachpotenziale. Der rot gekennzeichnete Strom erreicht das Schwellenpotenzial nicht und kann kein AP auslösen. [O522]

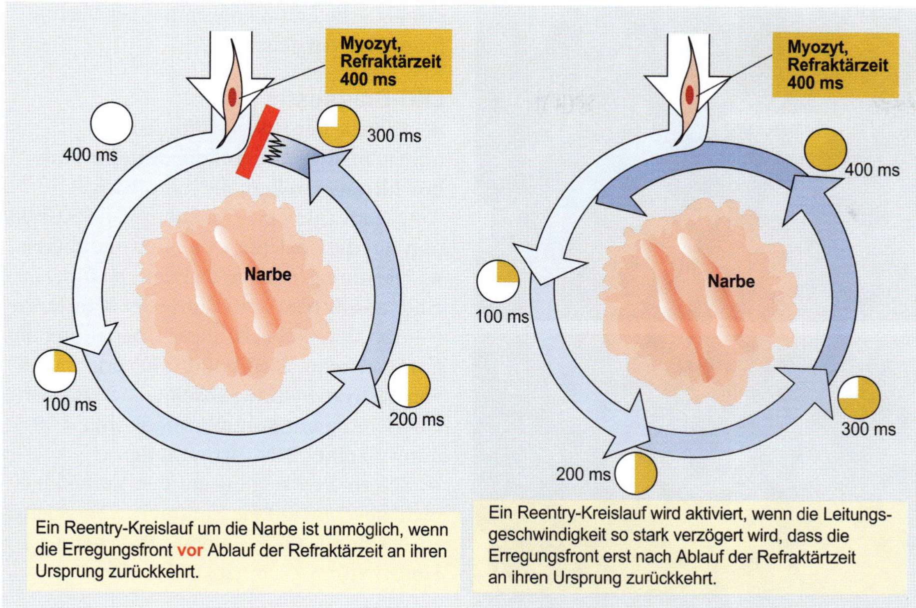

Abb. 25.2 Entstehung von Reentry-Kreisläufen [L157]

- **Mikro-Reentrys:** Im Gegensatz zu der stabilen Situation in einem Makro-Reentry kann es bei akut auftretenden Veränderungen der elektrophysiologischen Eigenschaften zum Auftreten vieler kleiner Reentrys kommen (Mikro-Reentrys). Sie existieren parallel, wechseln ihre Lokalisation und Größe und verschwinden teilweise, während an anderer Stelle neue Reentrys entstehen. Daraus resultiert eine völlig unkoordinierte Herzaktion. Solche parallel existierenden Mikro-Reentrys wurden bisher nur bei Vorhofflimmern tatsächlich nachgewiesen. Beim Kammerflimmern konnten analoge Vorgänge nicht zweifelsfrei nachgewiesen werden, liegen aber nahe.

Diagnostik

Anamnese und körperliche Untersuchung

- Ist der Herzschlag regelmäßig oder unregelmäßig?
- Wie häufig treten die Rhythmusstörungen auf und wie lange halten sie an? Treten sie plötzlich auf? Hören sie plötzlich auf?
- Welche Symptome begleiten die Rhythmusstörung: Kaltschweißigkeit? Schwindel? Synkope? Palpitationen?
- Gibt es eine auslösende Situation?
- Kann die Rhythmusstörung durch vagale Manöver terminiert werden?

Erheben Sie außerdem eine genaue Medikamentenanamnese. Handelt es sich um eine dauerhafte Rhythmusstörung, können Sie sie auskultieren? Achten Sie auf Zeichen einer hämodynamischen Auswirkung (→ Kap. 46).

EKG

Grundlage der Diagnostik ist das EKG (→ Kap. 7). Bei paroxysmalen Rhythmusstörungen ist oft nur das Langzeit-EKG diagnostisch zielführend.

Labordiagnostik

Als Ursache der Herzrhythmusstörung müssen Elektrolytentgleisungen oder eine Hyperthyreose ausgeschlossen werden.

Echokardiografie

Die Kammerfunktion kann mithilfe der Echokardiografie verifiziert und Infarktnarben können als Ursache der Rhythmusstörung identifiziert werden.

Elektrophysiologische Untersuchung EPU

Vor allem zur Therapie und zur genaueren Diagnose der Rhythmusstörung kann eine EPU (→ Kap. 12) notwendig werden.

Zusammenfassung

- Man unterscheidet Erregungsbildungs- und -leitungsstörungen.
- Kreisende Erregungen durch akzessorische Leitungsbahnen oder Leitungsstörungen verursachen Reentry-Tachykardien.

26 Vorhofflimmern

Vorhofflimmern gehört zu den supraventrikulären Rhythmusstörungen (→ Kap. 30), aufgrund seiner klinischen Bedeutung wird es hier jedoch als eigenständiges Kapitel behandelt.

Ätiologie

Vorhofflimmern basiert auf sich ständig verändernden, anatomisch nicht fassbaren Mikro-Reentry-Erregungskreisen in einem zumeist dilatierten Vorhof. Paroxysmales Vorhofflimmern wird durch **Foci in den Pulmonalvenen** getriggert.
Das Auftreten von Vorhofflimmern wird begünstigt durch Adipositas, arterielle Hypertonie, Herzinsuffizienz, KHK, Mitralvitien oder Lungenembolien. Alkohol und Hyperthyreose sind weitere Faktoren.

Absolute Arrhythmie

Die unkoordinierten Erregungen im Vorhof werden vom AV-Knoten arrhythmisch auf die Kammern übergeleitet. Einzig die frequenzfilternde Funktion des AV-Knotens verhindert, dass das Flimmern 1 : 1 auf die Kammern übergeleitet wird und Kammerflimmern entsteht. Die absolute Arrhythmie führt je nach Ausprägungsgrad zu insuffizienten Herzaktionen durch unzureichende diastolische Füllung.

Hämodynamik

Insbesondere bei höheren Frequenzen tragen die Vorhöfe beim Gesunden einen großen Teil zur diastolischen Ventrikelfüllung (ca. 20 %) bei. Beim Vorhofflimmern arbeiten die Vorhöfe durch eine unkoordinierte Erregung und Kontraktion ineffektiv, hämodynamisch ist Vorhofflimmern mit einem Vorhofstillstand gleichzusetzen. Vor allem bei Patienten mit anderen myokardialen Vorerkrankungen sinkt das HZV deshalb unter Belastung deutlich.

Vorhofthromben

Durch die unkoordinierte und damit insuffiziente Kontraktion des linken Vorhofs besteht aufgrund langsamer Flussgeschwindigkeiten die Gefahr der Thrombusbildung (→ Abb. 26.1). Das linke Vorhofohr (LAA = left atrial appendage) stellt hierfür eine Prädilektionsstelle dar, da der Blutfluss in diesem Bereich fast stagniert.
Die Gefahr durch diese Thromben besteht in deren Embolisierung.

> Die Hauptgefahr des Vorhofflimmerns besteht im erhöhten Risiko für zerebrale Embolien.

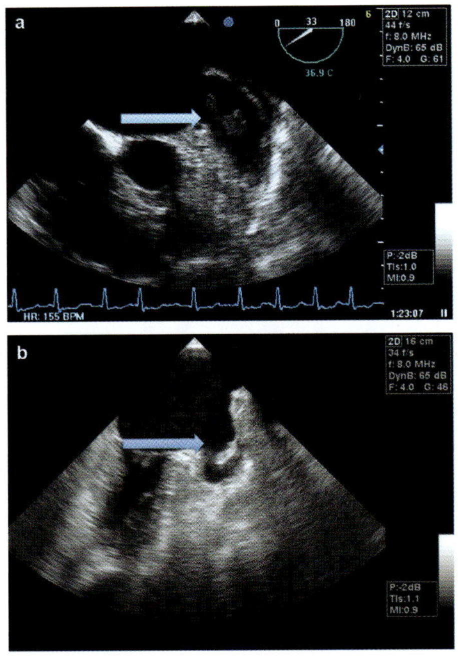

Abb. 26.1 Thrombus (Pfeil) im LAA im TEE (transösophagiale Echokardiografie) [T573]

Klassifikation

Man kann im Wesentlichen drei Formen des Vorhofflimmerns unterscheiden:

- **Paroxysmales Vorhofflimmern:** Das Flimmern konvertiert spontan oder durch elektrische/medikamentöse Therapie innerhalb von 7 Tagen in den Sinusrhythmus.
- **Persistierendes Vorhofflimmern:** Das Flimmern dauert mehr als 7 Tage. einschließlich Episoden, die durch Kardioversion > 7 Tagen in den Sinusrhythmus überführt werden.
- **Permanentes Vorhofflimmern:** Das Flimmern wird als dauerhaft akzeptiert, ohne eine Rhythmus-erhaltende Strategie zu verfolgen.

> Vorhofflimmern ist im Allgemeinen schwerer langfristig erfolgreich zu terminieren, je länger es besteht.

Klinik

Die Symptomatik des Vorhofflimmerns ist abhängig von der Kammerfrequenz. Bei ausgeprägter Tachy- oder Bradyarrhythmie ist die körperliche Belastbarkeit eingeschränkt. 80 % aller Episoden von Vorhofflimmern verlaufen klinisch stumm, in diesen Fällen können embolische Komplikationen die dramatische Erstmanifestation des Vorhofflimmerns darstellen.

EKG-Diagnostik

- Anstelle der P-Wellen finden sich unregelmäßige und **unkoordinierte Vorhof-Flimmerwellen,** die mit niedriger Amplitude und einer Frequenz von 350–600/min um die isoelektrische Linie undulieren.
- Die unregelmäßige Überleitung führt zu einer **absoluten Arrhythmie der Kammern** (→ Abb. 26.2) – bei häufiger Überleitung mit Kammerfrequenzen > 100/min spricht man von Tachyarrhythmia absoluta, bei seltener Überleitung mit Kammerfrequenzen < 60/min von einer Bradyarrhythmie.
- Sofern die Erregung aus den Vorhöfen nicht aberrant auf die Kammern übergeleitet wird, sind die QRS-Komplexe wie beim Sinusrhythmus schmal konfiguriert.

Therapie

Notfall- und Akuttherapie

Bei Vorhofflimmern ist bei einem CHA_2DS_2-VA-Score (s. u.) von > 2 eine therapeutische **Antikoagulation** sicher notwendig. Zur Kontrolle der Kammerfrequenz eignen sich Betablocker. Bei akut einsetzenden hohen Frequenzen mit gleichzeitig vorliegender Hypotonie, pektanginösen Beschwerden oder pulmonaler Kongestion ist eine sofortige **elektrische Kardioversion** indiziert (→ Kap. 27).

Langzeittherapie

Die optimale Einstellung der das Vorhofflimmern begünstigenden Faktoren ist die Basis der Behandlung. „Lifestyle-Modifikationen", insbesondere Gewichtsreduktion (Ziel: ≥ 10 %), Verzicht auf Alkohol/Koffein und Intensivierung der sportlichen Aktivität, wirken sich günstig auf das Auftreten und die Symptome von Vorhofflimmern aus.
Ist das Vorhofflimmern durch die Akutbehandlung nicht in den Sinusrhythmus zu überführen oder besteht es bereits über einen längeren Zeitraum, muss individuell abgewogen werden, ob eine Rhythmisierung erfolgen soll oder lediglich eine Kontrolle der Kammerfrequenz nötig ist. Bei asymptomatischen Patienten ohne Herzinsuffizienz reicht meist eine Frequenzkontrolle aus. Aktuelle Studien sprechen allerdings für einen prognostischen Vorteil bezüglich kardiovaskulärer Ereignisse durch eine rhythmuserhaltende Therapie.

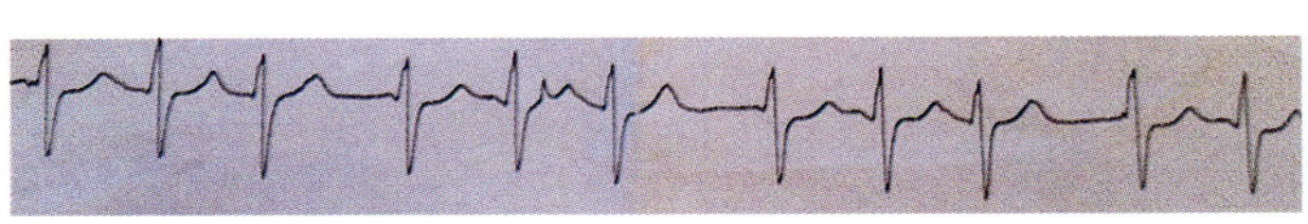

Abb. 26.2 Vorhofflimmern. Die RR-Abstände sind unregelmäßig. [T573]

Besteht das Vorhofflimmern erst kurz, sind die Erfolgschancen einer Kardioversion gut. Es sollte ein Rhythmisierungsversuch erfolgen.

Rhythmisierung Eine Rhythmisierung kann entweder durch elektrische (→ Kap. 27) oder medikamentöse Kardioversion versucht werden. Die am häufigsten verwendeten Pharmaka sind bei Herzgesunden Klasse-I-Antiarrhythmika (Flecainid, Propafenon) oder Vernakalant, bei Herzkranken das Klasse-III-Antiarrhythmikum Amiodaron (→ Kap. 19). Zur Vermeidung eines Rezidivs erhalten Patienten ebenfalls Antiarrhythmika der Klasse I und III.

Das Rezidivrisiko nach erfolgreicher Kardioversion liegt im ersten Jahr bei 75 %.

Frequenzkontrolle Zur Kontrolle der Kammerfrequenz sind Patienten medikamentös so einzustellen, dass unter Belastung eine starke Zunahme der Herzfrequenz vermieden wird, ohne in Ruhe zu bradykardisieren. Eine Ziel-Herzfrequenz < 110/min in Ruhe ist ausreichend. Dazu eignen sich Betablocker oder – bei Herzinsuffizienz – Amiodaron.
Antikoagulation Die Indikation zur Antikoagulation bei Vorhofflimmern wird anhand des CHA_2DS_2-VA-Score (neu seit europäischen Leitlinien 2024 statt CHA_2DS_2-VA**Sc**-Score) gestellt (→ Tab. 26.1; van Gelder et al. 2024). Bewertet wird mit jeweils einem Punkt das Vorhandensein einer Herzinsuffizienz, einer Hypertonie, eines Diabetes mellitus und einer Gefäßerkrankung sowie ein Alter von 65–74 Jahren. Zwei Punkte werden vergeben für ein Alter > 75 Jahren und einen anamnestisch bekannten Schlaganfall oder eine TIA. Zur Berechnung stehen im Internet zahlreiche Rechner zur Verfügung. Das jährliches Schlaganfallrisiko nach dem CHA_2DS_2-VA-Score steigt abhängig von der Punktzahl von 1,3 % (1 Punkt) über 2,2 % (2 Punkte) und 3,2 % (3 Punkte) auf 4,0 % (4 Punkten) und 6,7 % (5 Punkte). Werden mindestens 2 Punkte erreicht, sollte sicher eine therapeutische Antikoagulation erfolgen, um der Entstehung von Thromben (s. o.) vorzubeugen.

Tab. 26.1 CHA_2DS_2-VA-Score zur Abschätzung des Schlaganfallrisikos bei Vorhofflimmern

		Punkte
C (Congestive heart failure)	Herzinsuffizienz	1
H (Hypertension)	Hypertonus	1
A_2 (Age)	Alter > 75	2
D (Diabetes)	Diabetes mellitus	1
S_2 (Stroke)	Z. n. Schlaganfall oder TIA	2
V (Vascular disease)	Herzinfarkt, pAVK	1
A (Age)	Alter 65–74	1

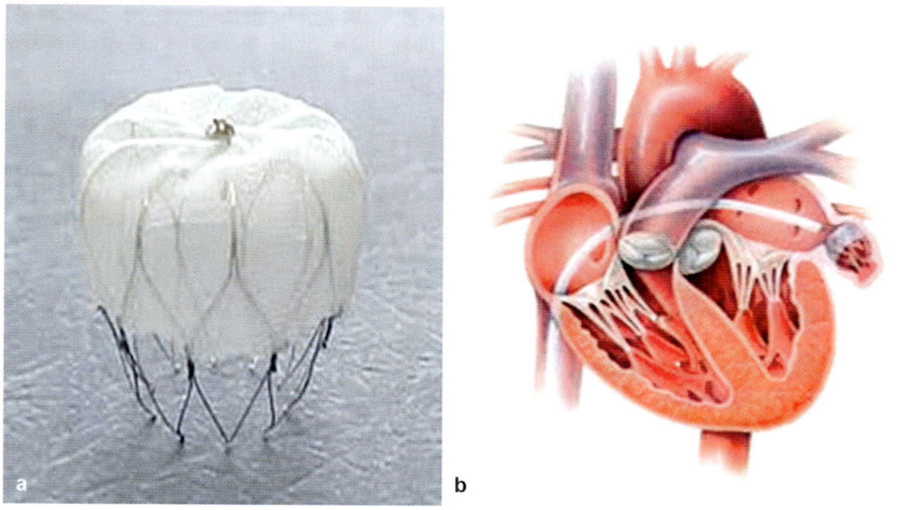

Abb. 26.3 Vorhofohrverschluss. a) Watchman™. b) Platzierung des Okkluders im linken Vorhofohr. Nach transseptaler Punktion wird der Katheter vom rechten in den linken Vorhof und dann ins linke Vorhofohr platziert. [F542-001]

Direkte orale Antikoagulanzien (DOAK) sind dem Marcumar® aufgrund des besseren Sicherheitsprofils bezüglich Blutungen vorzuziehen.

Eine Alternative zur therapeutischen Antikoagulation stellt der Vorhofohrverschluss dar.

Vorhofohrverschluss

Gestaltet sich die Durchführung einer therapeutischen Antikoagulation wegen wiederholter Blutungskomplikationen (z. B. gastrointestinal) problematisch, sollte die Indikation und Eignung des Patienten zum Vorhofohrverschluss geprüft werden.
In diesen Fällen kann das linke Vorhofohr (LAA), die Prädilektionsstelle für die Entstehung von Thromben, verschlossen werden (→ Abb. 26.3). Es handelt sich um einen katheterinterventionellen Eingriff unter Vollnarkose. Unter laufender TEE-Darstellung wird das Vorhofseptum punktiert und ein Verschlusssystem (Occluder) im LAA platziert. Alternativ kann über ein thorakoskopisches Verfahren das linke Vorhofohr durch einen Clip verschlossen werden. Wenige Wochen nach dem Eingriff kann dann nach Endothelialisierung des Okkluders und im TEE nachweisbarem Verschluss des LAA die therapeutische Antikoagulation beendet werden.

Katheterablation (Pulmonalvenenisolation)

Die Katheterablation mittels Pulmonalvenenisolation bietet die Möglichkeit einer kausalen Therapie des Vorhofflimmerns (→ Kap. 32). Sie wird heutzutage mit allen, symptomatischen Patienten, vor allem bei paroxysmalem Vorhofflimmern, als primäre Therapiemaßnahme diskutiert. Die höheren, langfristig Rhythmus-erhaltenden Erfolgschancen, außerdem die fehlenden Nebenwirkungen einer antiarrhythmisch-medikamentösen Therapie sind überzeugende Vorteile dieser Methode.

Zusammenfassung

- Vorhofflimmern birgt ein hohes thromboembolisches Risiko.
- Man unterscheidet paroxysmales, persistierendes und permanentes Vorhofflimmern.
- Zur Therapie muss die Entscheidung zwischen Frequenz- und Rhythmuskontrolle getroffen werden.
- Die Katheterablation ist eine sichere und attraktive Therapiealternative zur langfristigen medikamentös-antiarrhythmischen Therapie bei symptomatischem Vorhofflimmern.
- Bei Kontraindikationen zur dauerhaften Antikoagulation sollte die Option des Vorhofohrverschlusses in Erwägung gezogen werden.

27 Elektrische Kardioversion

Durch einen gezielt abgegebenen Stromstoß kann die kreisende Erregung im Vorhof unterbrochen und eine Konversion in den Sinusrhythmus erzielt werden.
Wirkmechanismus ist eine gleichzeitige Depolarisation aller Myokardzellen, die sich dann alle zur selben Zeit in der Refraktärphase befinden. Dadurch wird der Reentry-Kreislauf unterbrochen und der Sinusknoten kann wieder als primärer Schrittmacher den Rhythmus generieren.

Unterscheidung zwischen Kardioversion und Defibrillation

Die Defibrillation und die Kardioversion unterscheiden sich in ihrer Beziehung zum bestehenden Herzrhythmus: Die Defibrillation wird – bei Kammerflimmern – unsynchronisiert durchgeführt (→ Kap. 31).
Die Kardioversion dagegen ist eine genau auf das EKG abgestimmte Schockabgabe („EKG-Triggerung") und zwar auf die **absolute Refraktärzeit der Ventrikel** (am Ende des QRS-Komplexes).
Eine Schockabgabe in die relative Refraktärzeit der Ventrikel (der absteigende Teil der T-Welle) könnte **im schlimmsten Fall Kammerflimmern** auslösen.
Da bei Kammerflimmern in beiden Ventrikeln eine chaotische Erregung ohne synchrone Depolarisation und folglich auch ohne synchrone absolute Refraktärzeit herrscht, kann hierbei keine Synchronisation auf die ventrikuläre Refraktärzeit erfolgen. Es wird eine (asynchrone) Defibrillation mit Schockabgabe „sofort auf Knopfdruck" durchgeführt.

Grundlagen und technische Voraussetzungen

Generell werden mit dem elektrischen Schock bei einer Kardioversion durch einen **R-Zacken-synchronen Impuls** tachykarde Rhythmusstörungen terminiert.

Vorbereitung

Bei Patienten mit Vorhofflimmern muss vor geplanter Kardioversion sichergestellt sein, dass sich im Vorhof während des Vorhofflimmerns keine Thromben gebildet haben, da dann ein sehr hohes Schlaganfallrisiko nach Konversion in den Sinusrhythmus besteht. Es gibt drei Gruppen von Patienten:

- Das Vorhofflimmern besteht anamnestisch sicher kürzer als 48 h. Handelt es sich um eine erste/isolierte Episode, wird davon ausgegangen, dass sich noch keine Thromben gebildet haben. Deshalb ist theoretisch keine transösophagiale Echokardiografie (TEE) nötig. In der Praxis ist jedoch der Beginn der Rhythmusstörung zumeist nicht sicher abgrenzbar, sodass im Zweifelsfall zur Sicherheit des Patienten doch der TEE-Ausschluss von Thromben erfolgt.
- Kann über mindestens die letzten 3 Wochen eine effektive Antikoagulation (d. h. regelmäßige und korrekte Einnahme eines Faktor-Xa-Inhibitors (DOAK) oder Marcumar® mit Ziel-INR zwischen 2,0–3,0) nachgewiesen werden, sind keine weiteren Maßnahmen nötig. Die Kardioversion kann umgehend erfolgen. Die Antikoagulation sollte über mindestens 4 Wochen weitergeführt werden.
- Ist der Patient bei seit > 48 h bestehendem Vorhofflimmern/einer wiederholten Episode von Vorhofflimmern nicht oder nur unzureichend antikoaguliert, ist eine TEE zum Ausschluss von Thromben im linken Vorhof indiziert. Vor der Kardioversion muss eine therapeutische Antikoagulation angesetzt werden.

Vor Kardioversion sollten Laborwerte, wie Elektrolyte und Schilddrüsenwerte, kontrolliert und ggf. therapiert werden.

> Wird im TEE ein Thrombus diagnostiziert, muss die Kardioversion abgesagt werden.

Durchführung

Die Kardioversion wird unter Analgosedierung unter Monitorüberwachung am nüchternen Patienten durchgeführt.
Die Defibrillationselektroden werden am besten anterior-posterior platziert: Dazu wird die anteriore Elektrode rechts des Manubrium sterni, die posteriore Elektrode unterhalb der linken Skapula befestigt. Alternativ können die Elektroden konventionell anterior und lateral positioniert werden (→ Abb. 27.1). Die optimale Lokalisation der Elektroden setzt die transthorakale Impedanz herab.
Anschließend wird eine zur Triggerung geeignete Ableitung im Defibrillator-Display ausgewählt – es sollte eine hohe R-Zacke bei flacher T-Welle zu sehen sein.

> Ein asynchroner Schock kann Kammerflimmern induzieren!

Die Kardioversion folgt nun EKG-getriggert (→ Abb. 27.2). Zur Rezidivprophylaxe kann ein Betablocker oder in bestimmten Fällen Amiodaron verabreicht werden.

> Eine Pulskontrolle ist obligat, da nach Kardioversion auch ein reguläres EKG ohne mechanische Herzaktivität auftreten kann.

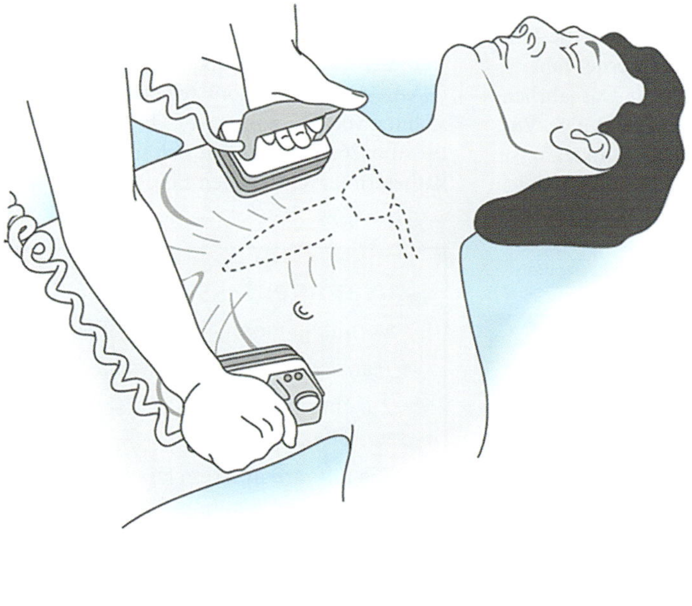

Abb. 27.1 Manuelle (konventionelle) Positionierung der Defibrillator-Elektroden [L106]

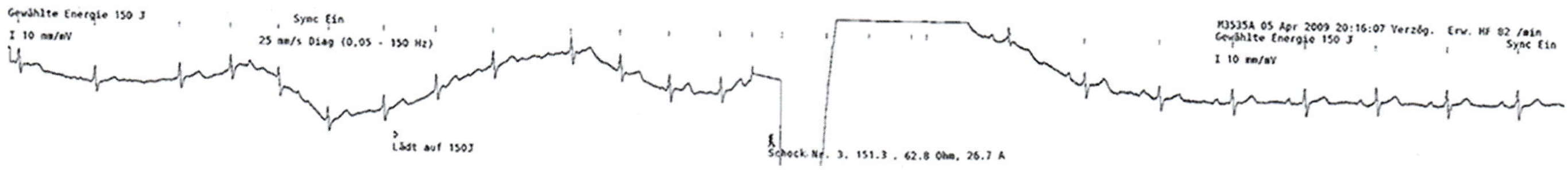

Abb. 27.2 EKG-Dokumentation einer erfolgreichen Kardioversion. Vor der Schockabgabe besteht eine absolute Arrhythmie (Abstand zwischen den QRS-Komplexen unregelmäßig), danach ein Sinusrhythmus. Die kleinen Striche über den R-Zacken zeigen die EKG-Triggerung an. [T573]

Weiterer Verlauf

Nach einer erfolgreichen Kardioversion wird die Antikoagulation noch für 4 Wochen fortgeführt. Langzeit-EKG-Kontrollen helfen, möglicherweise auftretende paroxysmale, aber asymptomatische Rezidive zu entdecken.

Komplikationen

Hautverbrennungen Sie treten durch Verwendung von Gel-Pads oder von beschichteten Klebeelektroden kaum auf.

Kammerflimmern Es ist meist Folge einer fehlerhaften Triggerung und tritt somit unmittelbar auf. Beim noch sedierten Patienten sollte sofort eine zweite, nun asynchrone Schockabgabe mit mindestens 200 J erfolgen, um das Kammerflimmern zu terminieren.

Kardiogene Embolie Die Inzidenz dieser Komplikation ist bei entsprechender Vorbereitung extrem niedrig.

Bradykardie und Asystolie Bei Patienten mit Erkrankungen des Sinusknotens oder mit bradykard übergeleitetem Vorhofflimmern bei höhergradigem AV-Block kann es nach der Kardioversion zu einem Sinusarrest bzw. zu Bradykardie bei AV-Block II–III° kommen. Deshalb sollten immer entsprechende Parasympatholytika bzw. Sympathomimetika bereitgestellt sein. Überbrückend kann eine Herzdruckmassage notwendig sein.

Zusammenfassung

- Bei Defibrillation erfolgt eine unsynchronisierte Schockabgabe. Sie kommt bei Kammerflimmern zum Einsatz.
- Eine Kardioversion ist eine EKG-getriggerte (R-Zacken-synchrone) Schockabgabe.

Patienten mit bradykarden Rhythmusstörungen klagen über Schwindel und Bewusstlosigkeit (Synkopen). Bradykarde Rhythmusstörungen werden vorwiegend nicht medikamentös behandelt, sondern z. B. durch Schrittmacherimplantation (→ Kap. 29).

Sinusknotenerkrankungen

Sinusbradykardie

Einen Sinusrhythmus mit einer Frequenz < 60/min bezeichnet man als Sinusbradykardie.

Ätiologie und Pathogenese

Eine Sinusbradykardie kann bis zu einem gewissen Grad physiologisch im Schlaf auftreten oder Zeichen eines guten körperlichen Trainingszustands sein. Liegt die Herzfrequenz jedoch, insbesondere bei älteren Menschen, dauerhaft < 40/min, kann dies hämodynamisch ungünstige Auswirkungen haben.

- Häufigste Ursache ist das **Sick-Sinus-Syndrom** (s. u.).
- Als reversible Ursachen kommen vor allem Pharmaka (z. B. Digitalis, Morphin, Betablocker, Kalziumantagonisten, Amiodaron, Lithium) oder eine Hypothyreose infrage.
- Außerdem können eine intrakranielle Drucksteigerung oder ein akuter Myokardinfarkt Auslöser einer Sinusbradykardie sein.
- Differenzialdiagnostisch kommt auch eine vasovagale Reaktion, z. B. durch Bulbus- oder Karotisstimulation, infrage.

Klinik

Die Patienten sind in Ruhe häufig beschwerdefrei. Unter körperlicher Belastung kann es durch die chronotrope Inkompetenz zu einer **bradykarden Herzinsuffizienz,** Schwindel und Synkopen kommen.

EKG-Diagnostik

> Bei Bradykardien ist eine genaue Medikamentenanamnese wichtig!

Im EKG zeigen die P-Wellen und QRS-Komplexe keine wesentlichen pathologisch-morphologischen Veränderungen.

- Herzfrequenz < 60/min
- Die PQ-Zeit kann auf bis zu 200 ms verlängert sein.
- Sinkt die Sinusfrequenz unter die des AV-Knotens, liegt ein junktionaler Ersatzrhythmus aus dem AV-Knoten vor.

Therapie

> Asymptomatische Patienten werden nicht therapiert!

Auslöser der Sinusbradykardie sollten gemieden werden (z. B. überdosierte Pharmaka). Bei niedrigem HZV kann akut die Frequenz mit Atropin angehoben werden. Dauerhaft kann eine Sinusbradykardie nur mit einem Schrittmacher therapiert werden.

Sinusknotensyndrom

Ätiologie

Der Begriff „Sinusknotensyndrom" **(Sick-Sinus-Syndrom = SSS)** bezeichnet als Oberbegriff symptomatische Störungen der Erregungsbildung im Sinusknoten und der Überleitung auf das Vorhofmyokard. Es handelt sich um eine Alterung des Sinusknotengewebes mit einem allmählichen Funktionsverlust, Sinusbradykardien, Sinuspausen und einem mangelnden Frequenzanstieg unter Belastung **(chronotrope Inkompetenz).**

Beim Sinusknotensyndrom können folgende Pathologien einzeln oder in Kombination vorkommen:

- **Sinusbradykardie** (s. o.)
- **Sinusarrest:** Der Sinusimpuls setzt komplett aus.
- **Sinuatrialer Block:** Der sinuatriale Block (SA-Block) gehört zum SSS und bezeichnet eine Störung der Erregungsüberleitung vom Sinusknoten auf die Vorhofmuskulatur. Er hat seinen Ursprung in ischämischen Prozessen, extrakardialen Erkrankungen (Hypothyreose, Ikterus, erhöhter Hirndruck), Aortenstenose, Atherosklerose, mechanischer Vagusreizung oder medikamentösen Einflüssen. Der SA-Block kann analog zum AV-Block in drei Grade unterteilt werden. Ein SA-Block 1. Grades ist im EKG nicht erkennbar.
- **Bradykardie-Tachykardie-Syndrom:** Aufgrund der extrem langsamen Sinusfrequenz (Bradykardie) entstehen im Vorhof lange Intervalle ohne elektrische Erregung. Der solchermaßen „unterbeschäftigte" Vorhof neigt zu fokalen ektopen Aktivierungen, es kommt zu repetitiven SVES mit der Folge von Vorhofflimmer-Episoden (Tachykardie).

Klinik

Die Klinik des SSS ist mannigfaltig und manifestiert sich als Schwindel, Synkopen, pektanginöse Beschwerden oder Belastungs-Herzinsuffizienz. Durch das Auftreten von Vorhofflimmer-Episoden kann es zur intrakardialen Thrombenbildung mit nachfolgenden kardialen Embolien kommen.

EKG-Diagnostik

Supraventrikuläre Tachy-Bradyarrhythmien Das EKG zeigt häufig ein buntes Bild aus wechselnden Bradykardien (Sinusbradykardien) und Tachyarrhythmien (Vorhofflimmer-Episoden). Dabei finden sich z. T. extreme, mehrsekündige **präautomatische Pausen** (z. T. > 10 s) beim Übergang von Vorhofflimmern zurück in den Sinusrhythmus.

> Zur korrekten Diagnostik eines SSS gehört immer ein Langzeit- (Bradykardie? Pausen? Paroxysmales Vorhofflimmern?) und ein Belastungs-EKG (chronotrope Inkompetenz?).

Therapie

> Bradykardisierende Medikamente müssen abgesetzt werden!

Man kombiniert häufig einen permanenten Schrittmacher (→ Kap. 29) zur Therapie bradykarder Arrhythmien mit einer medikamentösen Frequenzkontrolle der Tachykardien (z. B. mit Betablocker). Zur Langzeittherapie bei SSS wird zumeist ein DDD-Schrittmacher (→ Kap. 29) implantiert, da nach Erkrankung eines Knotens (Sinusknoten) eine zusätzlich auftretende Erkrankung des zweiten Knotens (AV-Knoten) statistisch gesehen recht häufig ist (ca. 30–50 % der Patienten).

Karotissinussyndrom

Als Karotissinussyndrom bezeichnet man rezidivierende Schwindelzustände und Synkopen, die aufgrund einer gesteigerten Reflexantwort bei Hypersensitivität der Barorezeptoren im Karotissinus entstehen. Die Aktivierung der hypersensitiven Rezeptoren führt zu einer vagalen Reaktion, die eine Verlangsamung bzw. ein Sistieren der Sinusknotenaktivität und/oder des AV-Knotens zur Folge hat.

Klassifikation

Kardioinhibitorischer Typ Steht ein pathologischer Frequenzabfall mit Pausen > 3 s im EKG im Vordergrund, spricht man vom kardioinhibitorischen Typ.

Vasodepressorischer Typ Sinkt der systolische Blutdruck ohne wesentliche Frequenzverlangsamung um > 50 mmHg, liegt die Ursache in einer Vasodilatation.

Zentraler Typ Zeigt ein Patient deutliche Symptome, ohne dass wesentliche pathologische Veränderungen des Blutdrucks oder des EKGs registriert werden können, spricht man vom zentralen Typ des Karotissinussyndroms.

Klinik

Typisch sind Schwindelattacken und Synkopen beim Rasieren, beim Zuknöpfen eines engen Hemdkragens oder bei extremen Halsbewegungen (z. B. Drehen des Kopfes beim Rückwärtsfahren mit dem Auto).

Diagnostik

> Die Diagnostik stützt sich unter anderem ganz wesentlich auf die Anamnese!

Bei Verdacht auf einen hypersensitiven Karotissinus wird ein Karotisdruckversuch durchgeführt: Man massiert unter EKG-Kontrolle mit mittelstarkem Druck den Karotissinus einer Seite für mindestens 5 s.

> Vor dem Karotisdruckversuch muss ein duplexsonografischer Ausschluss höhergradiger Stenosen der Karotiden erfolgen!

Ein leichter Blutdruckabfall und ein Frequenzabfall von rund 25 % sind physiologisch. Beim Karotissinussyndrom hingegen kommt es zu einem hochgradigen AV-Block oder einem Sinusknotenarrest, der meist über das Ende der Karotismassage hinaus anhält. Es zeigt sich dann z. B. ein EKG-Bild wie in → Abb. 28.3. Man spricht nur von Karotissinussyndrom, wenn der Patient bei pathologischem EKG auch Symptome zeigt.

Therapie

Symptomatische Patienten sollten angehalten werden, stimulierende Situationen nach Möglichkeit zu meiden.

Atrioventrikulärer Block

Beim atrioventrikulären Block (AV-Block) ist die Erregungsüberleitung von den Vorhöfen auf die Kammern gestört.

Die Blockade befindet sich

- oberhalb des His-Bündels im AV-Knoten selbst (supra-His),
- innerhalb des His-Bündels (intra-His) oder
- unterhalb des His-Bündels (infra-His).

Ätiologie

Ursache eines AV-Blocks können ischämische Ereignisse mit Nekrotisierung und Fibrosierung, entzündliche oder degenerative Herzerkrankungen, Elektrolytentgleisungen oder Medikamenteneffekte sein. Ein AV-Block III° kann auch angeboren sein. Die häufigste Ursache ist eine schlichte Alterung des AV-Knotens mit Fibrosierung.

Klassifikation

AV-Block I° Beim AV-Block I° ist die Überleitungszeit abnorm lang, was sich im EKG als PQ-Zeit > 200 ms zeigt. Es werden jedoch alle Vorhoferregungen ohne Ausfälle auf das ventrikuläre Reizleitungssystem übertragen, sodass jede P-Welle von einem QRS-Komplex gefolgt wird.

AV-Block II° Der AV-Block II° ist durch das Auftreten vereinzelter Überleitungsblockaden gekennzeichnet.

- **AV-Block II°, Typ I (Wenckebach):** Dabei nimmt die AV-Überleitungszeit sukzessive zu, bis schließlich eine Vorhoferregung gar nicht mehr auf die Kammern übergeleitet wird; anschließend beginnt diese Periodik von vorn. Im EKG stellt sich dies durch eine zunehmend lange PQ-Zeit und eine progrediente Verkürzung der RR-Intervalle dar, bis schließlich eine P-Welle nicht mehr von einem QRS-Komplex gefolgt wird (→ Abb. 28.1). Diese Kammerpause ist kürzer als die zwei vorhergehenden PP-Intervalle zusammen. Der Wenckebach-Block ist oftmals asymptomatisch und im Prinzip „gutartig" (funktionelle Störung des AV-Knotens). Nur bei symptomatischen Patienten (z. B. Synkopen) ist eine Schrittmacher-Implantation indiziert.

> Der Wenckebach-Block ist meist direkt im AV-Knoten lokalisiert und wird daher durch vagotone Zustände (z. B. bei körperlichen Ruhephasen im Schlaf) begünstigt. Bei Sportlern ist der Block physiologisch.

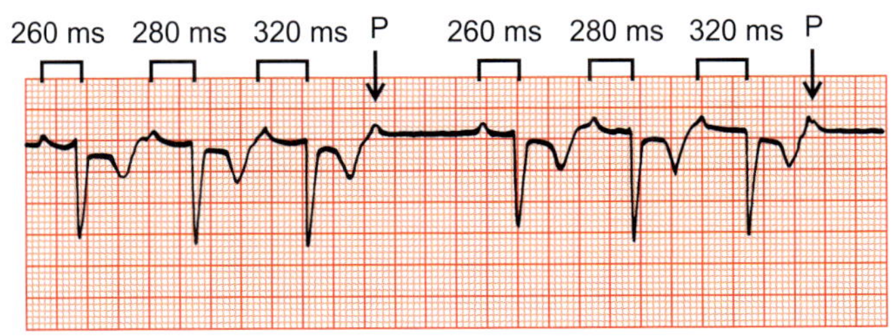

Abb. 28.1 AV-Block II°, Typ Wenckebach. Das PQ-Intervall verlängert sich progressiv bis zur Blockierung einer P-Welle = Ausfall eines QRS-Komplexes. [E292]

- **AV-Block II°, Typ II (Mobitz):** Dabei kommt es plötzlich zur Blockade der Erregungsüberleitung von den Vorhöfen auf die Kammern. Der Block ist meist im His-Bündel lokalisiert und verhindert die Überleitung in einem konstanten Verhältnis (2 : 1, 3 : 1, n : 1). Dabei folgt z. B. nur noch jeder zweiten P-Welle im EKG ein QRS-Komplex. Je weiter distal der Block lokalisiert ist, desto deformierter sind die QRS-Komplexe der noch übergeleiteten Erregungen (→ Abb. 28.2). Patienten mit einem AV-Block Typ Mobitz soll ein Schrittmacher implantiert werden, da der AV-Knoten meist strukturell geschädigt ist und die Wahrscheinlichkeit für einen kompletten Ausfall des AV-Knotens hoch ist (→ Kap. 29).

> Aufgrund der Lokalisation im His-Bündel ist das Risiko eines totalen AV-Blocks beim Mobitz-Typ erhöht. Dieser gilt deshalb als prognostisch ungünstig im Gegensatz zum Wenckebach-Block.

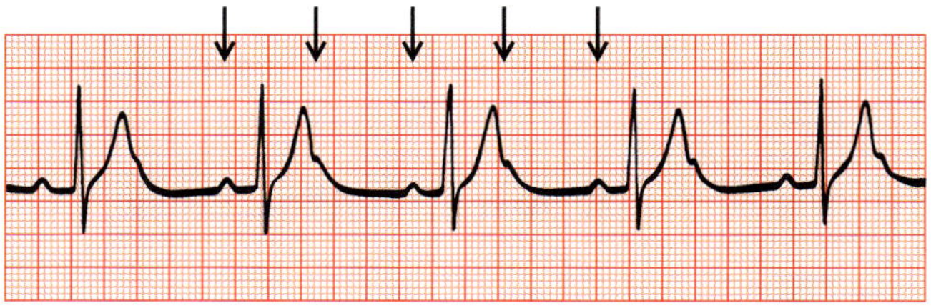

Abb. 28.2 AV-Block II°, Typ Mobitz, 2 : 1 (nur jede zweite P-Welle wird übergeleitet) [E292]

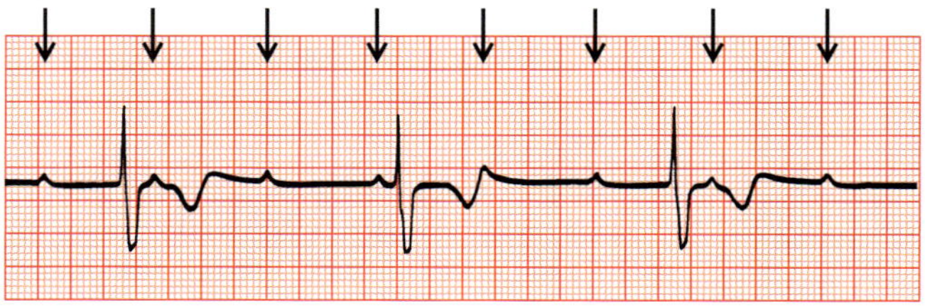

Abb. 28.3 AV-Block III°. Die P-Wellen erfolgen unabhängig von den QRS-Komplexen (AV-Dissoziation). [E292]

AV-Block III° Dabei kommt es zu einer kompletten Unterbrechung der Erregungsüberleitung von den Atrien auf die Ventrikel. Ein Ersatzzentrum distal des Blocks muss die Bildung der ventrikulären Erregung übernehmen, weshalb die Kammern zwar regelmäßig, aber langsamer und vollkommen unabhängig vom Vorhofrhythmus schlagen (komplette AV-Dissoziation). Je weiter distal der Block und damit das Ersatzzentrum liegen, desto schlechter ist die Prognose des AV-Blocks III°. Bei einem sog. sekundären Automatiezentrum, welches im AV-Knoten selbst oder hoch im His-Bündel liegt (supra-His), läuft die Erregung in den Kammern auf den normalen Bahnen – die Frequenz beträgt 40–60/min, und die QRS-Komplexe sind schlank und regelrecht geformt. Bei sog. tertiären Ersatzzentren tief im His-Bündel oder noch weiter peripher (infra-His) finden die gebildeten Potenziale nur an sehr periphere Leitungsbahnen Anschluss und sind daher bei Kammerfrequenzen von 30–40/min schenkelblockartig deformiert (→ Abb. 28.3). Alle Patienten erhalten nach Ausschluss einer reversiblen Ursache für den AV-Block III° einen Schrittmacher.

Zusammenfassung

- Das SSS bezeichnet eine degenerative Störung der Erregungsbildung im Sinusknoten und der Überleitung auf das Vorhofmyokard. Es treten Tachy- und Bradykardien auf.
- Das Karotissinussyndrom bezeichnet eine gesteigerte Reflexantwort bei Hypersensitivität der Barorezeptoren im Karotissinus, die sich als Hypotonie und Bradykardie äußert.
- Beim AV-Block I° ist die AV-Überleitung verzögert (PQ-Zeit > 200 ms), es wird aber jede Vorhoferregung auf das Kammermyokard übertragen.
- Beim AV-Block II° finden sich vereinzelte Überleitungsblockaden:
  - Typ I (Wenckebach): zunehmend lange PQ-Zeit, progrediente Verkürzung der RR-Intervalle, bis eine P-Welle nicht mehr übergeleitet wird
  - Typ II (Mobitz): Überleitung in konstantem Verhältnis (2 : 1, 3 : 1, n : 1)
- Beim AV-Block III° ist die Erregungsüberleitung im AV-Knoten komplett unterbrochen.

Schrittmacher

Schrittmacher (SM) überwachen den Herzrhythmus und übernehmen bei pathologischen Bradykardien die Funktion eines primären Automatiezentrums.

> Bei symptomatischer Bradykardie (Schwindel, ausgeprägte Leistungsschwäche, Synkope) ist die Schrittmacherimplantation indiziert.

Wie arbeitet ein Schrittmacher?

Ein Schrittmacher arbeitet nach einem sehr einfachen Prinzip: Er detektiert die Herzaktion als einen elektrischen Impuls. Die vom Kardiologen gewünschte Mindestherzfrequenz (Interventionsfrequenz), die durch den Schrittmacher aufrechterhalten werden soll, entspricht einem Zeitintervall zwischen zwei elektrischen Impulsen (RR-Intervall [in s] = 60/HF [1/min]).

Sensing

Der Schrittmacher detektiert („senst") eine Herzaktion und „beobachtet" nun im voreingestellten Zeitintervall, ob ein weiterer Impuls spontan auftritt. Bei Auftreten einer Eigenaktion wird die Stimulation unterdrückt („inhibiert") und der Beobachtungszyklus beginnt erneut.

Pacing

Ist im Erwartungsintervall keine Eigenaktion detektierbar, tritt der Schrittmacher in Aktion und gibt einen Impuls ab. Anschließend beginnt der Zyklus erneut.

Welche Arten von Schrittmachern gibt es?

Lokalisation Es gibt verschiedene Arten von Schrittmachern, die alle nach dem genannten Grundprinzip arbeiten. Sie unterscheiden sich in der Anzahl und Lokalisation der eingebrachten Elektroden. Es werden Einkammer (eine Elektrode)- und Zweikammer (zwei Elektroden)-Schrittmacher unterschieden. Das CRT (= kardiales Resynchronisations)-System hat drei Elektroden. Der Schrittmacher ohne Elektrode („leadless") wird mittels Kathetertechnik venös in den rechten Ventrikel eingebracht und dort durch Verankerungshaken befestigt. Diese Art von Schrittmacher ist eine große Innovation. Der Leadless-Schrittmacher hat durch seine Lage im Ventrikel ein deutlich niedrigeres Risiko für Infektionen als ein subkutanes System.
Es werden Sonden implantiert:

- Nur in den rechten Vorhof (A)
- Nur in den rechten Ventrikel (V)
- In den RA und RV (D): Zweikammerschrittmacher
- Bei biventrikulären Systemen (CRT) wird eine zusätzliche Sonde in den Koronarsinus zur linksventrikulären Stimulation von epikardial implantiert.
- Ein Schrittmacher ohne Elektrode („leadless") wird direkt im rechten Ventrikel verankert.

Stimulation

Ist nur eine Sonde implantiert, arbeitet diese nach o. g. Prinzip, der Schrittmacher inhibiert eine Impulsabgabe bei Auftreten von Eigenimpulsen.

Inhibiert (I) Sind zwei Sonden implantiert, muss deren Arbeit abgestimmt ablaufen. Wird im RA ein Impuls detektiert, läuft nicht nur das bereits bekannte Erwartungsintervall für eine erneute Aktion im Vorhof ab. Parallel wird beobachtet, ob innerhalb eines zweiten Erwartungsintervalls ein Impuls an der Ventrikelsonde erkannt wird, entsprechend einer Reizantwort im Ventrikel nach erfolgter Überleitung auf die Kammern. Dieser parallel ablaufende Zyklus folgt demselben oben beschriebenen Prinzip: Nur wenn im Erwartungsintervall keine Eigenaktion detektierbar ist, wird ein Ventrikelimpuls abgegeben. Diese Programmierung wird analog als „inhibiert" bezeichnet.

Dual (D) Zweikammersysteme stimulieren aufeinander abgestimmt Vorhof und Kammer und stellen damit die physiologische Vorhof-Kammer-Interaktion wieder her. Die Herzaktion wird ökonomischer, die Hämodynamik stabilisiert.

Nomenklatur

Die Nomenklatur folgt einem einfachen Schema:

- 1. Buchstabe = Ort der Stimulation: A – V – D
- 2. Buchstabe = Ort der Wahrnehmung von Eigenaktivität: A – V – D
- 3. Buchstabe = Art der Stimulation: I–D
- **Frequenzadaptive Systeme:** Wenn der intrinsische Frequenzanstieg bei Belastung nicht ausreicht (chronotrope Inkompetenz, z. B. bei Sinusknotenerkrankung), kommt der sog. R-Modus (*engl.* rate modulation, kodiert durch ein zusätzliches „R", z. B. DDD-R) zum Einsatz. Er steigert bei erhöhter Belastung die Stimulationsfrequenz. Zur Abschätzung der Belastung werden Muskelaktivität, QT-Intervall, Temperatur oder Atemexkursion bestimmt.

Implantation und Komplikationen

Unter Lokalanästhesie werden die Elektroden transvenös (in der Regel V. subclavia) platziert. Das Aggregat wird subkutan oder subpektoral meist rechts infraklavikulär in einer eigens geformten kleinen Tasche implantiert. Man unterscheidet passive (Ankerelektroden) und aktive Elektrodenfixierung (Schraubelektroden).
Frühkomplikationen sind Sondendislokationen, Infektionen, Gefäß- oder Myokardperforationen. Bei der Präparation der Vene kann es zu einem (Hämato-) Pneumothorax kommen. Zu den **Spätkomplikationen** gehören Elektrodenbrüche und Isolationsdefekte, Infektionen.

Schrittmacher-EKG

Die vom Schrittmacher ausgehenden Impulse waren im EKG als **strichförmige Ausschläge** (Spikes) zu erkennen (→ Abb. 29.1). Bei den modernen Systemen kann man oft keinen Ausschlag mehr erkennen.

Vorhofstimulation Auf jeden Spike folgt eine P-Welle. Da die Erregungsausbreitung in den Ventrikeln auf normalem Weg verläuft, sind die QRS-Komplexe normal konfiguriert.

Ventrikelstimulation Auf jeden Spike folgt ein **QRS-Komplex,** der aufgrund der atypischen Erregungsausbreitung von der Herzspitze des rechten Ventrikels (Stimulationsort) zur Basis **verbreitert** ist. Die elektrische Herzachse ist gedreht, es entsteht ein Linksschenkelblock-förmig deformierter QRS-Komplex.

Zweikammersysteme Charakteristisch ist die Abfolge von einem ersten Spike mit nachfolgender P-Welle und einem zweiten Spike mit nachfolgendem, deformiertem QRS-Komplex.

Betreuung von SM-Patienten

SM-Patienten müssen in regelmäßigen Abständen (meist halbjährlich) von einem Kardiologen kontrolliert werden. Im Alltag müssen sie keine Einschränkungen in Kauf nehmen.

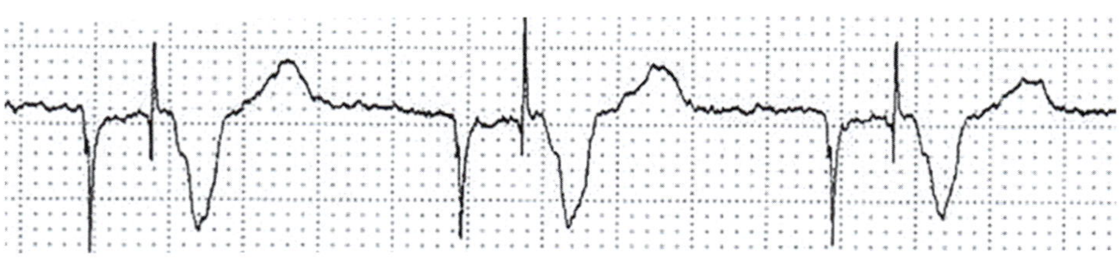

Abb. 29.1 DDD-Schrittmacher-EKG. Auf Vorhofstimulations-Spikes folgen negative P-Wellen. Auf Ventrikelstimulations-Spikes folgen verbreiterte QRS-Komplexe. [T575]

Temporärer Herzschrittmacher

Temporäre Schrittmacher werden passager bei Bradykardien mit behebbarer Ursache oder zur Überbrückung bis zur definitiven Schrittmacherimplantation eingesetzt. Mögliche Indikationen zur vorübergehenden Schrittmacherstimulation sind eine Medikamentenintoxikation oder während einer Herzoperation.

Anlage

Über eine Schleuse in der V. jugularis interna oder subclavia werden die Sonden interventionell in den rechten Ventrikel vorgeschoben. Bei einer Operation am offenen Herzen werden sie epikardial angenäht und durch die Haut nach außen geleitet.

Biventrikulärer Schrittmacher: kardiale Resynchronisationstherapie (CRT)

Beim Linksschenkelblock (→ Kap. 6) kontrahiert der linke zeitlich verzögert zum rechten Ventrikel, die Herzaktion ist asynchron und ineffektiv. Eine auf die rechtsventrikuläre Erregung abgestimmte Stimulation des linken Ventrikels über eine im Koronarsinus implantierte dritte Elektrode (biventrikulärer Schrittmacher) führt zu einer Wiederherstellung der Synchronität (CRT; *engl.* cardiac resynchronisation therapy) und verbessert dadurch die ventrikuläre Auswurfleistung. Im EKG wird durch die wiederhergestellte synchrone Erregung der durch den vorher bestehenden Linksschenkelblock verbreiterte QRS-Komplex schmal.

Implantierbarer Kardioverter-Defibrillator (ICD)

Der ICD (*engl.* implantable cardioverter defibrillator) detektiert über eine kontinuierliche EKG-Ableitung Rhythmusstörungen und reagiert automatisch nach einem programmierten Algorithmus.

Überstimulation

Zur Terminierung von ventrikulären Tachykardien wird die Hochfrequenzstimulation angewandt. Beginnend mit einer Tachykardie-synchronen Stimulationsfrequenz wird durch stufenlos abnehmende Stimulationsfrequenz versucht, die Tachykardie in den Sinusrhythmus zu überführen.

(Interne) Defibrillation

Bei Kammerflimmern oder nicht terminierbarer VT wird über die intrakardialen Elektroden ein Schock abgegeben. Die Sensitivität der ICD ist sehr hoch, es werden nahezu alle Episoden von Kammerflimmern erkannt und beendet. Manchmal wird fälschlich Kammerflimmern detektiert und es werden sog. inadäquate Schocks abgegeben. Sie sind für den Patienten äußerst schmerzhaft und traumatisierend. Durch eine Verbesserung der internen Algorithmen und Einstellung der Defibrillatoren konnte die Zahl inadäquater Schockabgaben über die letzten Jahre deutlich reduziert werden.

Schrittmacherfunktion

In den ICD ist eine Schrittmacherfunktion integriert, sie bietet zusätzlichen Schutz vor Bradykardien und Asystolie. Das Aggregat ist zumeist linksseitig platziert. Es gibt mittlerweile ICD-Modelle, mit denen die Patienten auch im MRT untersucht werden können.

Subkutaner ICD (S-ICD)

Seit wenigen Jahren gibt es ein subkutan implantiertes ICD-Gerät. Das Aggregat wird subkutan auf Höhe der Herzspitze im Bereich zwischen vorderer und mittlerer Axillarlinie implantiert. Die Sondenspitze kommt durch eine subkutane Tunnelung im Bereich des Manubrium sterni zu liegen (→ Abb. 29.2). Durch die komplett extravaskuläre Lage des Systems werden Komplikationen wie Pneumothrorax, Herzperforation oder Infektion mit Endokarditis vermieden.

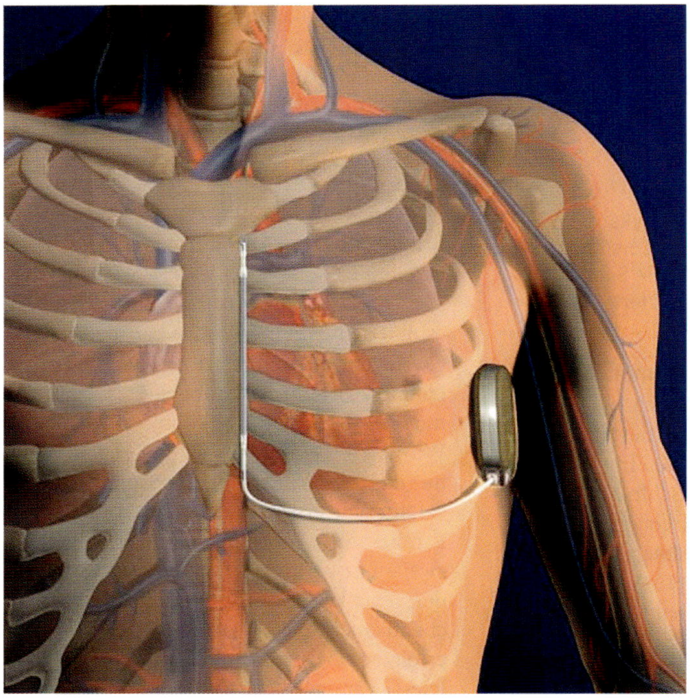

Abb. 29.2 Subkutaner ICD: Das Aggregat wird nahe der mittleren Axillarlinie implantiert, die Sondenspitze kommt subkutan getunnelt im Bereich des Manubrium sterni zu liegen. [F711-007]

Zusammenfassung

- Schrittmacher werden bezeichnet nach 1. Ort der Stimulation/2. Ort der Wahrnehmung von Eigenaktivität/3. Art der Stimulation.
- Bei Zweikammersystemen findet eine abgestimmte Stimulation von Vorhof und Kammer statt.
- CRT: Über biventrikuläre Systeme erfolgt durch die links- und rechtsventrikuläre Stimulation eine Wiederherstellung der synchronen Kontraktion beider Ventrikel.
- Der Leadless-Schrittmacher ohne Elektrode wird direkt in den rechten Ventrikel verankert. Das Infektionsrisiko ist deutlich geringer.
- Ein ICD verfügt über drei Funktionsmodi: Überstimulation, Defibrillation und Schrittmacherfunktion. Durch subkutane ICDs werden Komplikationen wie Infektionen im Herz vermieden.

30 Supraventrikuläre tachykarde Rhythmusstörungen

Eine Tachykardie besteht bei einer HF von > 100/min
Bei den supraventrikulären Tachyarrhythmien breitet sich die Erregung auf dem physiologischen Weg vom Vorhof- auf das Kammermyokard aus. Deshalb sind die **QRS-Komplexe normal geformt und schmal.**

Sinustachykardie

Ätiologie und Pathogenese

Ein Sinusrhythmus > 100/min wird als Sinustachykardie (ST) bezeichnet und ist bei Erwachsenen unter Ruhebedingungen als pathologisch zu werten. Die diastolische Depolarisation ist durch eine erhöhte Sympathikusaktivierung beschleunigt (z. B. durch Pharmaka, Hyperthyreose oder Fieber). Eine ST ohne fassbares morphologisches Substrat wird als inadäquate ST (**IST**) bezeichnet. Sie spricht kaum auf Medikamente an und ist mit erheblichen Beschwerden für die Betroffenen verbunden.

Klinik

Die ST zeigt meist die Symptome der zugrunde liegenden Erkrankung. Die Tachykardie selbst setzt langsam ein und wird erst im Verlauf bemerkt.

EKG-Diagnostik

- Sinusrhythmus, Frequenz > 100/min
- Die QRS-Komplexe sind nicht verändert.
- Die Diastole kann so weit verkürzt sein, dass sich T-Welle und P-Welle überlagern und eine gemeinsame Welle bilden. Bei sehr hohen Frequenzen kann die PQ-Strecke verkürzt sein; sie dauert jedoch immer länger als 120 ms.
- Man findet häufig eine aszendierende ST-Strecken-Senkung mit tiefem Abgang und Übergang in ein flaches T.

Therapie

Die Therapie muss in der Behandlung der zugrunde liegenden Erkrankung bestehen. Medikamente, die eine Tachykardie verursachen, müssen abgesetzt werden. Symptomatisch kann eine Therapie mit Betablockern indiziert sein.

Supraventrikuläre Extrasystolen

Der Begriff „Extrasystole“ (ES) bezeichnet die Kontraktion des gesamten Herzens oder bestimmter Herzareale auf eine abnorme Erregung hin. Diese ist entweder in Bezug auf die Zeit ihres Auftretens oder auf ihren Ursprungsort (ektop) irregulär.

Ätiologie und Pathogenese

Supraventrikuläre Extrasystolen (SVES) können in den Vorhöfen durch frühzeitige Depolarisationen (→ Kap. 25) entstehen. Häufig stammen sie aus der Crista terminalis, dem Koronarsinus und der V. cava superior sowie den Pulmonalvenen, dem linken Vorhofohr und dem Mitralring. SVES sind häufig ein **harmloser Zufallsbefund bei jungen Patienten,** können aber auch ein erstes Anzeichen bzw. der Initiator von Vorhofflimmern oder -flattern sein. Ausgelöst werden die SVES manchmal durch körperliche oder emotionale Belastung, eine Hyperthyreose oder Genussmittel wie Tabak, Koffein oder Alkohol. Zumeist sind sie allerdings idiopathisch.

Klinik

SVES sind meist asymptomatisch oder werden von den Patienten als Herzstolpern oder -klopfen erlebt.

EKG-Diagnostik

- Charakteristisch sind vorzeitig einfallende, formveränderte P-Wellen.
- Die PQ-Zeit ist verlängert und zwar umso länger, je früher die SVES einfällt.
- **Blockierte SVES:** Bei extrem früher SVES kann der AV-Knoten noch refraktär sein, sodass kein Kammerkomplex folgt.
- Da der Ursprung der Extrasystole oberhalb des AV-Knotens liegt, sind die QRS-Komplexe nicht deformiert.
- Nach der SVES übernimmt wieder der Sinusknoten die Reizbildung; die Erregung wird normal auf die Kammern fortgeleitet und man findet keine kompensatorische Pause wie bei den ventrikulären Extrasystolen. Man spricht von einer **nicht kompensatorischen Pause,** die Abstände zwischen zwei Normalschlägen sind kleiner als zwei normale RR-Intervalle.

Eine weiterführende rhythmologische Diagnostik ist nur bei sehr häufigem Auftreten oder Symptomen indiziert.

Therapie

Provozierende Genussmittel sollten gemieden werden. Beeinträchtigen die Extrasystolen die Lebensqualität, kann ein Therapieversuch mit membranstabilisierenden Kalium-Magnesium-Präparaten oder Betablockern unternommen werden.

Vorhofflimmern

→ Kapitel 25.

Vorhofflattern

Da es sich beim Vorhofflattern um **einen stabilen Makro-Reentry,** also eine einzelne kreisende Erregung, handelt, von dem der Vorhof erregt wird, ist die Erregung extrem regelmäßig und gleichförmig. Die Vorhoffrequenz ist etwas langsamer als bei Vorhofflimmern **(200–300/min),** die **P-Wellen sind monomorph und voneinander abgrenzbar.** Die Vorhofimpulse werden durch die Siebfunktion des AV-Knotens meist im Verhältnis 2 : 1 auf die Kammern übergeleitet, was in einer für das Vorhofflattern typischen Kammerfrequenz von 150/min resultiert.

Klassifikation und Ätiologie

Typisches Vorhofflattern (Isthmus-abhängig) Der Reentry kreist um die Trikuspidalklappe als „zentrales Hindernis“ (→ Kap. 25). Der kavotrikuspidale Isthmus, ein schmaler Steg leitenden Myokards zwischen der kaudalen Trikuspidalklappe und der V. cava inferior, bildet die Zone der langsamen Leitung. Die peritrikuspidale Erregung kann dabei gegen den (**counterclockwise,** 90 %,) oder im Uhrzeigersinn (**clockwise,** 10 %) laufen. Die Morphologie der Flatterwellen ist typischerweise sägezahnartig (→ Abb. 30.1).
Atypisches Vorhofflattern Damit werden alle Formen bezeichnet, bei denen der Makro-Reentry nicht um die Trikuspidalklappe kreist, sondern z. B. um Narben.
Der **Makro-Reentry** entsteht zumeist auf dem Boden einer Dehnung oder Schädigung

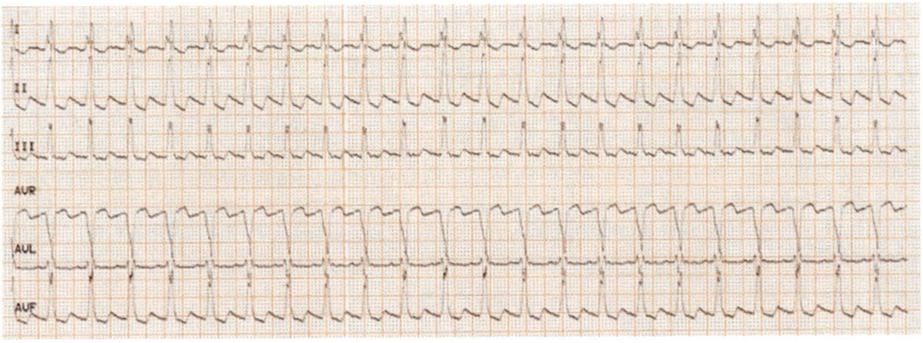

Abb. 30.1 Typisches Vorhofflattern mit sägezahnförmigen Flatterwellen und einer 2:1-Überleitung [T770]

des Myokards, kann jedoch auch bei Herzgesunden paroxysmal auftreten.

Die Gefahr von Thromboembolien ist ebenso hoch wie beim Vorhofflimmern.

EKG-Diagnostik

- Die Überleitung auf die Kammern erfolgt zumeist in einem Verhältnis von 2 : 1. Bei einer „typischen" Flatterfrequenz von 300/min resultiert dies in einer ventrikulären Frequenz von 150/min.
- Beim **typischen Counterclockwise-Vorhofflattern** finden sich sägezahnförmige, negative P-Wellen in den Ableitungen II, III und aVF (→ Abb. 30.1).
- Beim **typischen Clockwise-Vorhofflattern** sind die Flatterwellen in II, III und aVF positiv.

AV-Blockade

Da die Flatterwellen häufig von QRS-Komplexen überlagert sind, kann eine kurzfristige AV-Blockade durch Adenosin-Gabe das Vorhofflattern „demaskieren" und eine Klassifikation ermöglichen.

Bei starrer HF von ca. 150/min (130/min bis 170/min) in Ruhe mit schmalen QRS-Komplexen muss an ein 2 : 1 übergeleitetes Vorhofflattern gedacht werden!

Therapie

Kurzfristig kann der Sinusrhythmus durch katheterinterventionelle Überstimulation (→ Kap. 29) oder elektrische Kardioversion (→ Kap. 27) wiederhergestellt werden, allerdings liegt die Rezidivrate innerhalb eines Jahres bei > 90 %. Zur Frequenzkontrolle werden Betablocker oder Verapamil verwendet.

Die Therapie der Wahl stellt die Katheterablation dar (→ Kap. 32).

Typisches Vorhofflattern Die **Ablation des cavotrikuspidalen Isthmus** ist mit einer sehr hohen Erfolgsaussicht als einzige kurative Therapieform auch als erste Option empfehlenswert.

Atypisches Vorhofflattern Zur Ablation muss zunächst der zugrunde liegende Makro-Reentry lokalisiert werden; unter Umständen muss im linken Vorhof abladiert werden (was eine Punktion des Vorhofseptums erfordert), die Ablation ist deutlich schwieriger und die Erfolgsaussichten liegen mit ca. 80 % etwas niedriger.

Präexzitationssyndrome

Bei den **Präexzitationssyndromen** werden Teile der Ventrikelmuskulatur vorzeitig über eine akzessorische atrioventrikuläre Leitungsbahn depolarisiert.
Wichtigster Vertreter dieser Gruppe ist das Wolff-Parkinson-White-Syndrom **(WPW-Syndrom).**

Ätiologie und Klinik

Beim WPW-Syndrom existiert eine akzessorische Leitungsbahn **(Kent-Bündel),** die konkurrierend zum AV-Knoten Erregungen **anterograd** (vom Vorhof auf die Kammer) überleiten kann. Zusätzlich kann sie meist auch **retrograd** (vom Ventrikel auf den Vorhof) leiten.

Sinusrhythmus

Im Sinusrhythmus wird die Erregung sowohl vom AV-Knoten als auch vom Kent-Bündel antegrad auf die Ventrikel übergeleitet.
Da das Kent-Bündel eine deutlich kürzere Refraktärzeit und keine „Filterfunktion" hat, wird das Kent-Bündel-nahe Ventrikelmyokard vorzeitig erregt (Präexzitation). Korrelat im EKG ist die δ-Welle.

Reentry-Kreislauf

Ein Reentry-Kreislauf entsteht, wenn die verbindenden Leitungsbahnen in unterschiedlichen Richtungen erregt werden. Dies kann z. B. durch eine VES verursacht werden, die über das Kent-Bündel retrograd auf den Vorhof übergeleitet wird. Die Erregung breitet sich im Vorhof aus und erreicht den AV-Knoten zu einem Zeitpunkt, zu dem er leitfähig ist. Über den AV-Knoten tritt die Erregung auf das Kammermyokard über, von wo aus sie wieder über die akzessorische Bahn retrograd an den Vorhof übergeleitet werden kann. Die Betroffenen bemerken ein plötzlich einsetzendes Herzrasen, das zu Schwindel und selten zu kurzer Bewusstlosigkeit führen kann und genauso plötzlich endet, wie es begonnen hat.

Vorhofflimmern

Die Reentry-Tachykardien sind für die Betroffenen zwar belastend, aber relativ harmlos. Gefährlich wird das WPW-Syndrom, wenn die Patienten zusätzlich an Vorhofflimmern leiden. Der akzessorischen Leitungsbahn fehlen die filternden Eigenschaften des AV-Knotens, sodass bei kurzer Refraktärzeit des Bündels hohe Vorhoffrequenzen über das Kent-Bündel antegrad ungebremst übergeleitet werden können. Es droht Kammerflimmern!

Klassifikation

Orthodrome Reentry-Tachykardie Bei 90 % der Patienten breitet sich während der Reentry-Tachykardie die Erregung über den AV-Knoten in die Kammern aus und von dort aus über das Kent-Bündel retrograd in die Vorhöfe.

Verborgenes WPW Es gibt akzessorische Bündel, die nur retrograd überleiten können. Im Sinusrhythmus ist keine δ-Welle abgrenzbar.

EKG-Diagnostik

- Der träge Anstieg des QRS-Komplexes **im Sinusrhythmus** wird als δ-**Welle** bezeichnet (→ Abb. 30.2). Er fehlt bei verborgenem WPW. Die PQ-Dauer ist häufig abnorm kurz (< 120 ms), der QRS-Komplex verlängert (> 120 ms). Die Erregungsrückbildung ist gestört.
- Während der **orthodromen WPW-Reentry-Tachykardie** sind keine δ-Wellen sichtbar, da der Ventrikel ausschließlich antegrad über den AV-Knoten erregt wird (→ Abb. 30.3).

Therapie

Akuttherapie

Im Anfall kann versucht werden, die WPW-Tachykardie durch Verzögerung der AV-Überleitung zu beenden. Dazu wendet man Vagusmanöver (Valsalva-Manöver, Druck auf den Karotissinus, Trinken von Eiswasser) an oder blockt den AV-Knoten mit Adenosin. Bei therapierefraktärer Reentry-Tachykardie kann die Elektrokardioversion (→ Kap. 27) angewandt werden.

Die Blockierung des AV-Knotens, z. B. mit Digitalis, ist bei Patienten mit Vorhofflimmern und akzessorischer Leitungsbahn kontraindiziert, weil durch die ungefilterte anterograde Leitung über die akzessorischen Bahnen Kammerflimmern ausgelöst werden kann!

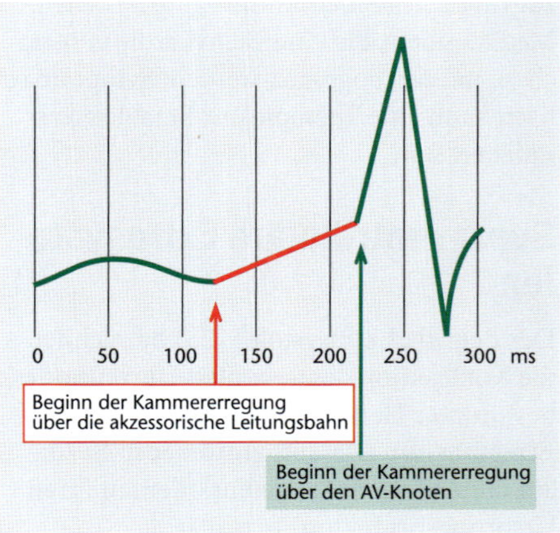

Abb. 30.2 EKG bei akzessorischer AV-Leitungsbahn [L157]

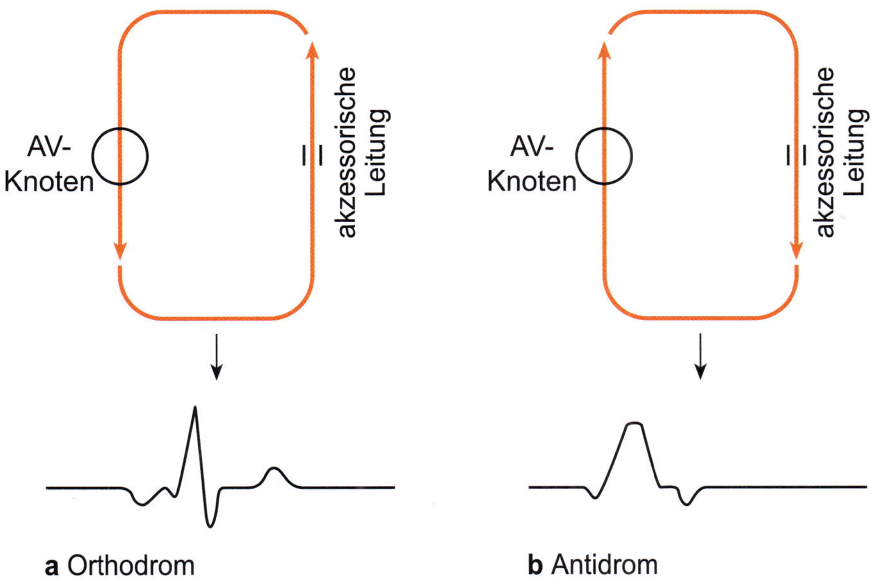

Abb. 30.3 Schematische Darstellung der Erregungsausbreitung bei akzessorischer Leitungsbahn. a) Orthodromer Reentry-Kreislauf: Wird die Erregung über den AV-Knoten auf das Kammermyokard übergeleitet, sind die QRS-Komplexe schmal konfiguriert. Durch die atypische Vorhoferregung über die akzessorische Leitungsbahn ist die P-Welle negativ. b) Antidromer Reentry-Kreislauf: Das Kammermyokard wird auf atypischem Weg über die akzessorische Leitungsbahn erregt, dementsprechend sind die QRS-Komplexe schenkelblockartig deformiert. Die Vorhoferregung erfolgt nach der Kammererregung retrograd über den AV-Knoten. [L141/M584]

Kurative Therapie bzw. Rezidivprophylaxe

Die Ablation (→ Kap. 32) des Kent-Bündels ist der Goldstandard in der Therapie rezidivierender WPW-Tachykardien. Sie ist dringend indiziert, wenn der WPW-Patient unter Vorhofflimmern leidet oder dafür prädisponiert ist.

AV-Knoten-Reentry-Tachykardien

Ebenso wie beim WPW-Syndrom existieren bei der AV-Knoten-Reentry-Tachykardie (AVNRT) zwei Leitungsbahnen unterschiedlicher Leitungsgeschwindigkeit, die Vorhöfe und Ventrikel miteinander verbinden. Allerdings liegen die Bahnen bei der AVNRT beide intranodal (innerhalb des AV-Knotens).

- Die **schnelle Leitungsbahn** (*engl.* **fast pathway**) leitet schnell und ist nach Aktivierung lange refraktär.
- Die **langsame Leitungsbahn** (*engl.* **slow pathway**) hat sich bei AVNRT-Patienten im Laufe der Jahre zusätzlich herausgebildet. Sie leitet sehr langsam und hat eine nur sehr kurze Refraktärzeit.

Ätiologie

Die Entstehung der Reentry-Tachykardien erfolgt analog zu den Präexzitationssyndromen. Allerdings sind die Episoden zumeist durch SVES verursacht.

Klassifikation

Slow-fast-Tachykardie (95 %) Die Erregung läuft nach einer SVES antegrad über den bereits wieder erregbaren Slow pathway auf den Ventrikel, während der Fast pathway noch refraktär ist. Während der langsamen Überleitung kann sich der Fast pathway erholen. Hat die Erregung den Slow pathway passiert, kann sie retrograd auf den nun wieder erholten Fast pathway übergreifen. Am kranialen AV-Knoten angekommen, kann ein Teil der Erregungsfront abzweigen und den Slow pathway erregen. Der gesamte Reentry liegt **innerhalb des AV-Knotens;** von ihm aus werden Vorhof und Kammer nahezu gleichzeitig erregt.

Fast-slow-Tachykardie Bei der Fast-slow-Tachykardie leitet die schnelle Bahn antegrad und die langsame Bahn retrograd.

EKG-Diagnostik

Sinusrhythmus

Im Sinusrhythmus ist das EKG normal konfiguriert.

AVNRT

- Typisch für das EKG im Anfall sind regelmäßige schmalkomplexige, plötzlich beginnende und endende Tachykardien mit Frequenzen zwischen 150/min und 250/min.
- Da Vorhöfe und Kammern fast gleichzeitig aktiviert werden, sind keine P-Wellen erkennbar oder sie treten kurz vor (Pseudo-Q) oder nach (Pseudo-S) dem QRS-Komplex auf.

Therapie

Akuttherapie

Die Therapie im Anfall umfasst vagale Manöver oder Adenosin i. v. als Bolus.

Rezidivprophylaxe

Wenn eine AVNRT nicht gut auf vagale Manöver anspricht und häufig auftritt, ist eine Therapie indiziert. Dann ist die Ablation der langsamen Leitungsbahn Mittel der Wahl (→ Kap. 32).

Zusammenfassung

- Bei typischem Vorhofflattern ist eine Ablation des cavotrikuspidalen Isthmus Therapie der Wahl.
- Ursache des WPW-Syndroms ist eine akzessorische Leitungsbahn (Kent-Bündel).
- Die AVNRT hat ihre Ursache in zwei Bahnen unterschiedlicher Leitungsgeschwindigkeit im AV-Knoten.
- Therapie der Wahl bei akzessorischen Leitungsbahnen ist die Katheterablation.

31 Ventrikuläre Rhythmusstörungen

Ventrikuläre Rhythmusstörungen entstehen im Ventrikel, die Ausbreitung folgt nicht dem normalen Weg. Deshalb sind die QRS-Komplexe atypisch geformt und breit.

Ventrikuläre Extrasystolen

Ätiologie und Pathogenese

Ventrikuläre Extrasystolen (VES) entstehen durch vorzeitige Depolarisationen aufgrund einer abnorm gesteigerten ventrikulären Erregung in einzelnen, geschädigten Myozyten, wie sie bei Formen von Herzerkrankungen zu finden sind – insbesondere aber nach Myokardinfarkt und bei manifester Herzinsuffizienz. In Ausnahmefällen kann ein arrhythmogener Fokus auch in völlig gesundem Myokard liegen.

Klinik

VES sind zumeist asymptomatisch. Nur gelegentlich berichten die Patienten von einem Herzstolpern.

EKG-Diagnostik

Es treten verbreiterte (> 120 ms) dissoziierte QRS-Komplexe auf (folgen nicht auf eine P-Welle). Je nach Entstehungsort und -ausbreitung entsteht die Morphologie eines Links- oder Rechtsschenkelblocks.

Die Erregung aus dem ungestört feuernden Sinusknoten trifft auf ein post-VES-refraktäres Gewebe. Deshalb kann erst die nächstfolgende Erregung auf die Ventrikel übergeleitet werden – man spricht von einer **kompensatorischen Pause.** Der Abstand zwischen den zwei Normalschlägen vor und nach der VES beträgt daher **zwei normale RR-Intervalle.**

Klassifikation

- Zwei konsekutive VES werden als **Couplet,** drei als **Triplet** bezeichnet.
- Folgt jedem regulären Schlag eine VES, spricht man von **Bigeminus,** folgen zwei VES, handelt es sich um einen **Trigeminus** etc.
- Bei der **2:1- und 3:1-Extrasystolie** folgen auf eine VES zwei bzw. drei normale Schläge.
- Stammen die VES von einem Ursprungsort, sind QRS-Morphologie und das Kopplungsintervall konstant **(monomorphe VES).** Differieren die Ursprungsorte, sind die VES **polymorph.**
- Historisch wurden VES nach Lown klassifiziert, um das Risiko für einen plötzlichen Herztod einzuschätzen (→ Abb. 31.1).

Therapie

Asymptomatische VES werden bei Herzgesunden nicht therapiert! Bei Patienten mit z. B. ischämischer CMP (→ Kap. 39) können sie Vorzeichen für das Auftreten höhergradiger Rhythmusstörungen sein.

Ventrikuläre Tachykardie

Als ventrikuläre Tachykardie (VT) bezeichnet man eine plötzlich beginnende, regelmäßige Folge von mindestens drei mono- oder biphasisch deformierten und verbreiterten (meist > 120 ms) QRS-Komplexen. Man unterscheidet:

Anhaltende monomorphe VT Ihr liegt oft ein Reentry im Randgebiet von Myokardinfarkten zugrunde. Es handelt sich um eine > 30 s anhaltende VT mit regelmäßiger Zykluslänge und QRS-Konfiguration.

Nicht anhaltende monomorphe VT Sie dauert weniger als 30 s an und ist daher diagnostisch schwerer zu fassen.

Torsade-de-pointes-Tachykardie (Tdp-Tachykardie)

Ätiologie und Klinik

Bei der Tdp-Tachykardie handelt es sich um eine **nicht anhaltende polymorphe VT,** bei der die verbreiterten QRS-Komplexe mit einer Frequenz von 160–240/min spindelförmig um die isoelektrische Linie fluktuieren (→ Abb. 31.2). Man kann Tdp auch als die nicht anhaltende Form von Kammerflimmern betrachten und sollte sie dementsprechend als Warnzeichen einer (zunehmenden) elektrischen Instabilität des Ventrikelmyokards sehr ernst nehmen. Typischerweise stellen sich die Patienten mit Synkopen oder Präsynkopen vor.

Tdp treten vor allem bei Patienten auf, die unter dem **Long-QT-Syndrom** leiden. Bei den Betroffenen werden im Sinusrhythmus eine Verlängerung des QT_c-Intervalls um > 15 % sowie eine prominente U-Welle

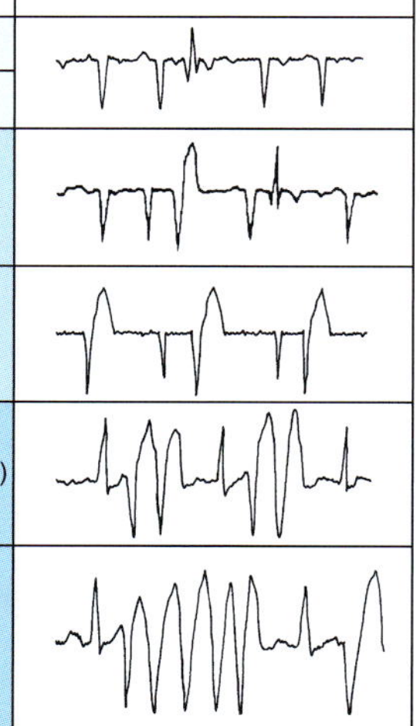

0	keine VES	
I	< 30/h VES	
II	> 30/h VES	
IIIa	multiforme VES	
IIIb	Bigeminus (VES – normaler Komplex – VES – normaler Komplex im Wechsel)	
IVa	Couplets (zwei VES direkt hintereinander)	
IVb	Salven (> 2 VES hintereinander)	
V	R-auf-T-Phänomen	Extrasystolen, die in die vulnerable Phase von T fallen

Abb. 31.1 Lown-Klassifikation der ventrikulären Extrasystolen [L157]

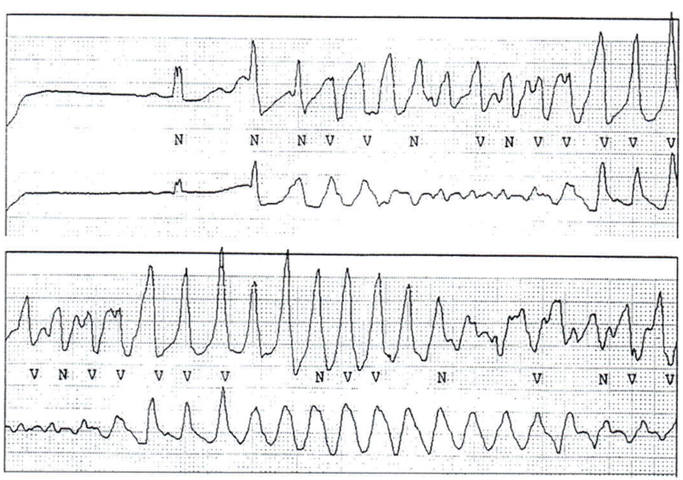

Abb. 31.2 Torsade de pointes. Die QRS-Komplexe „drehen" spindelförmig um die isolelektrische Linie. [T770]

gefunden, deren Ursache angeboren oder oft erworben (diverse Medikamente wie Klasse-I- oder -III-Antiarrhythmika, trizyklische Antidepressiva, Antibiotika wie Erythromycin; Hypokaliämie, -magnesiämie; ZNS-, Stoffwechselstörung, AV-Block III°) ist.

Therapie

Die Akutbehandlung besteht in der hoch dosierten Gabe von Magnesium i. v. Selbstverständlich müssen alle QT-Zeit-verlängernden Pharmaka abgesetzt werden.

> Die Tdp-Tachykardie kann in (anhaltendes) Kammerflimmern übergehen!

Kammerflattern und Kammerflimmern

Ätiologie und Klinik

Ursache von Kammerflattern ist ein Makro-Reentry, Ursache des Kammerflimmerns sind multiple, parallel existierende Mikro-Reentry-Kreise. Sie können durch Herzschädigungen, Elektrolytentgleisungen oder Medikamente ausgelöst werden. Aufgrund der sehr schnellen (> 300/min) und unkoordinierten Kontraktionen der Herzmuskelfasern wirft das Herz beim Kammerflimmern kein Blut mehr aus. Dies entspricht einem funktionellen Herz-Kreislauf-Stillstand mit sofortiger Bewusstlosigkeit.

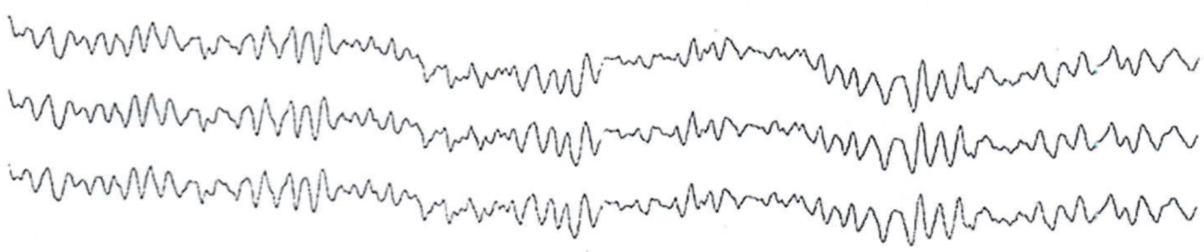

Abb. 31.3 Kammerflimmern [T573]

EKG-Diagnostik

- **Kammerflattern** bezeichnet einen tachykarden Rhythmus von 220–300/min mit sinuswellenförmigen Oszillationen. Zwischen den Komplexen finden sich **keine isoelektrischen Abschnitte.** Eine Abgrenzung des QRS-Komplexes gegenüber der T-Welle ist nicht möglich.
- **Kammerflimmern** bezeichnet unregelmäßige Undulationen des EKGs mit einer Frequenz > 300/min. Kammerkomplexe sind nicht abgrenzbar (→ Abb. 31.3).

Therapie

Das Vorgehen bei einem Kreislaufstillstand durch Kammerflimmern wird im Rahmen der kardiopulmonalen Reanimation in → Kapitel 47 eingehend besprochen.

Sekundärprophylaxe des plötzlichen Herztods

Patienten, die einen „plötzlichen Herztod" überlebt haben, werden sekundärprophylaktisch mit einem ICD versorgt. Dies gilt nicht, wenn der Kreislaufstillstand durch eine nun behobene Ursache bedingt war (z. B. Kammerflimmern bei STEMI).

> ## Zusammenfassung
> - Bei VT mit hämodynamischer Instabilität wird umgehend eine Elektrokardioversion durchgeführt.
> - Eine Torsade-de-pointes-Tachykardie wird mit Magnesium therapiert.
> - Bei Kammerflimmern erfolgen eine Defibrillation und die CPR.

Grundlagen und Durchführung

Wenn Rhythmusstörungen einer medikamentösen Therapie nicht oder nur unzureichend zugänglich sind, sollte eine Katheterablation erwogen werden. Es handelt sich um einen **kurativen Behandlungsansatz,** denn das die Arrhythmie auslösende oder unterhaltende myokardiale Gewebe („arrhythmogener Fokus") wird gezielt verödet.

Zunächst werden im Rahmen einer EPU (→ Kap. 12) der Mechanismus (fokal oder Reentry etc.) und die Lokalisation der Rhythmusstörung bestimmt und anschließend das Zielgewebe punktuell durch Erhitzen auf 50–70 °C mittels eines hochfrequenten Wechselstroms für durchschnittlich 60–120 s verödet. Alternativ kann das Areal auch vereist werden (Kryoablation). An der Stelle der Strom- bzw. Kälteeinwirkung bildet sich eine millimetergroße nekrotische Läsion, die Rhythmusstörung kann nicht mehr weiter fortbestehen.

Komplikationen

Neben den typischen „Katheterkomplikationen" (Gefäß- oder Myokardverletzungen mit der Gefahr einer Perikardtamponade) können vor allem zu ausgedehnte Verödungen zu Komplikationen führen. Wird z. B. im Rahmen der Ablation von akzessorischen Leitungsbahnen der AV-Knoten oder ein anderer Teil des Reizleitungssystems beschädigt, kann die Implantation eines Schrittmachers notwendig werden.

> Sehr selten, aber sehr gefürchtet, da mit einer hohen Letalität verknüpft, ist die Komplikation der Ausbildung einer Fistel zwischen linkem Vorhof und Ösophagus nach Pulmonalvenenisolation. Sie tritt meist mit einer Latenz von einigen Tagen auf und bedarf einer sofortigen operativen Therapie.

Einsatzgebiete

Traditionell wurde die Katheterablation zur Therapie **akzessorischer Leitungsbahnen,** von AV-Knoten-Reentry-Tachykardien, typischem Vorhofflattern und fokalen atrialen Tachykardien angewandt.

Mittlerweile sind auch komplexe Arrhythmien durch die Entwicklung spezieller dreidimensional rekonstruierender Mapping-Systeme und eine immer bessere Integration bildgebender Verfahren in die Elektrophysiologie etablierte Indikationen. Es handelt sich hierbei z. B. um linksatriales (atypisches) Vorhofflattern, ventrikuläre Tachykardien, und insbesondere das **Vorhofflimmern** als häufigste Arrhythmien.

Ablation akzessorischer Leitungsbahnen

Akzessorische Leitungsbahnen sind medikamentös praktisch nicht zu beeinflussen und verursachen für die Patienten die besonders unangenehmen paroxysmalen Tachykardien, die unvorhersehbar und aus völligem Wohlbefinden heraus auftreten.

Indiziert ist eine Katheterablation bei Patienten mit symptomatischen Tachykardien bei Präexzitationssyndromen (→ Kap. 30) und bei asymptomatischen Patienten mit risikobehafteter Familienanamnese oder mit Berufen, die das Risiko einer plötzlichen Arrhythmie nicht zulassen. Durch elektrophysiologisches Mapping (→ Kap. 12) wird die akzessorische Bahn exakt lokalisiert und anschließend ihre atriale und/oder ventrikuläre Insertion abladiert. Die Erfolgsaussicht liegt bei einem extrem niedrigen Komplikationsrisiko (< 0,5 %) bei ca. 97 % **(kurative Beseitigung der akzessorischen Leitungsbahn).**

Ablation bei AV-Knoten-Reentry-Tachykardie (AVNRT)

Die AVNRT (→ Kap. 30) ist einer medikamentösen Therapie in der Regel nicht oder nur unzureichend zugänglich. Deshalb ist die Ablation für die Betroffenen meist die einzige Therapieoption. Bei der Ablation wird die langsame Leitungsbahn (Slow pathway) im Bereich des inferoposterioren AV-Knotens (am hinteren Trikuspidal-Anulus am Dach des Koronarsinus-Ostiums) abladiert. Die Erfolgsaussichten für eine dauerhafte Tachykardiebeseitigung liegen bei ca. 95 %, bei einem Risiko eines dauerhaften AV-Blocks (durch Beschädigung auch des Fast pathway) von ca. 1,5 %.

Ablation von Vorhofflattern

Bei der Ablation des typischen Vorhofflatterns (peritrikuspidaler Reentry, → Kap. 30) wird eine lineare Läsion zwischen dem Trikuspidalklappen-Anulus und der V. cava inferior gesetzt **(Ablation des kavotrikuspidalen Isthmus).** Da Vorhofflattern meist aufgrund des sehr stabilen Reentrys einer medikamentösen Therapie nicht gut zugänglich ist, andererseits aber die Ablation bei typischem Vorhofflattern eine „einfache" Ablation bei gleichzeitig sehr hoher Erfolgschance (ca. 99 %) und extrem geringem Komplikationsrisiko (< 0,1 %) ist, kann sie auch bei nur oligosymptomatischen Patienten durchgeführt werden.

Atypisches Vorhofflattern findet seinen Ursprung zumeist im linken Vorhof. Die Ablation ist ungleich komplizierter und beinhaltet eine Punktion des Vorhofseptums.

Ablation von fokalen atrialen Tachykardien

Bei der fokalen atrialen Tachykardie wird der arrhythmogene Fokus abladiert, also das (meist winzige) myokardiale Areal, das die Tachykardie generiert. Da der arrhythmogene Fokus leider manchmal während der EPU nicht aktiv ist und auch oft nicht provoziert werden kann, liegen die Erfolgsaussichten dieser Behandlung „nur" bei ca. 80 % bei einer Komplikationsrate von ca. 0,3 %.

Ablation von Vorhofflimmern: „Pulmonalvenenisolation" (PVI)

Die Ablation von Vorhofflimmern (→ Kap. 30) ist bei symptomatischen Patienten mit paroxysmalem Vorhofflimmern und medikamentös therapierefraktärem Krankheitsverlauf indiziert (→ Abb. 32.1, → Abb. 32.2).

Initiiert werden Episoden von Vorhofflimmern durch arrhythmogene Foci, d. h. myokardiale Regionen, in denen die Rhythmusstörung ihren Ursprung nimmt. Diese Regionen werden als „Trigger" bezeichnet. Bei einmal begonnenem Vorhofflimmern unterhalten dann multilokuläre, sich ständig ändernde Mikro-Reentrys die Arrhythmie.

Pulmonalvenenisolation Bei Vorhofflimmern sind die „Trigger" in > 80 % der Fälle in myokardialen Strängen, die in die Pulmonalvenen hineinziehen, lokalisiert. Durch Ab-Isolation der Pulmonalvene vom Vorhofmyokard werden diese Leitungsbahnen unterbrochen und die Arrhythmie-Impulse können nicht mehr auf das Vorhofmyokard übergreifen.

Dieses Verfahren ist beim paroxysmalen Vorhofflimmern etabliert und führt bei ca. 75–85 % der Patienten zu einer dauerhaften und kompletten Beseitigung der Vorhofflimmer-Episoden. Die Patienten sind darüber aufzuklären, dass zum Erreichen des linken Vorhofs über die venöse Strombahn eine **Punktion des Vorhofseptums** vorgenommen werden muss. Die wesentlichen Komplikationen (Pulmonalvenenstenose, thromboembolische Ereignisse, Perikardtamponade) treten bei Durchführung in spezialisierten Zentren nur selten auf.

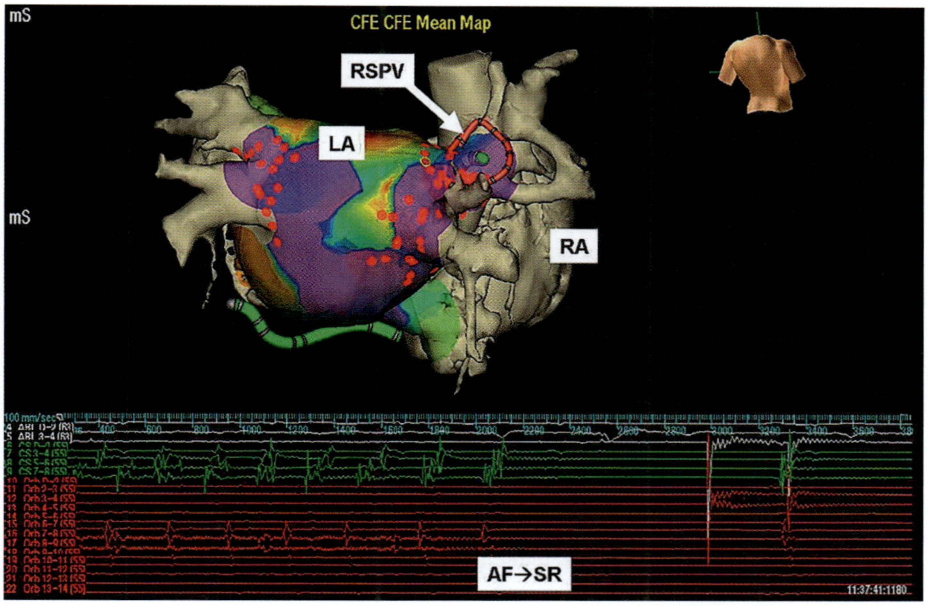

Abb. 32.1 Vorhofflimmerablation, p.-a.-Ansicht (siehe Torso in der rechten oberen Bildecke). Darstellung der 3-D-Rekonstruktion des rechten (RA) und linken (LA) Atriums aus einer vorangegangenen Computertomografie (graue anatomische Konturen). In der elektrophysiologischen Untersuchung wurden diese CT-Rekonstruktionen mit einem durch den Katheter erstellten 3-D-Map des linken Vorhofs fusioniert (bunte Oberfläche „über" der grauen LA-Anatomie). Die im Vorhof platzierten elektrophysiologischen Katheter sind bildlich in ihrer jeweiligen aktuellen Lokalisation dargestellt: roter Kreis/Katheter = zirkulärer Katheter zum Mapping der Pulmonalvenen (im Ostium der rechts superioren Pulmonalvene [RSPV] platziert); grüner Katheter = Koronarsinus-Katheter; weißer Katheter mit grüner Spitze = Ablationskatheter (ebenfalls am Ostium der RSPV). Kleine rote Punkte symbolisieren Ablationsorte – sie liegen, wie hier dargestellt, bei der Pulmonalvenen-Isolation typischerweise am Übergang zwischen Atrium und Pulmonalvenen. Im unteren Bildteil sind die zugehörigen intrakardialen Elektrogramme zu den einzelnen Kathetern dargestellt (100 mm/s); ganz oben die Ableitungen vom Ablationskatheter (Abl 1/2–3/4, in weiß), dann vom Koronarsinuskatheter (CS 1/2–7/8, in grün) und ganz unten vom zirkulären Mapping-Katheter (Orbiter 1/2–14/1, in rot). Im Elektrogramm-Fenster ist der Moment der Terminierung von Vorhofflimmern (AF → SR) durch Ablation im Bereich der rechts superioren Pulmonalvene festgehalten. [T575]

Ablation bei ventrikulärer Tachykardie (VT)

Rezidivierende oder therapierefraktäre, symptomatische VT (→ Kap. 30), insbesondere solche, die wiederholt ICD-Interventionen auslösen, können Grund zu einer Ventrikelablation geben.

Die Lokalisation des arrhythmogenen Areals erfolgt durch elektrophysiologisches Mapping, vorzugsweise während einer induzierten Kammertachykardie. Dabei sucht man den Ort der frühesten endokardialen Erregung oder das Areal, in welchem der stimulierte QRS-Komplex dem Tachykardie-QRS am ähnlichsten ist **(Pace-Mapping).** Dieses Areal wird abladiert. Eine andere Möglichkeit ist das sog. **substratorientierte Vorgehen.** Bei Post-Infarkt-Patienten wird das Areal der endokardialen Infarktnarbe dreidimensional dargestellt. Da Post-Infarkt-VT so gut wie immer auf Reentrys im Randbereich der Infarktnarbe beruhen, wird dieser Randbereich dann (zirkulär um die Narbe) abladiert. Dies führt zwar einerseits zu längeren Prozedurzeiten, es konnte aber gezeigt werden, dass die erreichte Erfolgsrate danach höher ist als bei dem oben beschriebenen, mehr punktuellen Vorgehen, das ja meist nur eine einzige VT-Morphologie als Ablationsziel hat.

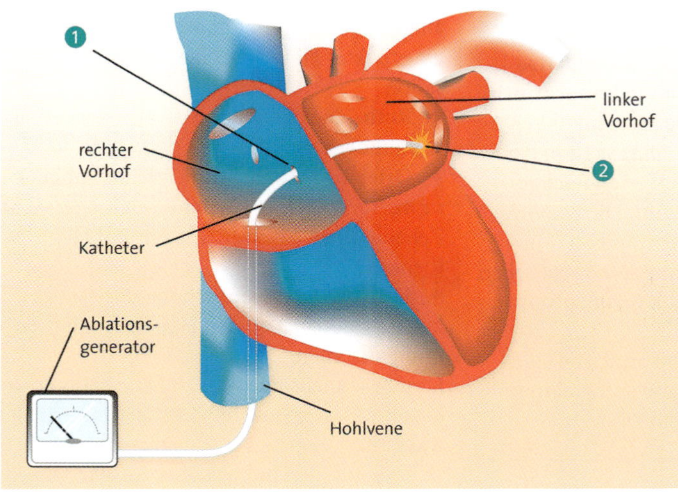

Abb. 32.2 Katheterablation bei Vorhofflimmern: Der Katheter wird durch das Vorhofseptum (1) bis in den linken Vorhof geschoben. Mit der Katheterspitze wird Herzgewebe gezielt verödet (2). [V651]

Zusammenfassung

- Unter Ablation versteht man die gezielte Verödung eines arrhythmogenen Fokus.
- Typische Anwendungsgebiete sind akzessorische Leitungsbahnen, AV-Knoten-Reentry-Tachykardie, Vorhofflattern, fokale atriale Tachykardie, Vorhofflimmern, ventrikuläre Tachykardie.

Infektiöse Endokarditis

Die infektiöse Endokarditis ist eine durch Bakterien oder Pilze verursachte entzündlich-thrombotische Veränderung des Endokards. Dass ihre Inzidenz in den letzten Jahren gestiegen ist, liegt nicht zuletzt an der hohen Infektionsgefahr nach der **invasiven (operativen) Therapie** kongenitaler Herzerkrankungen oder **bei Fremdkörperimplantation (Klappenprothesen).** Ein weiterer Grund sind die steigenden Zahlen von Infektionen beim intravenösen **Drogenmissbrauch.**
Entsprechend wird eingeteilt in:

- Nativklappenendokarditis
- Klappenersatz- und Prothesenendokarditis
- Endokarditis bei i. v.-Drogenabusus

Die Einteilung ist wichtig, da das Keimspektrum und die Therapiedauer bei den verschiedenen Endokarditisarten variieren.

> Die Prognose der Endokarditis ist schlecht. Die Mortalität liegt trotz adäquater Therapie bei 25 %!

Ätiologie

Eine Besiedlung des Endokards ist nur bei Patienten möglich, die durch einen der folgenden Faktoren prädisponiert sind:

- Eine **Vorschädigung des Endokards** kann anatomisch (kongenitale Vitien mit erhöhtem mechanischen Stress), immunologisch (Z. n. rheumatischem Fieber, Endokarditis) oder traumatisch (Atherosklerose, Klappenoperation) bedingt sein.
- Bei **Immundefizit,** z. B. im Rahmen einer HIV-Infektion, Drogenabusus, Diabetes mellitus oder maligner Grunderkrankungen, kann eine Bakteriämie nicht suffizient bekämpft werden.
- Durch ZVK, Fremdkörperimplantation oder häufige Venenpunktion im Rahmen eines i. v. Drogenabusus sind die Betroffenen **häufigen und langanhaltenden Bakteriämien** ausgesetzt.

Pathophysiologie

Über der Läsion kommt es zu einem Abriss der laminaren Strömung, was die Freisetzung von Gewebethromboplastin aus dem Endothel induziert. Prädilektionsstellen einer solchen Endothelschädigung sind hämodynamisch und mechanisch stark beanspruchte Strukturen wie die **Klappenränder der Segelklappen,** die **Chordae tendineae** oder die **Ventrikelseiten der Taschenklappen** (→ Abb. 33.1).

> Die Mitralklappe ist in der Allgemeinbevölkerung am häufigsten betroffen! Bei i. v.-Drogenabusus ist typischerweise die Trikuspidalklappe befallen!

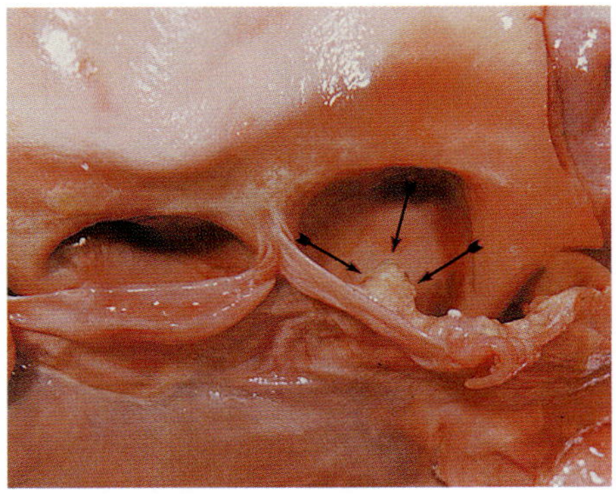

Abb. 33.1 Endocarditis thrombotica der Aortenklappe. Wärzchenartige Auflagerungen auf dem Schließungsrand der Aortenklappe (Pfeile). [O579]

Das Gewebethromboplastin aktiviert Thrombozyten, die an der Läsion mit anderen Thrombozyten aggregieren und degranulieren und so den Plättchenaktivierungsprozess unterhalten. Es bilden sich umschriebene Vegetationen und kleine Thromben (nicht bakterielle thrombotische Vegetation). Mikroorganismen können nun über gebildetes Fibrin auf dem Endothel absiedeln.
Bei immunkompetenten Menschen kommt es normalerweise innerhalb von 15–30 min zur Zerstörung eingedrungener Erreger durch die körpereigene Abwehr. Aus diesem Grund sind Erreger einer Endokarditis besonders häufig solche, die ein **hohes Anheftungsvermögen** an das Klappenendothel besitzen.
Akute Endokarditidenwerden zumeist durch **grampositive Kokken** (> 30 % *Staphylococcus aureus,* 17 % Streptokokken, 10 % *Staphylococcus epidermidis,* 10 % Enterokokken) verursacht, die **subakute Endocarditis lenta durch vergrünende Streptokokken** (viridans). *Staphylococcus aureus* ist in den letzten Jahren der am **häufigsten nachgewiesene Endokarditis-Keim.** Die *Staphylococcus-aureus*-Vegetationen sind oft sehr groß und mobil, was zu multiplen septischen Embolien und schwerem, komplikativen Verlauf führen kann..
Weniger als 10 % der Endokarditiden sind Infektionen mit gramnegativen Bakterien oder mit Pilzen zuzuschreiben.

> Die Infektion kann immer auch auf das Myokard und/oder das Perikard übergreifen.

Durch Abriss von Vegetationen durch den Blutstrom entstehen septische Embolien. Aus bakteriellen Antigenen und Antikörpern bilden sich Immunkomplexe aus **(Typ-III-Immunreaktion),** die sich in den Gelenken, der Niere oder Gefäßen ablagern und lokale Entzündungsreaktionen (Arthritis, Immunkomplexglomerulonephritis, Vaskulitis) auslösen können.

Klinik

Manche Patienten stellen sich erst nach Monaten im Verlauf einer schleichend zunehmenden Erkrankung ambulant vor **(Endocarditis lenta).** Eine Endokarditis kann aber auch fulminant verlaufen und innerhalb von Tagen zum Tod führen **(akute Endokarditis).**
Die Patienten zeigen fast immer eine mehr oder weniger ausgeprägte **B-Symptomatik** mit Fieber, Nachtschweiß und Gewichtsverlust.
Darüber hinaus können auch eine Schlaganfallsymptomatik, petechiale Blutungen (z. B. in die Retina) oder **Gelenk- und Muskelschmerzen** der Grund für den Arztbesuch sein.

> Bei multiplen zerebralen Insulten und Fieber sollte man immer an eine Endokarditis denken!

Diagnostik

Anamnese

Fragen Sie nach Zahnarztbesuchen oder ähnlichen kleineren Eingriffen sowie nach Kunststoffimplantaten.

Inspektion

Petechiale Blutungen sind Zeichen einer immunologisch vermittelten Vaskulopathie aufgrund einer Immunkomplexbildung oder einer bakteriell verursachten Mikroembolisation.

- **Roth-Flecken:** konjunktivale oder retinale Blutungen
- **Osler-Knötchen:** schmerzhafte, subkutane hämorrhagische Knötchen an Finger- und Zehenkuppen sowie an Thenar und Hypothenar
- **Janeway-Läsionen:** schmerzlose subkutane Knötchen an den Handinnenflächen und Fußsohlen

Darüber hinaus müssen ein Zahnstatus erhoben, die Nasennebenhöhlen, der Urogenitaltrakt und i. v.- bzw. i. a.-Zugänge untersucht werden, um den **bakteriellen Ausgangsherd** zu identifizieren.

Auskultation

Neu aufgetretene Herzgeräusche können auf eine Endokarditis hinweisen.

Labordiagnostik

BSG und **CRP** sind erhöht, die Komplementfaktoren erniedrigt. **Erythrozyturie** und **Proteinurie** weisen auf eine Immunkomplexnephritis hin.

Um einen Keimnachweis und damit eine spezifische Antibiose zu ermöglichen, sollten wiederholt mindestens 3 × 2 (aerob und anaerob) Blutkulturflaschen abgenommen werden. Um die Trefferquote der Blutkultur zu erhöhen, soll eine eventuell bestehende antibiotische Therapie vor Entnahme mindestens 48–72 h abgesetzt werden.

Echokardiografie (TTE und TEE)

In der Echokardiografie (→ Kap. 7) können Klappeninsuffizienzen, wie sie durch die Vegetationen verursacht werden, erkannt werden (→ Abb. 33.2 und → Abb. 33.3). Bei ausgeprägtem Befund sind eventuell die Vegetationen bereits transthorakal (TTE) zu erkennen.

Bei Verdacht auf Endokarditis sollte immer ein TEE durchgeführt werden. Hier können thrombotische Vegetationen ebenso wie strukturelle Läsionen, die durch Endokarditiden entstanden sind, gesehen werden. Typisch für die Vegetationen ist ihre Eigenbeweglichkeit mit systolischem und diastolischem Flattern.

Modifizierte Duke-Kriterien

Zur Diagnosesicherung einer Endokarditis gelten die modifizierten Duke-Kriterien. Nach europäischen Leitlinien (2023) werden drei Diagnose-Klassifikationen unterschieden:

1. Endokarditis ist definitiv sicher:
   - Zwei Haupt(= Major)kriterien oder
   - ein Hauptkriterium und drei Neben(= Minor)kriterien oder
   - alle fünf Nebenkriterien.
2. Endokarditis ist möglich:
   - Ein Hauptkriterium und ein oder zwei Nebenkriterien
   - 3–4 Minorkriterien
3. Endokarditis ist ausgeschlossen: weder 1. noch 2. trifft zu.

Majorkriterien

- **Positive Blutkulturen:** für die Endokarditis typischen Erreger in zwei Blutkulturen oder weniger typische Erreger in mind. drei Blutkulturen oder eine positive Kultur oder positiver IgG-Antikörper-Nachweis für *Coxiella burnetti*
- **Positive Bildgebung:** Echokardiografisch, durch PET (Positronenemissions-Tomografie) oder CT-grafisch nachgewiesene Endokardbeteiligung, Abszess, Fistel oder neue Klappen-Dehiszenz einer Prothese

Minorkriterien

- Prädisposition durch Klappenerkrankung oder i. v.-Drogenabusus
- Fieber > 38 °C
- Gefäßbefunde (arterielle Embolien, Schleimhauteinblutungen)
- Zeichen einer Immunreaktion (positiver Rheumafaktor, Glomerulonephritis, Osler-Knötchen)
- Positive Blutkulturen, die nicht den Ansprüchen des Hauptkriteriums genügen (nicht anhaltend positiv, atypisches oder variierendes Erregerspektrum)

Therapie

Bei Endokarditis ist immer für mindestens 2 Wochen, meist 4–6 Wochen eine **intravenöse** antibiotische Therapie erforderlich!

Unmittelbar nach Entnahme der Blutkulturen wird eine **hoch dosierte empirische antibtiotische Therapie** eingeleitet. Liegt das Antibiogramm vor, wird die Therapie erregerentsprechend modifiziert und über 4–6 Wochenfortgeführt.

Grundsätze der antibiotischen Therapie

- Therapiedauer: **Nativklappen-Endokarditis** (NVE = native valve endocarditis) 4 Wochen, **nach Klappenersatz** (PVE =prosthetic valve endocarditis) mindestens 6 Wochen. Ausnahme: Bei unkomplizierter Nativklappen-Endokarditis mit oralen Streptokokken in Kombination mit Gentamicin reichen 2 Wochen i. v. Therapie.
- Bei PVE immer Kombination mit Rifampicin (für 6 Wochen) und Gentamicin (für 2 Wochen)

Antibiotische Therapie der häufigsten Endokarditiskeime → Tab. 33.1

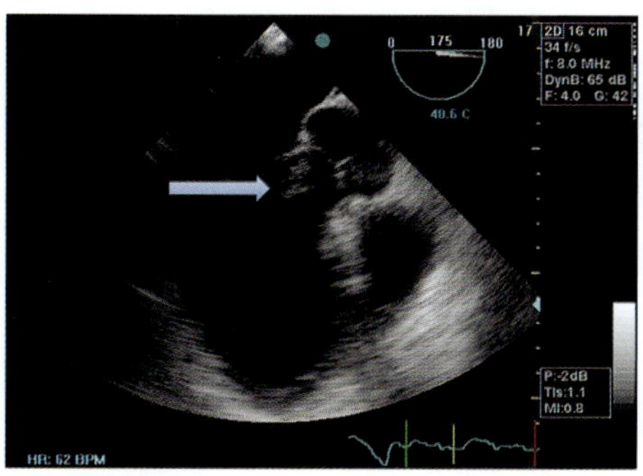

Abb. 33.2 Vegetation an der Aortenklappe im TEE [T573]

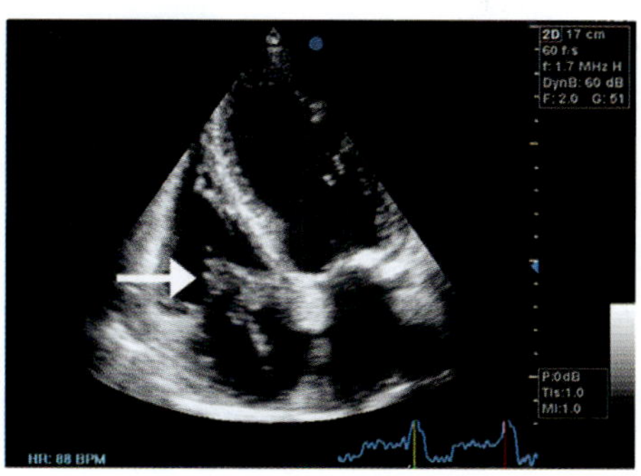

Abb. 33.3 Vegetation (Pfeil) an der Trikuspidalklappe [T573]

Tab. 33.1 Antibiotische Therapie der häufigsten Endokarditis Keime (Resistenzen nicht berücksichtigt)

Erreger	Antibiotikum 1. Wahl	Dosis intravenös	Alternative bei β-Lactam-Allergie
Therapie Dauer (2*–)4 Wochen bei Nativklappen-Endokarditis (NVE) oder mind. 6 Wochen nach Klappenersatz (biologisch und mechanisch) (PVE); bei PVE: Kombination mit Rifampicin und für 2 Wochen mit Gentamicin			
Staphylokokken (Methicillin sensibel, MSSA)	Flucloxacillin oder	12 g/d in 4–6 Dosen (+ Rifampicin 900 mg/d in 3 Dosen + Gentamicin 3 mg/kg/d in 1 Dosis für 2 Wochen bei PVE)	Cefazolin oder Vancomycin
	Cefazolin	6 g/d in 3 Dosen (+ Rifampicin 900 mg/d in 3 Dosen + Gentamicin 3 mg/kg/d in 1 Dosis für 2 Wochen bei PVE)	
MRSA	Vancomycin	30–60 mg/kg/d in 2–3 Dosen (+ Rifampicin 900 mg/d in 3 Dosen + Gentamicin für 2 Woche bei PVE)	
Orale Streptokokken	Penicillin G oder	12–18 Mio U/d in 4–6 Dosen oder kontinuierlich	Vancomycin
	Amoxicillin oder	12 g/d in 4–6 Dosen	
	Ceftriaxon	2 g/d 1 Dosis	
Enterokokken	Ampicillin oder Amoxicillin oder		Vancomycin oder Ceftriaxon
	Ceftriaxon oder		
	Gentamicin (max. 2 Wochen)		

* 2 Wochen bei unkomplizierter Nativklappen-Endokarditis mit oralen Streptokokken in Kombination mit Gentamicin oder NVE: native valve Endokarditis; PVE: prosthetic valve endocarditis

Bei fulminanter Endokarditis mit hochgradiger Klappendestruktion, bei paravalvulären Abszessen oder septischen Embolien ist eine frühzeitige chirurgische Sanierung mit Klappenersatz (→ Kap. 38) indiziert.

Endokarditisprophylaxe

Eine Endokarditisprophylaxe ist heutzutage nur bei Hochrisikopatienten und lediglich bei bestimmten zahnärztlichen Eingriffen (Manipulation der Gingiva, periapikale Zahnregion, Perforation der Mucosa) oder perioperativ bei Schrittmacher- oder ICD-Implantation sicher indiziert.
Als Hochrisikogruppe definiert sind Patienten mit folgenden Erkrankungen:

- Überstandene infektiöse Endokarditis in der Vergangenheit
- Patienten mit Klappenprothesen (biologische, mechanische Klappen und TAVI = transcatheter aortic valve implantation) oder durch Fremdmaterial rekonstruierte Klappen
- Angeborene zyanotische oder „unvollständig“ (verbleibender Shunt, Klappeninsuffizienz) korrigierte Herzvitien
- Ventrikuläre Assist-Devices („Kunstherz“)

Die Endokarditisprophylaxe wird 30–60 min vor dem Eingriff mit Amoxicillin, Ampicillin oder Clindamycin durchgeführt.

Nichtinfektiöse Endokarditis

Endokarditiden können auch nicht infektiöser Natur sein:

- **Rheumatische (verruköse) Endokarditis:** Beim rheumatischen Fieber (s. u.) lagern sich Immunkomplexe verrukös (warzenförmig) an die Klappenränder an. Die rheumatische Endokarditis ist die häufigste Ursache der Mitralklappenstenose (→ Kap. 36).
- **Eosinophile Endokarditis (Löffler-Endokarditis):** Unter chronischer Eosinophilie (z. B. bei Wurmerkrankungen) kommt es zu einer Endokardbeteiligung. Sie ist Ursache der restriktiven Kardiomyopathie (→ Kap. 39).
- **Endokarditis Libman-Sacks:** Im Rahmen eines Systemischen Lupus erythematodes (SLE) kann es zu einer myokardialen Bindegewebsdegeneration kommen, die auch das Endokard in Mitleidenschaft zieht. Es kommt zu fibrinoid-nekrotischen, warzigen Endokardverdickungen (Verrucae), die sich vorzugsweise an der Unterseite der Segelklappen finden. Die Herzbeteiligung ist häufig asymptomatisch. Die Verrucae werden dann im Rahmen der SLE-Diagnostik durch eine Echokardiografie festgestellt. Eine spezifische Therapie existiert nicht, allerdings ist eine Endokarditisprophylaxe zur Prophylaxe mikrobieller Besiedlungen zu empfehlen.

Rheumatisches Fieber

Durch die Immigration aus ärmeren Ländern taucht das rheumatische Fieber in den letzten Jahren auch in den westlichen Ländern wieder vermehrt auf.

> Das rheumatische Fieber ist weltweit die häufigste Ursache der Endokarditis.

Ätiologie und Pathophysiologie

Ein rheumatisches Fieber ist eine systemische Autoimmunreaktion, die sich nach einem akuten Infekt mit **β-hämolysierenden A-Streptokokken** (Pharyngitis, Tonsillitis, Scharlach) entwickelt.
Membranantigene der A-Streptokokken weisen Ähnlichkeiten mit körpereigenen Proteinen auf, durch eine **Kreuzreaktion** entwickelt sich eine immunologisch vermittelte Entzündung.
In der akuten Phase der Entzündung, die rund 2–3 Wochen andauert, kommt es zu exsudativen und degenerativ-proliferativen Reaktionen im Bereich der **Haut,** der **Gelenke** und des **Herzens** mit Bildung charakteristischer fibrinoid-nekrotischer Läsionen, der sog. **Aschoff-Knötchen.**
Bei einer Beteiligung des Herzens entwickelt sich eine **Pankarditis** mit Peri-, Myo- und Endokarditis. Eine Endokarditis manifestiert sich als Klappenverdickung mit Verkleben der Klappenränder und Bildung kleiner verruköser Fibrinknötchen an den Klappenrändern. Diese Klappenläsionen treten gehäuft im linken Herzen auf, können zu **Klappenstenose oder -insuffizienz** führen und werden unter Umständen sekundär mikrobiell besiedelt.
Die Aschoff-Knötchen werden für **Reizleitungsstörungen** im entzündeten Myokard verantwortlich gemacht. Die **Perikarditis** geht häufig mit einer massiven Fibrinansammlung im Herzbeutel einher.

Klinik

Neben uncharakteristischem **Fieber** klagen die Patienten typischerweise über Beschwerden in folgenden Organsystemen:

Gelenke Es tritt eine sehr schmerzhafte, rasch wechselnde Arthritis der großen Gelenke (migratorische Polyarthritis) auf.

Haut

- **Erythema anulare:** livide ringförmige Rötungen am Körperstamm
- **Rheumaknötchen:** kleine subkutane Knötchen an den Streckseiten der Extremitäten (im Bereich der Sehnenansätze)

Herz Insbesondere bei Kindern manifestieren sich durch die rheumatische Endokarditis neu aufgetretene Klappenvitien. Die Myokarditis mit Bildung der Aschoff-Knötchen führt zu Rhythmus- und Reizleitungsstörungen.

ZNS Gelegentlich zeigen Patienten choreatische Bewegungen der Extremitäten und des Körperstamms sowie Spasmen der Gesichtsmuskulatur, die mit Muskelschwäche und emotionaler Labilität einhergehen. Man spricht von einer Chorea Sydenham oder Chorea minor.

> **Merkspruch:** Das rheumatische Fieber beleckt die Gelenke und beißt ins Herz!

Diagnostik

> Es muss unbedingt nach einer Hals-/Racheninfektion oder Scharlacherkrankung innerhalb der letzten 1–5 Wochen gefragt werden!

Inspektion und Palpation

Bei der Inspektion und Palpation fallen die Erytheme am Körperstamm (→ Abb. 33.4) und polyarthritische Schwellungen der großen Gelenke auf, die nach ca. 4 Wochen wieder

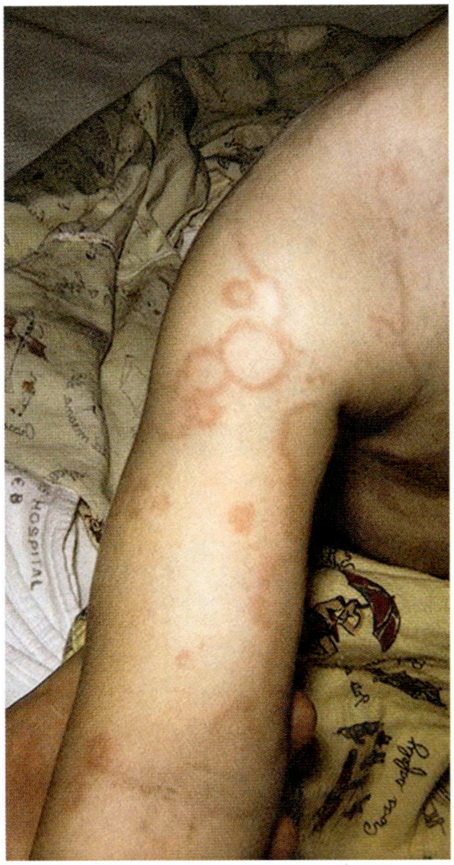

Abb. 33.4 Erythema anulare bei rheumatischem Fieber [E816]

zurückgehen. Ist die Arthritis auf die kleinen Gelenke der Hände und Füße begrenzt, liegt meist kein rheumatisches Fieber vor.

Das Erythem bei rheumatischem Fieber tritt nicht im Gesicht auf und juckt nicht.

Rheumaknötchen tastet man überwiegend an der Streckseite der großen Gelenke, in der Okzipitalregion sowie am Processus spinosus der thorakalen und lumbalen Wirbelkörper.

Auskultation

Bei jedem neu aufgetretenen Herzgeräusch sollte differenzialdiagnostisch auch an Klappenschäden aufgrund einer rheumatischen Endokarditis gedacht werden!
Bei einer Miterkrankung des Perikards kann es zu Herzschmerzen und **Reibegeräuschen** kommen. Eine begleitende Myokarditis manifestiert sich häufig mit Tachykardie, AV-Blockierung und Repolarisationsstörungen (ubiquitäre ST-Strecken-Hebungen) sowie den Symptomen einer Herzinsuffizienz (Dyspnoe, Jugularvenenstauung und Lungenödem).

EKG

Das EKG-Bild stellt sich bei rheumatischem Fieber häufig von Untersuchung zu Untersuchung unterschiedlich dar („Bewegung im EKG").

Labordiagnostik und Rachenabstrich

Eine beschleunigte BSG und erhöhtes CRP sind ein aussagekräftiger Indikator der akuten Phase des rheumatischen Fiebers.

Im Blut finden sich Antikörper gegen Streptokokken-Antigene:

- Antistreptolysin (ASL)
- Anti-Streptokokken-Hyaluronidase
- Anti-Streptokokken-DNAse B

Im Rachenabstrich können bei 25 % der Patienten A-Streptokokken nachgewiesen werden.

Röntgen

Die Röntgenaufnahme der betroffenen Gelenke zeigt Zeichen einer nicht destruierenden Arthritis.

Echokardiografie

Durch die Echokardiografie können degenerativ-proliferative Veränderungen der Herzklappen, Ventrikelveränderungen und ein Perikarderguss bei Perikarditis dargestellt werden.

Jones-Kriterien

Da kein eindeutiger Nachweis des rheumatischen Fiebers existiert, haben sich seit den 1940er-Jahren international übliche Kriterien, die Jones-Kriterien, bewährt, die die Diagnose des rheumatischen Fiebers sichern.
Grundvoraussetzung Ein rheumatisches Fieber gilt als gesichert, wenn die Grundvoraussetzungen erfüllt sind (Zustand nach Scharlach, A-Streptokokken im Rachenabstrich, positiver ALS-Titer) und

- mindestens zwei Hauptkriterien oder
- ein Hauptkriterium und zwei Nebenkriterien nachgewiesen werden können:

Hauptkriterien („S-P-A-C-E")

- **S**ubkutane Rheumaknötchen
- **P**ankarditis
- **A**rthritis
- **C**horea
- **E**rythema anulare

Nebenkriterien

- Fieber
- Arthralgie
- AV-Block I°
- Verlängerte BSG, erhöhtes CRP
- Leukozytose

Therapie

In der akuten Phase der Erkrankung mit ihren rheumatischen Fieberschüben erhalten die Patienten **Penicillin G** und sollen **strenge Bettruhe** einhalten. **Salicylate** wirken antiinflammatorisch.

Jeder Patient mit rheumatischem Fieber muss antibiotisch therapiert werden!

- Polyarthritis und Gelenkschmerzen können in der Regel ausreichend mit nichtsteroidalen Antiphlogistika wie **Diclofenac** therapiert werden.
- Eine Karditis erfordert meist den Einsatz von **Glukokortikoiden.**

Um Rezidive des potenziell tödlichen rheumatischen Fiebers zu verhindern, müssen Patienten eine jahre- bis lebenslange antibiotische Rezidivprophylaxe erhalten.

Zusammenfassung

Infektiöse Endokarditis

- Eine infektiöse Endokarditis entsteht durch Bakteriämien bei vorgeschädigtem Endokard.
- Es gibt schleichende (Endocarditis lenta) und fulminante Verläufe (akute Endokarditis). Es können septische Embolien in allen Organsystemen auftreten.
- Die Diagnosestellung erfolgt anhand der modifizierten DUKE-Kriterien.
- Therapie ist die i. v.-Antibiose über mehrere Wochen.

Rheumatisches Fieber

- Das rheumatische Fieber ist eine Kreuzallergie nach Infektion mit β-hämolysierenden Streptokokken der Gruppe A.
- Einige Wochen nach einer Pharyngitis treten Fieber, Gelenkschmerzen, kardiale Beschwerden, Hauterscheinungen und seltener Chorea-Symptomatik auf.
- Die Diagnosestellung erfolgt anhand der Jones-Kriterien.

34 Aortenklappenstenose

Die Aortenklappenstenose (AS) ist die häufigste Klappenerkrankung im Erwachsenenalter.

Ätiologie

Kongenitale AS Einer AS kann in rund 1–2 % der Fälle eine kongenitale Entwicklungsstörung der Aortenklappe zugrunde liegen. Uni- oder bikuspid angelegte Klappen prädisponieren für eine progrediente Klappenschädigung. Bei jüngeren Patienten (< 60 Jahre) mit schwerer Aortenklappenstenose ist die Ursache häufig eine bikuspide Aortenklappe. Biskuspide Aortenklappen sind oft assoziiert mit Aortopathien und -dilatation bzw. Aortenaneurysma der Aorta ascendens. Die Aortendilatation betrifft am häufigsten den sinutubulären Übergang.

Sekundäre AS Rheumatoid-entzündliche Veränderungen der Aortenklappe manifestieren sich häufig als fibrotisch verkleinerte und verdickte Taschenklappenränder mit verklebten Kommissuren.

Primär degenerative AS Die bei Weitem häufigste Ursache der AS ist eine progrediente Kalzifizierung der Taschenklappen im Rahmen degenerativ-sklerotischer Prozesse des höheren Alters **(senile AS).** Diese Klappenveränderungen gehen vom valvulären Insertionsrand aus und treten gehäuft nach dem 60. Lebensjahr auf.

Bei den erworbenen Formen der AS handelt es sich fast ausnahmslos um valvuläre Stenosen. Kongenitale Veränderungen können auch die sub- oder supravalvuläre Ausstrombahn betreffen.

Hämodynamik

Die normale Aortenklappenöffnungsfläche (AÖF) beträgt rund 3,5 cm². Eine Abnahme dieser Öffnungsfläche auf **≤ 2,0 cm²** führt zu einer linksventrikulären Nachlasterhöhung, auf die das Gewebe zunächst mit einer **konzentrischen Hypertrophie** reagiert. Überschreitet die Masse des Herzens dabei das kritische Herzgewicht von 500 g, sind belastungsinduzierte **subendokardiale Ischämien** bei reduziertem Koronarperfusionsdruck und aufgehobener Koronarreserve möglich.

Der Druckgradient über der AS und die AÖF erlauben eine Einschätzung des Schweregrads der Erkrankung. Bei geringen Schweregraden und unter Ruhebedingungen ist das Herz in der Lage, ein suffizientes HZV durch Hypertrophie, Vergrößerung der arteriovenösen Sauerstoffdifferenz und Steigerung der Herzfrequenz aufrechtzuerhalten; dabei bleiben auch die Drücke in den Ventrikeln und dem pulmonalen Kapillarbett weitgehend normal.

Ohne operative Therapie beträgt die mittlere Lebenserwartung beim Einsetzen der Synkopen etwa 3 und ab dem Einsetzen der Ruhedyspnoe etwa 2 Jahre.

Klinik

> Typisch für die AS ist ihr oft jahrelanger, weitgehend asymptomatischer Verlauf mit suffizienter Kompensation der Stenose. Die symptomatische hämodynamische Dekompensation setzt dann abrupt ein.

Zu Beginn der Erkrankung sind die Patienten asymptomatisch. Mit Fortschreiten der Stenose klagen sie über deutlich eingeschränkte Leistungsfähigkeit sowie **über Schwindel und Synkopen** (oft während oder unmittelbar nach Belastung), was auf ein reduziertes Schlagvolumen zurückzuführen ist. Diese Förderinsuffizienz kann auch eine Stauung mit nächtlicher paroxysmaler Dyspnoe **(Asthma cardiale)** und Orthopnoe nach sich ziehen.

> Klassische Symptomentrias bei AS: Dyspnoe, Angina pectoris und Synkope.

In mehr als 50 % der Fälle stellen sich Patienten mit pektanginösen Beschwerden in der Klinik vor. Die Koronarinsuffizienz ist auf den geringen Perfusionsdruck und die hohe myokardiale Wandspannung zurückzuführen. Oft verstärkt eine Anämie, die als hämolytische Anämie durch mechanische Zerstörung von Erythrozyten an den veränderten Klappenrändern erklärt wird, die Symptomatik.

> Wird eine AS symptomatisch, verschlechtert sich die Prognose des Patienten ohne OP drastisch.

Diagnostik

Auskultation

- Absolut charakteristisch für die AS ist ein raues, mittel- bis tieffrequentes, **spindelförmiges Systolikum mit p. m. über dem 2. ICR rechts parasternal** oder über dem Erb-Punkt und mit **Fortleitung in den Aortenbogen und die Karotiden.** Stärke und Charakter des Geräuschs sind flussabhängig.
- Bei höherem Schweregrad sinkt das SV, die Stenose wird leiser bis hin zur „stillen" AS.
- Bei noch teilmobilen Segeln kann zusätzlich ein frühsystolischer **Ejektionsklick** auskultierbar sein.
- Der zweite Herzton kann durch die verlängerte aortale Ejektionsphase **paradox gespalten** sein oder ein **vierter Herzton** als Korrelat der atrialen Füllung bei hypertrophieassoziierter Relaxationsstörung auftreten.

> Je länger das Systolikum und je später sein Maximum, desto schwerer die Einengung bei kompensierter AS.

EKG

Das EKG zeigt neben Erregungsleitungsstörungen vor allem Zeichen der **linksventrikulären Hypertrophie** (hohe linkspräkordiale R-Zacken, Sokolow-Index ≥ 3,5 mV, → Kap. 6). Als Ausdruck der subendokardialen Ischämie treten ST-Veränderungen auf. Es besteht ein Links- oder überdrehter Linkstyp.

Röntgen-Thorax

In der LAO-Projektion ist eine **poststenotische Erweiterung der Aorta ascendens** zu erkennen. Eine Einengung des Retrokardialraums auf Ventrikelebene und sichtbare Klappenverkalkungen sind weitere Hinweise auf das Vorliegen einer AS.

Die Hypertrophie ist anfangs konzentrisch und fällt deshalb in der Röntgenprojektion kaum auf. Später wird die Hypertrophie exzentrisch, erstes Zeichen ist eine starke Rundung der Herzspitze (Holzschuh-Konfiguration).

Echokardiografie

Goldstandard in der Diagnose der AS ist die (Doppler-)Echokardiografie. Sie ermöglicht die Darstellung von Veränderungen der Aortenklappe (z. B. Kalkeinlagerungen in die fibrotisch verdickte, starre Aortenklappe).

In der parasternalen Kurzachse lässt sich die AÖF bestimmen. Neben den primären Aortenklappen-Veränderungen können auch die Myokardfunktion, Myokardhypertrophie, begleitende Mitralinsuffizienz oder eine pulmonale Hypertonie nachgewiesen und quantifiziert werden.

Der mittlere Druckgradient über der Stenose und damit die AÖF kann mittels cw-Doppler-Echokardiografie mithilfe der vereinfachten Bernoulli-Gleichung aus der maximalen Flussgeschwindigkeit in der Stenose errechnet werden (→ Abb. 34.1, → Kap. 7).

Kardio-MRT

Im Kardio-MRT kann die Aortenklappenöffnungsfläche dargestellt und planimetriert werden (→ Abb. 34.2). Dies ermöglicht eine sehr genaue Bestimmung.

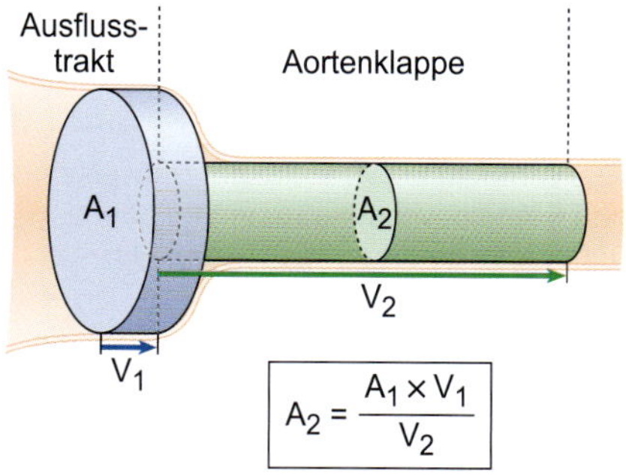

Abb. 34.1 Schematische Darstellung der Kontinuitätsgleichung, nach der in der Echokardiografie die AÖF bei AS berechnet werden kann [L141/M584]

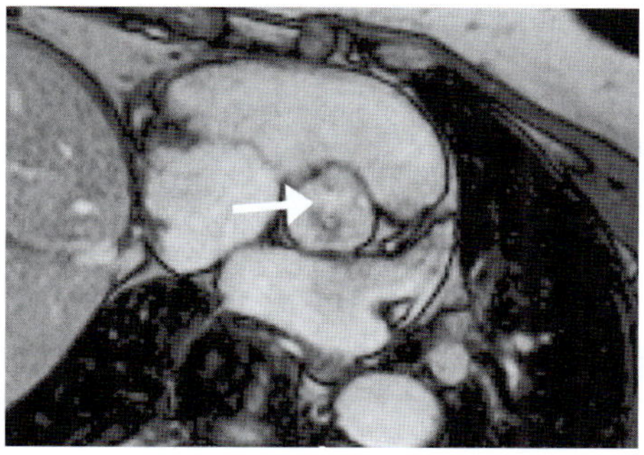

Abb. 34.2 Aortenklappenstenose (Pfeil) im Kardio-MRT. Die Planimetrie der maximalen Öffnungsfläche ergab bei diesem Patienten 0,9 cm². [T591]

Kardio-CT

Die Kardio-CT wird vor allem bei Patienten durchgeführt, bei denen man einen Aortenklappenersatz mittels Katheter (TAVI = transcatheter aortic valve implantation) plant. Die Kenntnis der genauen Anatomie der Klappe, Klappenumgebung und der Gefäße (Aorta und Femoral-/Inguinalarterien) ist nötig, um die Durchführbarkeit eines transfemoralen Aortenklappenersatzes zu beurteilen.

Invasive Diagnostik

Die Herzkatheteruntersuchung ermöglicht eine objektive Beurteilung der Ventrikelfunktion, der Druckverhältnisse und der Ventrikelgeometrie. Die Katheterpassage der Aortenklappe geht mit einem erhöhten Risiko für systemische Embolien einher.

Therapie

Konservative Therapie

> Grundsätzlich zu vermeiden sind Tachykardien (wie Vorhofflimmern) – durch die Diastolenverkürzung wird die bei Aortenklappenstenose die anatomisch erschwerte Koronarperfusion zusätzlich eingeschränkt!

Die konservative Therapie der asymptomatischen AS besteht in einer antihypertensiven Therapie, um einer Progression der linksventrikulären Hypertrophie entgegenzuwirken. Die medikamentöse Herzinsuffizienztherapie sollte je nach NYHA-Stadium verabreicht werden (→ Kap. 46). Dabei sind vorlastsenkende Medikamente, wie ACE-Hemmer (→ Kap. 18) bei Ventrikelhypertrophie unter sorgfältiger Kontrolle zu verschreiben.

Invasive Therapie

Operation Eine sichere Indikation zum Aortenklappenersatz besteht unter folgenden Bedingungen:

- Symptomatische AS (unabhängig von der Myokardfunktion)
- Asymptomatische, hochgradige AS, im Rahmen einer weiteren notwendigen Herzoperation
- Asymptomatische, hochgradige AS mit verminderter Ventrikelfunktion (EF < 50 %) oder Symptome im Belastungstest.

TAVI Es besteht die zur Operation alternative Möglichkeit, den Eingriff nichtinvasiv durchzuführen („TAVI“, → Kap. 38).

Zusammenfassung

- Die klassische Symptomentrias bei AS umfasst Dyspnoe, Angina und Synkopen.
- Es ist ein spindelförmiges Systolikum im 2. ICR rechts parasternal auskultierbar.
- Bei hochgradiger Stenose erfolgt ein operativer oder interventioneller Klappenersatz.

35 Aortenklappeninsuffizienz

Als Aortenklappeninsuffizienz (AI) bezeichnet man eine Schlussunfähigkeit der Aortenklappe mit diastolischem Rückfluss und Volumenbelastung des linken Ventrikels. Es kann sich um ein akutes Geschehen oder einen chronischen Prozess handeln.

Ätiologie

Chronische Aortenklappeninsuffizienz

Die häufigsten Ursachen sind:

Aortenklappe Entzündliche oder narbige Schrumpfungen der Aortenklappe führen zur Schlussunfähigkeit. Die Veränderungen können bei **Endocarditis lenta** oder im Rahmen eines rheumatischen Fiebers auftreten (→ Kap. 33).

Aorta ascendens Aneurysmatische Aussackungen der Aortenwurzel mit nachfolgender AI treten idiopathisch (anuloaortale Ektasie) oder im Rahmen von Bindegewebserkrankungen (Ehlers-Danlos-, Marfan- oder Hurler-Syndrom) auf. Sie können aber auch entzündlich (Syphilis, Erkrankungen des rheumatischen Formenkreises) verursacht sein.

Akute Aortenklappeninsuffizienz

Die akute AI entsteht zumeist durch eine Dissektion eines Aortenaneurysmas oder eine akute bakterielle Endokarditis.

Hämodynamik

Chronische Aortenklappeninsuffizienz

- Durch den insuffizienten Klappenschluss strömt in jeder Diastole Blut zurück in den linken Ventrikel. Dadurch steigt über die Vorlasterhöhung und den Frank-Starling-Mechanismus zunächst das Schlagvolumen. Der Anteil des Schlagvolumens, der in der Diastole in den linken Ventrikel zurückfließt, wird als **Regurgitationsfraktion** bezeichnet. Sie ist abhängig von der Größe der Insuffizienzfläche, der Herzfrequenz und dem diastolischen Druckgradienten über der Aortenklappe.
- Der systolische Blutdruck steigt durch das übermäßig hohe SV an, während der diastolische Blutdruck durch den Wegfall der Windkesselfunktion der Aorta abnimmt.
- Die Volumenbelastung führt zur exzentrischen Volumenhypertrophie des Ventrikels. Nur so kann die Volumenleistung und dadurch die Blutversorgung des Organismus auch bei Progredienz des Vitiums weiter aufrechterhalten werden.
- Nach Jahren ist die Kompensationsfähigkeit ausgeschöpft und die Förderleistung des Herzens beginnt abzunehmen. Es kommt zur zunehmenden Dilatation des linken Ventrikels. Zusätzlich sinkt die Koronarperfusion, es entsteht eine Innenschichtischämie.

Akute Aortenklappeninsuffizienz

- Der plötzliche Rückfluss führt bei akuter AI zu einer sofortigen massiven Volumenbelastung des nicht an diese adaptierten linken Ventrikels.
- **Rückwärtsversagen:** Das Volumen wird in den Lungenkreislauf gestaut, es entwickelt sich ein Lungenödem.
- **Vorwärtsversagen:** Es resultiert der Auswurf eines insuffizienten Herzminutenvolumens mit Minderversorgung der Peripherie (kardiogener Schock).

Klinik

Chronische Aortenklappeninsuffizienz

Die Patienten sind zumeist jahrelang beschwerdefrei. Sie stellen sich mit atypischen pektanginösen Beschwerden, Belastungsdyspnoe und/oder nächtlicher paroxysmaler Dyspnoe in der Klinik vor. Darüber hinaus klagen sie oft über eine eingeschränkte Leistungsfähigkeit, starkes Schwitzen, Hitzeintoleranz, Schwindel und Ohnmachtsanfälle. Es wird typischerweise von einem unangenehmen Klopfen in Kopf und Hals oder gelegentlichem „Ohrensausen" berichtet. Die Patienten verspüren oft beim Aufstützen der Extremitäten ein pulssynchrones Pochen in der Region um den Auflagepunkt. Beim Versagen der Kompensation manifestiert sich eine Linksherzinsuffizienz.

> Die chronische AI verläuft häufig über Jahre bis Jahrzehnte asymptomatisch.

Akute Aortenklappeninsuffizienz

Patienten mit akuter AI leiden unter einer akut aufgetretenen Linksherzinsuffizienz. Sie klagen über Dyspnoe, Tachykardie und heftige Thoraxschmerzen (bei Vorliegen einer Aortendissektion). Im Extremfall kommt es zum kardiogenen Schock (→ Kap. 47).

Diagnostik

Inspektion

Chronische Aortenklappeninsuffizienz Durch die hohe Blutdruckamplitude (= normal-hoher systolischer, niedriger diastolischer Wert) treten ausgeprägte Pulsationen der Karotiden auf, die von einem pulssynchronen Kopfnicken begleitet sein können (Musset-Zeichen). Außerdem können die Beine, die Uvula (Müller-Zeichen) und der Kehlkopf (Oliver-Cardarelli-Zeichen) pulssynchrone Wippbewegungen zeigen und Pulsationen der größeren Gefäße zu beobachten sein. Man spricht vom „Homo pulsans". Ein pulssynchrones Erröten und Abblassen des komprimierten Nagelbetts bezeichnet man als Quincke-Kapillarpuls.

> Bei Verdacht auf AI sollte auf Hinweise auf Bindegewebserkrankungen oder infektiöse Endokarditis (→ Kap. 33) geachtet werden!

Palpation

Chronische Aortenklappeninsuffizienz Die Blutdruckamplitude ist meist stark vergrößert, man spricht vom Pulsus altus et celer (bei oft kompensatorischer Sinustachykardie); dabei liegt der systolische Druck der unteren Extremitäten meist um > 60 mmHg über dem der oberen Extremitäten (Hill-Phänomen). Dies liegt an der intakten Windkesselfunktion der peripheren Gefäße. In Linksseitenlage tastet man im 5. und 6. ICR oft einen hyperdynamischen Herzspitzenstoß.

Auskultation

Absolut charakteristisch für die AI ist ein hochfrequentes Diastolikum mit Decrescendo-Charakter. Es ist am besten im mittleren Sternumdrittel oder im 2.–4. ICR links parasternal bei vornübergebeugtem, sitzendem Patienten auskultierbar. Eine höhergradige Insuffizienz kann mit einem zusätzlichen Systolikum einhergehen, was als Zeichen einer relativen AS aufgrund des hohen Schlagvolumens zu werten ist. Es ist oftmals mit Ejektionsklicks vergesellschaftet. Das mittel- bis spätdiastolische Geräusch, das bei Behinderung der Mitralsegel-Öffnung durch den Regurgitationsfluss entsteht, bezeichnet man als **Austin-Flint-Geräusch.**

EKG

Das EKG zeigt Hinweise auf eine Linksherzhypertrophie (P sinistroatriale, hohe linkspräkordiale R-Zacken, Sokolow-Index ≥ 3,5 mV, → Kap. 6).

> Die Befunde der bisher genannten diagnostischen Methoden sind bei der akuten AI nicht aussagekräftig.

Röntgen-Thorax

Chronische Aortenklappeninsuffizienz Eine chronische AI kann im Röntgenbild sichtbar werden. Der Grad der chronischen AI korreliert mit der Herzgröße; der Retrokardialraum kann dann verkleinert sein. Die Herztaille ist typisch betont. Die Aorta ascendens und der Aortenbogen sind meist schon frühzeitig dilatiert und elongiert.

Akute Aortenklappeninsuffizienz In der Röntgenaufnahme ist eine **Lungenstauung** als Zeichen des Rückwärtsversagens des Herzens zu erkennen.

Echokardiografie

Chronische Aortenklappeninsuffizienz Allein die Doppler-Echokardiografie ermöglicht den direkten qualitativen Nachweis einer AI; so lassen sich mittels cw- oder Farbdoppler selbst geringe Regurgitationsmengen nachweisen (→ Abb. 35.1). Typisch für eine schwere AI ist der steile Abfall der Regurgitationsgeschwindigkeit im cw-Doppler-Flussprofil als Zeichen des raschen Druckausgleichs zwischen linkem Ventrikel und Aorta. Als indirekter Hinweis auf eine AI gelten diastolische Flatterbewegungen des vorderen Mitralsegels, die durch den Regurgitations-Jet provoziert werden.

Akute Aortenklappeninsuffizienz Bei der akuten AI ist in der Echokardiografie eine normale systolische Funktion bei normalen Ventrikelverhältnissen zu sehen, was im Gegensatz zum klinischen Befund der Linksherzinsuffizienz steht. Typisch ist ein früher Schluss der Mitralklappe. Eine Dissektion der großen Gefäße kann nachgewiesen oder ausgeschlossen werden.

Therapie

Konservative Therapie

Chronische Aortenklappeninsuffizienz Asymptomatische Patienten mit guter EF können konservativ behandelt werden. Arterielle Vasodilatatoren (z. B. Kalziumantagonisten, → Kap. 17) haben durch Senkung der Nachlast einen günstigen Effekt auf das Regurgitationsvolumen. Da ein begleitender Hypertonus die Schlussinsuffizienz weiter verstärkt, muss er konsequent behandelt werden (→ Kap. 20). Auch die Linksherzinsuffizienz späterer Stadien wird medikamentös therapiert (→ Kap. 46).

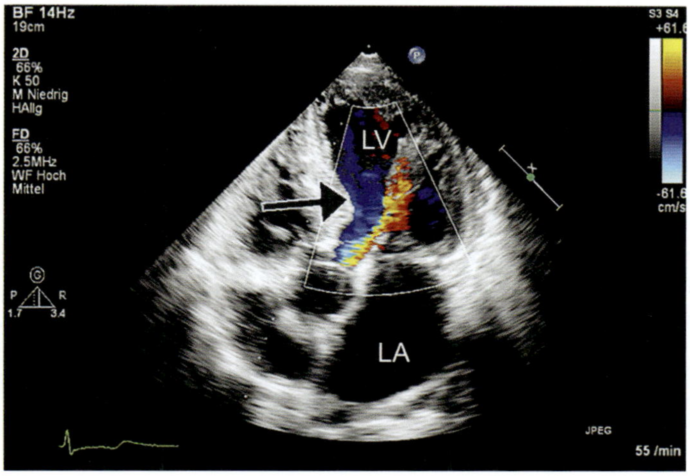

Abb. 35.1 Farbdoppler-Darstellung einer AI. Man erkennt den Regurgitationsfluss (Pfeil) in den LV während der Diastole. LA = linker Vorhof, LV = linker Ventrikel. [T573]

> Grundsätzlich sind Bradykardien wegen der damit einhergehenden Diastolenverlängerung zu vermeiden. Die Regurgitation findet in der Diastole statt.

Akute Aortenklappeninsuffizienz Die konservative Therapie der akuten AI besteht in der Senkung von Vor- und Nachlast (NO-Donatoren, Diuretika) und der in PEEP-Beatmung.

Invasive Therapie

Chronische Aortenklappeninsuffizienz Bei der Aortenklappe kommen rekonstruierende Verfahren seltener infrage als bei den AV-Klappen, zumeist wird die Klappe ersetzt (→ Kap. 38). Indiziert ist ein invasiver Eingriff bei hochgradiger, symptomatischer AI oder bei asymptomatischen Patienten mit sich verschlechternder Ventrikelfunktion (EF ≤50 %) oder einer zunehmenden Dilatation des linken Ventrikels.

Akute Aortenklappeninsuffizienz Bei Nichtansprechen auf eine intensive Herzinsuffizienztherapie oder bei dissektionsverursachter AI sind sofortige chirurgische Maßnahmen indiziert.

Zusammenfassung

- Häufigste Ursachen einer AI sind rheumatische Klappenveränderungen, Endocarditis lenta sowie aneurysmatische Erweiterungen der Aortenwurzel.
- Es ist ein Decrescendo-Diastolikum im 2.–4. ICR links parasternal auskultierbar.

36 Mitralklappenstenose

Als Mitralklappenstenose (MS) bezeichnet man eine Verengung der Mitralklappenöffnungsfläche (MÖF) auf **< 4 cm²** mit Volumenbelastung des Pulmonalkreislaufs. Es handelt sich um ein im klinischen Alltag eher selten entdecktes Klappenvitium, da seit Einführung der antibiotischen Therapie die Komplikation eines rheumatischen Fiebers nach Streptokokkeninfektion in der westlichen Welt sehr selten ist.

Ätiologie

Ursache ist in rund 80 % der Fälle ein rheumatisches Fieber (→ Kap. 33). Die mechanisch beanspruchten Schließränder der Klappen unterliegen nach Abklingen der akut-entzündlichen Reaktion einem bindegewebigen Umbau, was mit einer Funktionseinschränkung ca. 20–30 Jahre nach dem rheumatischen Fieber einhergeht.

Hämodynamik

Durch die Stenosierung der Mitralklappe verbleibt ein größeres **Restvolumen im linken Vorhof.** Der linksatriale Druck steigt, die linksatriale Dilatation mit einer deutlich erhöhten Inzidenz von Vorhofflimmern ist die Folge.

Es kommt zu einem konsekutiven Rückstau in die Lungenstrombahn mit Drucksteigerung im pulmonalvenösen System. Überschreitet der pulmonalkapillare Druck den kolloidosmotischen Druck von 25–30 mmHg, tritt Flüssigkeit in das Lungengewebe aus, es entstehen Pleuraergüsse und unter Umständen sogar ein **Lungenödem.** Der chronische venöse Rückstau führt schließlich auch zu einer Erhöhung des pulmonalarteriellen Drucks und damit zu einer **pulmonalen Hypertonie** (→ Kap. 21). Durch die unzureichende Ventrikelfüllung sinkt das Schlagvolumen ab, es kann keine suffiziente Versorgung des systemischen Kreislaufs mehr geleistet werden **(Linksherzinsuffizienz).** In schweren Fällen kommt es als Folge der pulmonalen Hypertonie zur **Rechtsherzinsuffizienz** mit peripheren Ödemen, Hepatomegalie und Aszites.

> Nicht jede ausgeprägte langjährige MS muss zu einem reaktiven schweren pulmonalen Hochdruck führen.

Klinik

Die Patienten zeigen die Symptome einer **Linksherzinsuffizienz.** Sie klagen über eine allgemeine Leistungsminderung mit Belastungsdyspnoe. Manchmal tritt während/nach einer akuten Kreislaufbelastung (z. B. Entbindung) ein Lungenödem auf.

Die pulmonale Hypertonie kann zu einer paroxysmalen nächtlichen Dyspnoe (Asthma cardiale) oder Hämoptysis und Hämoptoe führen. Im Rahmen der MS tritt häufig Vorhofflimmern (→ Kap. 26) mit den bekannten Komplikationen auf.

> Durch den massiv vergrößerten linken Vorhof mit „Stase" des Blutes ist das thrombogene Risiko bei Patienten mit Vorhofflimmern und Mitralklappenstenose sehr hoch: 20 % der Patienten haben systemische Embolien!

Diagnostik

Anamnese

Achten Sie auf Hinweise auf ein vorangegangenes rheumatisches Fieber: Berichtet der Patient von häufigen Racheninfekten oder schmerzhaften Gelenkerkrankungen?

Inspektion

Die periphere Sauerstoffausschöpfung des Blutes steigt aufgrund des verminderten HZV. Dies äußert sich als sog. **Facies mitralis** (Teleangiektasien und bläulich-rötliche Verfärbung im Bereich von Wangen- und Jochbein, Nasenspitze, Unterkiefer und Kinn).

Palpation

Häufig ist im 3. ICR links ein **Herzspitzenstoß** tastbar, der dem Schluss der Pulmonalklappe entspricht. In sehr späten Stadien sind Hepatomegalie und periphere Ödeme als Zeichen einer Rechtsherzinsuffizienz tastbar.

Auskultation

> Die Herzgeräusche werden am besten in Linksseitenlage mit dem Trichter des Stethoskops auskultiert.

In 90 % der Fälle ist ein **paukender 1. HT** hörbar, der durch abruptes Abstoppen der verdickten und verkürzten Segel beim Klappenschluss entsteht.
Der **Mitralöffnungston** hat sein p. m. im 4. ICR links parasternal. Er entsteht, wenn sich die stenosierte Mitralklappe mit einer schnellen Bewegung in den linken Ventrikel öffnet.

> Bei leichter Stenose ist das Intervall zwischen 2. HT und MÖT lang, bei schwerer Stenose ist das Intervall kurz.

Der Blutfluss durch das stenosierte Mitralostium erzeugt ein unmittelbar nach dem MÖT beginnendes, **tieffrequentes Decrescendo-Diastolikum** („Katzenschnurren") mit p. m. im 5./6. ICR links medioklavikular.

EKG

P sinistroatriale Charakteristisch für die MS ist die Veränderung der P-Welle im Sinne eines P sinistroatriale (P mitrale, → Kap. 6) als elektrophysiologisches Korrelat der Belastung, Schädigung oder Hypertrophie des linken Vorhofmyokards. Häufig kommt es im Rahmen der MS aufgrund der Vorhofvergrößerung zu **Vorhofflimmern.**
In Abhängigkeit von der Druckbelastung des rechten Ventrikels dreht sich die elektrische Herzachse nach rechts.

Röntgen-Thorax

Als Zeichen der Rechtsherzhypertrophie verstreicht die Herztaille (→ Abb. 36.1). Häufig ist eine Vergrößerung des linken Vorhofs mit Schlagschatten im p.-a.-Strahlengang und aufgespreizter Carina der Trachea sichtbar, manchmal ist auch Klappenkalk in Projektion auf die Mitralklappe erkennbar. Im Kontrastmittel-Breischluck wird eine Einengung des Retrokardialraums durch Verlagerung des Ösophagus (der direkt an der Rückwand des linken Vorhofs entlangzieht) nach dorsal sichtbar. Bei hochgradiger Stenose sind Zeichen einer Lungenstauung zu finden (→ Kap. 46).

Echokardiografie

Typischer Befund in der apikalen 2D-Echokardiografie ist die **„Domstellung"** (*engl.* doming, → Abb. 36.2) der stenosierten Klappensegel. Durch Verwachsungen bewegen sich das vordere und hintere Segel unphysiologisch konkordant, die Rückstellgeschwindigkeit nimmt ab. Außerdem können Verkalkungen sichtbar werden (→ Abb. 36.3).

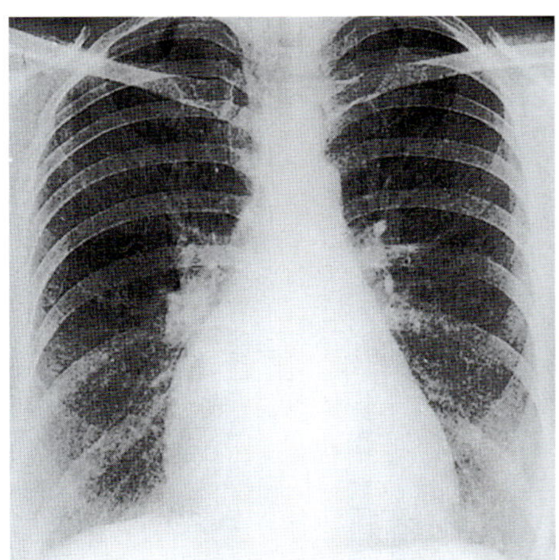

Abb. 36.1 Röntgenbild bei MS. Die linke Herztaille ist verstrichen. [E922]

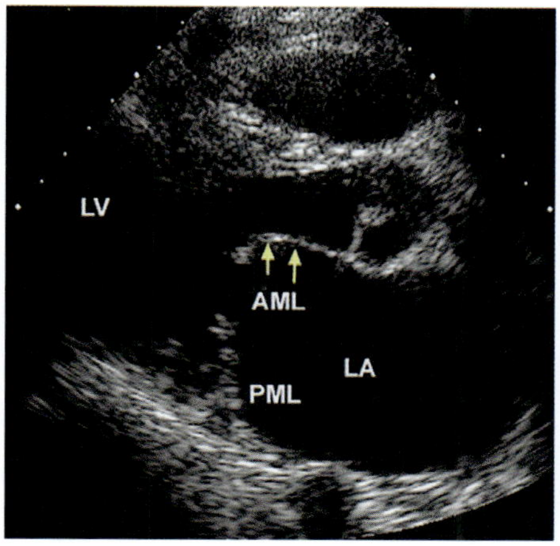

Abb. 36.2 Mitralklappenstenose in der Echokardiografie mit diastolischem Ballonieren („Doming") des anterioren Mitralklappensegels im parasternalen Längsachsenschnitt. LA = linker Vorhof; LV = linker Ventrikel; PML = posteriores Mitralklappensegel; AML = anteriores Mitralklappensegel. [M585]

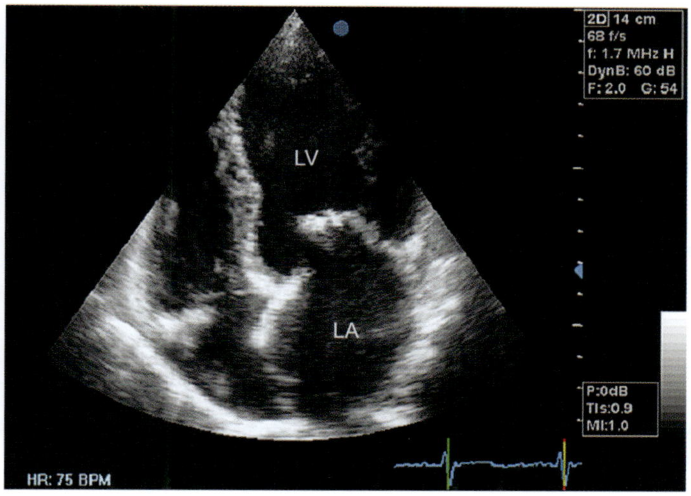

Abb. 36.3 Mitralklappenstenose in der Echokardiografie mit Doming beider Segel. LA = linker Vorhof; LV = linker Ventrikel. [T574]

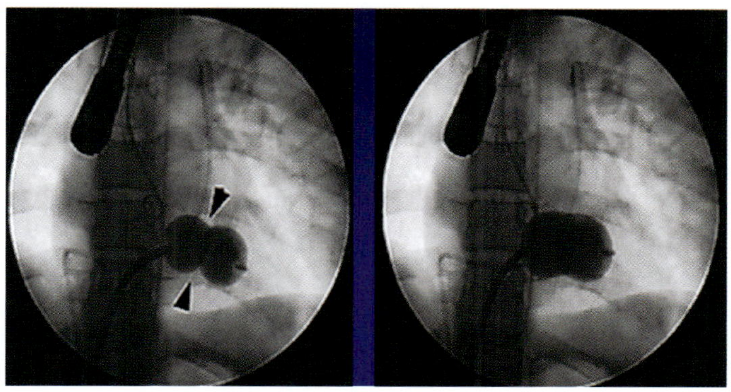

Abb. 36.4 Mitralklappenvalvuloplastie. Im linken Bild ist der Ballon im Bereich der Stenose eingeengt (Pfeile). Im rechten Bild ist nach „Sprengung" der Klappe die Einschnürung des Ballons verschwunden. [T573]

Im Farbdoppler werden hohe transmitrale Flussgeschwindigkeiten durch Farbumschlag sichtbar. Die Entleerung des atrialen Blutvolumens in den linken Ventrikel in der Diastole ist verlangsamt.

Invasive Diagnostik

Durch eine Herzkatheteruntersuchung lassen sich wesentliche Parameter wie transmitraler Gradient, MÖF, PA-Druck und PCW-Druck bestimmen.

Therapie

Konservative Therapie

Die Patienten werden zur körperlichen Schonung angehalten. Eine klinisch orientierte Diuretikabehandlung ist angezeigt. Patienten mit Vorhofflimmern oder einer LA-Dilatation > 50 mm werden zur **Thromboembolieprophylaxe** therapeutisch antikoaguliert.

Invasive Therapie

Ballonvalvuloplastie (= perkutane Mitralkommissurotomie) Die Ballonvalvuloplastie (→ Abb. 36.4) gilt als Verfahren der 1. Wahl bei symptomatischen Patienten mit einer höhergradigen Mitralklappenstenose oder bei Auftreten rezidivierender arterieller Thromboembolien trotz Antikoagulation. Hierbei wird mittels eines in der Mitralklappenstenose aufgeblasenen Katheter-Ballons die Engstelle „gesprengt". Entscheidend für den Erfolg dieses Verfahrens sind unter anderem anatomische Kriterien wie eine fehlende Verkalkung der Klappensegel und des subvalvulären Apparats. Die Reduktion des transmitralen Druckgradienten kann postinterventionell bei über 50 % liegen. In nur 10–20 % der Fälle kommt es innerhalb von 1–2 Jahren zu einer Restenose.

Chirurgische Therapie Die chirurgische Therapie (z. B. durch offene Mitralkommissurotomie) ist bei symptomatischen Patienten mit einer höhergradigen Stenose indiziert, die sich aufgrund anatomischer Gegebenheiten (z. B. starke Verkalkung der Segel oder sehr hochgradige Stenose) oder hohem Operationsrisiko nicht für eine Ballonvalvuloplastie eignen. Zur chirurgischen Therapie der MS → Kap. 38.

Zusammenfassung

- Die häufigste Ursache einer MS ist das rheumatische Fieber infolge Streptokokkeninfektion.
- Es kann eine Ballonvalvuloplastie oder ein operativer Klappenersatz durchgeführt werden.

37 Mitralklappeninsuffizienz

Als Mitralklappeninsuffizienz (MI) wird eine Schlussunfähigkeit der Mitralklappe in der Systole bezeichnet. Es handelt sich zusammen mit der AS um das häufigste nichtkongenitale Vitium in westlichen Industrieländern.

Ätiologie

Chronische Mitralklappeninsuffizienz

Verschiedenste Ursachen tragen zu einer Störung des Mitralklappenschlusses bei. Man unterscheidet:

Primäre Mitralklappeninsuffizienz Eine Insuffizienz der Klappe entsteht durch narbige oder entzündliche Veränderungen nach rheumatischer Klappenerkrankung oder Endokarditis. Sie kann auch durch Bindegewebserkrankungen (Marfan-, Ehlers-Danlos-Syndrom) verursacht sein.

Sekundäre Mitralklappeninsuffizienz Durch eine veränderte Ventrikel- oder Vorhofgeometrie (z. B. bei Kardiomyopathie oder Vorhofflimmern) ist der regelrechte Schluss der Klappe durch eine Dilatation des Klappenanulus nicht mehr möglich (→ Abb. 37.1).

Akute Mitralklappeninsuffizienz

Wenn durch Nekrose im Rahmen einer Myokardischämie der Papillarmuskel abreißt oder insuffizient wird, sind die Klappensegel frei und nicht mehr in der Lage, suffizient zu schließen. Da es sich um ein plötzliches Ereignis handelt, ist keine langsame Adaptation an die veränderte Hämodynamik möglich und der Verlauf akut. Eine weitere Ursache für eine akute Mitralklappeninsuffizienz ist die Endokarditis mit Destruktion des Segels oder Halteapparats (Sehnenfadenabriss).

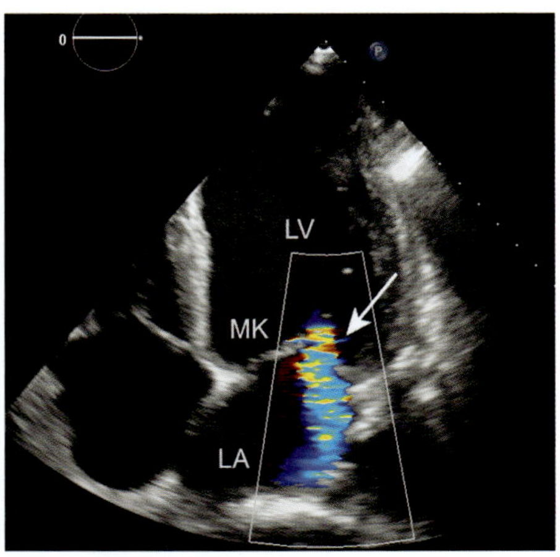

Abb. 37.1 MI (Pfeil = Regurgitationsjet) bei Ventrikeldilatation, ein regelrechter Schluss der Klappe ist nicht mehr möglich. LA = linker Vorhof; LV = linker Ventrikel; MK = Mitralklappe. [T770]

Hämodynamik

Chronische Mitralklappeninsuffizienz

Aufgrund der Schlussunfähigkeit der Mitralklappe und des geringen linksatrialen Widerstands (*engl.* low impedance leak) wirft der linke Ventrikel in der Systole einen Teil des Blutvolumens retrograd in den Vorhof aus. Das **Regurgitationsvolumen** dieses sog. Pendelblutes hängt von der Größe des „Lecks" ab sowie von den Widerständen, gegen die gepumpt wird.
Das vergrößerte Vorhofvolumen wird in der Diastole in den Ventrikel gepumpt, was zu dessen vermehrter Füllung führt. Zunächst wird dies durch ein erhöhtes SV kompensiert (Frank-Starling-Mechanismus). Der linke Ventrikel dilatiert und hypertrophiert exzentrisch.
Steigt die Regurgitationsfraktion auf 30–50 %, ist die Kompensationsfähigkeit im Laufe der Zeit erschöpft und das HZV nimmt stetig ab.
Der linke Ventrikel wird steigend volumen- und druckbelastet, was durch den linken Vorhof bis zu einem gewissen Grad durch Dilatation abgefangen kann, wodurch der Pulmonalkreislauf geschont wird. Kommt es zur Linksherzdekompensation, steigt der Druck im Lungenkreislauf massiv, es kommt zur **Lungenstauung** mit im Verlauf konsekutiver **Rechtsherzinsuffizienz.**

Akute Mitralklappeninsuffizienz

Die akute Volumenbelastung des linken Ventrikels kann vom Vorhof nicht kompensiert werden und wird direkt in den Lungenkreislauf geleitet. Der pulmonalkapilläre Druck steigt plötzlich stark an, es kann sich innerhalb von Minuten ein perakutes Lungenödem mit vitaler Gefährdung des Patienten ausbilden.
Der linksventrikuläre Auswurf sinkt plötzlich stark ab, eine akute Linksherzinsuffizienz mit kardiogenem Schock resultiert (→ Kap. 47).

Klinik

Die Patienten leiden nach jahrelanger Beschwerdefreiheit unter Belastungsdyspnoe, Orthopnoe und paroxysmaler nächtlicher Dyspnoe. Sinkt das HZV, macht sich eine allgemeine Leistungsminderung bis hin zur Herzinsuffizienz bemerkbar. Oft berichten die Patienten von zunehmend häufig auftretendem „Herzrasen", dies entspricht wahrscheinlich Episoden von Vorhofflimmern bzw. linksatrialen Arrhythmien.

Diagnostik

Inspektion

In fortgeschrittenen Stadien können aufgrund der Rechtsherzinsuffizienz deutlich pulsierende Jugularvenen sichtbar werden.

Palpation

Der Herzspitzenstoß ist durch die linksventrikuläre Dilatation und Hyperdynamik hebend und nach links und unten verschoben. Bei schwerer MI ist ein systolisches **Schwirren** über dem linken Ventrikel in Linksseitenlage deutlich zu tasten.
Links parasternal kann korrelierend zum Schweregrad der MI ein systolisches Anstoßen des Herzens tastbar sein (*engl.* **left atrial heave**).

Auskultation

Oft bis weit in die **Axilla** ist ein hochfrequentes, bandförmiges **Systolikum** mit p. m. über der Herzspitze (5. ICR Medioklavikularlinie) auskultierbar. Das Geräusch tritt holosystolisch auf, unmittelbar nach dem 1. Herzton. Bei leichter Ausprägung kann das Regurgitationsgeräusch Decrescendo-Charakter haben.
Durch die steigende Volumenbelastung kommt es zu einer vermehrten Anspannung des gesamten Klappenapparats. Dadurch entsteht ein 3. Herzton. Dieser kann von einem diastolischen linksventrikulären Füllungsgeräusch gefolgt werden.

> Ein hochfrequentes, bandförmiges Systolikum über der Herzspitze spricht für eine Mitralklappeninsuffizienz.

EKG

Ein **P sinistroatriale** (→ Kap. 36) kann erstes Zeichen einer MI sein. In späteren Stadien zeigt das EKG Hinweise auf eine **Linksherzhypertrophie** (P sinistroatriale, hohe linkspräkordiale R-Zacken, Sokolow-Index ≥ 3,5 mV, → Kap. 6). Bei steigendem Druck in der Lungenstrombahn mit konsekutiver Rechtsherzhypertrophie nimmt außerdem die R-Amplitude in III, aV_F, V_1 und V_2 zu. Aufgrund der Gefügedilatation des linken Vorhofs kann es bei schwerer MI zu Vorhofflimmern kommen.

Röntgen-Thorax

Erst mit zunehmendem Schweregrad der MI wird eine Vergrößerung des linken Vorhofs und des linken Ventrikels im p.-a.-Bild sichtbar: Der Tracheobronchialwinkel wird aufgespreizt, das linke Herzohr dilatiert auffällig, die Herztaille verstreicht.

Eine manifeste Linksherzdekompensation erkennt man an einer ausgeprägten Lungengefäßzeichnung.

Echokardiografie

Der transmitrale Fluss während der Systole kann mittels Farbdoppler sichtbar gemacht werden und ist die Methode der Wahl zum Nachweis und zur Quantifizierung einer MI (→ Abb. 37.2). Die Einschätzung des Schweregrads der Insuffizienz erfolgt durch die Abschätzung des in den linken Vorhof regurgitierten Volumens.
Pathologische Veränderungen, wie Verdickungen, atypische Klappenbewegungen oder Prolaps können sicher erkannt und differenziert werden.

Invasive Diagnostik

Durch eine Herzkatheteruntersuchung lassen sich als Korrelat des Drucks im linken Vorhof der pulmonalarterielle und pulmonalkapilläre Druck bestimmen, das HZV und der pulmonale Widerstand können berechnet werden.
Vor einer geplanten Klappenoperation erfolgt eine Koronarangiografie, um eine eventuelle notwendige Bypass-Operation im selben Eingriff durchzuführen.

Therapie

Konservative Therapie

In der konservativen Therapie ist man bestrebt, die systolische Funktion des linken Ventrikels aufrechtzuerhalten, da ihr die entscheidende Rolle im Verlauf der MI zukommt.
Deshalb senkt man, vor allem bei arterieller Hypertonie, mit **ACE-Hemmern** die Nachlast und damit das Regurgitationsvolumen. Diuretika senken die Vorlast und entlasten so den linken Ventrikel.

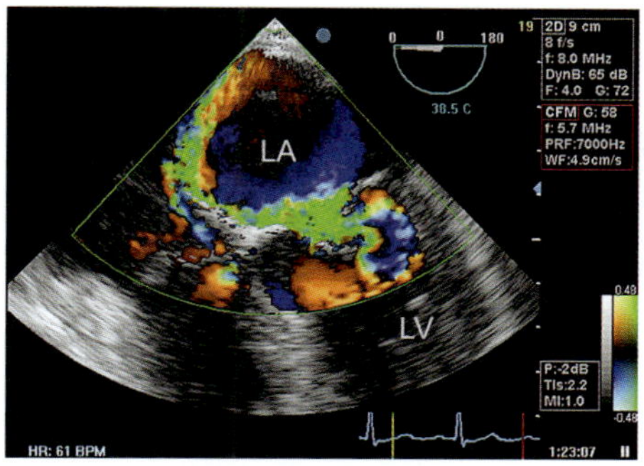

Abb. 37.2 Farbdoppler-Darstellung einer MI mit exzentrischem Regurgitationsjet in den LA. LA = linker Vorhof; LV = linker Ventrikel. [T573]

> Regelmäßige Verlaufskontrollen der Ventrikelfunktion helfen, eine LV-Dysfunktion früh zu erkennen und zu behandeln.

Chirurgische Therapie

Eine chirurgische Therapie ist bei symptomatischen Patienten, eingeschränkter EF (≤ 60 %), pulmonaler Hypertonie oder gleichzeitigem Auftreten von Vorhofflimmern indiziert. Primäres chirurgisches Ziel ist es, die Klappe und ihren Halteapparat zu erhalten, im Sinne einer Mitralklappenrekonstruktion. Die Geometrie und Funktion des linken Ventrikels bleibt so erhalten ohne den Nachteil einer „Gefüge-Dilatation", die ein Klappenersatz im Gegensatz zur Rekonstruktion nach sich zieht.

> Entscheidendes OP-Kriterium ist letztendlich immer die Klinik des Patienten. Eine Rekonstruktion der Klappe mit Erhalt des Haltapparats ist primäres chirurgisches Ziel.

Akute MI Bei der akuten MI ist eine sofortige Operation indiziert. Ursache kann z. B. ein Sehnenfadenabriss bei Mitralklappenprolaps sein. Das Einlegen einer intraaortalen Ballonpumpe kann als Notfallmaßnahme zur Stabilisierung des Patienten beitragen. Durch die systolische Deflation der Ballonpumpe sinkt die Nachlast und damit das systolisch in den Vorhof regurgitierte Volumen.

Mitralklappenprolaps

Als Mitralklappenprolaps (MKP) bezeichnet man eine asymptomatische **systolische Vorwölbung** der Mitralklappe oder eines einzelnen Klappensegels in den linken Vorhof (≥ 5 mm über die Ebene des Mitralklappen-Anulus). Der Prolaps kann von einer MI begleitet werden. Er entsteht bei myxomatösen Malformationen des Klappenapparats oder Pathologien der Sehnenfäden. Reißt ein pathologisch veränderter Sehnenfaden, kann dies zu einer akuten Mitralklappeninsuffizienz führen.
Genetisch bedingte Bindegewebserkrankungen (z. B. Marfan-Syndrom) können mit einem MKP assoziiert sein. Ist der MKP symptomatisch, spricht man von einem **Mitralklappenprolapssyndrom (MPS).** Typische Symptome des MPS sind Schwindelgefühle, Palpitationen, gelegentlich linksthorakales Druckgefühl. Des typische Auskultationsbefund des MPS ist der laute mesosystolische Klick (Vorwölben der Segel in den linken Vorhof) mit/ohne anschließend spätsystolischem leisem MI-Geräusch mit p. m. an der Herzspitze.

Zusammenfassung

- Die primäre Mitralklappeninsuffizienz entsteht zumeist degenerativ, seltener ist eine entzündliche Genese.
- Die sekundäre Mitralklappeninsuffizienz ist Folge einer linksventrikulären Dilatation.
- Standardverfahren zur Diagnostik ist die Farbdoppler-Echokardiografie.
- Therapiert wird die hochgradige MI durch eine Mitralklappenrekonstruktion.

Operativer Klappenersatz

Grundlagen

Operationen am offenen Herzen oder an der Aorta erfordern den Einsatz einer **Herz-Lungen-Maschine,** um das Herz ruhigzustellen und trotzdem die Blutversorgung des Organismus aufrechtzuerhalten. Das Herz wird über eine Punktion der Vv. cavae und der A. ascendens komplett umgangen. Die Pumpe mit Oxygenator übernimmt die Pumpfunktion des Herzens und den Gasaustausch. Heutzutage können aortokoronare Bypass-Operationen auch „off-pump", also ohne Herzlungenmaschine durchgeführt werden. Der Chirurg operiert am schlagenden Herzen. Eine Kanülierung der eventuell verkalkten Aorta mit Gefahr eines embolischen Apoplex wird dadurch vermieden.
Zur **Myokardprotektion** wird das Blut des Patienten und damit die Körpertemperatur des Patienten abgekühlt. Ins Herz wird zudem kalte physiologische Kochsalzlösung infundiert. Kleine Kinder werden mitunter im Kreislaufstillstand bei tiefer Hypothermie (15 °C Körpertemperatur) operiert. Diese Maßnahmen helfen, Schädigungen durch Hypoxie und Zelluntergang minimal zu halten, der Sauerstoffverbrauch des Herzens sinkt. So sind längere Ischämiezeiten tolerabel.

Kardioplegie Kardioplegische Lösungen sind zumeist hyperkaliämisch und rufen durch Membrandepolarisation einen sofortigen Herzstillstand hervor. Sie werden intrakoronar oder retrograd in den Koronarsinus infundiert. Beigefügte osmotisch wirksame Substanzen verhindern die Entwicklung eines intrazellulären Ödems.

Konventionelle Operationstechnik

Bei der offenen Kommissurotomie verschafft sich der Operateur durch **mediane Sternotomie** oder **rechtsseitige anterolaterale Thorakotomie** Zugang zum Herzen (→ Abb. 38.1). Dann erfolgt der Anschluss an die **Herz-Lungen-Maschine,** eine kardioplegische Lösung wird infundiert. Das Operationsgebiet wird dargestellt.

Mitralklappe

Wenn möglich, sollte eine Rekonstruktion vorgenommen werden (→ Abb. 38.2). Die verwachsenen Segel und Chordae tendineae werden mobilisiert, Verkalkungen abgetragen. Ist der Mitralklappen-Anulus deformiert oder dilatiert, kann er durch einen flexiblen Kunststoffstreifen oder durch Nähte stabilisiert werden **(Anuloplastik).**
Segeleinrisse werden durch einen Patch oder eine Naht verschlossen, elongierte Chordae tendineae reseziert oder gekürzt und bei Chordaruptur die Segel gerafft und gerissene Sehnenfäden mit künstlichem **(Neo-Chordae)** oder autologem Material rekonstruieren **(Valvuloplastik).**

Aortenklappe

Der Aortenring wird ausgemessen und eine Kunstklappe implantiert.

Komplikationen

Mögliche Komplikationen beim Klappenersatz sind paraprothetische Lecks bei Ausriss einer Naht oder ungenügender Fixierung der Klappenprothese im Anulus, Thrombusbildung, Prothesenendokarditis, eine akute Prothesendysfunktion sowie eine mechanisch bedingte hämolytische Anämie.

Klappenwahl

Mechanische Klappen

Mechanische Klappen bestehen aus pyrolytischem Carbon und einem Nahtring aus Kunststoff. Sie haben den Vorteil, dass sie im Prinzip lebenslang haltbar sind, und kommen deshalb bevorzugt bei jüngeren Patienten zum Einsatz. Allerdings haben sie stark thrombogene Eigenschaften und

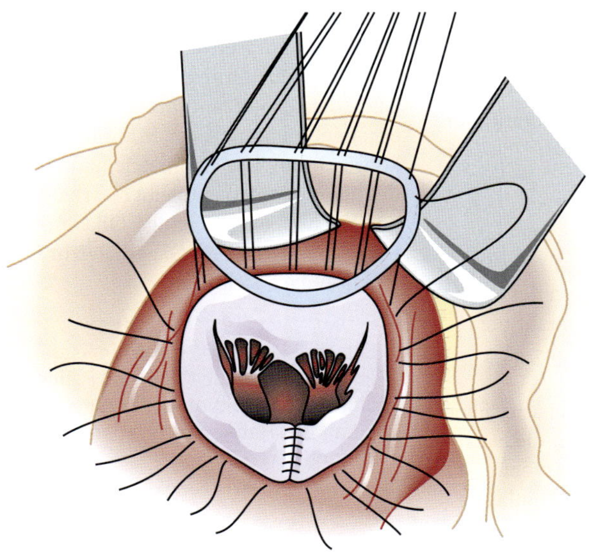

a

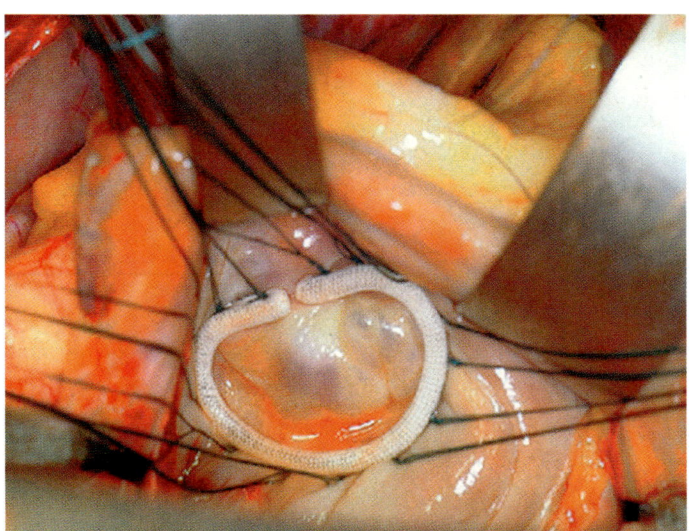

b

Abb. 38.2 Mitralklappenrekonstruktion [a: L106; b: M162]

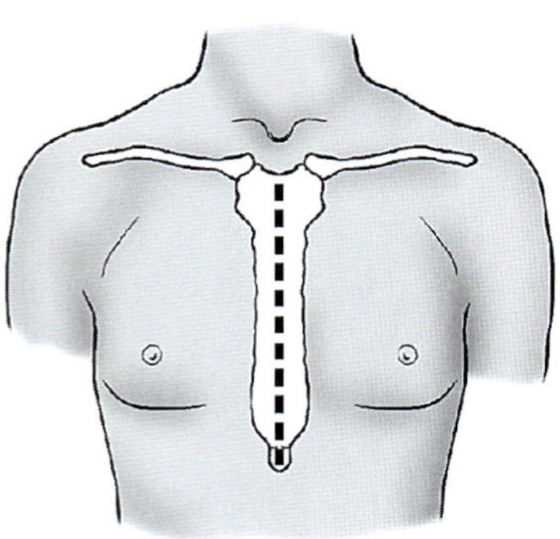

Abb. 38.1 Mediane Sternotomie als häufigster Zugangsweg bei Herzoperationen [E926]

machen daher eine **lebenslange orale Antikoagulation mit Cumarinderivaten (Phenprocoumon)** (→ Kap. 18) mit all den damit verbundenen Komplikationen notwendig. Bei Patientinnen im gebärfähigen Alter mit geplantem oder bereits erfolgtem mechanischen Klappenersatz ist aufgrund der schwerwiegenden mütterlichen und kindlichen Risiken durch die orale Antikoagulation von einer Schwangerschaft abzuraten.
Typisches Beispiel sind die sog. **Doppelflügel-Prothesen** (*engl.* hinged bileaflet) mit zwei Halbscheiben bei Aortenklappenersatz.

Xenogene Klappen

Biologische Klappen werden entweder vom Schwein entnommen oder aus dem Perikard von Rinderherzen gefertigt (→ Abb. 38.3). Gestentete Klappen besitzen ein **Gerüst aus Kunststoff oder Metall,** das der Klappe ihre Form und Festigkeit gibt. Ihr Vorteil besteht darin, dass eine Antikoagulation meist nur für den Zeitraum weniger Wochen notwendig ist. Allerdings ist ihre Haltbarkeit eingeschränkt, nach 15–20 Jahren beginnen die biologischen Klappen zu degenerieren. Patienten über 60–65 Jahre sollten biologische Prothesen erhalten, da das Komplikationsrisiko der Antikoagulation entfällt und die Haltbarkeitsdauer der Klappen für den Einsatz im höheren Alter ausreicht.
Stentless Xenograft Diese biologischen Klappen besitzen, im Gegensatz zu den gestenteten, xenogenen Prothesen, kein Gerüst und daher auch keine Eigenstabilität. Die Implantation ist ungleich anspruchsvoller. Ihr Vorteil liegt in ihrer größeren Klappenöffnungsfläche mit optimaler Hämodynamik, da das Gerüst fehlt.

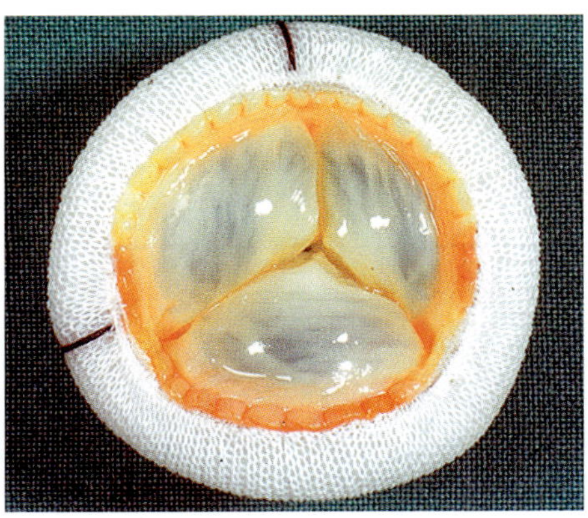

Abb. 38.3 Xenogene Bioprothese. Eine Glutaraldehyd-konservierte Schweineklappe auf einem flexiblen Rahmen (= gestentete Klappe). [T125]

Homografts

Homografts sind antibiotikakonservierte Transplantate von **Organspendern.** Sie besitzen eine längere Haltbarkeit als Xenografts und bedürfen **keiner Antikoagulation.** Allerdings sind Homografts nur in extrem geringer Zahl verfügbar, da eine Exzision beim Spenderorgan nur infrage kommt, wenn das Spenderherz die Transplantationskriterien nicht erfüllt und daher nicht in toto transplantiert werden darf. Die OP ist äußerst anspruchsvoll. Homografts werden insbesondere bei jungen Patienten, die in Freizeit und Beruf auf eine hohe Belastbarkeit angewiesen sind, eingesetzt. Auch bei Patienten mit schwerer abszedierender Endokarditis kann die Implantation eines Homografts wegen seiner guten Resistenz gegen Infektionen erwogen werden.

Autografts

Bei der Ross-Operation ersetzt man die Aortenklappe des Patienten durch dessen Pulmonalklappe (Autograft). Die fehlende Pulmonalklappe wird dann durch ein Homograft ersetzt. Die Überlegung hinter der Ross-OP ist, dass die Haltbarkeit des Homografts im rechtsventrikulären Ausflusstrakt aufgrund der geringeren Drücke größer ist als im Hochdrucksystem; diesem sind körpereigene Klappen besser gewachsen. Die OP ist technisch extrem anspruchsvoll, bietet jedoch eine exzellente Hämodynamik.

Conduit-Prothesen

Liegt eine Kombination aus Aortenvitium und Erkrankung der Aorta ascendens vor, implantiert man bevorzugt sog. Conduit-Prothesen, die aus einer mechanischen oder biologischen Klappe und einer Dacron-Gefäßprothese bestehen, um auch die Aorta ascendens zu ersetzen.

> Vor jeder Klappenersatzoperation muss eine Koronarangiografie durchgeführt werden – so kann bei Vorliegen von interventionspflichtigen Stenosen eine Bypass-Versorgung im Rahmen der Operation stattfinden.

> Patienten mit Klappenprothesen müssen regelmäßigen (jährlich bei biologischen Klappen) Kontrolluntersuchungen unterzogen werden, um Dysfunktionen früh zu erkennen und rechtzeitig einen Prothesenwechsel vornehmen zu können.

Minimalinvasive Verfahren

Klappenrekonstruktionen und -ersatzoperationen können auch perkutan unter Wahl eines kleineren Zugangs (z. B. durch eine partielle Sternotomie oder durch Minithorakotomie von rechts bei Mitralklappenrekonstruktion) durchgeführt werden. Den offensichtlichen Vorteilen der minimalinvasiven Technik stehen nicht unerhebliche Morbiditäts- und Mortalitätsraten, unter anderem aufgrund der z. T. längeren Operationsdauer, gegenüber.

Interventioneller Klappenersatz

Transkatheter-Aortenklappen-Implantation (TAVI)

Seit 2007 steht das Verfahren zur kathetergestützten, minimal-invasiven Implantation von Aortenklappen (TAVI = transcatheter aortic valve implantation) in Deutschland zur Verfügung. Der Zugang wird hierzu entweder über die Leiste (Femoralarterie) oder ein Zugang direkt über die Herzspitze gewählt. Für die Patienten ergeben sich erhebliche Vorteile aus der Vermeidung einer Operation am offenen Herzen unter Verwendung der Herz-Lungen-Maschine.

Katheterinterventioneller transfemoraler Aortenklappenersatz

Bei diesem Verfahren wird die Klappenprothese über die Femoralarterie per Katheter eingesetzt. Nachdem durch eine Valvuloplastie durch „Sprengung“ der meist stark verkalkte, stenosierten Klappe Platz geschaffen worden ist, wird eine in einem Stent befestigte biologische Prothese eingesetzt (→ Abb. 38.4 und → Abb. 38.5).

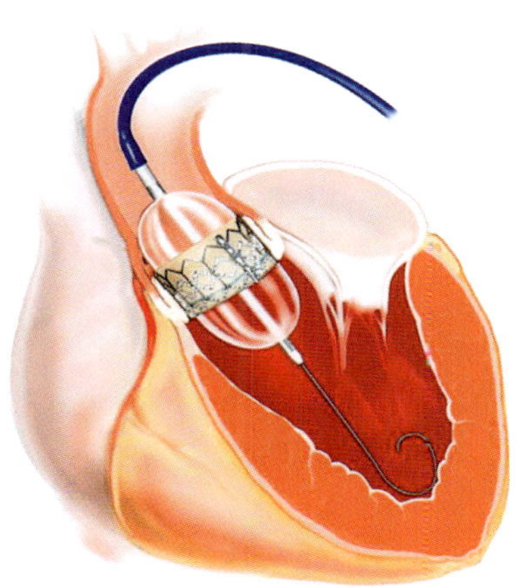

Abb. 38.4 Transfemorale Platzierung einer Aortenklappe [F480]

Katheterinterventioneller transapikaler Aortenklappenersatz

Durch einen kurzen Hautschnitt über der Herzspitze wird diese freipräpariert und inzidiert. Von der Herzspitze aus wird ein Katheter in die Aorta vorgeschoben und die Prothese wie oben erläutert platziert (→ Abb. 38.6). Der transapikale Zugang wird bei Patienten mit massiv verkalkten/stenosierten oder geknickt verlaufenden Femoral-/Iliakalarterien oder Aorta gewählt, da dann technisch der transfemorale Zugangsweg nicht möglich ist.

Zwischenzeitlich konnte in vielen Studien gezeigt werden, dass die TAVI als gleichwertiges Verfahren zum chirurgischen Klappenersatz zu sehen ist. Biologische Klappen haben jedoch langfristig die Tendenz, zu degenerieren. Daher empfehlen die Leitlinien die TAVI vor allem bei älteren Patienten (≥ 75 Jahre) und solchen mit hohem operativen Risiko. Die Entscheidung für den chirurgischen Klappenersatz versus TAVI sollte gemeinsam mit dem Patienten und interdisziplinär in einem Heart-Team gefällt werden.

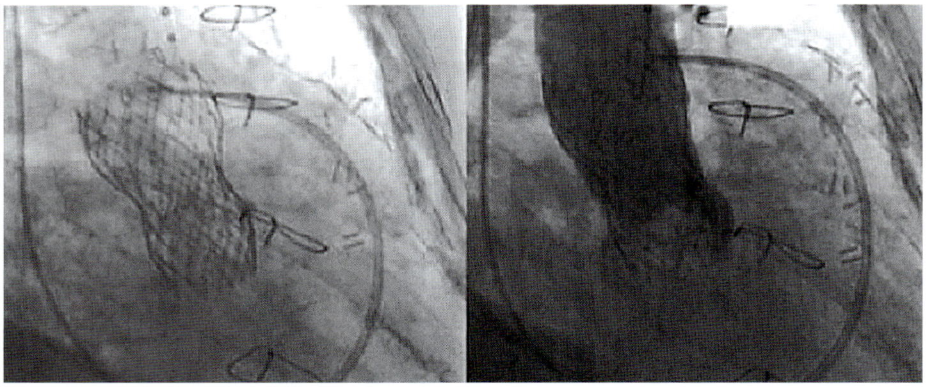

Abb. 38.5 Platzierung der in einem Stent fixierten Klappe in Aortenposition im Rahmen der Katheterimplantation [T573]

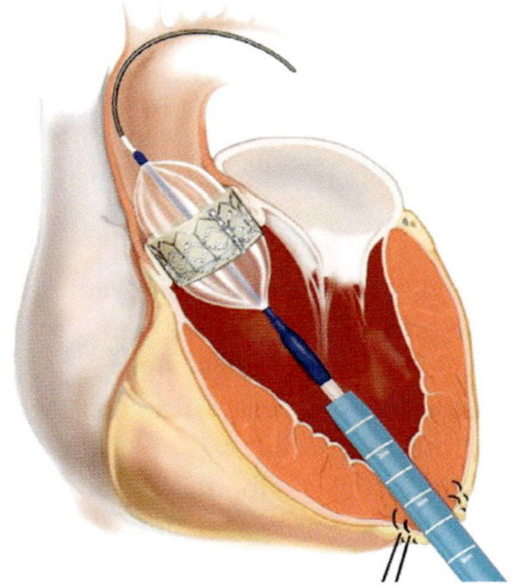

Abb. 38.6 Transapikale Platzierung einer Aortenklappe [H016-003]

Zusammenfassung

- Mechanische Klappen haben eine lebenslange Haltbarkeit, sind aber mit der Notwendigkeit einer lebenslangen Antikoagulation verbunden. Biologische Klappen machen nur eine vorübergehende Antikoagulation nötig, sind jedoch kürzer haltbar. Sie werden deshalb bei älteren Patienten eingesetzt.
- Bei Eingriffen an der Mitralklappe ist meist eine Rekonstruktion möglich, bei der Aortenklappe erfolgt größtenteils ein Ersatz.
- Die TAVI ist ein katheterinterventionelles und zum operativen Aortenklappenersatz gleichwertiges Verfahren. Es kommt vor allem bei älteren Patienten und solchen mit höherem Operationsrisiko zum Einsatz.

Kardiomyopathien (KMP) sind nichtentzündliche Erkrankungen des Herzmuskels. Die wichtigsten KMPs, eingeteilt nach anatomischen und physiologischen Gesichtspunkten ein (→ Abb. 39.1), sind:

- Dilatative KMP (DCM)
- Nichtdilatative linksventrikuläre KMP (NDLVC)
- Hypertrophe KMP (HCM)
- Restriktive KMP (RCM)
- Arrhythmogene rechtsventrikuläre KMP (ARVC)

Ist die Kardiomyopathie Folge einer spezifischen kardialen oder systemischen Grunderkrankung, spricht man von einer **sekundären KMP.** Beispiele sind:

- Ischämische KMP
- Hypertensive KMP
- Valvuläre KMP (bei Klappenvitien)
- Toxische KMP (v. a. Alkohol, Medikamente)
- Inflammatorische KMP (→ Kap. 40)
- KMP bei metabolischen oder systemischen Erkrankungen (z. B. Amyloidose, Hämochromatose, Morbus Fabry)

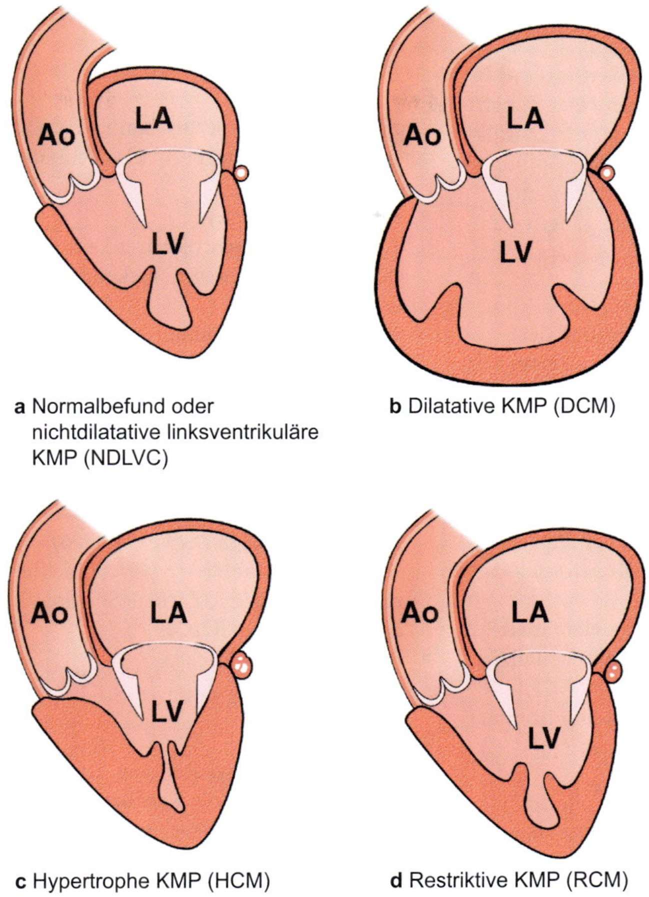

Abb. 39.1 Hämodynamische Klassifikation und Makroskopie der KMP: a) Normalbefund oder nichtdilatative linksventrikuläre KMP (NDLVC). b) Dilatative KMP (DCM) mit überwiegender systolischer Kontraktionsstörung. c) Hypertrophe Kardiomyopathie (HCM) mit diastolischer Funktionsstörung und hypertrophiertem, meist hyperkontraktilem linken Ventrikel. d) Restriktive Kardiomyopathie (RCM) mit diastolischer (= restriktiver) und meist auch systolischer Funktionsstörung bei Endomyokardfibrose oder Speichererkrankung. [E923]

> Bei hochgradig eingeschränkter Pumpfunktion (EF ≥ 30–35 %) ist das Risiko für das Auftreten von Kammerflimmern erhöht. Die Indikation zur primärprophylaktischen Implantation eines Kardioverter-Defibrillators muss geprüft werden (→ Kap. 29).
> Die kardiale Magnetresonanztomografie (MRT) gehört zur genauen Klassifikation, Ursachenabklärung und Prognoseabschätzung zum diagnostischen Standard jedes Patienten.
> Die genetische Beratung/Testung sollte bei jedem Patienten erfolgen.

Dilatative Kardiomyopathie

Die dilatative Kardiomyopathie (DCM) ist die häufigste Kardiomyopathieform. Sie wird zumeist um das 40. Lebensjahr diagnostiziert und ist durch Dilatation und eingeschränkte Kontraktionsfähigkeit führend des linken Ventrikels gekennzeichnet. Es kommt im Verlauf zur Ausdünnung der Ventrikel mit teils nur wenige Millimeter messenden Wanddicken und vermehrtem Ersatz des Muskelgewebes durch Bindegewebe (Fibrose).

Ätiologie

Die Ätiologie der DCM ist sehr heterogen und beinhaltet genetische und erworbene Faktoren.

Genetische Mutationen Man findet für die DCM typische Genmutationen in 20–40 % der Fälle (familiäre DCM). Diese führen zur Veränderung myokardialer Proteine (u. a. Aktin, Desmin, Titin, Troponin T). Zwar scheint eine X-chromosomale Vererbung in Kombination mit der Muskeldystrophie Duchenne in einigen Fällen erwiesen, doch für den unregelhaften klinischen Ausprägungsgrad der Erkrankung wurde bis heute keine zufriedenstellende Erklärung gefunden. Selbst innerhalb einer Familie unterscheidet sich die Expression der DCM häufig massiv. Außerdem vermutet man überschießende Wachstumsreaktionen auf unterschwellige Belastung und Störungen im Katecholamin- und Kalziummetabolismus.

Erworbene Faktoren Dazu gehören Inflammation (z. B. HIV-, Virusmyokarditis), Toxine (z. B. Chemotherapie/Alkohol/Drogen), endokrinologische Erkrankungen (z. B. Phäochromozytom) und Autoimmunerkrankungen (z. B. Sarkoidose).

Pathophysiologie

Dilatation

Aus einer wie auch immer bedingten Schädigung resultiert eine allmähliche Dilatation des Herzens. Sie entsteht durch:

- Eine **Gefügedilatation** (einer Umordnung des Aktin-Myosin-Gerüsts, aus dem sich Sarkomere zusammensetzen) mit Einsprießen von Bindegewebe
- Eine kompensatorische exzentrische Hypertrophie und Hyperplasie

Dies kann zu einer **massiven Vergrößerung des Herzens** mit Überschreitung des kritischen Herzgewichts von 500 g führen. Ab diesem Gewicht kommt es zu einer **relativen Koronarinsuffizienz** (die Kapillarperfusion reicht nicht mehr aus, um das gesamte Myokard hinreichend mit Sauerstoff zu versorgen). Durch die Hypertrophie verlängert sich darüber hinaus die Diffusionsstrecke zwischen Kapillaren und Zellinnerem, was zusätzlich zur Unterversorgung beiträgt – es kommt zum **Zelluntergang mit anschließender Fibrosierung.**

Starker Anstieg der Wandspannung

Nach dem **La-Place-Gesetz** ($K = P \times r/2d$, K = Wandspannung, r = Radius, d = Wanddicke, P = intraventrikulärer Druck) führt eine deutliche Zunahme des Radius bei unwesentlicher Veränderung der Wanddicke d zu einem starken Anstieg der Wandspannung K – der Beginn eines Circulus vitiosus, denn eine erhöhte Wandspannung ist vermutlich der Auslöser einer kompensatorischen Hypertrophie.

Der myokardiale Sauerstoffverbrauch ist von der Wandspannung abhängig. Ist die Sauerstoffversorgung des Myokards ohnehin schon eingeschränkt, steigt mit einer Zunahme der Wandspannung jetzt der extrakardiale Koronarwiderstand, was die Versorgung mit Sauerstoff und Substraten zusätzlich behindert und weitere Zelluntergänge und Fibrosierung begünstigt.

Fibrosierung des Myokards

- Die Fibrosierung führt aufgrund der erhöhten Steifigkeit des Herzens zu einer **systolischen Mehrarbeit** bei gleichzeitigem Verlust an Kontraktionskraft und
- aufgrund der verminderten Relaxationsfähigkeit und Compliance zu einer **diastolischen Dysfunktion**
- sowie in Kombination mit der Dilatation zu einer **funktionellen Insuffizienz** der Segelklappen.
- Fibrose begünstigt das Entstehen **maligner Rhythmusstörungen** wie ventrikuläre Tachykardie oder Kammerflimmern. Die Ausprägung der Fibrose lässt sich prozentual im MRI des Herzens quantifizieren.

Klinik

Die DCM manifestiert sich zumeist als langsam zunehmende **Herzinsuffizienz** (→ Kap. 46). Auffällig ist eine oft schleichend progrediente Verschlechterung der Symptomatik über Monate und Jahre. Aufgrund der relativen Koronarinsuffizienz können **pektanginöse Thoraxschmerzen** auftreten.
Durch die Umbauvorgänge im Myokard kommt es zu **Herzrhythmusstörungen.**
Die Dilatation der Herzhöhlen prädisponiert durch die veränderten hämodynamischen Verhältnisse zur **Thrombusbildung.**
Die DCM ist aber auch häufig asymptomatisch und dann ein klinischer Zufallsbefund.

Diagnostik

Inspektion und Palpation

Es finden sich klinisch je nach Stadium Zeichen der Herzinsuffizienz und einer peripheren Ausschöpfungszyanose. Bei Kongestion sieht man eine Jugularvenenstauung. Man tastet einen **verbreiterten** und nach **links und unten verschobenen Herzspitzenstoß** und einen schwachen, alternierenden Puls (Pulsus mollis et alternans).

Auskultation

Über den Segelklappen kann ein **hochfrequentes Systolikum** auskultierbar sein, das durch die systolische Volumenregurgitation bei Mitralklappeninsuffizienz entsteht.
Bei der obligaten Auskultation der Lungen können im Stadium fortgeschrittener Stauung **feuchte Rasselgeräusche** als Zeichen einer Lungenstauung bei Linksherzinsuffizienz auskultiert werden.

EKG

Es gibt keine DCM-spezifischen EKG-Veränderungen. Häufige, unspezifische Veränderungen sind:

- Rhythmusstörungen:
  - Zeichen intraventrikulärer Leitungsstörungen mit Schenkelblockbildern (→ Kap. 6)
  - Erregungsrückbildungsstörungen mit Veränderungen der ST-Strecke oder der T-Welle
  - Supraventrikuläre und ventrikuläre Rhythmusstörungen jeglicher Art
  - Linksherzhypertrophie (P sinistroatriale, hohe linkspräkordiale R-Zacken, Sokolow-Index ≥ 3,5 mV; → Kap. 6)
  - Rechtsventrikuläre Hypertrophie (hohe rechtspräkordiale R-Zacken, Sokolow-Index ≥ 1,05 mV; → Kap. 43)
- Pathologische Q-Zacken
- Ischämiezeichen

Röntgen-Thorax

Kardinalbefund bei der Röntgen-Thorax-Untersuchung ist die **Kardiomegalie mit verstrichener Herztaille.** Es können Zeichen einer pulmonalvenösen Stauung vorhanden sein (→ Kap. 46).

Echokardiografie

Die Echokardiografie ist das Mittel der Wahl in der Diagnostik der DCM. Man erkennt eine Dilatation des linken Ventrikels, wobei vor allem ein erhöhtes Verhältnis von Ventrikelradius zur Wanddicke aussagekräftig ist (→ Abb. 39.2). Fast alle Wandabschnitte des Herzens, inklusive des Septums, sind bei der DCM hypokinetisch.

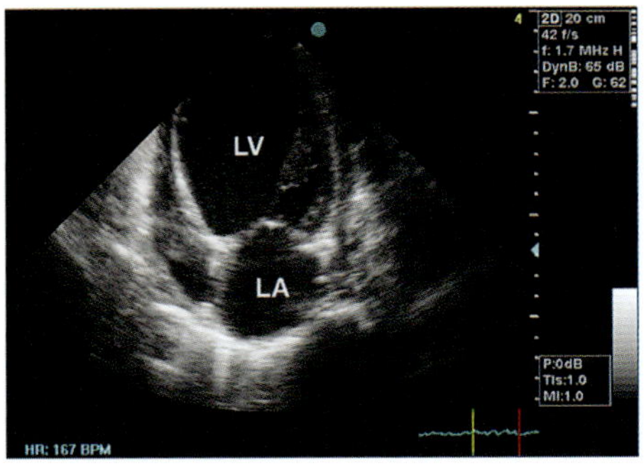

Abb. 39.2 DCM in der Echokardiografie. Das linke Herz (LA = linker Vorhof; LV = linker Ventrikel) ist massiv dilatiert, dadurch erscheint das rechte Herz nur noch als schmaler Saum. [M584]

MRT

Die dilatative Kardiomyopathie ist lediglich die morphologische Beschreibung des deutlich dilatierten linken Ventrikels. Mithilfe der Kardio-MRT-Untersuchung kann die Genese der Dilatation genauer differenziert werden. Die Myokarditis oder Sarkoidose als Ursache der DCM kann beispielsweise sehr gut durch die MRT diagnostiziert werden (→ Abb. 39.3). Daneben kann anhand des im Kardio-MRT bestimmten Fibrosierungsgrads des linken Ventrikels die Wahrscheinlichkeit für maligne Rhythmusstörungen abgeschätzt werden: je mehr Fibrosierung, desto höher die Wahrscheinlichkeit. Aus dem Ergebnis der Untersuchung kann sich die Indikation zur ICD-Implantation ableiten.

Invasive Diagnostik

Zum Ausschluss einer ischämischen Genese der linksventrikulären Dilatation wird eine Koronarangiografie empfohlen.

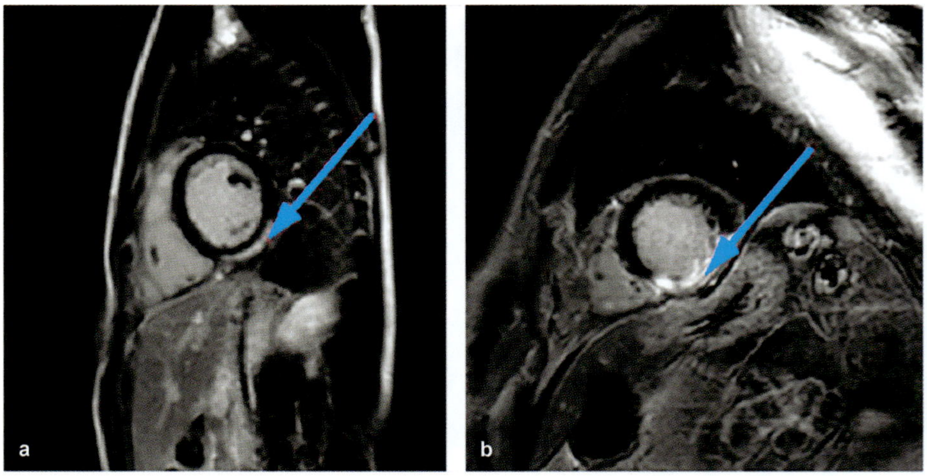

Abb. 39.3 Myokarditis im MRT. Nachweis einer Myokarditis (a) und zum Vergleich eines Myokardinfarkts (b). Man sieht deutlich den Unterschied des Late Gadolinium Enhancement (LGE, Pfeil) bei der Myokarditis, das nicht alle Wandabschnitte betrifft. Ein Myokardinfarkt infolge eines Gefäßverschlusses führt zu einem LGE in allen Wandabschnitten (transmural). Bei nur nahezu verschlossenen Gefäßen wäre v. a. die myokardiale Innenschicht betroffen. Äußere Schichten werden bei einer Myokarditis bevorzugt. [T930]

Systolischer Aorten- und linksventrikulärer Druck sind erniedrigt; die diastolischen Drücke, insbesondere der linksventrikuläre enddiastolische Druck, sind erhöht. **Die Druckamplituden können schwanken** (Pulsus alternans).

Therapie

Durch die unklare Ätiologie ist, außer bei erworbenen Faktoren, keine kausale Therapie möglich. Das Hauptaugenmerk muss auf die **Beseitigung bzw. Verminderung aller myokardschädigenden Faktoren sowie eine suffiziente Herzinsuffizienztherapie** (→ Kap. 46) gelegt werden. Die **Herztransplantation** ist bei therapierefraktärer DCM die letzte Alternative. Trotz hochgradig reduzierter linksventrikulärer Funktion und sicherlich verminderter Blutflussgeschwindigkeit ist das thrombogene Risiko nicht so erhöht, dass eine orale Antikoagulation empfohlen wird.

Nichtdilatative linksventrikuläre Kardiomyopathie

Bei der NDLVC ist der linke Ventrikel erkrankt, **ohne** dilatiert zu sein. Dies ist im MRT durch den Nachweis von **nichtischämischen Narben-/Fettgewebe** oder echokardiografisch anhand einer **Hypokinesie** mit eingeschränkter systolischer Funktion (EF < 50 %) erkennbar. Die potenziellen Ursachen der Narbenentstehung oder eingeschränkten Funktion sind sehr heterogen und retrospektiv meist nicht mehr klar definierbar (entzündlich, toxisch, genetisch, hormonell etc.

Klinik

Die meisten Patienten haben keine Symptome. Einige beklagen Palpitationen und im Langzeit-EKG fallen auffällig viele ventrikuläre Extrasystolen auf. Selten kann wegen diastolischer Dysfunktion Atemnot auftreten.

Diagnostik

Die Abklärung erfolgt wie bei allen Kardiomyopathien durch Bildgebung (Echokardiografie, MRT), Langzeit-EKG (Frage nach Rhythmusstörungen) und genetischer Beratung/Abklärung.

Therapie

Die Therapie richtet sich nach der klinischen Ausprägung der NDLVC wie Herzinsuffizienz oder Rhythmusstörungen, die nach aktuell gültigen Leitlinien-Standards behandeln werden. Wird die Diagnose durch das Überleben eines plötzlichen Herztodes aufgrund maligner Rhythmusstörungen gestellt, ist die ICD-Implantation (Sekundärprophylaxe) indiziert.

Hypertrophe Kardiomyopathie

Die hypertrophe Kardiomyopathie (HCM) erhält ihren Namen aufgrund einer pathologischen **asymmetrischen Myokardhypertrophie** von Anteilen des linken Ventrikels, zumeist des Septums.

Ätiologie

Die HCM ist eine **genetisch bedingte Erkrankung,** bei der es aufgrund von Punktmutationen zu einer fehlerhaften Biosynthese von Proteinen des Sarkomers kommt. Der Erbgang ist zumeist autosomal-dominant.

Pathophysiologie

Primär ist das Volumen der Kammern verkleinert (hypertrophe, nichtobstruktive Kardiomyopathie, HNCM).
Später wird bei manchen Patienten, vor allem bei Septumhypertrophie auch die ventrikuläre Ausstrombahn eingeengt **(hypertrophe, obstruktive Kardiomyopathie, HOCM).**
Über den genauen pathophysiologischen Mechanismus der Hypertrophieentwicklung besteht noch Unklarheit. Man vermutet, dass es aufgrund des Texturschadens des Myokards zu einer **gestörten Kraftentwicklung mit reaktiver Hypertrophie** kommt. Diese Belastung wird durch den erhöhten Auswurfwiderstand bei HOCM noch verstärkt. Ein weiterer Versuch des Herzens, seine gestörte Textur zu kompensieren, ist die **Einlagerung von interstitiellem Bindegewebe.** Deshalb ist das hypertrophierte Herz in fortgeschrittenem Stadium der Erkrankung in der Lage, in der Systole kräftig und rasch zu kontrahieren (hyperdynamer Ventrikel).
Die diastolische Ventrikelfüllung ist dagegen infolge einer **Relaxationsstörung** eingeschränkt.

Klinik

Das klinische Bild der HCM ist sehr vielfältig. Neben der klassischen **Herzinsuffizienz-Symptomatik** klagen die Patienten häufig über **pektanginöse Beschwerden. Schwindel und Synkopen** unter Belastung sind oft die ersten Symptome einer HCM. Synkopen zählen zu den Hochrisikomerkmalen für den plötzlichen Herztod bei Patienten mit HCM, da sie ihre Ursache oft in prognostisch ungünstigen ventrikulären Rhythmusstörungen, die infolge der gestörten Herztextur/Fibrose auftreten, haben. Ein weiterer Pathomechanismus einer Synkope unter Belastung ist eine (nahezu) komplette Obstruktion des Ausflusstrakts: Durch die noch mehr zunehmende Wanddicke des hypertrophen Septums unter Belastung kann das Blut aus dem linken Ventrikel nicht mehr in die Aorta ausgeworfen werden.

> Die HCM ist die häufigste Ursache des plötzlichen Herztodes (vermutlich durch ventrikuläre Rhythmusstörungen) bei jungen Athleten.

Diagnostik

Inspektion und Palpation

Die Hypertrophie kann als **lateralisierter Herzspitzenstoß** und **systolisches Schwirren über Herzspitze und -basis** tastbar sein.

Auskultation

Systolische Geräusche beruhen entweder auf einem Austreibungsgeräusch durch die Obstruktion des Ausflusstrakts bei HOCM oder auf einer Mitralinsuffizienz (Herzspitze). Sie werden durch körperliche Belastung oder Valsalva-Manöver verstärkt.

EKG

Man findet Zeichen der Linksherzhypertrophie (P sinistroatriale, hohe linkspräkordiale R-Zacken, Sokolow-Index ≥ 3,5 mV; → Kap. 6). Die Arrhythmien als häufige Ursache von Schwindel und Synkopen werden im (Langzeit-)EKG als Vorhofflimmern und ventrikuläre Arrhythmien fassbar.

Echokardiografie und Kardio-MRT

Echokardiografie und Kardio-MRT sind die Mittel der Wahl zur Darstellung einer HOCM. Der echokardiografische Nachweis eines oder mehrerer massiv verdickter (≥ 1,5 cm) Wandsegmente des linken Ventrikel erlaubt die Diagnose einer HCM. Zur Klärung, ob eine HOCM mit Ausflusstrakt-Obstruktion vorliegt, wird – ggf. unter Belastung – mit cw-Doppler der Druckgradient über der Obstruktion gemessen.
Typischer Befund bei HOCM ist eine frühsystolische Bewegung des anterioren Segels der Mitralklappe nach vorn zum Ventrikelseptum hin (*engl.* systolic anterior movement = **SAM-Phänomen**). Das vordere Mitralklappensegel wird durch die Flussbeschleunigung im verengten Ausflusstrakt systolisch in diesen „gesogen" **(Venturi-Effekt),** was die Einengung noch verstärkt und außerdem zur Klappeninsuffizienz führt.
Im Kardio-MRT können die typische HOCM-Morphologie sowie ein Kontrastmittel-Hyperenhancement (→ Abb. 39.4) dargestellt werden.

Therapie

Konservative Therapie

Besonderheiten bei HOCM

- Symptomatische Patienten sollen primär mit Betablocker (vorzugsweise Propranolol) in maximal tolerierter Dosis, alternativ oder in Kombination mit Disopyramid oder Verapamil, behandelt werden.

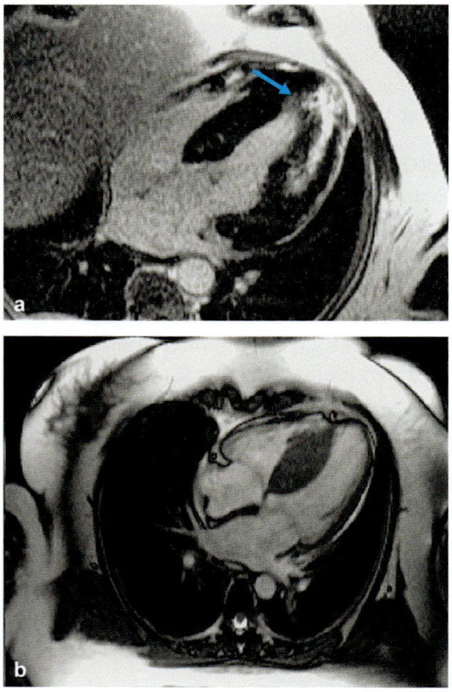

Abb. 39.4 HCM im Kardio-MRT. a) Kontrastmittel-Hyperenhancement (Pfeil). b) Asymmetrische Septumhypertrophie. [T591]

- Positiv inotrope Pharmaka bewirken bei HOCM eine Zunahme der Obstruktion und sind deshalb kontraindiziert!
- Da die Ventrikelfunktion bei HOCM durch die gestörte diastolische Füllung limitiert ist, darf keine medikamentöse Vorlastsenkung (z. B. durch Nitrate) erfolgen.
- Seit 2023 ist als spezifisches Medikament zur Symptomlinderung Mavacamten, ein negativ inotrop wirkender Myosin-ATPase-Inhibitor, zugelassen.

> Bei HOCM sind positiv inotrope Pharmaka, Nitrate und ACE-Hemmer kontraindiziert!

Invasive Therapie

Beseitigung der Ausflusstrakt-Obstruktion Bei Druckgradienten > 50 mmHg durch die HOCM-Obstruktion kann bei therapierefraktären Patienten versucht werden, durch Myotomie/Myektomie im Septumbereich die Einengung zu verringern. Dies gelingt auch in einer Vielzahl der Fälle – die Druckgradienten werden bei 90 % der Patienten fast vollständig beseitigt. Allerdings steht diesem Erfolg ein hohes OP-Risiko gegenüber. Die Mortalität liegt bei 2–5 %.
Alternativ kann eine katheterinterventionelle Verödung des septumversorgenden Gefäßasts vorgenommen werden (perkutane transluminale alkoholische Ablation der Septumhypertrophie, **TASH**). Man induziert also gezielt einen therapeutischen Infarkt im interventrikulären Septum, um so die Obstruktion zu beseitigen. Als Komplikation können Überleitungsstörungen im Sinne eines AV-Blocks auftreten.
Primär- oder sekundär-prophylaktische ICD-Implantation Bei Hochrisikopatienten für einen plötzlichen Herztod (Familienanamnese, Präsynkope oder Synkopen oder ventrikuläre Arrhythmien im Langzeit-EKG) ist die Implantation eines implantierbaren Kardioverter-Defibrillators indiziert (→ Kap. 29).

Restriktive Kardiomyopathie

Bei der restriktiven Kardiomyopathie (RCM) handelt es sich um eine restriktive Einschränkung der diastolischen Ventrikelfüllung. Die systolische Funktion und die Wanddicken liegen im physiologischen Bereich.

Ätiologie

- Idiopathische Form
- **Metabolische (sekundäre) RCM:** Durch Speicherkrankheiten kommt es zur Einlagerung von Amyloid, Eisen oder Glykogen in die Myozyten oder das Interstitium und dadurch zu einer reaktiven Fibrosierung.
- **Entzündliche (sekundäre) RCM:** Endokarditiden (z. B. Löffler-Endokarditis) können sich auf das Myokard ausbreiten und über die resultierende Myokarditis zu einer Fibrosierung führen.

Invasive Diagnostik

Eine Diagnostik mittels Links- und Rechtsherzkatheter kann vor operativen Eingriffen und bei unsicherer Diagnose indiziert sein. Durch eine simultane Ventrikulografie lassen sich Dicke und Form des Septums gut beurteilen. Rechts- und linksventrikuläre enddiastolische Drücke sind erhöht. Der systolische Druckgradient über der Obstruktion wird durch die Linksherzkatheterisierung objektiviert.

Pathophysiologie

Zu der restriktiven Funktionsstörung kommt es aufgrund einer diffusen **Endo- und/oder Myokardfibrose,** die von der Herzspitze in Richtung der -basis fortschreitet. Diese Fibrosierung behindert die Ventrikelfüllung, die systolische Funktion ist meist weitgehend uneingeschränkt. Zusätzlich nimmt das Ventrikelvolumen durch **Ablagerung fibrotischen Gewebes** ab, was im späten Stadium die gesamte Ventrikelhöhle obliterieren kann. Es bilden sich Ventrikelthromben.

> Der Ventrikel ist bei RCM weder hypertrophiert noch dilatiert.

Betroffen sind meist beide Ventrikel, es kommt zur globalen Herzinsuffizienz (→ Kap. 46). Gefährlich ist das Auftreten von (Sinus-)Tachykardien oder Vorhofflimmern, da durch die Verkürzung der Diastolendauer die Ventrikelfüllung überproportional eingeschränkt wird.

Klinik

Die Patienten weisen Symptome einer Links- und/oder Rechtsherzinsuffizienz auf. Erstmanifestation können die embolischen Komplikationen der charakteristischen Ventrikelthromben sein.

Diagnostik

Die körperliche Untersuchung liefert Befunde einer biventrikulären Herzinsuffizienz (→ Kap. 46).

EKG

Auch die RCM kann Zeichen einer Ventrikelhypertrophie zeigen (Sokolow-Index > 3,5 mV, atriale/ventrikuläre Arrhythmien, SST-Veränderungen, Schenkelblockbild).

Röntgen-Thorax

Das Herz ist charakteristischerweise nicht oder nur unwesentlich vergrößert.

> Die Diskrepanz zwischen röntgenologischer Ventrikelgröße und Stärke der Herzinsuffizienz ist charakteristisch für die RCM.

Echokardiografie

Echokardiografisch erscheinen die Ventrikel morphologisch meist unverändert oder nur unwesentlich dilatiert. Bei Speicherkrankheiten ist das Myokard durch die Infiltrationen diffus verdickt.
Typisch für die RCM bei eosinophiler Endokardfibrose sind kleine Perikardergüsse und intrakavitäre Thromben, die sich an endothelialen Defekten bilden.

Invasive Diagnostik

Eine simultane Links- und Rechtsherzuntersuchung dient der endgültigen Diagnose und einer Objektivierung des Schweregrads. Aufgrund der Restriktion ist die Compliance der Ventrikel vermindert, was sich in einem vermehrten Druckanstieg pro Volumen mit erhöhten enddiastolischen Drücken zeigt. Im Gegensatz zur Konstriktion (z. B. bei Perikardtamponade) fehlt das Kussmaul-Zeichen, also der paradoxe Abfall des Schlagvolumens bei tiefer Inspiration. Der systolische pulmonalarterielle Druck übersteigt häufig 50 mmHg.
Zur Diagnosesicherung kann eine **Endomyokardbiopsie** indiziert sein.

Therapie

Eine Erfolg versprechende Behandlung der RCM ist häufig nicht möglich, da für viele der Grunderkrankungen bisher noch keine suffiziente Therapie existiert.
Somit behandelt man – zumeist wenig effektiv – die entstehende Herzinsuffizienz symptomatisch.
In wenigen Fällen ist ein Klappenersatz oder eine Endokarddekortikation möglich. Allerdings sind operative Eingriffe bei RCM mit einer hohen Letalität behaftet.

Arrhythmogene rechtsventrikuläre Kardiomyopathie (ARVC)

Ätiologie

Genetische Mutationen, vor allem in Desmosomen, können zu fettigen und fibrösen Einlagerungen insbesondere des rechten Ventrikels führen. Auch der linke Ventrikel ist häufig mitbetroffen. Es handelt sich um einen autosomal-dominanten Erbgang mit unterschiedlicher Penetranz.

Pathophysiologie

Die typischen fibro-fettigen Infiltrationen des Myokards können maligne Rhythmusstörungen wie ventrikuläre Arrhythmien triggern. Außerdem führen sie zu einem Funktionsverlust des Myokards mit Herzinsuffizienz.

> Vor allem junge Erwachsene sind durch den plötzlichen Herztod durch ventrikuläre Arrhythmien aufgrund fibro-fettigen Umbaus des Myokards bei ARVC bedroht.

Klinik

Rhythmusstörungen und Synkopen sind häufig das erste klinische Erscheinungsbild einer ARVC. Da meist der rechte Ventrikel betroffen ist, können Zeichen der Rechtsherzinsuffizienz (periphere Ödeme, gestaute Halsvenen, Aszites) bestehen.

Diagnostik

Anamnestisch ist die Familienanamnese sehr wichtig. Häufig können Fälle eines plötzlichen Herztodes in der Familie eruiert werden. Die körperliche Untersuchung liefert Befunde einer Rechtsherzinsuffizienz.

EKG

Im EKG kann bei einem Drittel der Patienten eine Epsilon-Welle (elektrisches Potenzial am Ende des QRS-Komplexes) auftreten, außerdem T-Negativierungen und QRS-Verbreiterungen in den rechtsventrikulären Ableitungen (V_{1-3}) (→ Abb. 39.5).

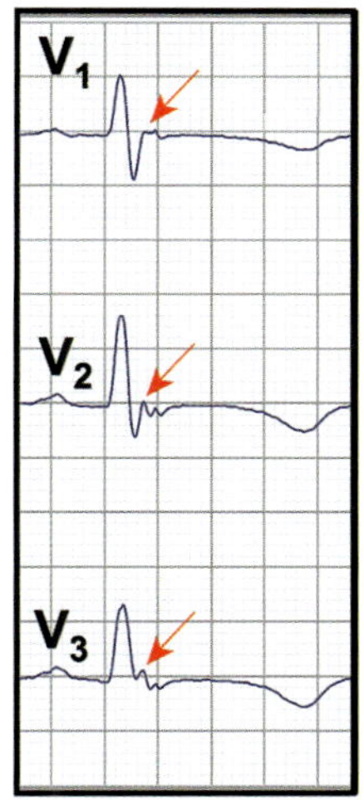

Abb. 39.5 Epsilon-Welle (Pfeil) und T-Negativierung in V_{1-3} [F859-002]

Echokardiografie und Kardio-MRT

In den bildgebenden Verfahren zeigen sich typische morphologische Veränderungen wie rechtsventrikuläre Dilatation oder Aneurysmabildungen. Die Kardio-MRT-Untersuchung gilt als Goldstandard zur Diagnosesicherung, da durch sie die fibro-fettigen Degenerationsherde im rechten (oder auch linken) Ventrikel zur Darstellung kommen.

Therapie

Eine kausale Therapie gibt es nicht. Die Behandlung symptomatische Arrhythmien kann medikamentös durch Antiaarrhythmika oder Betablocker erfolgen. Eine elektrophysiologische Untersuchung mit Ablation arrythmogener Herde kann bei ventrikulären Arrhythmien erwogen werden. Im Vordergrund steht die Risikoabschätzung für den plötzlichen Herztod und damit die prophylaktische ICD-Implantation.

Zusammenfassung

- Die dilatative CMP ist ursächlich sehr heterogen. Es gibt familiäre-genetische und erworbene Fälle.
- Bei der restriktiven CMP ist die diastolische Ventrikelfüllung eingeschränkt. Ursache sind häufig Speicherkrankheiten.
- Bei der hypertrophen CMP kann der Ausflusstrakt durch hypertrophiertes Myokard obstruiert sein.
- Bei ARVC kommt es zu einer fibro-fettigen Degeneration, überwiegend des rechtsventrikulären Myokards.
- Die Therapie der Kardiomyopathien erfolgt symptomatisch.
- Bei jedem Patienten mit Kardiomyopathie sollte eine genetische Beratung erfolgen. Außerdem muss das Risiko für den plötzlichen Herztod abgeschätzt und ggf. eine ICD-Implantation durchgeführt werden.

40 Myokarditis

Bei der Myokarditis handelt es sich um eine zumeist asymptomatisch verlaufende Entzündung des Myokards, die mit einer Ödembildung einhergeht. Es kommt zur sekundären Nekrose der Myozyten. Man unterscheidet die akute Myokarditis mit z. T. fulminantem Verlauf von der subakuten und der chronischen Myokarditis, einer postinflammatorischen KMP mit Viruspersistenz. Das Perikard kann von der Entzündungsreaktion mitbetroffen sein im Sinne einer Peri-Myokarditis.
Die Myokarditis kann von klinisch asymptomatisch über akut-fulminant mit kardiogenem Schock bis hin zu chronisch mit dem Endstadium einer dilatativen Kardiomyopathie verlaufen.

> Ursache einer Myokarditis ist in den meisten Fällen eine Virusinfektion.

Ätiologie und Pathophysiologie

Wichtige Ursachen einer Myokarditis sind:

- **Virale Infektion:** Coxsackie-A/B-, Influenza-, Echo-, Adeno-, **Parvo-B19-,** Hepatitis-, CM-, Herpes-Zoster-, Röteln-, Psittakose- und Mumpsviren
- **Nichtvirale Infektion:** Diphtherie, Meningokokken, Haemophilus, Mykoplasmen, Pneumokokken, Salmonellen, Rickettsien, Borrelien, *Trypanosoma cruzi,* Toxoplasmen
- **Allergisch-hyperergische Reaktionen:** Medikamentenallergie, Transplantatabstoßung
- **Chemische und physikalische Agenzien:** Alkohol, Chemotherapie, Katecholamine, Kokain, Strahlung, Hyperthermie, Elektroschock
- **Systemerkrankung:** SLE, Sarkoidose, Sklerodermie, Morbus Wegener etc.

Virusmyokarditis

Die Virusmyokarditis ist die **häufigste Form der Myokarditis.** Die Erreger gelangen durch die Kapillaren in das umgebende Gewebe, wobei sie eine **Vaskulitis** provozieren können. Aus dem Interstitium siedeln die kardiotropen Viren dann in die Myozyten ab und reproduzieren sich dort. Die Reaktion der Myozyten reicht von Ödemen und zellulären Infiltraten bis hin zur Myozytolyse mit Muskelfasernekrosen.
Ursache dieser pathologischen Myokardveränderungen sind zum einen die **antivirale Immunantwort** und zum anderen ein **antikardialer Autoimmunmechanismus,** der durch den Virusinfekt initiiert wird.

Bakterielle Myokarditis

Die Pathogenese der bakteriellen Myokarditis ist nicht gänzlich geklärt. Man vermutet, dass Mikroabszesse, bakterielle Toxine oder Immunkomplexe ursächlich beteiligt sind.
Diphtherie Im Zuge der stetig zunehmenden weltweiten Migration nimmt besonders die Diphtherie-Myokarditis wieder zu. 2–6 Wochen nach der Infektion (Klinik: hohes Fieber, Pseudomembranen des Rachens, bellender Husten!) kann eine Schädigung des Myokards durch das Diphtherie-Toxin manifest werden. Die Therapie besteht in der sofortigen Gabe von Diphtherie-Antitoxin, einer hoch dosierten Gabe von Penicillin G für die Dauer von 14 Tagen und strenger Bettruhe.

> Die Diphtherie ist eine meldepflichtige Erkrankung, die Patienten müssen isoliert werden!

Borrelien 4–6 Wochen nach einem Zeckenbiss kann sich im Rahmen einer Borreliose eine **Lyme-Karditis** mit typischen Symptomen wie Überleitungsstörungen, Tachyarrhythmien und Perikarderguss entwickeln. Man therapiert für 4 Wochen mit Ceftriaxon.
Trypanosoma cruzi Die in Mittel- und Südamerika beheimatete Chagas-Krankheit ist dort die häufigste Ursache einer Myokarditis, die fast immer zu einer schweren KMP führt. Sie kann derzeit nur symptomatisch behandelt werden, da eine Behandlung mit Antibiotika häufig keine Wirkung zeigt. Einzig eine Herztransplantation bietet Aussicht auf Heilung; für die arme Bevölkerung in den Endemiegebieten ist diese Therapie jedoch meist nicht zugänglich.

Klinik

> In den meisten Fällen verläuft die Virusmyokarditis klinisch stumm und heilt komplett aus!

Symptomatische Patienten stellen sich im Rahmen einer unklaren „grippigen" Erkrankung mit Leistungsknick, Müdigkeit, Fieber, Muskelschmerzen und kardialen Schmerzen in der Klinik vor. Sie berichten von Palpitationen.
Bei fortgeschrittenem Krankheitsverlauf kann es zum Vollbild der Herzinsuffizienz kommen.

> Bei Kindern, die einen plötzlichen Tod erleiden, kann man bei etwa 20 % autoptisch eine Myokarditis feststellen.

Diagnostik

Inspektion, Palpation und Auskultation

Die körperliche Untersuchung ist im Allgemeinen wenig ergiebig. Allein bei dekompensierter Myokarditis können Zeichen einer Herzinsuffizienz erkennbar sein.

EKG

Das EKG kann die verschiedensten Erregungsbildungs- und -leitungsstörungen zeigen (AV-Block, SA-Block, Schenkelblockbilder), ST-Strecken- und T-Wellen-Veränderungen, VES und SVES sowie Niedervoltage bei begleitendem Perikarderguss.

Labordiagnostik

Die laborchemische Untersuchung zeigt neben einem erhöhten CRP als Korrelat der Myokardschädigung häufig einen Anstieg der Herzenzyme (CK, CK-MB, Troponin) im Serum (im Zweifelsfall muss zum Ausschluss eines NSTEMI [→ Kap. 23] eine Koronarangiografie erfolgen). Bei Virusmyokarditis können antimyokardiale Antikörper nachweisbar sein, sie werden aber in der Routine nicht bestimmt. Manchmal kann über Blutkulturen ein Erregernachweis erfolgen. Die Bestimmung antiviraler Antikörper wird nicht empfohlen: Auch bei der gesunden Bevölkerung sind die Antikörper-Titer gegen kardiotrope Viren häufig positiv, da ein hoher „Durchseuchungsgrad" mit solchen Viren besteht.

Röntgen-Thorax und Kardio-MRT

Im konventionellen Röntgen-Thorax können Zeichen der Herzinsuffizienz (→ Kap. 46) oder eines Perikardergusses (→ Kap. 42) sichtbar werden.
In den entzündeten Arealen reichert sich Kontrastmittel an, was in der **MRT** visualisiert werden kann (→ Abb. 40.1). So ist eine sichere Diagnosestellung möglich, die invasive Myokardbiopsie wird deshalb heute kaum noch durchgeführt.

Echokardiografie

Die Echokardiografie erlaubt die Beurteilung von Wandbewegungsstörungen und -verdickungen (Ödem), die Diagnose eines Perikardergusses und typischer Veränderungen bei Herzinsuffizienz. Diese Befunde sind allerdings nicht spezifisch für die Myokarditis, sondern festigen eher einen bereits konkreten Verdacht.

Therapie

Hämodynamisch stabile Myokarditis

Um die Belastung des Herzens bei gestörter Ventrikelfunktion möglichst gering zu halten, wird bei unkomplizierter Myokarditis eine körperliche Schonung mit Verzicht auf

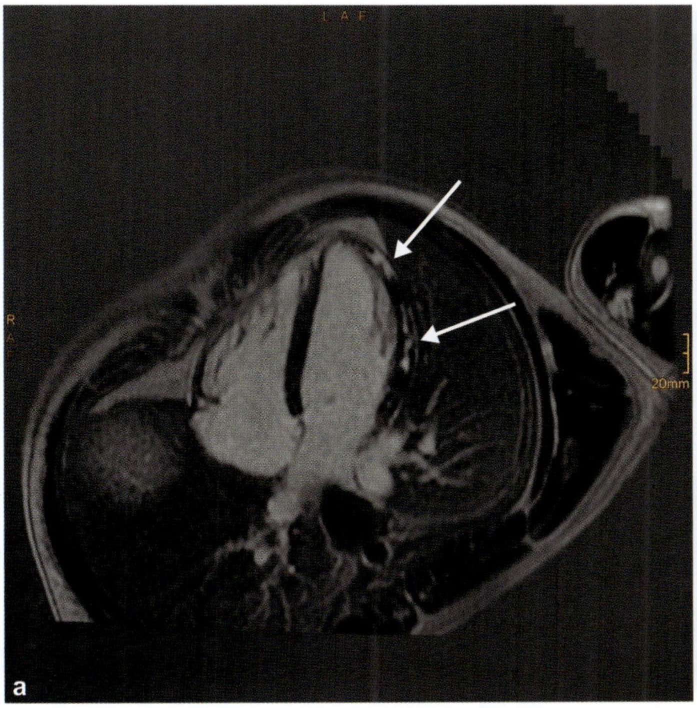

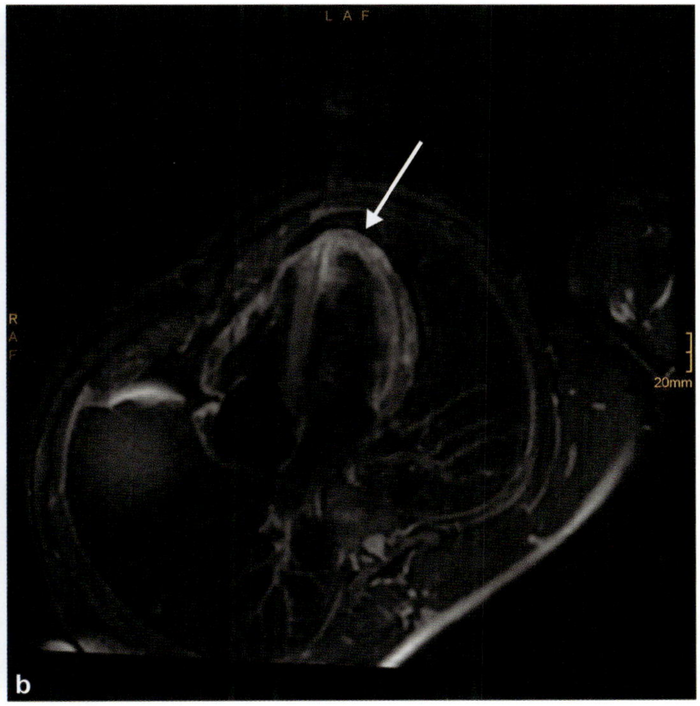

Abb. 40.1 Myokarditis im MRT. a) Typisches subepikardiales LGE lateral (weiße Flecken, Pfeile). b) T2-gewichtetes Bild mit Darstellung von Ödem (helle Areale, Pfeil). [T1542]

sportliche Aktivität für 6 Monate angeraten. Bei bestehender Herzinsuffizienz wird eine entsprechende Therapie mit ACE-Hemmer, Diuretika und Betablocker empfohlen. Die Anwendung von Kortikosteroiden steigert die myokardiale Replikationsrate der Viren und wird deshalb nicht empfohlen.

Hämodynamisch instabile Myokarditis

Die Myokarditis kann auch fulminant mit rascher Verschlechterung der myokardialen Funktion und Entwicklung eines kardiogenen Schocks verlaufen. Diese oft sehr jungen Patienten sollten intensivmedizinisch in einem Zentrum behandelt werden. Dort kann das Herz bei Pumpversagen z. B. mit einem ventrikulären Assist-Device wie ECMO (extrakorporale Membranoxygenierung) unterstützt werden, bis sich die Funktion wieder erholt hat.

Chronische Myokarditis

Bei der chronischen Verlaufsform besteht die Entzündung trotz bereits durch das Immunsystem erfolgter Viruselimination aufgrund einer Autoimmunreaktion weiter. Dies führt zu Fibrose des Herzmuskels, Funktionsverlust und letztlich zur dilatativen Kardiomyopathie. Neben einer optimalen Herzinsuffizienz-Therapie ist die Herztransplantation in Erwägung zu ziehen. Immunmodulation (hochdosiert IgG, Immunoadsorption) oder Immunsuppression können bei bestimmten Unterformen der chronischen Virus-negativen Myokarditis (z. B. Riesenzell-Myokarditis) wirksam sein.

Zusammenfassung

- Eine Myokarditis ist zumeist Folge einer Infektion mit kardiotropen Viren.
- Sie äußert sich häufig nur als „grippige" Allgemeinerkrankung und heilt vollständig aus.
- Der kardiogene Schock mit Notwendigkeit einer ventrikulären Unterstützung mit Assist-Device kennzeichnet den fulminanten Verlauf.
- Das Endstadium der chronischen Verlaufsform ist die dilatative Kardiomyopathie.

41 Perikarditis

Die Perikarditis ist eine Entzündung des Herzbeutels, die häufig von einem Perikarderguss (→ Kap. 42) und einer Entzündung des angrenzenden Myokards begleitet wird.

Ätiologie

Einer Perikarditis können unterschiedlichste Erkrankungen zugrunde liegen (→ Tab. 41.1). Über 80 % der Perikarditiden sind idiopathisch oder viralen Ursprungs.

Tab. 41.1 Häufige Ursachen einer Perikarditis

Ursachen	Häufigkeit
Idiopathisch	10–20 %
Infektiös:	
• Viren (z. B. Coxsackie A/B, Influenza A/B, ECHO, Parvo B19, Masern)	~ 30 %
• Bakterien (*S. aureus*, Streptokokken, Pneumokokken)	5–10 %
• Tuberkulose	3–20 %
Kollagenose	~ 20–50 %
Myokardinfarkt (Pericarditis epistenocardiaca, Dressler-Syndrom)	30 %
Myokarditis	30 %
Niereninsuffizienz	25 %
Sekundär metastasierender Tumor	Häufig
Strahlentherapie	Häufig

Einteilung

In Abhängigkeit von ihrem Verlauf unterscheidet man verschiedene Formen:

- **Akute Perikarditis:**
  - Fibrinöse (trockene) Form
  - Seröse (exsudative) Form
  - Spezielle Formen: je nach Ätiologie eitrige/hämorrhagische/tuberkulöse Perikarditis
- **Chronisch-rezidivierende Perikarditis:** Tritt eine Perikarditis wiederholt auf nach einem symptomfreien Intervall von mindestens 4–6 Wochen oder hält die Entzündung länger als 3 Monate an, spricht man von einer rezidivierenden bzw. chronischen Perikarditis.

Pathogenese

Zu Beginn einer Perikarditis liegt die **trockene, fibrinöse Form** vor (→ Abb. 41.1). Das Reiben der Perikardblätter ist stark schmerzhaft und verursacht ein typisches Geräusch in der Auskultation. Bildet sich im weiteren Verlauf zusätzlich ein Perikarderguss (→ Kap. 42) aus, bessern sich die Beschwerden durch eine Abnahme der Reibung zwischen den Perikardblättern zumeist deutlich. Man spricht nun von der **exsudativen Form.** Letztere wird dann symptomatisch von der veränderten Hämodynamik und den Komplikationen des Perikardergusses dominiert.

Klinik

Akute Perikarditis

Minderung der Leistungsfähigkeit, Schweißneigung und Fieber sind ebenso häufig wie der typische retrosternale Perikarditis-Schmerz (spitz, Messerstichartig, stechend), der bei der trockenen, fibrinösen Perikarditis durch Perikardreiben entsteht und sich durch Atembewegungen verstärkt.

> Eine akute Perikarditis muss differenzialdiagnostisch immer gegen ein akutes Infarktgeschehen abgegrenzt werden!

Chronische Perikarditis

Sie verläuft häufig asymptomatisch, da mit Beginn der Ergussbildung der Schmerz nachlässt, der beim Übereinanderreiben der

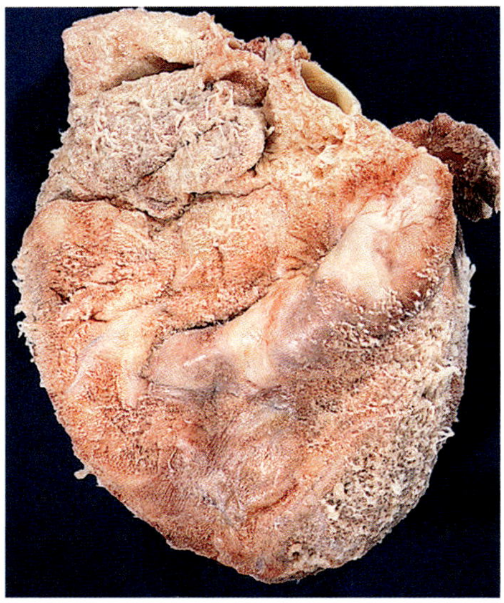

Abb. 41.1 Makroskopisches Bild einer schweren fibrinösen Perikarditis mit zottenartigen grauen Fibrinbelägen auf dem viszeralen Perikard (Zottenherz, Cor villosum) [E803]

Perikardblätter entsteht. Mit zunehmendem Ergussvolumen verstärken sich die Symptome einer Rechtsherzinsuffizienz, das das rechte Herz als „Niederdrucksystem" als erstes auf die Komprimierung durch den Erguss reagiert.

Diagnostik

Palpation und Auskultation

Man auskultiert ein charakteristisches **systolisch-frühdiastolisches Perikardreiben („Lokomotiven-Geräusch"),** welches als Leitsymptom der trockenen Perikarditis zu werten ist. Dieses Geräusch ist am besten bei vornübergebeugtem Oberkörper parasternal links im 3./4. Interkostalraum oder über der Herzspitze zu hören. Das schabende Reibegeräusch sistiert – im Gegensatz zu Reibegeräuschen pleuralen Ursprungs – bei angehaltenem Atem nicht. Allerdings kann es bei Entwicklung eines Perikardergusses verschwinden.

EKG

EKG-Veränderungen entstehen erst bei Übergreifen der Entzündung auf das Myokard (Außenschichtschaden). Dann hat der pathologische Erregungsablauf typischerweise einen stadienhaften Verlauf:

- **Akute Perikarditis:** In den meisten Ableitungen findet man eine konkavbogig gekrümmte **ST-Hebung,** die aus der aufsteigenden S-Zacke entspringt.
- **Chronische Perikarditis:** In diesem Stadium ist die ST-Strecke wieder isoelektrisch. Allein die T-Welle erscheint abgeflacht oder terminal negativ.

Differenzialdiagnose ST-Hebung bei Infarkt und Perikarditis Die ST- Veränderungen bei Perikarditis sind oftmals nicht eindeutig von einem Infarktgeschehen abzugrenzen. Folgende Punkte können als Hinweise auf die richtige Diagnose verstanden werden:

- Bei Perikarditis finden sich ST-Hebungen charakteristischerweise in mehreren/allen Ableitungen, während sie bei Infarkt nur regional in den das Ischämiegebiet betreffenden Ableitungen auftreten.
- Dabei ist eine konvexbogige ST-Hebung aus dem absteigenden R infarkttypisch, während die Perikarditis-typische ST-Hebung konkavbogig **aus dem aufsteigenden S** entspringt.
- PQ-Senkungen sind typisch bei einer Perikarditis und treten bei Myokardinfarkt nicht auf.

Röntgen-Thorax und CT/MRT

Die akute, trockene Perikarditis ist röntgenologisch nicht nachweisbar! Die chronische exsudative Perikarditis kann dagegen die Zeichen eines großen Ergusses zeigen (Bocksbeutelform, → Kap. 42). Im CT und vor allem MRT können die Morphologie und Gewebeveränderungen des Perikards detailliert beurteilt werden.

Echokardiografie

Die trockene Perikarditis zeigt sich im Herzecho unauffällig. Erst mit Einsetzen der Ergussbildung lässt sich der typische echofreie Raum des Perikardergusses darstellen (→ Kap. 42).

> First-line-Diagnostikum der Perikarditis ist die Echokardiografie, in der die hämodynamische Relevanz eines Perikardergusses und Wandbewegungsstörungen bei Perimyokarditis schnell und sicher evaluiert werden können.
> Zur genaueren Gewebeanalyse des Perikards und Beurteilung des Myokardbefalls zählt die kardiale MRT als Goldstandard-Untersuchung.

Therapie

Konservative Therapie

Diese richtet sich immer nach der zugrunde liegenden Erkrankung:

- Bei **infektiösen Ursachen** ist eine adäquate antibiotische, virostatische oder tuberkulostatische Therapie indiziert.
- Bei **idiopathischer** Ursache und bei **systemischen Grunderkrankungen** erfolgt eine Behandlung mit nichtsteroidalen Antiphlogistika in Kombination mit niedrig-dosiertem Colchicin über 3 Monate. Bleibt der Therapieerfolg dieser Medikation bei rezidivierender oder chronischer Perikarditis aus, wird alternativ auf Glukokortikoide oder Immunsuppressiva (Azathioprin, Anankinra, immunglobuline) zurückgegriffen.
- Bei **maligner Grunderkrankung** können eine lokale Zytostatika-Gabe oder die Perikardektomie indiziert sein.

> Bei der Pericarditis epistenocardiaca, die durch Exsudation unmittelbar nach einem transmuralen Infarkt entsteht, sind hochpotente nichtsteroidale Antiphlogistika zu vermeiden.

Invasive Therapie

Therapieresistente Perikarditiden und eine progrediente Pericarditis constrictiva können eine Perikardfensterung, bei der eine Verbindung zwischen Perikard und Pleurahöhle geschaffen wird, oder eine **Perikardektomie** notwendig machen.

Komplikationen

Herzbeuteltamponade

Die Perikardtamponade (→ Kap. 42) ist ein nicht mehr kompensierbarer Perikarderguss, der typischerweise durch eine hohe Flüssigkeitsvolumenansammlung in sehr kurzer Zeit (z. B. ausströmendes Blut aus einer Koronararterienverletzung) entsteht. Die Herzbeuteltamponade ist eine ohne sofortige Intervention tödlich verlaufende Pathologie, die deshalb als absoluter **kardiologischer Notfall** zu behandeln ist.

Pericarditis constrictiva

Die Pericarditis constrictiva entsteht durch **Fibrosierungs- und Verkalkungsvorgänge** im Perikard. Sie kann Folge einer chronischen Perikarditis, einer Herzoperation, Tbc-Erkrankung, Bestrahlung oder Autoimmunreaktion sein.
Das Perikard umgibt das Herz dabei wie ein Panzer, daher der Name **„Panzerherz"**. Es kommt, im Gegensatz zum Erguss, nicht zu einer Kompression der Herzhöhlen, sondern zu einer Begrenzung des Gesamtvolumens nach außen mit der Unmöglichkeit der Atem- und Herzzyklus-abhängigen Exkursion der Herzhöhlen.

Klinik Symptome der **Rechtsherzinsuffizienz** treten auf: Es finden sich eine Stauung der Halsvenen, eine Hepatosplenomegalie, periphere Ödeme und Aszites.

Diagnostik In der Auskultation fehlt das typische Perikardreiben. Allerdings ist häufig ein 3. Herzton (*engl.* pericardial knocking) zu hören, der durch die eingeschränkte diastolische Dehnbarkeit der Ventrikel entsteht. Im EKG finden sich, wie beim Perikarderguss, eher unspezifische EKG-Veränderungen wie Niedervoltage und elektrisches Alternans (→ Kap. 42). Dafür kann sie in der Röntgenaufnahme gut zu erkennen sein; das Perikard zeigt in 50 % der Fälle deutliche Kalkeinlagerungen. Ideal ist der Nachweis per TEE, bei der besonders häufig eine Perikardfibrose und -verkalkung auffällig wird.

Therapie Eine progrediente Pericarditis constrictiva indiziert zur **Perikardfensterung oder -ektomie.**

Zusammenfassung

- Die Perikarditis tritt idiopathisch auf oder entsteht durch Infektion, Strahlentherapie, Myokardinfarkt oder Kollagenosen.
- Typischerweise ist Perikardreiben zu auskultieren.
- Es wird therapiert durch eine Behandlung der Grunderkrankung und Gabe von Antiphlogistika und Colchicin.

42 Perikarderguss

Das Perikard dient dem Schutz und der Fixierung des Herzens.

Ätiologie

Die Ursache eines Perikardergusses kann unterschiedlicher Natur sein (→ Tab. 42.1). Maligne Grunderkrankungen sind eine häufige Ursache.

Tab. 42.1 Auswahl möglicher Ursachen des Perikardergusses

Entzündliche Ursachen	• Bakterielle Infektionen (*Mycobacterium tuberculosis,* Staphylokokken, Streptokokken, Pneumokokken) • Virale Infektionen (Coxsackie B, ECHO-Viren, Adenoviren)
Nichtentzündliche Ursachen	• Volumenretention • Rechtsherzinsuffizienz • Dressler-Syndrom (→ Kap. 23) • Urämie • Trauma • Myokardinfarkt • Vaskulitiden, Kollagenosen • Malignom

Hämodynamik

Bei einem Perikarderguss ist die systolische Funktion des linken Ventrikels aufgrund seiner Wandstärke zunächst weitgehend unbeeinträchtigt. Der rechtsventrikuläre Kammerdruck dagegen liegt in der Diastole häufig unter dem perikardialen Druck, die diastolische Füllung muss somit gegen einen erhöhten Widerstand erfolgen. Dies führt zu einer **Verringerung des enddiastolischen Füllungsvolumens** mit vermindertem HZV und systolischem RR sowie erhöhter HF. Die Schwere der Funktionseinschränkung hängt vom intraperikardialen Ergussvolumen und von der Geschwindigkeit der Volumenzunahme ab.

Chronischer Perikarderguss

Bei langsamer Volumenzunahme wird das Perikard gedehnt, was eine Kompression der Ventrikel verhindert – in Einzelfällen kann das Volumen des Perikardergusses mehr als 1 l betragen, ohne dass es zu einer Einschränkung der Herzfunktion, insbesondere der diastolischen Füllungsfunktion, kommt. Stößt die Kompensationsfähigkeit des Perikards jedoch an ihre Grenzen, resultiert eine kritische Kompression der Ventrikel (Perikardtamponade) mit massiver Funktionseinschränkung.

Akuter Perikarderguss, Perikardtamponade

Die rasche Volumenzunahme bei einem akuten Erguss kann vom Perikard bereits ab 150–200 ml Flüssigkeit nicht mehr kompensiert werden. Insbesondere führt das vermehrte inspiratorische Volumen im rechten Ventrikel zur Verdrängung und Kompression des linken Herzens, da es aufgrund des Perikardergusses nicht mehr ausweichen kann. Man spricht von einer Tamponade (→ Abb. 42.1).

Die Perikardtamponade ist ein kardiologischer Notfall. Die diastolische Ventrikelfüllung ist behindert, schließlich nimmt das Schlagvolumen deutlich ab. So kommt es innerhalb von Minuten zum kardiogenen Schock mit **Hypotonie und kompensatorischer Tachykardie.**

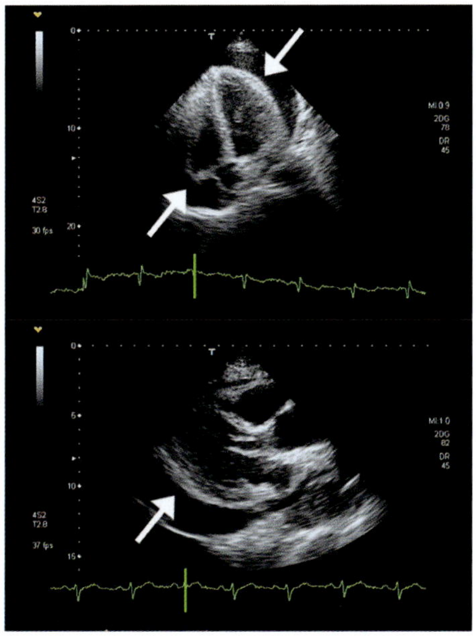

Abb. 42.1 Perikardtamponade im Echo [T591]

Klinik

Bei Vorliegen eines ausgeprägten chronischen Ergusses liegen eine primäre Rechts- und im Verlauf auch Linksherzinsuffizienzsymptomatik mit Dyspnoe, gestauten Halsvenen, Beinödemen und tachykarder Hypotonie vor.

Perikardtamponade

Die Perikardtamponade manifestiert sich akut als kardiogener Schock mit Hypotonie und Tachykardie, klinisch weisen die Patienten eine Jugularvenenstauung auf.

Als **Pulsus paradoxus** bezeichnet man einen mehr als physiologischen **inspiratorischen Blutdruckabfall > 10 mmHg.** In Inspiration erfolgt die diastolische Füllung des rechten Ventrikels. Durch den erhöhten intraperikardialen Druck breitet sich der rechte Ventrikel nicht mehr nach außen, sondern in die Richtung des linken Ventrikels aus. Das interventrikuläre Septum wird nach links gedrückt und behindert damit die inspiratorische Füllung des linken Ventrikels. Das linksventrikuläre Schlagvolumen und der inspiratorische systolische Blutdruck sinken konsekutiv mehr als normal ab.

Diagnostik

Inspektion und Palpation

Patienten mit einem relevanten Perikarderguss zeigen die **Zeichen einer Rechtsherzinsuffizienz** (periphere Ödeme, erhöhter Jugularvenendruck, Hepatosplenomegalie und Aszites).

> Die Trias aus Tachykardie, Jugularvenenstauung und Pulsus paradoxus weist auf eine akut lebensbedrohliche Perikardtamponade hin.

EKG

Als charakteristisches Zeichen des Perikardergusses gilt ein sog. **elektrisches Alternans,** d. h. eine von Schlag zu Schlag wechselnde Höhe des QRS-Komplexes. Es entsteht durch die mangelnde Fixierung des Herzens bei Erguss, das Herz „pendelt" im Herzbeutel. Durch die schlechtere Fortleitung über den Erguss nehmen die aufgezeichneten Amplituden im EKG ab. Dieses Phänomen wird **Niedervoltage** genannt.

Röntgen-Thorax

Erst ab Ergussmengen von ≥ 400–500 ml werden röntgenologische Veränderungen sichtbar. Die Herzkonturen runden sich ab, und die Herztaille verstreicht. Bei noch größeren Ergüssen imponiert das Herz schließlich in der sog. **Bocksbeutelform.**

Echokardiografie

In der 2D-Echokardiografie imponiert ein Perikarderguss als echofreie Flüssigkeitsansammlung um das Herz (→ Abb. 42.2). Ist der rechte Ventrikel komprimiert und in seiner Funktion eingeschränkt, handelt es sich um einen hämodynamisch relevanten Erguss. Bei größeren Ergussmengen kann man bei jedem Schlag tanzende Pendelbewegungen des Herzens beobachten (*engl.* swinging heart).

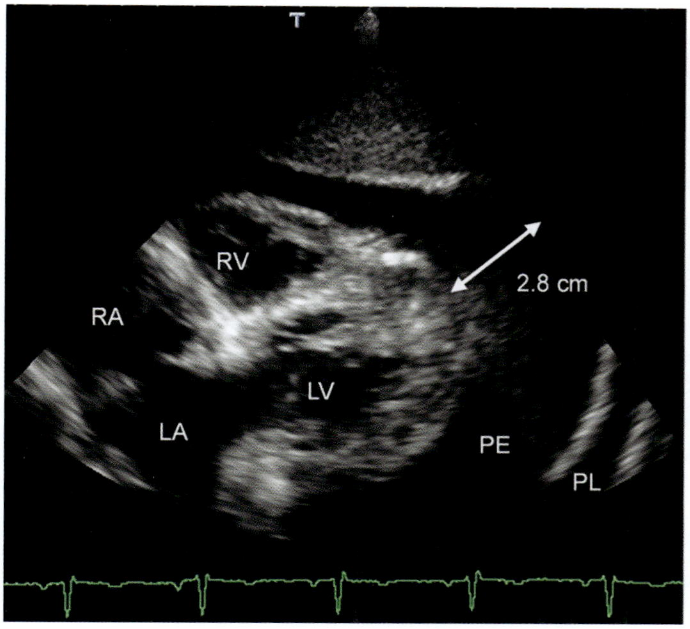

Abb. 42.2 Perikarderguss in der Echokardiografie, Anlotung von subxiphoidal. Vor der linksventrikulären Herzspitze ist ein 2,8 cm breiter Perikarderguss abzugrenzen.
LA = linker Vorhof,
LV = linker Ventrikel,
PE = Perikarderguss,
PL = Pleuraerguss.
RA = rechter Vorhof,
RV = rechter Ventrikel.
[T576]

Therapie

Konservative Therapie

Eine konservative Therapie muss in jedem Fall die Erkrankung berücksichtigen, die dem Erguss zugrunde liegt. Wird diese Grunderkrankung beseitigt, kann unter regelmäßiger echokardiografischer Kontrolle die Resorption kleinerer Ergussmengen abgewartet werden.

Invasive Therapie

Eine Punktion des Perikardergusses (Perikardiozentese) ist sowohl bei der akuten Perikardtamponade als auch bei großen chronischen Ergussmengen die Therapie der Wahl. Bei unklarer Genese des chronischen Ergusses können durch Analyse des Punktats wertvolle Hinweise gewonnen werden.

> Vor der Punktion eines Perikardergusses müssen der Gerinnungsstatus und das Blutbild kontrolliert werden.

Punktionstechnik Die Punktion erfolgt in halbsitzender Position. Mögliche Zugangsstellen sind je nach Lokalisation der größten Ergussmenge von subxiphoidal (Stichrichtung linke Schulter), linksparasternal oder apikal möglich. Außer im akut lebensbedrohlichen Fall wird eine Punktion heute immer entweder ultraschallgesteuert oder unter Durchleuchtung durchgeführt. Bei nachlaufenden Ergüssen kann vorübergehend ein Pigtail-Katheter eingeführt werden, um eine kontinuierliche Ableitung zu ermöglichen.

Zusammenfassung

- Die Trias aus Tachykardie, Jugularvenenstauung und weist auf eine akut lebensbedrohliche Perikardtamponade hin.
- Typische Befunde im EKG bei PE sind elektrischer Alternans und Niedervoltage.
- In der Echokardiografie kann ein Perikarderguss dargestellt oder ausgeschlossen werden.
- Eine Punktion erfolgt bei hämodynamischer Relevanz oder zur Diagnostik.

Ventrikelseptumdefekt

Der Ventrikelseptumdefekt (VSD) ist mit über 20 % der häufigste angeborene Herzfehler. Es handelt sich um runde Defekte, die einen Durchmesser von mehreren Zentimetern aufweisen können. Je nach Größe des Defekts kann eine im Wesentlichen unveränderte Hämodynamik oder eine relevante pathologische Veränderung der Hämodynamik verursacht werden.

Hämodynamik

Rezirkulationsvolumen mit letztlich pulmonaler Hypertonie

Primär liegt durch die Verbindung zwischen linkem (Hochdrucksystem) und rechtem Ventrikel (Niederdrucksystem) ein Links-rechts-Shunt vor. Bereits arterialisiertes Blut aus dem linken Ventrikel gelangt wieder in den rechten Ventrikel, der es direkt in die Lungenstrombahn auswirft, von wo es wieder in den linken Ventrikel gelangt. Es resultiert eine **Volumenbelastung des linken Ventrikels.** Als Folge des gesteigerten Blutflusses im Lungenkreislauf kann es durch Umbauvorgänge der Gefäße zu einer pulmonalen Hypertonie kommen (→ Kap. 21).

Eisenmenger-Reaktion

Der hohe Druck im Lungenkreislauf führt an den Pulmonalgefäßen zur Muskelhypertrophie und Intimahyperplasie und damit zur Obstruktion. Dieser Vorgang ist irreversibel. Durch die Obstruktion steigt der Druck im Lungenkreislauf weiter an. Übersteigt der Druck in den Pulmonalgefäßen den systemischen, ändert sich die Flussrichtung im Defekt (Shunt-Umkehr, Eisenmenger-Reaktion). Korrelat der systemischen Hypoxämie durch den nun vorliegenden Rechts-links-Shunt sind die zentrale Zyanose, Trommelschlägelfinger und Uhrglasnägel.

Einteilung

Man kennt vier verschiedene anatomische Varianten des VSD, die nach ihrer Lokalisation unterschieden werden:

- (Peri-)Membranöser Typ (75 %)
- Muskulärer Typ (≤ 10 %)
- Infundibulärer Typ (≤ 10 %)
- AV-Kanal-Typ (≤ 10 %)

Eine vereinfachte Einteilung zeigt → Abb. 43.1.

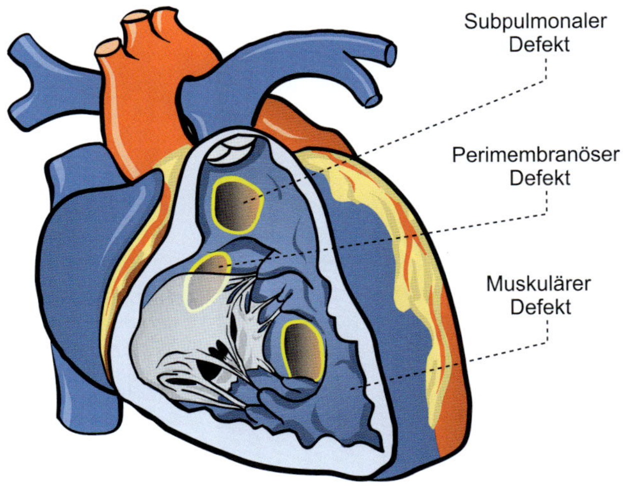

Abb. 43.1 Drei verschiedene Typen des VSD. Zum Zweck der Darstellung ist die Vorderwand des rechten Ventrikels entfernt worden. [L239]

Klinik

Patienten mit kleinem und mittelgroßem Defekt sind meist asymptomatisch oder zeigen nur unspezifische Beschwerden, wie z. B. eine verminderte Belastbarkeit. Die angeborenen Defekte können sich im Laufe der Zeit selbst verschließen oder verkleinern.

Patienten mit großem VSD entwickeln bereits in frühester Kindheit eine Linksherzinsuffizienz. Darüber hinaus leiden sie häufig unter einer Gedeihstörung, eingeschränkten Leistungsfähigkeit, Belastungsdyspnoe und einer erhöhten pulmonalen Infektanfälligkeit. Das Auftreten einer Hämoptoe oder Hämoptysis hat meist eine ausgeprägte pulmonale Hypertonie als Ursache und gilt als prognostisch ungünstig.

Diagnostik

Inspektion

Ist es bereits zur Eisenmenger-Reaktion mit Shunt-Umkehr gekommen, haben die Patienten eine zentrale Zyanose mit Trommelschlägelfingern.

Auskultation

Kleiner/mittlerer Ventrikelseptumdefekt Ein lautes, raues, **bandförmiges Systolikum** (Pressstrahl) mit p. m. über dem 3./4. ICR ist typisch für einen kleinen oder mittleren VSD. Dieses Systolikum kann unter Umständen als Distanzgeräusch zu hören sein („viel Lärm um nichts").

Großer Ventrikelseptumdefekt Bei großem VSD ist als Zeichen der pulmonalen Hypertonie der **Pulmonalklappenschlusston laut und paukend.** Ein Systolikum ist aufgrund des geringen Druckunterschieds der Ventrikel meist nicht mehr auskultierbar.

> Je größer der VSD, desto leiser ist das Systolikum und desto lauter der Pulmonalklappenschluss.

EKG

Kleiner/mittlerer Ventrikelseptumdefekt Das EKG ist bei kleinem und mittlerem VSD unauffällig.

Großer Ventrikelseptumdefekt Bei großem VSD zeigen sich deutlich Merkmale einer Linksherz- (→ Kap. 6) oder Rechtsherzhypertrophie (→ Kap. 6).

Röntgen-Thorax

Im Röntgen-Thorax finden sich eine Kardiomegalie und Zeichen der pulmonalen Hypertonie (→ Kap. 21).

Echokardiografie

In der **2D-Echokardiografie** kann ein Defekt schon ab einer Größe von etwa 3 mm dargestellt und ggf. ausgemessen werden. Die **Farbdoppler-Echokardiografie** ist die Methode der Wahl zur bildlichen Darstellung eines VSD. Er ist als turbulenter Fluss im rechten Ventrikel bzw. nach Shunt-Umkehr im linken Ventrikel zu erkennen (→ Abb. 43.2). Mit dem **cw-Doppler** kann der maximale systolische Druckgradient über dem VSD bestimmt werden. So wird eine qualitative Aussage über den Defekt möglich: Bei hoher Druckdifferenz ist der Shunt klein und hat nur geringe hämodynamische Auswirkungen (drucktrennender VSD).

Invasive Diagnostik

In der Herzkatheteruntersuchung kann die Shunt-Größe über eine Bestimmung der arteriovenösen Sauerstoffdifferenz ermittelt werden. Bei unklarer OP-Indikation ist die Berechnung des pulmonalen Gefäßwiderstands aus dem Lungendurchfluss und der Druckdifferenz aus pulmonalarteriellem Mitteldruck und Pulmonalkapillardruck (PCP) angezeigt.

Therapie

Beschwerdefreie Patienten mit kleinem oder mittlerem VSD (Links-rechts-Shunt ≤ 50 %) benötigen keine weitere Behandlung.

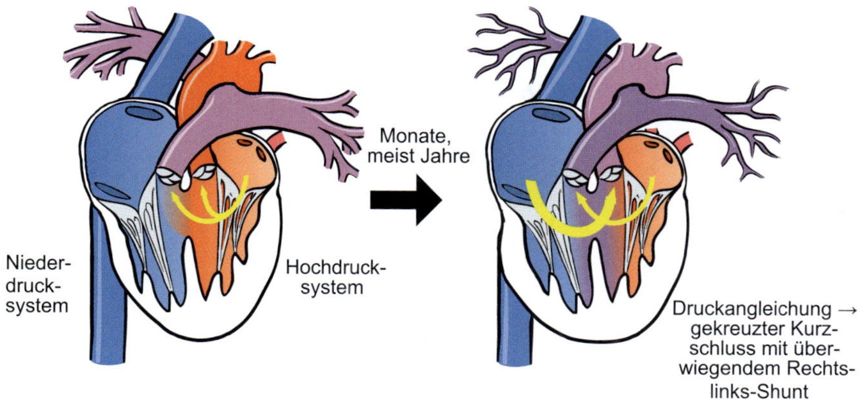

Abb. 43.2 Schematische Darstellung eines Ventrikelseptumdefekts. Nach Monaten bis Jahren kommt es zur Ausbildung von irreversiblen Gefäßverengungen im Lungengefäßbett. Eine Eisenmenger-Reaktion mit Shunt-Umkehr von rechts nach links hat stattgefunden. [L239]

Kleine VSD verschließen sich im Laufe der ersten Lebensjahre durch das Wachstum des Myokards spontan.

Alle symptomatischen oder großen VSD (Links-rechts-Shunt ≥ 50 %) sind, sofern bekannt, **innerhalb des ersten Lebensjahrs** zu verschließen, um die Entwicklung der irreversiblen pulmonalen Hypertonie zu verhindern.

Erfolgt der Verschluss in diesem Zeitraum, haben die Patienten eine normale Lebenserwartung.

Exkurs: Therapie bei fixierter pulmonaler Hypertonie
Bei **fixierter pulmonaler Hypertonie** ist ein Verschluss der zugrunde liegenden Vitien **kontraindiziert,** da das Fehlen des als „Überdruckventil" fungierenden Defekts zu einer kritischen Mehrbelastung des rechten Ventrikels mit konsekutiver Rechtsherzinsuffizienz führen kann. Einzige Option ist entweder eine Herz-Lungen-Transplantation oder eine Lungentransplantation bei gleichzeitiger Korrektur des VSD.

Bei fixierter pulmonaler Hypertonie ist der Verschluss des VSD kontraindiziert!

Operatives Vorgehen

Meist wird der VSD mit einem Patch gedeckt, in seltenen Fällen auch einfach zugenäht.

Beim VSD-Verschluss kann das Reizleitungssystem im Septum geschädigt werden.

Katheterinterventionelles Vorgehen

Katheterinterventionell kann der Defekt mit einer Doppelschirmprothese (Amplatzer-Okkluder) verschlossen werden. Die Prothese besteht aus einem Nitinoldrahtgeflecht, das zwei Schirme bildet, zwischen denen ein Polyester-Patch eingenäht ist. Der Okkluder wird mit einem Katheter in den Defekt eingebracht und entfaltet sich dort. Die Prothese wird innerhalb von 3 Monaten endothelialisiert. In dieser Zeit ist eine antiaggregatorische Prophylaxe indiziert.

Vorhofseptumdefekt

Der Vorhofseptumdefekt (ASD) macht ca. 10 % der angeborenen Herzfehler aus.

Hämodynamik

Der ASD bewirkt einen Links-rechts-Shunt auf Vorhofebene. Dies führt zu einer **Volumenbelastung des rechten Vorhofs** und **Ventrikels** mit Dilatation und Hypertrophie. Im Endstadium kann es wie beim VSD zu Umbauvorgängen der Pulmonalgefäße mit einer fixierten pulmonalen Hypertonie und Eisenmenger-Reaktion kommen.
Das Shunt-Volumen und damit die Bedeutung des ASD für den Lungenkreislauf korreliert mit der Größe des Defekts und dem Druckgradienten über dem Defekt.
Defektgröße Der hohe Widerstand über kleinen Defekten limitiert das Shunt-Volumen. Der Blutfluss ist deshalb zu gering, um eine relevante Veränderung der Hämodynamik zu bewirken. Große Defekte (> 4 cm) stellen hingegen einen geringen Widerstand dar, der den Blutfluss kaum limitiert. Die Shunt-Volumina werden bei großem ASD im Wesentlichen durch die Dehnbarkeit der Ventrikel und die Kreislaufwiderstände beeinflusst.
Druckgradient Nur bei kleinen ASD ist ein Druckgradient zwischen linkem und rechtem Vorhof messbar. Er beträgt etwa 4 mmHg und ist für den Shunt-Fluss verantwortlich. Bei großen ASD ist die treibende Kraft des Shunt-Flusses die größere Dehnbarkeit des rechten Vorhofs.

Einteilung

Nach dem Entstehungsort und dem Entstehungszeitpunkt in der Embryonalentwicklung unterscheidet man drei Varianten des ASD (→ Tab. 43.1 und → Abb. 43.3).

Tab. 43.1 Varianten des ASD

ASD	Anatomische Lage
Ostium-secundum-Defekt, ASD II (70–80 % aller ASD)	Zentrale Fossa ovalis
Ostium-primum-Defekt, ASD I	Im inferioren Septum nahe den AV-Klappen
Sinus-venosus-Defekt	Im Bereich der V. cava superior

Unbehandelt beträgt die Letalität des großen ASD I bereits im Säuglingsalter etwa 50 %. Patienten mit einem großen ASD II haben untherapiert eine Lebenserwartung von etwa 40 Jahren.

Klinik

Patienten mit kleinem ASD können bis ins hohe Alter selbst unter starker körperlicher Belastung symptomfrei bleiben.
Patienten mit großem Defekt hingegen leiden häufig von Kindheit an unter verminderter Leistungsfähigkeit, Abgeschlagenheit und Infektanfälligkeit. Die Patienten berichten von Palpitationen (durch supraventrikuläre Rhythmusstörungen), Belastungsdyspnoe und klinischen Zeichen der Herzinsuffizienz.
Die fixierte pulmonale Hypertonie mit konsekutiver Rechtsherzinsuffizienz entwickelt sich erst nach Jahrzehnten, da der rechte Ventrikel die Volumenbelastung über lange Zeit sehr gut tolerieren kann.

Diagnostik

Inspektion

Im Endstadium kann bei Shunt-Umkehr eine Zyanose bestehen.

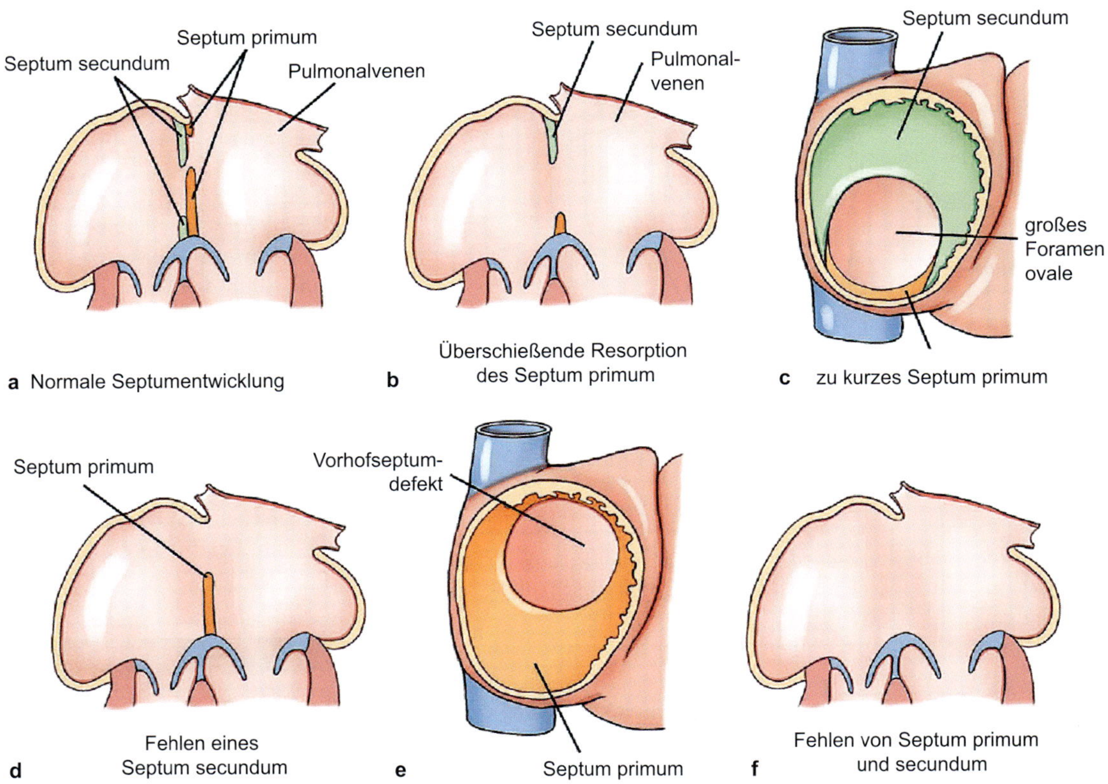

Abb. 43.3 Ostium-secundum-Defekt (Blick in den rechten Vorhof) [E924]

Auskultation

Typischer Auskultationsbefund ist der **fixiert gespaltene 2. Herzton.** Er entsteht durch den verspäteten Pulmonalklappenschluss infolge der langen Austreibungszeit des rechten Ventrikels bei erhöhtem Volumen. Bei kleinem Defekt schwankt die Größe des Intervalls atemabhängig; bei großem Defekt ist die Spaltung des 2. Herztons „fixiert".

> Je größer das Spaltungsintervall des 2. Herztons, desto schwerer der ASD.

Der vermehrte Blutstrom durch die Pulmonalklappe erzeugt ein **mesosystolisches Systolikum** mit p. m. im ICR 2 und 3 links parasternal.
Bei schwerem ASD auskultiert man nicht selten ein frühdiastolisches Decrescendo-Geräusch im ICR 2–4 als Folge der pulmonalen Hypertonie und der Erweiterung der Pulmonalgefäße.

EKG

P dextroatriale Charakteristisch für den ASD ist die Veränderung der P-Welle im Sinne eines P dextroatriale (P pulmonale, → Kap. 6). Zusätzlich finden sich je nach ASD-Typ folgende Veränderungen:

- **ASD I:** oft überdrehter Linkstyp, linksanteriorer Hemiblock
- **ASD II:** Rechts- oder Steiltyp, inkompletter oder kompletter RSB

Eine typische Komplikation des ASD sind supraventrikuläre Rhythmusstörungen, die sich klinisch als Palpitationen äußern.

Röntgen-Thorax

Im Röntgenbild ist die Herztaille durch die Größenzunahme des rechten Ventrikels verstrichen. Der rechte Ventrikel bildet die linke Kontur und den überwiegenden Teil der stark abgerundeten Herzspitze. Die Pulmonalgefäße sind bis weit in die Peripherie dilatiert (Rezirkulationszeichen).

Echokardiografie

In der 2D-Echokardiografie ist der ASD an der Vergrößerung des rechten Herzens und einem auffällig schmalen linken Ventrikel erkennbar. Im apikalen Vier-Kammer-Blick ist eine typische T-förmige Verbreiterung des apikalen Defektrands zu sehen. Im M-Mode zeigen sich paradoxe Septumbewegungen. Das farbkodierte Doppler-Echo ermöglicht eine Darstellung der Shunt-Volumina.

Invasive Diagnostik

Der ASD kann in der Herzkatheteruntersuchung sondiert werden. Typisch sind ein Sauerstoffsättigungssprung auf Vorhofebene und ein hoher PA-Druck mit einem deutlichen Druckgefälle über der Pulmonalklappe. Beim ASD I stellt sich der linke Ventrikel im Angiogramm deformiert dar (Gänsehalsdeformierung).

Therapie

ASD I Vorhofseptumdefekte vom Typ ASD I verschließen sich niemals von selbst und sollten deshalb bei hämodynamischer Relevanz grundsätzlich im Lauf der ersten Lebensjahre interventionell verschlossen werden.
ASD II Kleine Defekte vom Typ ASD II verschließen sich oftmals spontan. Bei asymptomatischen Patienten ist keine weitere Therapie erforderlich. Nachuntersuchungen in jährlichen Intervallen sollen die rechtzeitige Diagnose und Behandlung einer Zustandsverschlechterung gewährleisten.
Bei großen, symptomatischen Defekten mit großem Shunt-Volumen muss auch der ASD II interventionell behandelt werden, um die Entstehung eines fixierten pulmonalen Hypertonus zu verhindern.

> Bei einer Eisenmenger-Reaktion ist der Verschluss eines ASD kontraindiziert.

Operatives Vorgehen

Der Defekt wird genäht oder mit einem Kunststoff-Patch gedeckt.

Katheterinterventionelles Vorgehen

Das katheterinterventionelle Vorgehen bei ASD entspricht dem beim VSD.

Persistierender Ductus arteriosus Botalli

Der persistierende Ductus arteriosus (PDA) ist eine pathologische Shunt-Verbindung zwischen Aorta und der linken Pulmonalarterie und somit zwischen Körper- und Lungenkreislauf. Es handelt sich mit um die häufigste angeborene Angiopathie. Frauen sind zwei- bis dreimal häufiger betroffen als Männer.

> Eine Rötelninfektion in der Schwangerschaft kann das Risiko eines PDA erhöhen.

Ätiologie und Pathophysiologie

Der Ductus arteriosus Botalli ist die fetale Verbindung zwischen der Aorta und der linken Pulmonalarterie. Sein Abgang befindet sich meist unmittelbar nach der Bifurkation des Truncus pulmonalis. Die Mündung liegt im Bereich des Übergangs des Aortenbogens in die Aorta descendens. Der intrauterine kindliche Organismus wird über den plazentaren Kreislauf versorgt. Aufgrund des hohen Widerstands in der Strombahn der noch nicht entfalteten Lungen wird der kleine Kreislauf, abgesehen von einem geringen nutritiven Blutvolumen, über den Ductus arteriosus umgangen. Das Blut fließt also vom rechten Herzen über den Ductus in die Aorta, der Ductus fungiert als **Rechts-links-Shunt.**

Mit den ersten Atemzügen des Neugeborenen entfalten sich die Lungen und der Widerstand in der Lungenstrombahn nimmt ab. Das Blut nimmt nun den Weg des geringeren Widerstands über die Lungen, sodass kein Blut mehr über den Kurzschluss vom Truncus pulmonalis in die Aorta fließt. Der Ductus ist aufgrund der veränderten Druckverhältnisse zunächst also nur funktionell undurchgängig, bevor er durch Intimaproliferation und Fibrosierung nach 4–8 Wochen auch anatomisch verschlossen wird.

Kommt es innerhalb dieser 4–8 Wochen nicht zum anatomischen Verschluss des Ductus, spricht man von einem PDA (→ Abb. 43.4). Die genauen Ursachen für das Ausbleiben des Verschlusses sind noch nicht endgültig gesichert.

> Ein PDA tritt häufig bei Frühgeborenen auf!

Hämodynamik

Unter den veränderten Kreislaufbedingungen nach der Geburt durchströmt das Blut den offenen Ductus arteriosus durch den

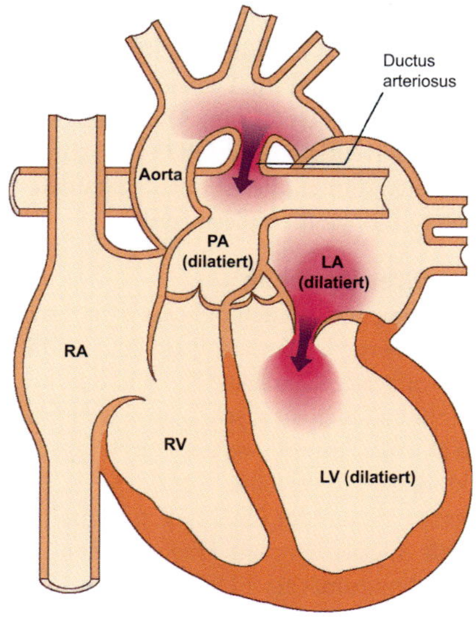

Abb. 43.4 Persistierender Ductus arteriosus Botalli [E570]

ungleich höheren Druck im systemischen Kreislauf in entgegengesetzter Richtung, also von der Aorta in die Pulmonalgefäße. Es entsteht ein **Links-rechts-Shunt,** der über die bereits beschriebenen Mechanismen bis zur fixierten pulmonalen Hypertonie mit erneuter Shunt-Umkehr im Ductus führen kann. Durch die zusätzliche Volumenbelastung sind die Pulmonalarterien und das linke Herz dilatiert.

Die Größe ist von der Weite des offenen Ductus und dem Widerstandsgradienten zwischen Lungen- und Körperkreislauf bestimmt. Die Shunt-Volumina können zwischen 40 % und 60 % des Schlagvolumens des linken Ventrikels betragen.

Klinik

Kleine oder mittlere PDA sind asymptomatisch oder führen erst nach Jahren der Beschwerdefreiheit zu Belastungsdyspnoe und eingeschränkter Leistungsfähigkeit mit exzessivem Schwitzen.

Ein großer PDA manifestiert sich bereits innerhalb des ersten Lebensjahrs vor allem durch eine Entwicklungsverzögerung und Tachypnoe.

Dissoziierte Zyanose

Die sog. dissoziierte Zyanose (Zyanose lediglich der unteren Körperpartie) ist erst dann nachweisbar, wenn es zur Shunt-Umkehr im Ductus mit Rechts-links-Shunt gekommen ist. Sie entsteht, weil die unteren Körperpartien nun hauptsächlich mit sauerstoffarmem Blut aus den Pulmonalarterien versorgt werden. Begleitend bilden sich Trommelschlägelzehen aus. Die obere Körperpartie wird mit sauerstoffreichen, arterialisiertem Blut aus dem linken Ventrikel versorgt, da der Ductus Botalli erst nach dem Abgang der Gefäße der oberen Körperhälfte im Bereich der Aorta descendens mündet.

Diagnostik

Palpation

Der **Herzspitzenstoß** ist **verbreitert** und nach lateral-kaudal **verschoben** tastbar. Über dem 2. ICR links parasternal tastet man häufig ein **Schwirren.**

Auskultation

Am charakteristischsten für den PDA ist ein kontinuierliches systolisch-diastolisches Geräusch (Maschinengeräusch), in dem der 2. HT meist völlig untergeht. Es entsteht durch Wirbelbildung bei der kontinuierlichen Blutströmung, ist mit einem p. m. im 2. ICR links parasternal oder direkt unterhalb der Klavikula auskultierbar und wird bis auf den Rücken fortgeleitet.

> Je größer der PDA ist, desto schwächer ausgeprägt sind die auskultierten Geräusche.

Bei Shunt-Umkehr verschwindet das Maschinengeräusch schließlich ganz.

EKG

Mittelgroßer persistierender Ductus arteriosus Botalli Das EKG zeigt Hinweise auf eine **Linksherzhypertrophie** (P sinistroatriale, hohe linkspräkordiale R-Zacken, Sokolow-Index ≥ 3,5 mV, → Kap. 6).

Großer persistierender Ductus arteriosus Botalli Es überwiegen die Zeichen der **Rechtsherzhypertrophie** (P dextroatriale, hohe rechtspräkordiale R-Zacken, Sokolow-Index ≥ 1,05 mV).

Röntgen-Thorax

Im Röntgenbild ist eine Vergrößerung des linken Herzens sichtbar. Der Ösophagus ist durch den vergrößerten linkem Vorhof nach dorsal verlagert. Der Ductus stellt sich in einigen wenigen Fällen direkt durch Kalkeinlagerungen dar. In späten Stadien finden sich Zeichen der pulmonalen Hypertonie (→ Kap. 21).

Echokardiografie

Die Farbdoppler-Echokardiografie ermöglicht die Darstellung eines Ductus-Jets. Bei großem PDA ist ein Jet-Nachweis jedoch zunehmend schwierig. Mit dem cw-Doppler bestimmt man maximale Flussgeschwindigkeiten und Druckgradienten.

Invasive Diagnostik

In der Herzkatheteruntersuchung kann der PDA direkt sondiert werden. Sauerstoffsättigungssprünge zwischen rechtem Ventrikel und Pulmonalarterie von mindestens 3–5 %, die bei einer Etagendiagnostik gemessen werden, deuten auf einen PDA hin. Der sensitivste Nachweis eines kleinen PDA gelingt durch die Angiografie.

Therapie

Bis zum 4. Lebensmonat ist ein spontaner Verschluss des PDA möglich. Ist im Neugeborenenalter eine Therapie indiziert, kann ein konservativer Versuch mit intravenösem Prostaglandinsynthese-Hemmern (Indometacin oder Ibuprofen) erfolgen.

> Ein konservativ-medikamentöser Verschluss des PDA mit Ibuprofen oder Indometacin ist nur beim Neugeborenen möglich.

Aufgrund des geringen Risikos (< 1 %) ist der operative PDA-Verschluss im Kindesalter die Therapie der Wahl. Die zunehmende Verkalkung des Ductus im Alter vergrößert das operative Risiko eines PDA-Verschlusses. Alternativ können diese Patienten katheterinterventionell therapiert werden.

Operatives Vorgehen

Eine Operation sollte möglichst früh durchgeführt werden. Man wählt als Zugang die posterolaterale Thorakotomie und durchtrennt den Ductus zwischen zwei Klemmen. Die Ductus-Stümpfe werden durch Ligaturen okkludiert und vernäht.
Alternativ kann der PDA auch minimalinvasiv operiert werden. Hier kommen Gefäßclips zum Verschluss der freien Ductus-Enden zum Einsatz.

> Bei der operativen Therapie eines PDA ist der N. laryngeus recurrens gefährdet, der um den Ductus zieht!

Katheterinterventionelles Vorgehen

In höherem Lebensalter ist der PDA zunehmend verkalkt und daher brüchig. Den PDA zu verschließen, wird zunehmend schwierig und komplikationsreicher, sodass der Verschluss des PDA – insbesondere bei älteren Patienten – mit einer Doppelschirmprothese (Rashkind-PDA-Okkluder) oder durch Verschlusspfropfen (Coils) indiziert ist.

Zusammenfassung

VSD

- Membranöser/infundibulärer/muskulärer/AV-Kanal-Typ
- Volumenbelastung links
- Kleine Defekte oft asymptomatisch, oft spontaner Verschluss
- Komplikation: Entwicklung einer pulmonalen Hypertonie
- Katheterinterventioneller oder operativer Verschluss

ASD

- Ostium-secundum-/Ostium-primum-/Sinus-venosus-Defekt
- Volumenbelastung rechts
- Kleine Defekte oft asymptomatisch
- Komplikation: Entwicklung einer pulmonalen Hypertonie
- Katheterinterventioneller oder operativer Verschluss

PDA

- Häufig bei Frühgeborenen, dissoziierte Zyanose; Trommelschlägelzehen
- Volumenbelastung links
- Medikamentöser Verschlussversuch beim Neugeborenen, später katheterinterventionell oder operativ
- Bei allen angeborenen Vitien: Defektverschluss bei fixierter pulmonaler Hypertonie kontraindiziert!

Pulmonalklappenstenose

Hämodynamik

Durch die Stenose steigt der Druck im rechten Ventrikel, der Druck in den Pulmonalgefäßen ist normal oder erniedrigt. Kompensatorisch hypertrophiert der rechte Ventrikel konzentrisch.

Einteilung

Nach ihrer Lokalisation unterscheidet man drei Formen der Pulmonalklappenstenose (PS):

Valvuläre Pulmonalklappenstenose Sie entsteht wahrscheinlich durch eine Fehlentwicklung der Klappe in der Fetalzeit. Die Klappe ist nur uni- oder bikuspid, die Klappenränder verklebt.

Subvalvuläre (infundibuläre) Pulmonalklappenstenose Diese ist selten, die rechtsventrikuläre Ausflussbahn ist durch fibromuskuläre Verdickung des Myokards eingeengt.

Supravalvuläre Pulmonalklappenstenose Sie entsteht durch eine idiopathische pulmonalarterielle Fibrosierung mit diskreter Einengung der Pumonalarterie.

Klinik

Erwachsene Patienten mit nicht hochgradiger, angeborener PS sind oft beschwerdefrei. Bei höhergradiger Stenose ist die Leistungsfähigkeit vermindert, die Patienten klagen über Dyspnoe.

Diagnostik

Inspektion und Palpation

Bei höhergradigen Stenosen sind Zeichen der Rechtsherzinsuffizienz zu erkennen (→ Kap. 46). Im 2. ICR links parasternal ist ein systolisches Schwirren palpierbar.

Auskultation

Charakteristisch sind ein raues, **spindelförmiges Systolikum** mit p. m. über dem 2. ICR links parasternal und ein **verspäteter Pulmonalklappenschluss.** Ein weiterer Leitbefund ist ein **frühsystolischer Ejektionsklick** im 2. ICR links parasternal.

> Je größer das Spaltungsintervall des 2. HT, umso schwerer die PS!

EKG

Bei höhergradiger PS finden sich Zeichen der rechtsventrikulären Hypertrophie (→ Kap. 6).

Röntgen-Thorax

Bereits früh ist eine poststenotische Dilatation der linken A. pulmonalis im Röntgenbild zu erkennen. Rechter Vorhof und Ventrikel stellen sich sowohl im Quer- als auch im Tiefendurchmesser vergrößert dar.

Echokardiografie

In der 2D-Echokardiografie kann neben der Differenzierung der unterschiedlichen Stenoseformen die typische **Domstellung** der Pulmonalklappe dargestellt werden. In der Doppler-Echokardiografie kann der Druckgradient und damit der Schweregrad abgeschätzt werden.

Invasive Diagnostik

Niedrige PA-Drücke und hohe Gradienten über der Stenose sind ein Maß für den Schweregrad der PS.

Therapie

Die Ballon-Valvuloplastie ist bei symptomatischen Patienten oder einem maximalen transstenotischen Druckgradienten > 60 mmHg indiziert. Das Komplikationsrisiko sinkt mit dem Alter des Patienten; schwerwiegende Komplikationen bei Erwachsenen sind selten. Nur im Fall von komplexen Stenosen wird die Therapie noch operativ durchgeführt. Bei symptomatischer Rechtsherzinsuffizienz kann unterstützend konservativ therapiert werden (→ Kap. 46).

> **Exkurs: Ballonvalvuloplastie**
> Die Valvuloplastie ist ein katheterinterventionelles Verfahren, bei dem eine Klappenstenose durch einen Ballonkatheter aufgedehnt wird. Mögliche Komplikationen ergeben sich aus der katheterinterventionellen Technik. Durch die Aufdehnung im Klappenbereich kann es zur Insuffizienz kommen.

Operative Therapie

Die transpulmonale Kommissurotomie kann je nach Ausmaß **ohne Herz-Lungen-Maschine** durchgeführt werden. Bei der infundibulären Stenose reseziert der Operateur überschüssiges Gewebe und hypertrophierte Trabekel. Durch einen Schnitt in der RV-Ausflussbahn, der mit einem Perikard-Patch gedeckt wird, kann die Ausflussbahn vergrößert werden.

Aortenisthmusstenose

Ätiologie und Pathophysiologie

Die Aortenisthmusstenose (*lat.* Coarctatio aortae, CoA) macht 4–6 % der angeborenen Herzerkrankungen aus. Der Aortenisthmus ist die physiologische Engstelle der Aorta nach dem Abgang der linken A. subclavia, an der der Ductus arteriosus Botalli mündet.

Hämodynamik

Durch die Stenose ist der Druck in den prästenotisch versorgten Gebieten erhöht, in den poststenotisch versorgten Gebieten dagegen erniedrigt.

Einteilung

Man unterscheidet die CoA entsprechend ihrer Lokalisation in Relation zum Ductus Botalli.

Zirkumskripter Typ (häufig) Die Engstelle ist nur kurzstreckig, wenige Millimeter lang und liegt direkt an der Mündung des Ductus Botalli (→ Abb. 44.1). Durch diese Lage wird die Stenose bereits intrauterin wirksam. Anpassungsvorgänge des linken Ventrikels und die Ausbildung von Kollateralkreisläufe über die Interkostal- und Thoraxwandarterien bilden sich bereits intrauterin aus. Dadurch treten Symptome erst spät im Jugend- oder Erwachsenenalter auf.

Hypoplastischer Typ (selten) Der Aortenbogen ist langstreckig bereits vor der eigentlichen Engstelle hypoplastisch. Die engste Stelle der Aorta liegt vor der Mündung des Ductus Botalli (früher auch als präduktale Form bezeichnet). Die Versorgung der unteren Körperhälfte erfolgt vollständig über den rechten Ventrikel über den offenen Ductus Botalli, Anpassungsvorgänge des linken Herzens finden intrauterin noch nicht statt. Verschließt sich der Ductus Botalli nach der Geburt, kommt es zu einer lebensbedrohlichen Linksherzbelastung und kritischen Minderdurchblutung der unteren Körperpartie samt innerer Organe.

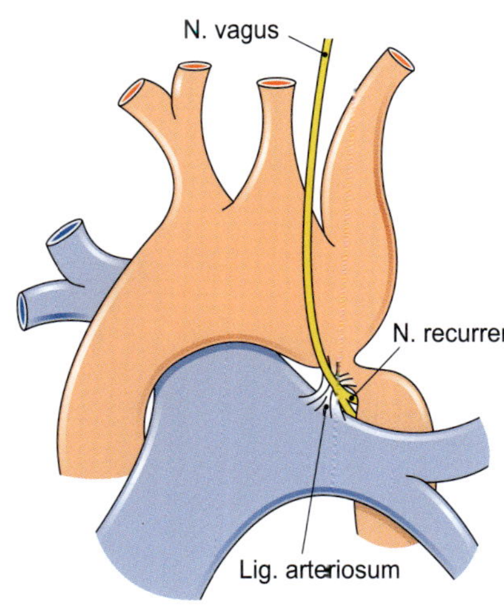

Abb. 44.1 Aortenisthmusstenose: Situs mit N. vagus und N. recurrens. Das Lig. arteriosum (Botalli) setzt im Bereich der Enge an. [L141]

Klinik

Zirkumskripter Typ

Die **präduktale Hypertonie** der oberen Körperpartie wird oft erst durch Kopfschmerzen, Nasenbluten, Linksherzinsuffizienz oder sogar Aortendissektion klinisch manifest. Die Diagnosestellung erfolgt oft erst im Kinder-/Jugend- oder sogar Erwachsenenalter. Die **postduktale Hypotonie** geht mit Schwäche und Kältegefühl der unteren Extremitäten und einer Claudicatio intermittens einher. Es bildet sich eine dissoziierte Zyanose aus (→ Kap. 43).

> Die postduktale CoA bleibt lange asymptomatisch und wird deshalb häufig übersehen!

Diagnostik

Anamnese, Inspektion und Palpation

- Je nach Lage der Stenose ist eine Blutdruckdifferenz (> 20 mmHg) zwischen den oberen und unteren Extremitäten oder auch zwischen rechtem und linkem Arm feststellbar.
- Die Pulse der A. femoralis und der A. dorsalis pedis sind nur schwach und verzögert oder gar nicht tastbar. Dabei besteht eine Pulsdifferenz zum rechten Arm.
- Oberhalb der Stenose herrscht Hypertonie. Es können Pulsationen der Karotiden, des Jugulums und sogar von Kollateralen beobachtet werden.

Auskultation

Links parasternal und am Rücken ist ein **spätes spindelförmiges Systolikum** auskultierbar. Es kann bei totalem Aortenverschluss aber auch fehlen.

EKG

Zumeist ist das EKG bei CoA unauffällig. Manchmal bietet es unspezifische Zeichen einer linksventrikulären Hypertrophie (→ Kap. 20).

Röntgen-Thorax

Der Kollateralfluss in den Aa. intercostales führt zu Druckarrosionen der Rippenunterränder **(Rippenusuren).** Die hohe Volumen- und Druckbelastung des linken Herzens ist, abgesehen von einer verstärkten Rundung der Herzspitze, im Röntgenbild kaum erkennbar.

Echokardiografie

Ideal zur Darstellung der CoA ist die TEE. Mittels cw-Doppler können die Flussgeschwindigkeit und der Druckgradient über der CoA ermittelt werden. Außerdem können assoziierte Fehlbildungen wie eine bikuspide Aortenklappe (80 % der Patienten) dargestellt werden.

Invasive Diagnostik

Der Druckgradient über der Stenose kann gemessen werden. Durch eine Aortografie lässt sich das Stenoseausmaß abschätzen und die großen Gefäße sowie die Kollateralen lassen sich darstellen.

Therapie

Die Indikation zur interventionellen Therapie ist bei signifikanter Druckdifferenz (> 30 mmHg) zwischen unteren und oberen Extremitäten gegeben.

Operatives Vorgehen

Das ideale Operationsalter liegt zwischen dem 2. und 6. Lebensjahr. Ein Eingriff zu einem späteren Zeitpunkt geht mit einem erhöhten Risiko eines persistierenden arteriellen Hypertonus und kardiovaskulärer Komplikationen einher. Man unterscheidet verschiedene Techniken:

Resektion Die Stenose wird reseziert und die beiden Gefäßenden anschließend End-zu-End anastomosiert oder mit einem Protheseninterponat verbunden.

Subclavian flap-repair (n. Waldhausen) Die A. subclavia wird am Abgang von der Aorta durchtrennt und mit diesem aortalen Ende die geschlitzte Aorta im Bereich der Isthmusstenose gedeckt. Dabei ist insbesondere auf den N. recurrens zu achten! Der Bereich der Stenose ist erweitert und die Perfusion des linken Arms dabei sichergestellt, da die A. subclavia nun über der Isthmusstelle entspringt. Diese Technik wird vor allem im Säuglingsalter angewandt.

Alternativ kann die **Ballonvalvuloplastie** eingesetzt werden. Sie ist risikoarm, die Langzeitresultate sind jedoch nicht zufriedenstellend, da es meist nach 1–2 Jahren zur Restenose kommt.

Zusammenfassung

- Herzfehler ohne Shunt-Verbindung: PS, CoA

PS

- Belastungsdyspnoe und Leistungsminderung
- Ballonvalvuloplastie bei maximalem transstenotischem Druckgradienten > 60 mmHg

CoA

- Hypertonie der oberen Extremitäten
- Zirkumskripter und hypoplastischer Typ; Resektion

45 Herzfehler mit Rechts-links-Shunt

Fallot-Tetralogie

Die Fallot-Tetralogie (FT) ist die häufigste angeborene zyanotische Herzanomalie und stellt eine Kombination folgender Vitien dar:

- Infundibuläre PS
- Hoher VSD
- Dextroponierte Aorta („reitende" Aorta)
- Rechtsventrikuläre Hypertrophie

Ätiologie und Pathophysiologie

Bei der FT ist die Verschmelzung des Endokardkissens mit dem Konusseptum durch eine übermäßige Rotation der Aorta misslungen, wodurch im Bereich der Pars membranacea des Ventrikelseptums ein hoher VSD entsteht, über dem die Aorta „reitet" (→ Abb. 45.1). Die PS (meist infundibulär) geht mit einer rechtsventrikulären Hypertrophie einher.

Hämodynamik

Die Shunt-Richtung und das Ausmaß der Zyanose sind abhängig vom Ausprägungsgrad der Obstruktion des rechtsventrikulären Ausflusstraktes durch die pulmonalarterielle Stenose.
Bei hochgradiger Obstruktion entsteht durch die Rechtsherzhypertrophie mit hohem Druck im rechten Ventrikel ein **Rechts-links-Shunt** durch den VSD. Desoxygeniertes Blut wird in den systemischen Kreislauf ausgeworfen, sodass es bei großem Shunt-Volumen zur typischen **Zyanose** kommt. Durch den Abstrom aus dem rechten Ventrikel ist die Belastung des Lungenkreislaufs reduziert und eine irreversible Schädigung selten.
Bei der azyanotischen FT **(Pink Fallot)** ist das Shunt-Volumen gering, dafür aber der Rückstau in die Lungenstrombahn groß. Die Lungengefäße sind zumeist irreversibel verändert.

Klinik

Durch die systemische Hypoxie sind körperliche und geistige Entwicklung verzögert und die Leistungsfähigkeit vermindert. Die Betroffenen nehmen nach Belastung eine **Hockstellung** ein. Der hierdurch gesteigerte periphere, systemische Gefäßwiderstand führt zur Abnahme des Rechts-Links-Shunts. Unoperiert beträgt die Lebenserwartung etwa 12 Jahre. Die Patienten erleiden stressinduziert oder spontan zyanotische **hypoxämische Anfälle,** die sich als Unruhezustand, Tachykardie, zunehmende Zynanose bis hin zu Krampfanfällen und Bewusstlosigkeit äußern. Die Ursache ist stressinduziert eine akut zunehmende Obstruktion des rechtsventrikulären Ausflusstrakts durch die sich kontrahierende hypertrophe Muskulatur in diesem Bereich.

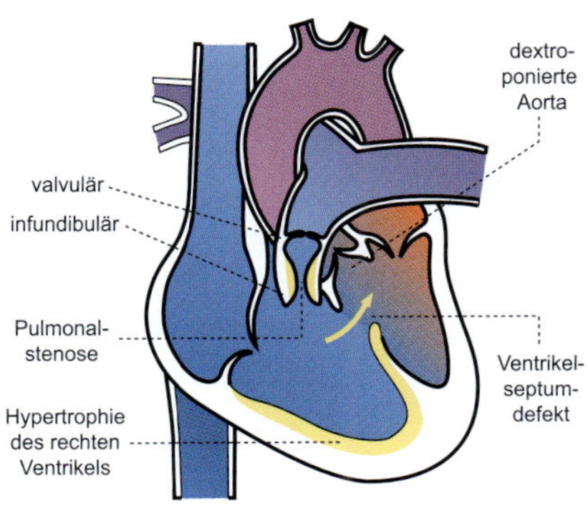

Abb. 45.1 Schematische Darstellung der Fallot-Tetralogie [L239]

Diagnostik

Inspektion und Palpation

Korrelat der chronischen Hypoxämie sind **zentrale Zyanose, Trommelschlägelfinger** und **Uhrglasnägel.** Das Wachstum ist verzögert. Die Thoraxwand kann durch die rechtsventrikuläre Hypertrophie vorgewölbt sein (Herzbuckel). Häufig sind ein links parasternales Schwirren und prästernale Pulsationen tastbar.

Auskultation

Charakteristisch ist ein **raues spindelförmiges Systolikum** mit p. m. im 2. ICR links parasternal. Im Gegensatz zur isolierten PS nimmt das Systolikum bei zunehmendem Schweregrad an Intensität ab.

Labordiagnostik

Aufgrund der um > 40 % verminderten arteriellen Sauerstoffsättigung kommt es zu einer reaktiven Polyglobulie **(Morbus coeruleus).**

EKG

Das EKG zeigt die typischen Zeichen einer Rechtsherzhypertrophie (→ Kap. 43).

Röntgen-Thorax

Das Herz stellt sich in der p.-a.-Projektion aufgrund der Dorsalverdrängung des linken durch den stark vergrößerten rechten Ventrikel charakteristischerweise als sog. **Holzschuhherz** mit angehobener und abgerundeter Herzspitze dar. Die Herztaille ist ausgeprägt und der Retrosternalraum eingeengt. Durch die geringe Perfusion ist die Lungengefäßzeichnung nur spärlich.

Echokardiografie

Im 2D-Echo lassen sich die morphologischen Veränderungen darstellen. Die Strömungsgeschwindigkeit und die Druckgradienten über dem VSD und der PS werden mittels cw-Doppler gemessen.

Invasive Diagnostik

Durch direkte Katheterisierung können die Druckgradienten über dem RV-Ausflusstrakt und dem VSD sowie der PA-Druck bestimmt werden.

Therapie

Konservative Therapie

Zur Prophylaxe hypoxämischer Anfälle werden Betablocker verschrieben. Die Patienten erhalten eine **Endokarditisprophylaxe.** Bei Eisenmangelanämie durch die Polyglobulie wird Eisen substituiert.

Operative Therapie

Die symptomatische FT sollte in jedem Alter, idealerweise im 1. Lebensjahr, invasiv therapiert werden. Bei einem operativen Eingriff wird die die rechtsventrikuläre Ausflusstraktobstruktion beseitigt und der VSD mit einem Patch verschlossen.

Palliative Therapie

Ist die Pulmonalarterie aufgrund der PS hypoplastisch, muss sie palliativ behandelt werden, bis sie das gesamte SV des rechten Ventrikels aufnehmen kann, sonst droht eine akute Rechtsherzinsuffizienz. Hat sie sich den veränderten Druckverhältnissen angepasst, wird der Shunt verschlossen.
Zu diesem Zweck wird ein modifizierter Blalock-Taussig-Shunt (BTS) angelegt: Durch Implantation einer Gefäßprothese wird zwischen A. subclavia und ipsilateraler A. pulmonalis ein Shunt geschaffen, der das rechte Herz entlastet.

Therapie des hypoxämischen Anfalls

Die Patienten sollen die Knie an die Brust nehmen, erhalten Sauerstoff über eine Nasensonde und Morphium zu Beruhigung. Ergänzend werden Betablocker in niedriger Dosierung verabreicht.

Transposition der großen Arterien

Ätiologie und Pathophysiologie

Bei der Transposition der großen Arterien (TGA) entspringt die Aorta aus dem rechten und die Pulmonalarterie aus dem linken Ventrikel, es bestehen **zwei getrennte Kreisläufe.** Der rechte Ventrikel wirft das sauerstoffarme Blut in den großen Kreislauf aus, der linke Ventrikel das sauerstoffreiche Blut aus den Lungen erneut in die Lungen. Die TGA ist oft mit weiteren Vitien vergesellschaftet, deren Shunt-Verbindungen die Sauerstoffversorgung des Organismus und damit ein Überleben ermöglichen.

Ohne zusätzliche Shunt-Vitien sind TGA-Patienten nicht lebensfähig!

Klinik

Die Patienten leiden unter einer massiven zentralen Zyanose.

Diagnostik

Auskultation

Auskultierbar sind die charakteristischen Geräusche der Begleitvitien.

EKG

In späten Stadien treten Zeichen einer Rechtsherzhypertrophie auf (→ Kap. 43).

Röntgen-Thorax und Echokardiografie

Charakteristisch ist eine vermehrte Lungengefäßzeichnung. Erst im höheren Lebensalter ist das Herz eiförmig vergrößert. In der 2D-Echokardiografie lassen sich die ventrikuloarterielle Diskordanz und die Shunt-Vitien (wie PDA, ASD, VSD) nachweisen.

Therapie

Konservative Therapie

Zum **Offenhalten des Ductus Botalli** ist die i. v. Gabe von **PGE$_1$** über einen längeren Zeitraum sinnvoll.

Palliativ katheterinterventionelles Vorgehen

Die TGA wird nur überlebt, wenn sie mit einem Shunt-Vitium assoziiert ist bzw. wenn nach der Geburt ein solcher Shunt geschaffen wird. Eine palliative Sofortmaßnahme ist die **Rashkind-Ballonseptostomie.** Dabei wird das Foramen ovale mit einem Ballonkatheter dilatiert, um den Shunt-Fluss zu verbessern oder herzustellen.

Operatives Vorgehen

Eine operative Versorgung einer TGA muss in den ersten beiden Wochen nach der Geburt erfolgen, da zu einem späteren Zeitpunkt keine Anpassung an die veränderten Druckverhältnisse mehr möglich ist.
Bei der **Arterial-switch-Operation (Lecompte-Manöver)** werden die Aorta und die A. pulmonalis herznah durchtrennt und mobilisiert. Die Aorta wird mit dem PA-Stumpf vernäht; anschließend die PA nach vorn verlagert und mit dem Aortenstumpf anastomosiert (→ Abb. 45.2). Die TGA wird sowohl funktionell als auch morphologisch weitgehend beseitigt.
Bei der **Vorhofumkehroperation (n. Mustard oder Senning)** wird das Vorhofseptum reseziert und ein Patch so mit dem verbliebenen Septumrand vernäht, dass das systemvenöse Blut aus den Hohlvenen über den rechten Vorhof in den linken Ventrikel und von dort aus in den Lungenkreislauf gelangt.

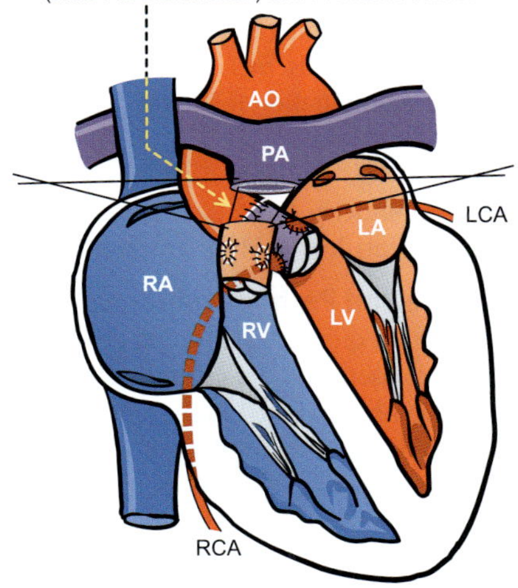

Abb. 45.2 Prinzip der arteriellen Switch-Operation. RA = rechtes Atrium, RV = rechter Ventrikel, LA = linkes Atrium, LV = linker Ventrikel, AO = Aorta, PA = A. pulmonalis, LCA = linke Koronararterie, RCA = rechte Koronararterie. [L106]

Das pulmonalvenöse Blut gelangt über den linken Vorhof in den rechten Ventrikel und von dort in den Körperkreislauf. Es handelt sich um eine rein funktionelle Korrektur des Vitiums. Diese Technik wird nur noch selten angewandt, da die Einschaltung des rechten Ventrikels in den systemischen Kreislauf mit einer schlechteren Prognose einhergeht.

Zusammenfassung

FT

- PS, hoher VSD, „reitende" Aorta, rechtsventrikuläre Hypertrophie
- Leitsymptom: Zyanose
- Therapie der Wahl: operative Defektversorgung

TGA

- Leitsymptom: Zyanose
- Ohne Shunt nicht lebensfähig!
- Therapie: palliativer Eingriff oder chirurgische Korrektur der TGA

46 Herzinsuffizienz

Pathophysiologie und Ätiologie

Kann das Herz trotz eines physiologischen Blutvolumens und Füllungsdrucks die peripheren Organe in Ruhe oder Belastung nicht ausreichend mit Sauerstoff versorgen, besteht eine Herzinsuffizienz. Sie wird definiert als ein **Syndrom mit typischen Symptomen (Atemnot, rasche Ermüdbarkeit) und klinischen Zeichen (pulmonale Rasselgeräusche, Beinödeme),** verursacht durch eine **strukturelle oder funktionelle Fehlfunktion des Herzens.**
Sie kann die Folge verschiedenster Erkrankungen von Myokard und Klappenapparat sein (→ Tab. 46.1).

> Die Fünf-Jahres-Mortalität der Herzinsuffizienz ist höher ist als die der meisten malignen Tumoren!

Mit einem Anteil von rund 50–60 % ist die eingeschränkte myokardiale Pumpfunktion bei KHK heute die häufigste Ursache einer Herzinsuffizienz.

Tab. 46.1 Ursachen der HI (die häufigsten fett hervorgehoben)

Kardial	• **Koronare Herzerkrankung** • Dilatative Kardiomyopathie • Hypertropher Kardiomyopathie • Restriktive Kardiomyopathie • Myokarditis
Strukturell/ Funktionell	• Stenose- und Insuffizienzvitien • Shunt-Vitien • Myxom • Pericarditis constrictiva • Kongenitale Anomalien • Tachy- und Bradykardie
Extrakardial	• **Arterielle Hypertonie** • Metabolisch-toxische Kardiomyopathie • Endokrine Kardiomyopathie • Peripartale Kardiomyopathie • Immunologische Kardiomyopathie • Anämie • Speicherkrankheiten • Medikamente

Einteilung

Akute und chronische Herzinsuffizienz Bei der akuten HI (→ Kap. 47) bleibt dem Herz keine Zeit zum Ausbilden von Kompensationsmechanismen; es kommt zum kardiogenen Schock (→ Kap. 47).

Rechts-, Links- und globale Herzinsuffizienz Je nachdem, in welchem Ventrikel sich eine Insuffizienz manifestiert, spricht man von Rechts- (RHI) oder Linksherzinsuffizienz (LHI). Der LHI liegt zumeist eine KHK (60 %) oder DCM (→ Kap. 39) zugrunde, eine isolierte RHI tritt bei pulmonaler Hypertonie (→ Kap. 21) oder Klappenvitien auf. Kommt es zusätzlich zu einer konsekutiven Insuffizienz des jeweils anderen Ventrikels, spricht man von globaler HI.

Systolische und diastolische Herzinsuffizienz Ist die Auswurfleistung des Herzens aufgrund einer Kontraktilitätsstörung vermindert, spricht man von systolischer HI. Man unterscheidet:

- **Low-output failure:** Auswurf eines unzureichenden HZV
- **High-output failure:** Bei physiologischer Auswurfleistung kann ein gesteigerter peripherer Bedarf (z. B. bei Sepsis, Anämie) nicht gedeckt werden.

Beruht die verminderte Auswurfleistung eines Ventrikels auf einer Füllungsstörung, bezeichnet man dies als diastolische HI. Grund kann eine Relaxations- (vermindertes Erschlaffungsvermögen) oder Compliance-Störung (verminderte Volumendehnbarkeit) des Ventrikels sein.

Vorwärts- und Rückwärtsversagen Nach hämodynamischen Gesichtspunkten unterscheidet man zwischen einer Symptomatik, bei der zunächst die Minderperfusion der Organe im Vordergrund steht (Vorwärtsversagen), und einer Stauungssymptomatik, die sich im Stromgebiet vor dem betroffenen Ventrikel manifestiert (Rückwärtsversagen).

Klassifikation nach ESC (European Society of Cardiology) Die europäischen Leitlinien klassifizieren die Herzinsuffizienz in drei Arten (→ Tab. 46.2). Die Patienten mit leichtgradig reduzierter linksventrikulärer Funktion (HFmrEF; mr = mildly reduced) erfahren höhere Beachtung. Es wird empfohlen, „schon" in diesem Stadium eine medikamentöse Therapie, ähnlich den Patienten mit HFrEF, einzuleiten.

Kompensationsmechanismen

Der gesunde Ventrikel leistet eine Druck-Volumen-Arbeit. Auf wechselnde Anforderungen kann das Herz mit einer Anpassung des HZV reagieren (→ Kap. 2). Diese Adaptationsfähigkeit wird im Wesentlichen von folgenden Parametern bestimmt:

- Vorlast/Nachlast
- Kontraktilität
- Herzfrequenz

Ist die Auswurfleistung des Herzens aufgrund einer myokardialen Dysfunktion eingeschränkt, werden die oben genannten Parameter über verschiedene Kompensationsmechanismen dahingehend verändert, dass die verminderte Kontraktilität des Herzens kompensiert und eine adäquate Pumpfunktion aufrechterhalten werden kann (→ Abb. 46.1).

Funktionale Kompensationsmechanismen

Frank-Starling-Mechanismus (FSM) Kurzfristig führt eine Erhöhung der Vorlast gemäß dem FSM (→ Kap. 2) über eine Verstärkung der Kontraktilität des Myokards zu einem vergrößerten SV. Diese Vorlasterhöhung wird durch vermehrte Wasser-/Natriumretention und eine venöse Vasokonstriktion erreicht. Der FSM wirkt nur bis zu einem gewissen Grad der Vordehnung. Ist der überschritten, kann dieses hohe Volumen nicht mehr ausgeworfen werden, es resultiert ein Rückwärtsversagen mit Rückstau in den Lungenkreislauf. Längerfristig führen die Erhöhung des enddiastolischen Drucks und die aus den Kompensationsmechanismen resultierende Nachlaststeigerung zu einer weiteren Abnahme der Auswurfleistung des Herzens.

Tab. 46.2 Definition der Herzinsuffizienz mit erhaltener (HFpEF = Heart Failure with preserved Ejection Fraction), mild eingeschränkter (HFmrEF = Heart Failure with mildly reduced Ejection Fraction) und reduzierter (HFrEF = Heart Failure with reduced Ejection Fraction) Ejektionsfraktion, 2021 [W854-005]

Kriterien	HFrEF	HFmrEF	HFpEF
1	Symptome ± Zeichen[a]	Symptome ± Zeichen[a]	Symptome ± Zeichen[a]
2	LVEF ≤ 40 %	LVEF 41–49 %	LVEF ≥ 50 %
3	–	–	• Nachweis einer strukturellen und/oder funktionellen kardialen Auffälligkeit (z. B. LVH und/oder LAE), passend zu einer diastolischen Dysfunktion[c] und erhöhtem Füllungsdruck des linken Ventrikels • Erhöhte Serumkonzentrationen der natriuretischen Peptide[b]

LAE Vergrößerung des linken Vorhofs (linksatrialer Volumenindex [LAVI] > 34 ml/m²); LVH linksventrikuläre Hypertrophie (linksventrikulärer Muskelmassenindex [LVMI] ≥ 115 g/m² für Männer und ≥ 95 g/m² für Frauen); LVEF linksventrikuläre Ejektionsfraktion
[a] Zeichen können in frühen Stadien der Herzinsuffizienz (insbesondere bei HFpEF) und bei Diuretika-behandeltem Patienten fehlen.
[b] BNP > 35 pg/ml und/oder NT-proBNP > 125 pg/ml
[c] E/e'-Quotient ≥ 13, mittlere (septale und laterale) e'-Geschwindigkeit < 9 cm/s

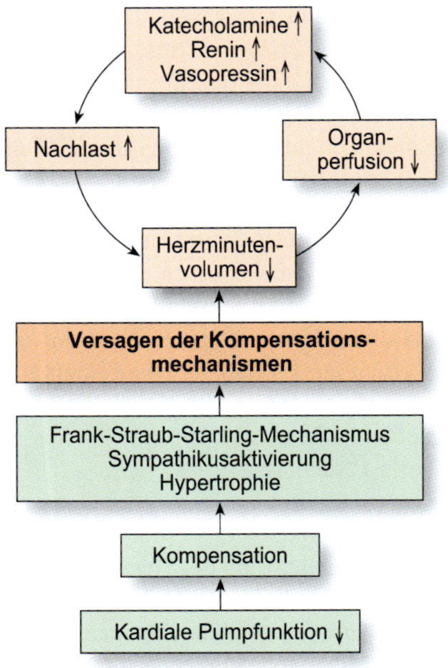

Abb. 46.1 Bei Reduktion der kardialen Pumpfunktion vermögen Kompensationsmechanismen über einen bestimmten Zeitraum hinweg das Herzminutenvolumen aufrechtzuerhalten. Bei Versagen der Kompensationsmechanismen und Abfall des Herzminutenvolumens kommt es zur Aktivierung vasokonstriktorischer, Natrium und Wasser retinierender Mechanismen, die eine weitere Nachlasterhöhung bedingen und damit einen Circulus vitiosus in Gang bringen, der eine weitere Reduktion der Pumpleistung des Herzens verursacht. [L141]

Treppenhausphänomen Eine Erhöhung der Herzfrequenz führt auch zu einer stufenweisen Zunahme der Kontraktilität. Vermutlich ist hierfür eine Kalziumakkumulation infolge der Verkürzung der Diastole verantwortlich.

Morphologische Kompensationsmechanismen

Myokardiale Hypertrophie Das Herz ist in der Lage, eine chronische Druck- oder Volumenmehrbelastung sowie einen regionalen Funktionsausfall von Muskelgewebe durch eine Zunahme der Myozytenmasse (Hypertrophie) zu kompensieren. Es kommt hierbei zu ventrikelgeometrischen Veränderungen, die man als Remodeling bezeichnet.

> Neben der Zellvergrößerung ändern sich auch die Struktur der Zellmembran, die intrazelluläre Matrix und das sarkoplasmatische Retikulum der Myozyten. Diese Veränderungen begünstigen die Entstehung myokardialer Arrhythmien und Ischämien.

Man unterscheidet zwei Formen der Hypertrophie:

- **Konzentrische Hypertrophie:** Sie resultiert aus einer chronisch erhöhten systolischen Druckbelastung des Ventrikels. Durch die Zunahme der systolischen Wandspannung kommt es zu einer vermehrten Sarkomersynthese. Die Sarkomere ordnen sich parallel zu den bereits existierenden Myofibrillen an. Durch die nach innen **zunehmende Wanddicke verkleinert** sich der **Ventrikelhohlraum** zunehmend.

> Das Remodeling ermöglicht gemäß dem Laplace-Gesetz zunächst die Aufrechterhaltung einer suffizienten Pumpfunktion und durch Verringerung der Wandspannung eine Normalisierung des myokardialen Energieverbrauchs.

- **Exzentrische Hypertrophie:** Durch eine chronisch vermehrte Volumenbelastung kommt es zu erhöhten diastolischen Ventrikeldrücken und damit zu einer **erhöhten diastolischen Wandspannung.** Neu synthetisierte Sarkomere liegen dann in Serie zu den bereits vorhandenen, was eine Zunahme der Länge und des Hohlraumdurchmessers im Sinne einer **Ventrikeldilatation** zur Folge hat.

Myokardialer Kalziumstoffwechsel Die Kalziumhomöostase kann als die maßgebliche Größe der myokardialen Kontraktilität gesehen werden. Im Zuge einer HI kommt es durch Desensitivierung und Down-Regulation von Rezeptoren zu komplexen Veränderungen der Kalziumhomöostase auf myokardzellulärer Ebene. Diese Mechanismen passen das Myokard an eine erhöhte Kalziumkonzentration der kontraktilen Strukturen bei Insuffizienz an und dienen damit als wirksamer Schutz vor Kalziumüberladung, welche in einer Zellnekrose enden kann. Die Rezeptor-Down-Regulation limitiert aber auch das Kontraktionsvermögen des Herzmuskels, was eine bestehende Insuffizienz verstärkt.

Neurohumorale Kompensationsmechanismen

Sympathisches Nervensystem Bei HI kommt es zu einer Desensitivierung der Barorezeptoren in Aorta, Karotissinus, Pulmonalvenen und linkem Vorhof. Diese Verminderung inhibitorischer Afferenzen führt zu einer Erhöhung der sympathischen Efferenzen aus dem ZNS. Die Folge ist eine Optimierung der Hämodynamik durch die positiv inotrope (die Kontraktionskraft erhöhend), positiv chronotrope (die Herzfrequenz steigernd) und positiv lusitrope (die Erschlaffungsgeschwindigkeit in der Diastole erhöhend) Wirkung der Katecholamine. Katecholaminbedingtes Remodeling, verminderte Kontraktilität durch Down-Regulation von Rezeptoren, Kalziumüberladung bei chronisch hohem Sympathikotonus und persistierende Vasokonstriktion führen jedoch langfristig zur Verstärkung des bereits vorhandenen Myokardschadens.

Renin-Angiotensin-Aldosteron-System (RAAS) Bereits beim Vorliegen einer myokardialen Dysfunktion führt die Aktivierung des RAAS zu einer vermehrten Flüssigkeitsretention und einer peripheren Vasokonstriktion. Angiotensin II wirkt darüber hinaus am Myokard als lokaler Wachstumsfaktor und ist so für eine Hypertrophie verantwortlich.

ADH und Endothelin Antidiuretisches Hormon (ADH = Vasopressin) wird im Hypothalamus gebildet und in der Neurohypophyse gespeichert. Es führt zu einer vermehrten Wasserrückresorption im Sammelrohr der Niere und in höherer Konzentration über V_1- und V_2-Rezeptoren zu einer direkten Vasokonstriktion. Beides bewirkt eine Erhöhung der Nachlast. Denselben Effekt hat eine Stimulation von ET_A- und ET_B-Rezeptoren durch Endothelin.

Natriuretische Peptide und Stickstoffmonoxid Vermehrte Druck- oder Volumenbelastung, Endothelschädigung und erhöhte Scherkräfte im Blutfluss führen zu einer Aktivierung von NO und der natriuretischen Peptide (→ Kap. 4). Sie wirken durch Vasodilatation, Hemmung des RAAS, gesteigerte Natriurese und verminderte Sympathikusaktivität mehr im Sinne einer Gegenregulation denn einer Kompensation.

> Alle Kompensationsmechanismen stabilisieren die Herzleistung nur kurzfristig. Bei chronischer Aktivierung führen sie jedoch selbst zur weiteren Aggravierung einer myokardialen Dysfunktion oder bereits bestehenden Herzinsuffizienz.

Klinik

Der Patient mit chronischer HI zeigt nicht nur typische kardiale Symptome, sondern hat aufgrund des Vorwärts- bzw. Rückwärtsversagens häufig auch periphere und unspezifische Beschwerden (→ Tab. 46.3, → Abb. 46.2). Zu den Symptomen der HI tritt die Symptomatik der zugrunde liegenden Erkrankung.

Chronische Linksherzinsuffizienz

Rückwärtsversagen

> Die Dyspnoe ist das Leitsymptom der chronischen Linksherzinsuffizienz.

Dyspnoe Die Dyspnoe als Leitsymptom der Linksherzinsuffizienz entsteht aufgrund

Tab. 46.3 Auswahl klinischer Symptome bei HI (die häufigsten fett markiert)

Organ	Symptome
Herz	**Müdigkeit, Schwäche** Angina pectoris Palpitationen Orthostase Hypotonie
Lunge	**Dyspnoe Orthopnoe** Asthma cardiale Stauungshusten
Magen-Darm-Trakt	Appetitlosigkeit Obstipation Übelkeit Aszites
Nieren	Oligurie/Anurie **Nykturie** Niereninsuffizienz
Nervensystem	Verwirrtheit **Cheyne-Stokes-Atmung**
Haut/Bindegewebe	**Ödeme/Anasarka** Venenstauung Lippen-, Akrozyanose

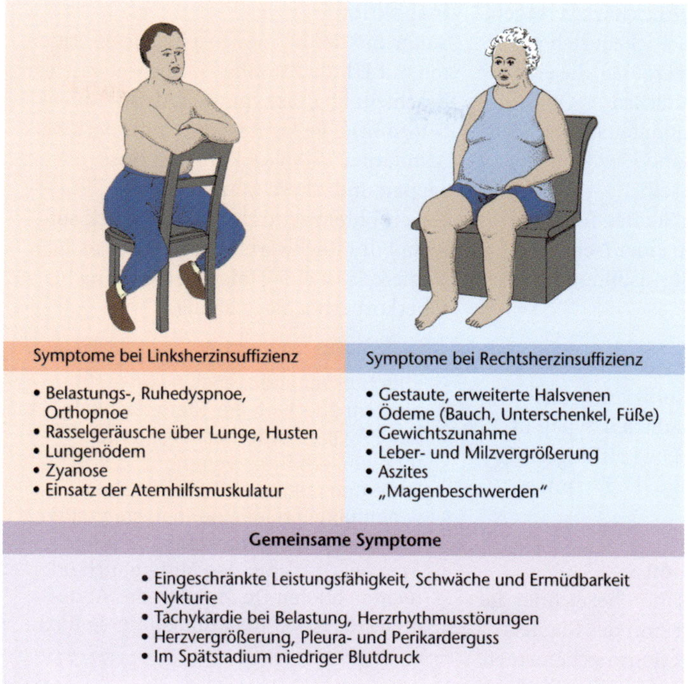

Abb. 46.2 Symptome der Herzinsuffizienz [A400]

vergrößerter enddiastolischer Volumina im linken Ventrikel mit konsekutivem **pulmonalvenösen Rückstau;** es kann zum Übertritt von Flüssigkeit in das Interstitium und die Bronchiallumina kommen. Als Folge können ein erhöhter Atemwegswiderstand, eine Diffusionsstörung, eine verminderte Compliance der Lunge infolge reaktiver Bindegewebsvermehrung sowie eine **Stauungsbronchitis** auftreten. Eine Stadieneinteilung der HI, die sich am **Grad der Dyspnoe** orientiert, liegt in Form der Klassifikation der New York Heart Association (NYHA) vor (→ Tab. 46.4). Die Atemnot manifestiert sich als Belastungsdyspnoe, Orthopnoe, Ruhedyspnoe, Asthma cardiale oder Lungenödem:

- **Belastungsdyspnoe** tritt sowohl beim Herzinsuffizienten als auch beim Gesunden auf; sie manifestiert sich bei HI jedoch schon bei weit geringerer Belastung.
- **Orthopnoe:** Zu einer Orthopnoe kommt es im Liegen durch vermehrten Rückstrom periphervenöser Blutvolumina in den Thorax. Patienten mit HI können oft nur mit stark erhöhtem Oberkörper schlafen oder wachen nachts nach einigen Stunden Schlaf aufgrund akuter Atemnot auf. Man spricht in diesem Fall von paroxysmaler nächtlicher Dyspnoe.

> Die paroxysmale nächtliche Dyspnoe gilt als Zeichen einer sich verschlechternden HI.

- **Asthma cardiale:** Gesellt sich zur nächtlichen Atemnot ein reaktiver Bronchospasmus, spricht man von Asthma cardiale.
- **Lungenödem:** Das Lungenödem manifestiert sich bei sehr stark ausgeprägter HI durch starken vermehrten und akut einsetzenden Übertritt von Flüssigkeit aus den Kapillaren in die Alveolen.
- **Stauungshusten:** Beim Stauungshusten handelt es sich um einen trockenen Husten mit teils weißem Auswurf, dessen kardiale Ursache häufig nicht erkannt wird. Differenzialdiagnostisch unterscheidet sich der Stauungshusten bei HI vom Husten bei COPD durch Einsetzen unmittelbar infolge der Atemnot und durch ausbleibende Linderung der Beschwerden durch Abhusten von Sekret.

Tab. 46.4 NYHA-Klassifikation der HI [W917]

Grad	Ausprägung
NYHA I	Körperliche Leistungsfähigkeit nicht eingeschränkt, keine Dyspnoe, Palpitationen oder inadäquate Erschöpfung (asymptomatische LV-Dysfunktion)
NYHA II	Körperliche Leistungsfähigkeit leicht eingeschränkt; bei alltäglicher körperlicher Arbeit (Treppensteigen 2 Stockwerke) Dyspnoe, Angina pectoris, Palpitationen oder Erschöpfung
NYHA III	Körperliche Leistungsfähigkeit stark eingeschränkt; Dyspnoe, Angina pectoris, Palpitationen oder Erschöpfung bei geringer körperlicher Belastung (Gehen in der Ebene)
NYHA IV	Massive Einschränkung der Leistungsfähigkeit mit Dyspnoe in Ruhe (Sprechdyspnoe) oder bei minimaler Aktivität (Zähneputzen)

Vorwärtsversagen

Symptome des Vorwärtsversagens entstehen durch eine Minderperfusion der Organe und der Körperperipherie.

Verminderte Leistungsfähigkeit Die **schnelle (muskuläre und geistige) Ermüdbarkeit** verbunden mit verminderter **Leistungsfähigkeit** ist ein weiteres Leitsymptom der HI und beruht auf der Dyspnoe und der unzureichenden Blutversorgung der peripheren Gewebe.

Chronische Rechtsherzinsuffizienz

Periphere Ödeme Sie resultieren aus dem Rückwärtsversagen des rechten Ventrikels und einer Oligurie bei HI, was zu einer Erhöhung des hydrostatischen Drucks und damit zu einem verstärkten Übertritt von Flüssigkeit in das Interstitium führt. Die Ödeme treten tagsüber primär an den Fußknöcheln und prätibial, bei bettlägerigen Patienten am Sakrum auf. In fortgeschrittenen Stadien der HI kann es zu ausgeprägten Hautödemen am Körperstamm **(Anasarka)** kommen.

Nykturie Durch den vermehrten venösen Rückstrom und den verminderten Sympathikotonus im Liegen kommt es vor allem nachts zu einer Volumenzunahme und einer konsekutiv gesteigerten Urinproduktion.

Jugularvenenstauung Eine Halsvenenstauung entsteht durch das Rückwärtsversagen des rechten Ventrikels. Es kommt zu einer Erhöhung des zentralvenösen Drucks, der bei 45° Oberkörperhochlage anhand der Halsvenenstauung gut erkennbar ist.

Pleuraerguss Durch das Rückwärtsversagen des rechten Ventrikels entwickeln sich vor allem rechtsseitige Pleuraergüsse, die eine bestehende Dyspnoe verstärken.
Stauungsgastritis Die Patienten klagen über Völlegefühl, Inappetenz und Übelkeit. Die Resorption kann gestört sein.
Stauungsleber In späten Stadien führt die Rechtsherzinsuffizienz zu einer (schmerzhaften) Leberstauung mit Ausbildung eines Aszites.

Globale Herzinsuffizienz

Bei der kombinierten Insuffizienz treten die Symptome beider Insuffizienztypen in starker Ausprägung auf. Die Leistungsfähigkeit ist stark eingeschränkt, die Dyspnoe ausgeprägt.

Kardiale Dekompensation

Die kardiale Dekompensation bezeichnet die Situation, wenn die zu Beginn des Kapitels beschriebenen Kompensationsmechanismen versagen und damit eine akute Verschlechterung anhand der NYHA-Klassifikation auftritt. Klinisch zeigen sich oft deutliche Ödeme.
Mögliche Ursachen einer Dekompensation sind:

- Volumenüberladung, z. B. durch eine hohe Trinkmenge oder iatrogen durch Volumengabe in Form von Kontrastmittel
- Nichteinnahme der (diuretischen) Medikation
- Körperliche Belastung
- Tachykarde oder bradykarde Herzrhythmusstörungen
- Hypertensive Krise
- Herzinfarkt und damit weitere Pumpfunktionseinschränkung

Die Rekompensation erfolgt unter zumeist parenteraler diuretischer Therapie und Optimierung der Herzinsuffizienztherapie. Der Erfolg zeigt sich klinisch durch Abnahme der Dyspnoe sowie der Ödeme. Anhand täglicher Gewichtskontrollen bzw. durch Ein-/Ausfuhrbilanzierung kann der Erfolg der Therapiemaßnahmen quantifiziert werden. Die Häufigkeit stationärer Aufnahmen aufgrund einer kardialen Dekompensation wird in Studien als Erfolgskriterium der Herzinsuffizienz-Therapie gesehen. Häufige Hospitalisierungen mit immer kürzerem zeitlichem Abstand dazwischen zeigen die schließlich terminale Progredienz der Herzinsuffizienz an.

Diagnostik

Anamnese

Eine gründliche Anamnese kann bereits erste deutliche Hinweise auf das Stadium einer HI sowie deren Ätiologie geben.

Inspektion

Aufgrund der Dyspnoe ist bei vielen Patienten mit HI die Atmung kompensatorisch beschleunigt (Tachypnoe = Atemfrequenz > 16/min). Die Haut ist durch die periphere Minderperfusion oft kühl und blass, die Lippen und Akren zyanotisch.
Bei erhöhtem zentralvenösem Druck aufgrund des Rückwärtsversagens des rechten Ventrikels ist eine **Halsvenenstauung** bei 45° Oberkörperhochlage häufig.

> Eine Halsvenendistension von mehr als 3 cm oberhalb des Sternalwinkels bei 45° Oberkörperhochlage spricht für einen erhöhten Venendruck. Bei Patienten mit milder HI ist die Halsvenenfüllung häufig normal, steigt aber anhaltend (für mindestens 15 s) über 3 cm bei Druck auf den Mittelbauch oder rechten oberen Quadranten des Abdomens (positiver hepatojugulärer Reflux).

Eine Ausbildung symmetrischer **Ödeme** an Fußknöcheln und prätibial ist leicht zu diagnostizieren.

Palpation

Durch das Rückwärtsversagen des rechten Ventrikels kommt es zu einer Stauung der Lebervenen. Die Leber ist vergrößert **(Hepatomegalie)** und druckempfindlich unter dem Rippenbogen in der Medioklavikularlinie zu tasten. Bei Linksherzinsuffizienz kann ein verbreiterter, gut tastbarer **Herzspitzenstoß** auffallen.

Auskultation

Durch die sympathikoadrenergen Kompensationsmechanismen schlägt das Herz **tachykard.**
Ein auskultierter **3. Herzton** gilt als zuverlässiges Zeichen für das Vorliegen einer HI. Er entsteht in der Diastole aufgrund der vermehrten Anspannung des linken Ventrikelmyokards bei erhöhter Vorlast. Kommt zum 3. Herzton ein 4. präsystolischer Herzton hinzu und verschmelzen diese Töne bei Tachykardie, spricht man von **Summationsgalopp.**
In späten Stadien sind **systolische Geräusche** aufgrund einer relativen Trikuspidal- bzw. Mitralinsuffizienz auskultierbar.
Eine Lungenstauung ist bilateral in den basalen Lungenabschnitten als **feuchtes Rasselgeräusch** zu hören. Tritt ein Rasselgeräusch infolge einer HI nur einseitig auf, ist es meist rechtsseitig lokalisiert. Bei Asthma cardiale ist ein exspiratorisches **Giemen** auskultierbar. Im akuten Lungenödem können ubiquitär grobblasige feuchte Rasselgeräusche auskultiert werden, teils sind auch ohne Stethoskop bereits aus der Entfernung Rasselgeräusche hörbar (Distanzrasseln).

Labordiagnostik

Laboruntersuchunden bei HI sind in → Tab. 46.5 zusammengefasst.
Das natriuretische Peptid **(pro)BNP** (→ Kap. 4) gilt als empfindlichster Laborparameter zur labordiagnostischen Bestimmung einer chronischen HI und gibt Auskunft über die aktuell bestehende Volumensituation. Es sollte jedoch nur bei unklarer Symptomatik bestimmt werden, zumeist ist die Klinik zur Abschätzung ausreichend.
Die Höhe des BNP- oder NT-proBNP-Spiegels (→ Kap. 4) korreliert mit dem klinischen Schweregrad der chronischen HI in einem Maß, dass man bei Patienten mit niedrigem BNP-/NT-proBNP-Wert (< 100/300 pg/ml) eine HI als Ursache einer Dyspnoe nahezu ausschließen kann. Beide Werte eignen sich auch als Verlaufsparameter einer chronischen Herzinsuffizienz.

EKG

Das EKG kann entsprechend der Grunderkrankung pathologisch verändert sein.

Röntgen-Thorax

Eine im Stehen und in maximaler Inspiration angefertigte Aufnahme in zwei Ebenen besitzt eine hohe Aussagekraft in der Diagnostik der HI:
Kardiomegalie Ein **CT-Quotient > 0,5** ist einer der Leitbefunde bei HI (→ Kap. 8). Bei der Linksherzinsuffizienz fällt die sog. **Holzschuhform** auf. Die Rechtsherzinsuffizienz imponiert vor allem durch **Verkleinerung des Retrosternalraums** im lateralen Strahlengang.
Pulmonale Stauung Bei Linksherzinsuffizienz zeigt das Röntgenbild Zeichen einer Lungenstauung (→ Abb. 46.3).

> **Exkurs: Lungenstauung im Röntgen-Thorax**
> Eine pulmonalvenöse Drucksteigerung führt zu einem interstitiellen Lungenödem. Dieses ist röntgenologisch an einer basoapikalen Umverteilung, unscharf vergrößerten Lungenhili und einer diffusen Trübung der Lungenfelder (Milchglaszeichnung) zu erkennen. Begleitend kann ein Pleuraerguss auftreten.

Kerley-Linien Es handelt sich um pathologisch verdickte und dadurch röntgenologisch nachweisbare Lymphgefäße in den Interlobärsepten. Man unterscheidet die Kerley-Linien A bis C, wovon allerdings nur die Kerley-B-Linien in die diagnostische Routine eingehen: Es handelt sich um kurze, bis zu 1 mm dicke, parallel zueinander verlaufende

Tab. 46.5 Initiales Minimallabor

Laborparameter	Leichte HI	Schwere HI
Blutbild	Eine Anämie kann die Symptomatik durch das Fehlen von Sauerstoffträgern verstärken.	
Serumelektrolyte	Meist normal	Na^+ ↓, K^+ meist normal
Harnstoff/Kreatinin	Meist normal	Bei Niereninsuffizienz erhöht
Transaminasen	Meist normal	GOT, GPT, γ-GT, LDH, AP Bei Rechts- oder Globalherzinsuffizienz erhöht
CRP	Gibt Aufschluss über entzündliche Grundprozesse	
Ferritin	Eine Hämochromatose kann Ursache der HI sein.	
TSH	Hyper- bzw. Hypothyreose sind selten Ursache einer HI. Sie sind jedoch leicht auszuschließen und zu behandeln; daher sollte das TSH bestimmt werden.	

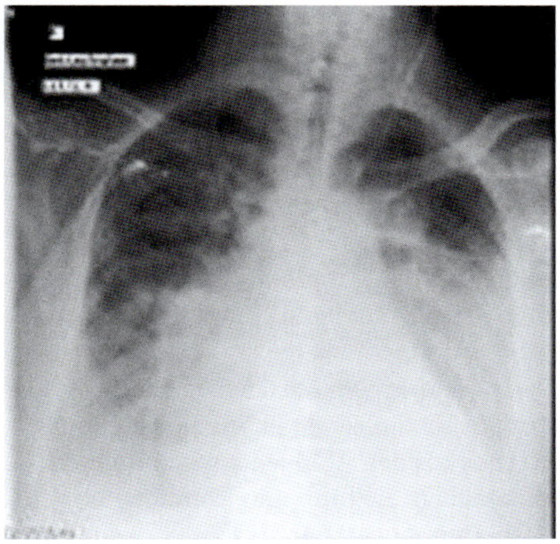

Abb. 46.3 „Stauung" im Röntgen-Thorax [T573]

horizontale Linien in den basalen peripheren Lungenabschnitten.

Eine Kardiomegalie im Röntgenbild bedarf immer einer weiteren diagnostischen Abklärung. Hingegen kann man bei einem normgroßen Herzen im Röntgenbild das Vorliegen einer HI nicht sicher ausschließen.

Echokardiografie

Die Echokardiografie ist die Methode der Wahl zum objektiven Nachweis der HI. Neben einer morphologischen Beurteilung (Wanddicke, enddiastolische Ventrikeldurchmesser) erlaubt sie die Bestimmung der **Ejektionsfraktion (EF).** Diese ist meist bei Linksherzinsuffizienz eingeschränkt. Durch Darstellung der Klappenfunktion und des Kontraktions- und Relaxationsablaufs von Vorhof und Ventrikel kann z. B. eine diastolische Insuffizienz oder zugrunde liegende Klappenvitien nachgewiesen werden.

Therapie

Allgemeine Maßnahmen

Patienten mit Herzinsuffizienz sollen ausführlich über ihre Erkrankung, deren chronischen Verlauf und die medikamentöse Therapie aufgeklärt werden. Regelmäßige Kontrolluntersuchungen und Schulungen (z. B. in Herzinsuffizienzzentren) helfen, den Langzeitverlauf positiv zu beeinflussen. Durch tägliches Wiegen kann eine beginnende Dekompensation früh erkannt und rechtzeitig, am besten durch den Patienten selbst, medikamentös reagiert werden. Exzessive Flüssigkeits- und Alkoholaufnahme und eine Salzzufuhr von > 5 g pro Tag soll vermieden werden. Die Impfung gegen Pneumokokken und Influenza wird empfohlen.

Zu starke Flüssigkeitsretention kann eine häufig gleichzeitig bestehende Niereninsuffizienz verschlimmern.

Medikamentöse Therapie

Ziel der medikamentösen Herzinsuffizienztherapie ist es, die Lebensqualität, den funktionellen und klinischen Zustand zu verbessern, Krankenhausaufenthalte zu verhindern und die Sterblichkeit zu senken.

HFrEF und HFmrEF

In den europäischen Leitlinien von 2021 wurde der traditionelle Behandlungsweg einer schrittweisen medikamentösen Therapie verlassen.

Vier Medikamentengruppen – „The Fantastic Four" – stehen gleichwertig zur Verfügung: 1. ARNI oder ACE-Hemmer, 2. Betablocker, 3. Aldosteronantagonisten, 4. Dapagliflozin/Empagliflozin.

Die Behandlung mit **allen vier** sollte bei HFrEF-Patienten mit reduzierter linksventrikulärer Ejektionsfraktion (EF ≤ 40 %) so schnell wie möglich und verträglich begonnen werden. (Behandlungsalgorithmus, → Abb. 46.4). Die maximal tolerable Dosis ist anzustreben, um den vollen Wirkbenefit zu erreichen.
Folgende Medikamentengruppen kommen zum Einsatz, wobei der Empfehlungsgrad bei Patienten mit HFmrEF niedrigwertiger ist als bei HFrEF.

Angiotensin-Rezeptor-Neprylisin-Inhinitoren (ARNI) Das Kombinationspräparat aus Valsartan und Sucabitril, das den Abbau natriuretischer Peptide hemmt, ist seit 2014 zugelassen. Es ist nach Jahrzehnten Forschung das erste Medikament neben ACE-Hemmern und Betablockern, das ebenfalls die Mortalität bei HI senkt.

Bei allen Patienten mit HFrEF soll, gemäß den Leitlinien von 2021, die Therapie mit ACE-Hemmern durch ARNI ersetzt werden.
Bereits bei Diagnosestellung einer HFrEF kann mit dem ARNI statt einem ACE-Hemmer begonnen werden.
Bei Therapie mit ARNI muss der ACE-Hemmer mindestens 36 h abgesetzt werden wegen der erhöhten Gefahr eines schweren Angioödems.

ACE-Hemmer ACE-Hemmer senken die Vor- und Nachlast und haben eine antiproliferative Wirkung am Myokard (→ Kap. 14). Bei Patienten mit einer EF < 40 % oder bei manifester Insuffizienz verbessern sie die Prognose signifikant und **senken die Mortalität** um etwa 20 %. Es kommt zu einer Verbesserung des NYHA-Stadiums. Bei Unverträglichkeit (Bradykinin-vermittelter Husten) können alternativ **AT_1-Blocker** verschrieben werden, die eine vergleichbare Wirksamkeit aufweisen.

Eine beidseitige Nierenarterienstenose ist eine absolute Kontraindikation für eine Therapie mit ACE-Hemmern.

Betablocker Eine Therapie mit Betablockern wirkt durch Antagonisierung der überschießenden Sympathikusfunktion, Suppression des Renins und durch einen antiproliferativen Effekt (→ Kap. 13). Sie führen zu einer Verbesserung des NYHA-Stadiums und reduzieren die Häufigkeit kardiovaskulärer

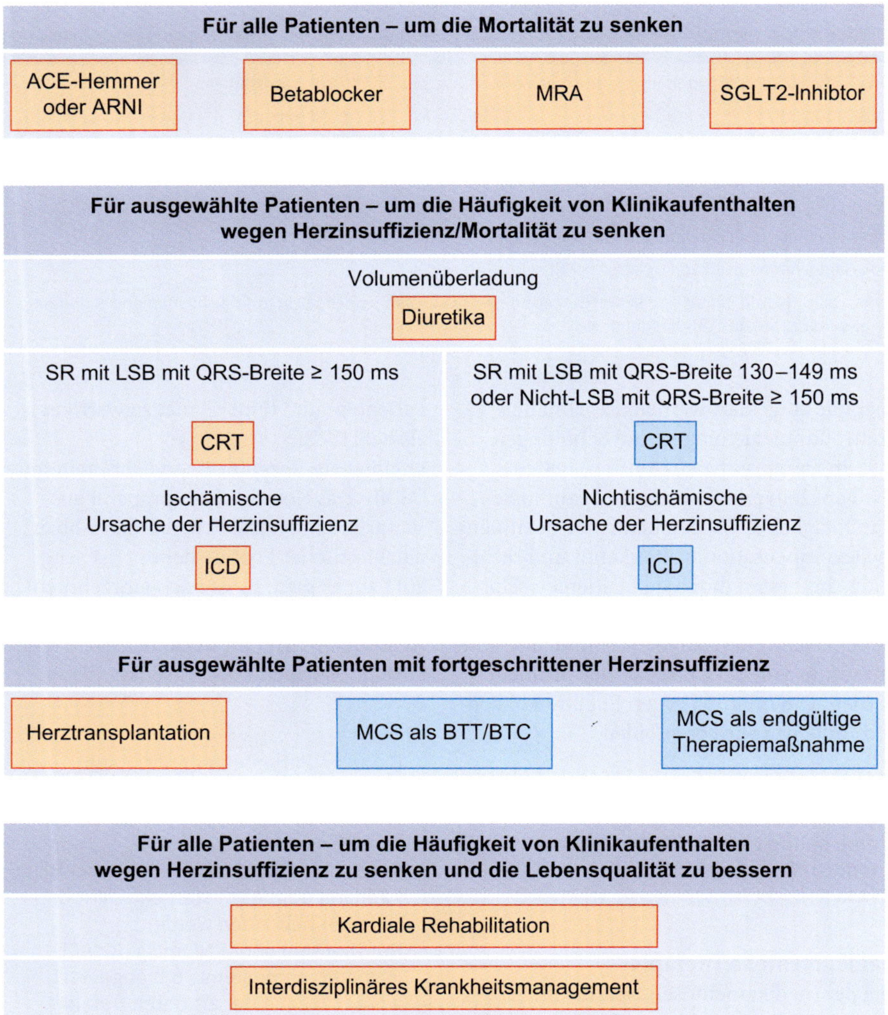

Abb. 46.4 Therapiealgorithmus der HFrEF gemäß ESC (European Society of Cardiology)-Leitlinie „Diagnose und Therapie der akuten und chronischen Herzinsuffizienz" 2021. HFrEF = Herzinsuffizienz mit reduzierter Ejektionsfraktion; ARNI = Angiotensin-Rezeptor-Neprilysin-Inhibitor; MRA = Mineralokortikoid-Rezeptorantagonist; SR = Sinusrhythmus; LSB = Linksschenkelblock; CRT = kardiale Resynchronisationstherapie; ICD = implantierbarer Kardioverter-Defibrillator; MCS = Mechanical circulatory support (mechanisches Kreislaufunterstützungssystem); BTT = Bridge to transplant (Brücke bis zur Transplantation); BTC = Bridge to candidacy (Brücke bis zur Listung für die Trasnplantation). Rote Farbe: Evidenzklasse I (gesicherte Empfehlung), blaue Farbe: Evidenzklasse IIa (sinnvoll). [L231/F849-020]

Komplikationen. Sie verbessern die Prognose signifikant und **senken die Mortalität** um etwa 20–35 %. Dabei ist der Therapieerfolg von der Ätiologie der HI sowie dem Alter und Geschlecht des Patienten unabhängig. Betablocker müssen **einschleichend dosiert** werden, da es sonst zu einer weiteren Verschlechterung der Funktion des Myokards kommen kann. Vorsicht ist auch beim Absetzen der Betablocker geboten. Hier kann es zu gefährlichen Rebound-Phänomenen kommen.

Aldosteronantagonisten Kaliumsparende Diuretika wie Spironolacton oder Eplerenon führen in einer niedrigen, primär nicht die Diurese fördernden Dosierung zu einer **Verbesserung der Prognose** (→ Kap. 16). Der genaue Mechanismus dieses Effekts ist noch unklar.

SGLT2-Inhibtoren Dapagliflozin/Empagliflozin wurden ursprünglich nur in der Diabetes-Therapie eingesetzt aufgrund ihrer glukosurischen Wirkung. In Studien konnte eine signifikante Reduktion der Hospitalisierungs- und vor allem Todesrate bei Patienten mit HFrEF gezeigt werden (→ Kap. 15). Dies ist unabhängig davon, ob ein Patient Diabetiker ist oder nicht. Bei Nichtdiabetikern treten unter Therapie keine Hypoglykämien auf. SGLT2-Inhibtoren sollten, vor allem wegen ihrer guten Verträglichkeit bei allen Herzinsuffizienz-Patienten als Standardtherapie eingesetzt werden. Der genaue Wirkmechanismus ist noch nicht bekannt. Man nimmt an, dass der Energiemetabolismus des Herzmuskels verbessert wird.

Diuretika Diuretika wirken über eine Senkung von Vor- und Nachlast (→ Kap. 16). Bei dekompensierter Herzinsuffizienz sind oft hohe Dosierungen notwendig. Im chronischen Stadium wird die kleinstmögliche Dosis für eine ausgeglichene Volumenbalance gewählt. Diuretika sind rein symptomatisch wirksam und verbessern im Gegensatz zu ACE-Hemmern, Betablockern und Aldosteronantagonisten nicht die Prognose bei HI.

> Bei Therapie mit Diuretika sind häufige Kontrollen der Nierenfunktion und der Serumelektrolyte angezeigt. Eine Volumendepletion ist unbedingt zu vermeiden!

Ivabradin Senkt die Herzfrequenz des Sinusknotens und reduziert damit den Sauerstoffverbrauch des Herzens. Bei Patienten mit einer anhaltenden Herzfrequenz > 70/min und weiterhin Symptomen unter ACE-Hemmer/Betablocker kann Ivabradin indiziert sein.

Positiv inotrope Pharmaka Die Therapie mit positiv inotropen Pharmaka, z. B. mit Herzglykosiden ist in jedem Stadium der HI möglich. Sie führen in Kombination mit ACE-Hemmern/Diuretika zwar zu einer Verbesserung der Symptomatik, nicht jedoch der Prognose. Heutzutage kommen sie fast nur noch bei HI mit Tachykardie auf dem Boden von Vorhofflimmern zum Einsatz. Durch Verstärkung der Siebwirkung des AV-Knotens stellen sie einen effektiven Kammerschutz dar.

HFpEF/HFmrEF

Für Patienten mit erhaltener oder mild reduzierter linksventrikulärer Funktion wird zur Reduktion der Rehospitalisierungsrate von den Leitlinien die Therapie mit SGLT2-Inhibitoren empfohlen. Symptomatisch werden Diuretika verordnet.

Interventionelle Therapie

Interventionelle Verfahren können zur **Therapie der die HI verursachenden Grunderkrankungen** angewandt werden (z. B. Myokardrevaskularisation, Klappenchirurgie, Schrittmacherimplantation).

Bei Patienten mit breitem Linksschenkelbock (QRS-Dauer > 150 ms) ist die Kontraktion dyssynchron, hervorgerufen durch die verzögerter Erregungsausbreitung vom rechten Schenkel auf das linksventrikuläre Myokard. Dies führt zu einer Verschlechterung der Auswurfleistung des linken Ventrikels. Die Implantation eines **CRT-Systems** (Cardiac resynchronization therapy) bewirkt durch die linksventrikuläre Stimulation ein „Aufheben" des Linksschenkelblocks und damit

eine effektivere, synchrone Kontraktion.
Die Herzinsuffizienz-Symptome und Auswurfleistung des linken Ventrikels werden verbessert.
Bei hochgradig eingeschränkter Pumpfunktion mit EF $\leq 35\,\%$ ist das Risiko ventrikulärer Rhythmusstörungen signifikant erhöht.

Ist durch suffiziente Herzinsuffizienztherapie und optimale Therapie der zugrunde liegenden Erkrankung keine Verbesserung der Herzfunktion zu erzielen, ist primärprophylaktisch die **Implantation eines ICDs** (→ Kap. 29) indiziert.

Die einzige Therapieoption für Patienten mit terminaler HI ist die **Herztransplantation.** Aufgrund des Organmangels kommen vermehrt permanente Kreislauf-Unterstützungssysteme (Assist-Device) zum Einsatz (→ Kap. 47).

Zusammenfassung

- Die Herzinsuffizienz ist die Unfähigkeit des Herzens, eine suffiziente Pumpleistung und damit Versorgung des Organismus mit Sauerstoff aufzubringen.
- Die Einteilung kann nach folgenden Kriterien erfolgen: akut – chronisch, links – rechts, systolisch – diastolisch, vorwärts – rückwärts.
- Der klinische Schweregrad wird nach der NYHA-Klassifikation festgelegt.
- Leitsymptome: Dyspnoe, Leistungsminderung, Nykturie, Ödeme.
- Folgende Substanzgruppen („The Fantastic Four") kommen hauptsächlich in der medikamentösen Therapie zum Einsatz: ARNI/ACE-Hemmer, Betablocker, Aldosteronantagonisten, SGLT-2-Inhibtoren.
- CRT- und ICD- oder Assist-Device-Implantationen können als interventionelle Therapiemaßnahmen nötig sein.

47 Akute Herzinsuffizienz und kardiogener Schock

Akute Herzinsuffizienz

Die akute Herzinsuffizienz entsteht, wenn durch das **plötzliche Auftreten schwerwiegender hämodynamischer Veränderungen** die Ausbildung von Kompensationsmechanismen unmöglich ist. Es handelt sich um einen kardiologischen Notfall, der unbehandelt in einen **kardiogenen Schock** münden kann.

Ätiologie

Die Hauptursachen einer **akuten Linksherzinsuffizienz** sind durch die englische Abkürzung **CHAMP** gut einprägsam:

- **C:** akutes Koronarsyndrom (*engl.* Coronary syndrome) mit plötzlicher Einschränkung der Pumpfunktion
- **H:** hypertensive Entgleisung
- **A:** Arrhythmien im Sinne tachykarder Rhythmusstörungen
- **M:** akute mechanische Ursache wie akutes Auftreten einer Mitralklappeninsuffizienz, z. B. bei ischämiebedingtem Papillarmuskelabriss oder fulminanter Endokarditis oder Perikardtamponade
- **P:** Lungenarterienembolie (*engl.* Pulmonary embolism). Eine fulminante Lungenarterienembolie verursacht primär eine **akute Rechtsherzinsuffizienz.**

Alle oben genannten Ursachen können auch zur Dekompensation einer chronischen Herzinsuffizienz in eine dann akute Herzinsuffizienz führen. Daneben führen folgende Faktoren vor dem Hintergrund eines ohnehin schon vorbelasteten Herzens zur Dekompensation:

- Volumenüberladung, z. B. durch eine exzessive Trinkmenge oder iatrogen durch Volumengabe in Form von Kontrastmittel
- Nichteinnahme der (diuretischen) Medikation
- Körperliche Überbelastung

Klinik

Die typischen Symptome einer **akuten Linksherzinsuffizienz** sind im Wesentlichen Folge eines Vorwärts- und Rückwärtsversagens des linken Ventrikels:

- **Lungenstauung** mit Dyspnoe und Orthopnoe, bis hin zum akuten Lungenödem mit Pfeifen, Giemen, exspiratorischem Stridor und Distanzrasseln

> Das Lungenödem gilt als Leitsymptom des akuten Linksherzversagens.

- **Zerebrale Minderperfusion** aufgrund des Vorwärtsversagens mit Desorientiertheit, Unruhe, Angst, Schläfrigkeit, Bewusstseinsstörungen, Bewusstseinsverlust
- **Periphere Minderperfusion** bei Vorwärtsversagen mit Blässe, kaltschweißiger Haut und Tachypnoe. Es kann eine Darmischämie oder Leberinsuffizienz auftreten.

Bei ursächlichem Myokardinfarkt geben bis zu 80 % der Patienten einen Vernichtungsschmerz an. 5–10 % der Patienten mit einem Myokardinfarkt entwickeln im Zuge einer konsekutiven akuten HI einen kardiogenen Schock.

Diagnostik

Inspektion

Die Patienten sind kaltschweißig und unruhig. Es besteht akute Dyspnoe. Möglicherweise sind ausgeprägte Beinödeme und eine Halsvenenstauung als Korrelat des akuten „Rückwärtsversagens“ erkennbar.

Auskultation

- Tachykardie
- Galopprhythmus
- Feuchte Rasselgeräusche sind über den abhängigen Lungenregionen (Lungenstauung) oder ubiquitär (Lungenödem) zu auskultieren. Bei ausgeprägten Formen kann dies auch ohne Stethoskop als sog. „Distanzrasseln“ wahrgenommen werden.

EKG

Möglicherweise gibt das EKG Hinweise auf zugrunde liegende Pathologien, wie Zeichen eines STEMI, oder zeigt Rhythmusstörungen.

Echokardiografie

Die Echokardiografie erlaubt eine erste Orientierung bezüglich des Auslösers der akuten Herzinsuffizienz. Sie ermöglicht den Ausschluss oder die Darstellung von Perikardtamponade, fulminanter Lungenarterienembolie, schwerer Klappeninsuffizienz oder hochgradiger Einschränkung der Pumpfunktion.

Therapie

- Sauerstoffgabe
- Oberkörperhochlagerung
- Gabe von Schleifendiuretika i. v.
- Analgosedierung mit Morphin
- Nitrate zur Blutdrucksenkung bei hypertensiver Entgleisung

> Die Therapie der akuten Linksherzinsuffizienz beruht neben dem Erhalt und Verbesserung respiratorischen und kardiozirkulatorischen Funktionen auf der Senkung der Vorlast!

Beatmung

Ist bei akutem Lungenödem durch die genannten Maßnahmen keine Stabilisierung zu erzielen oder erschöpft sich der Patient respiratorisch, muss eine maschinelle PEEP-Beatmung (*engl.* positive end-espiratory pressure) vorgenommen werden – zunächst nichtinvasiv mit einer CPAP-Maske (*engl.* Continuous positive airway pressure) (→ Abb. 47.1).

Kardiogener Schock

Der kardiogene Schock ist definiert als akutes Kreislaufversagen mit einer kritischen Minderperfusion und Gewebsoxygenierung der lebenswichtigen Organe, deren Ursache primär ein Herzversagen mit vermindertem HZV ist. Das Multiorganversagen ist Folge einer prolongierten Gewebshypoxie beim kardiogenen Schock.

Die **schwere Hypotonie (systolischer Blutdruck < 80–90 mmHg) und Zeichen der systemischen Hypoperfusion** wie Oligurie sind typisch für den kardiogenen Schock.

Ätiologie

Der Myokardinfarkt ist die häufigste Ursache des kardiogenen Schocks.

Myokardinfarkt

Gehen mehr als 35–40 % des kontraktilen linksventrikulären Gewebes zugrunde, reicht die Pumpfunktion des verbliebenen Myokards nicht mehr zur Aufrechterhaltung eines suffizienten HZV aus.

Rhythmusstörungen

Rhythmusstörungen treten häufig im Zuge eines Infarktgeschehens auf. Es handelt sich meist um Kammertachykardien (Kammerflimmern und Kammerflattern); jedoch können auch Vorhofarrhythmien und

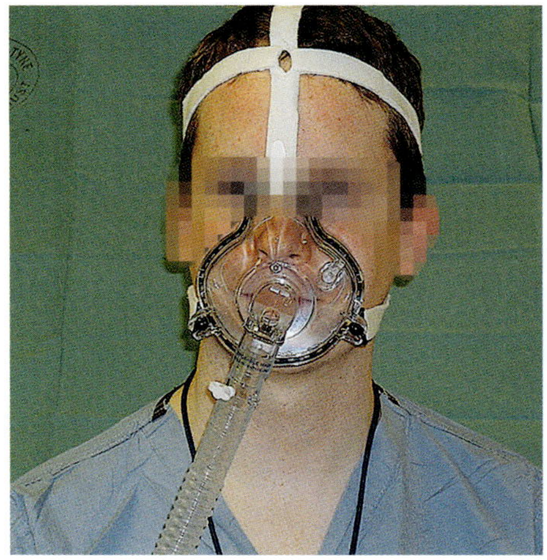

Abb. 47.1 Proband mit NIV-Maske [F502]

Bradykardien (AV-Block III° im akuten Infarkt) auslösende Ursache eines kardiogenen Schocks sein. Bei tachykard übergeleitetem Vorhofflimmern führen insbesondere die verkürzte Diastole und die verminderte Vorhofkontraktion zu einer stark eingeschränkten Ventrikelfüllung mit reduziertem Herzminutenvolumen.

Pathophysiologie

Es handelt sich um ein Syndrom unterschiedlicher Pathogenese. Gemeinsamer Ausgangspunkt des Circulus vitiosus ist die Abnahme des HZV (→ Abb. 47.2).
Der Organismus versucht die Abnahme des arteriellen Blutdrucks vor allem durch eine Zunahme der Herzfrequenz und eine **periphere Vasokonstriktion** (unter Vermittlung des Sympathikus und RAAS) zu kompensieren. Im Rahmen **Wasserretention** durch RAAS-Aktivierung verschlechtert sich die Gewebsoxygenierung weiter. Die periphere Widerstandserhöhung durch die Vasokonstriktion steigert die Belastung des Herzens nur noch weiter und das HZV nimmt noch mehr ab. Die klassische **„Schockspirale“** setzt ein.

Diagnostik

Inspektion, Palpation und Auskultation

Die Patienten sind bewusstseinsgetrübt, blass, kaltschweißig (als Zeichen der Kreislaufzentralisation) und respiratorisch insuffizient. Der systolische Blutdruck liegt oft < 80 mmHg, der arterielle Mitteldruck < 60 mmHg. Die Diurese ist oligur eingeschränkt.
Darüber hinaus zeigen die Patienten die Symptome der zugrunde liegenden Erkrankung (Thoraxschmerzen beim Myokardinfarkt).

Blutgasanalyse

Wichtig ist eine Bestimmung der Blutgase, um eine Einschätzung der metabolischen und respiratorischen Situation zu erhalten.

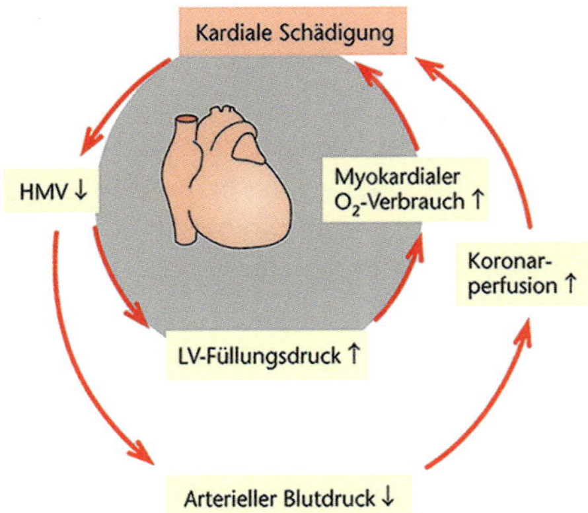

Abb. 47.2 Pathogenese des kardiogenen Schocks [L157]

Zu beachten ist außerdem der Laktatspiegel, der Indikator einer globalen Sauerstoffversorgung ist und bei Gewebshypoxie ansteigt.

Weitere Diagnostik

Die weitere Diagnostik entspricht dem Vorgehen bei akuter Herzinsuffizienz.

Therapie

Therapie der Linksherzinsuffizienz

Allgemeinmaßnahmen, wie bei der Therapie der Linksherzinsuffizienz beschrieben, müssen vorgenommen werden. Primäres Therapieziel muss die Stabilisierung der Vitalparameter und Beseitigung der ursächlichen Erkrankung sein (z. B. Entlastung einer Perikardtamponade, katheterinterventionelle Therapie eines akuten Myokardinfarkts)!

Stabilisierung der hämodynamischen Situation

Es ist ein Mitteldruck > 60 mmHg anzustreben, ggf. kommen Katecholamine zum Einsatz. Wenn nötig, muss eine kardiopulmonale Reanimation begonnen werden (→ Kap. 48).

> Bei Rechtsherzinfarkt oder Volumenmangelschock muss Volumen verabreicht werden!

> Positiv inotrope Pharmaka erhöhen immer auch den Sauerstoffbedarf des Herzens!

Bei der therapierefraktären Insuffizienz können in spezialisierten Zentren Kreislaufunterstützungssysteme wie die ECMO (extrakorporale Membranoxygenierung) oder Kunstherzen zum Einsatz kommen. Die intraaortale Ballonpumpe (IABP) hat in Studien zu keinem besseren Outcome bei Patienten im kardiogenen Schock geführt. Dennoch wird sie während der akuten Koronarangiografie zur Stabilisierung der Patienten im Myokardinfarkt-bedingten Schock angewandt.

ECMO (Extrakorporale Membranoxygenierung) Durch das Verfahren der ECMO erfolgen die Oxygenierung und der Transport des oxygenierten Blutes in die Gewebe über eine extrakorporale Pumpe. Über eine große Kanüle wird das Blut aus der V. femoralis in den Membranoxygenator gepumpt, mit Sauerstoff angereichert und Kohlenstoffdioxid entzogen. Das oxygenierte Blut wird über eine Kanüle in der A. femoralis in den Körper gepumpt. Sowohl die Herz- als auch die Lungenfunktion werden so wie bei der Herz-Lungen-Maschine durch die ECMO übernommen (→ Abb. 47.3).

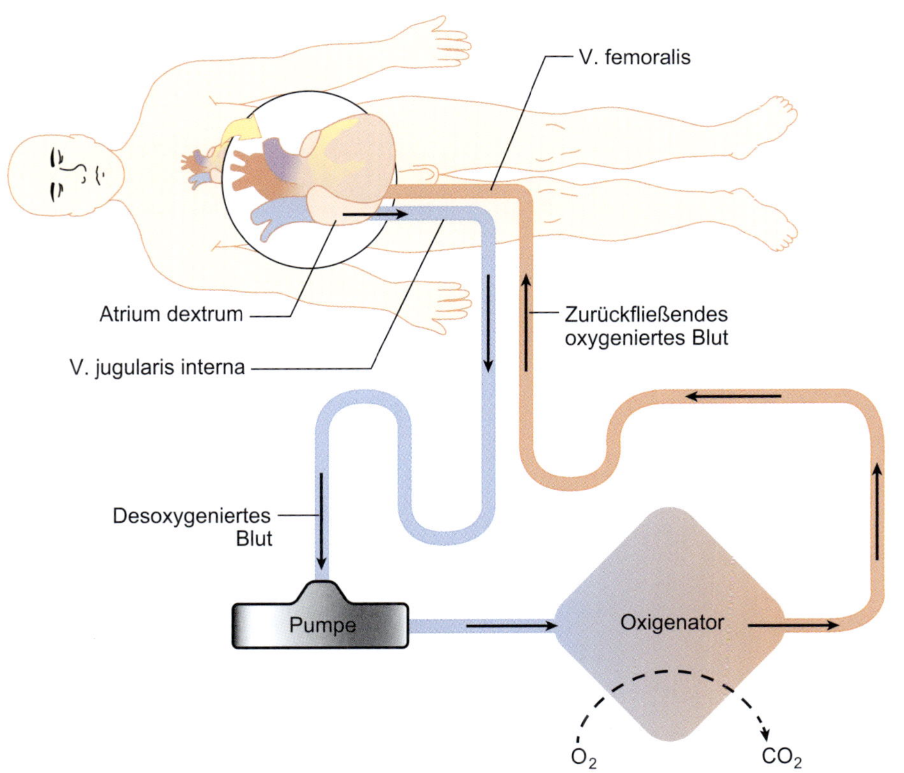

Abb. 47.3 Extrakorporale Membranoxygenierung. Über die Kanüle in der Femoralvene wird das sauerstoffarme Blut über den Oxygenator geleitet, mit Sauerstoff angereichert und über die Kanüle in der Femoralarterie wieder dem Kreislauf zugeführt. [E876-002]

Kunstherz Es existieren verschiedene Kreislaufunterstützungssysteme. Die Pumpen werden dabei entweder pneumatisch betrieben und extrakorporal vor der Thoraxwand platziert oder elektromagnetisch betrieben und in die Abdominalwand eingesetzt. Das Blut wird aus dem linken Ventrikel abgeleitet und in die Aorta gepumpt. Kunstherzen können derzeit zwar schon über längere Zeiträume eingesetzt werden – als Alternative zur Herztransplantation stehen sie jedoch noch nicht zur Verfügung. Dazu wären vor allem eine Verbesserung der Kunststoffe und eine Verkleinerung der Pumpsysteme nötig.

Intraaortale Ballonpumpe (IABP) Katheterinterventionell wird ein Plastikballon in der deszendieren Aorta platziert, der EKG-gesteuert während der Diastole aufgeblasen wird (intraaortale Gegenpulsation, → Abb. 47.4). Dies verbessert die Koronarperfusion und die Durchblutung der kranialen Körperhälfte. In der Systole wird der Ballon entleert, wodurch ein Sog entsteht, der das linke Herz unterstützt. Eine Restaktivität des Herzens ist erforderlich.

Komplikationen

Die Komplikationen des kardiogenen Schocks zeigt → Abb. 47.5.

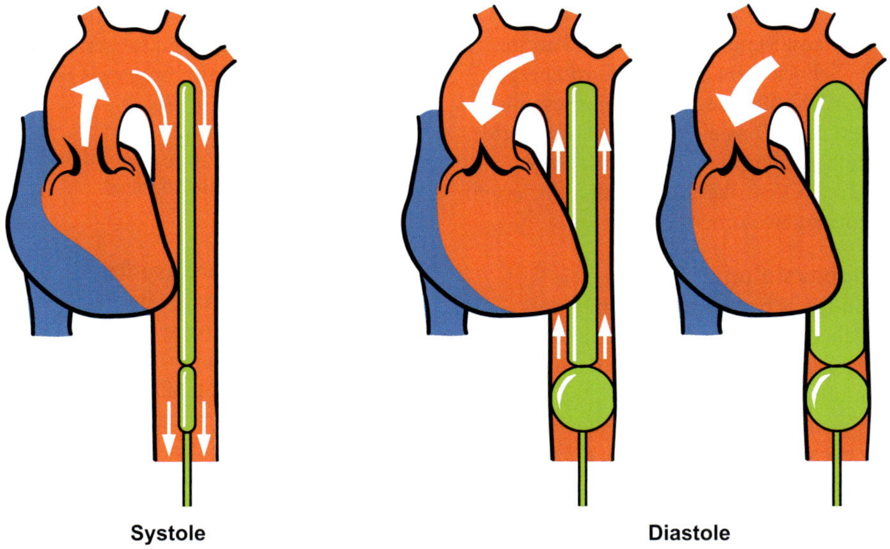

Abb. 47.4 Assistierte Zirkulation mithilfe des Prinzips der intraaortalen Ballongegenpulsation [L239]

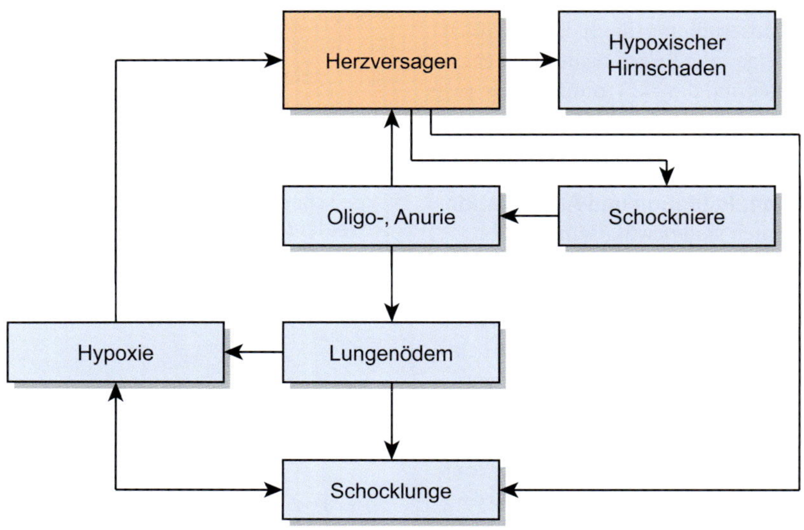

Abb. 47.5 Komplikationen des kardiogenen Schocks [L231]

Zusammenfassung

- Die akute Herzinsuffizienz entsteht, wenn durch das plötzliche Auftreten schwerwiegender hämodynamischer Veränderungen die Ausbildung von Kompensationsmechanismen unmöglich ist. Es handelt sich um einen kardiologischen Notfall, der unbehandelt in einen kardiogenen Schock münden kann.
- Die schwere Hypotonie (systolischer Blutdruck < 80–90 mmHg) und Zeichen der systemischen Hypoperfusion wie Oligurie und Bewusstseinstrübung sind typisch für den kardiogenen Schock.
- Der kardiogene Schock kann durch die Gewebshypoxie der Organe schnell zum Multiorganversagen mit Todesfolge führen. Die Mortalität der Patienten ist sehr hoch bei etwa 50 %.

Grundlagen

Damit in der Notfallsituation trotz der damit verbundenen Stresssituation strukturiert und nach dem neuesten Stand der Erkenntnisse vorgegangen wird, wird in regelmäßigen Abständen von den Fachgesellschaften ein aktualisierter und überarbeiteter Algorithmus zur kardiopulmonalen Reanimation (CPR) herausgegeben, zuletzt 2021.
Die CPR sollte regelmäßig, z. B. im Rahmen sog. „Mega-Code-Trainings“ geübt werden, um sie auch in der Notfallsituation abrufen zu können und anwesende Laienhelfer ruhig und kompetent anweisen zu können.
Die im Folgenden erläuterten Notfallmaßnahmen gelten für Erwachsene, zur Reanimation von Kindern und Säuglingen sei auf Lehrbücher der Pädiatrie verwiesen.

- Die Überlebensrate des Herz-Kreislauf-Versagens nimmt pro Minute um etwa 10 % ab.
- Nach 4 min ohne suffiziente Sauerstoffversorgung treten bereits Gehirnschäden auf.
- Nach 10 min ohne Reanimation ist kein Überleben mehr möglich.

Basic Life Support

Der Basic Life Support umfasst die Maßnahmen, die vom Ersthelfer beim Auffinden einer leblosen Person (= Person reagiert nicht oder atmet nicht normal) vorgenommen werden sollen (→ Abb. 48.1, → Abb. 48.2).
Es ist sehr wichtig für den Laien zu wissen, dass die Maßnahmen dem Patienten nicht schaden und die CPR bedenkenlos gestartet werden kann. Das Ziel ist, die Zeit bis zum Eintreffen medizinischen Fachpersonals zu überbrücken. In den Leitlinien 2021 wird die Wichtigkeit einer Anleitung der Laienhelfer durch den Leitstellendisponenten betont. Schalten Sie daher den Lausprecher Ihres Mobiltelefons an.

> Über einen Abbruch der Reanimationsmaßnahmen entscheidet der Arzt!

Erstens: Prüfen

Die Reanimation soll bei jedem Patienten, der nicht auf Ansprache reagiert oder nicht normal atmet, begonnen werden. Schnappatmung ist keine normale Atmung und als Herz-Kreislauf-Stillstand zu werten.

> Es wird nicht nach Zeichen des Herz-Kreislauf-Stillstands (Puls tasten) gesucht, da dies in der Regel zu viel Zeit beansprucht. Es kann aber davon ausgegangen werden, dass bei normaler Atmung auch eine Kreislauffunktion stattfindet!

Zweitens: Rufen. Rettungsdienst alamieren

Sobald Schritt 1 erfolgt ist, wird sofort der Rettungsdienst (Tel. 112) alarmiert. Ist man alleine, macht man dies noch vor Beginn der Throraxkompression. Lautsprecher des Mobiltelefons anschalten!

Drittens: Drücken. Mit Thoraxkompressionen beginnen

- Die richtige Körperhaltung des Helfers zeigt → Abb. 48.3.
- Druckpunkt: in der Mitte des Brustkorbs auf dem Sternum (untere Hälfte)
- Drucktiefe: 5–6 cm
- Kompressionsfrequenz: 100–120/min

> Der durch die Thoraxkompression erzielbare Blutfluss erreicht etwa 30 % des Normalwerts.

Es ist sehr wichtig, den Brustkorb zwischen zwei Kompressionen komplett zu entlasten und nicht mit dem eigenen Körpergewicht auf dem Patienten zu lehnen, um eine Blutfüllung des Herzens zu ermöglichen.

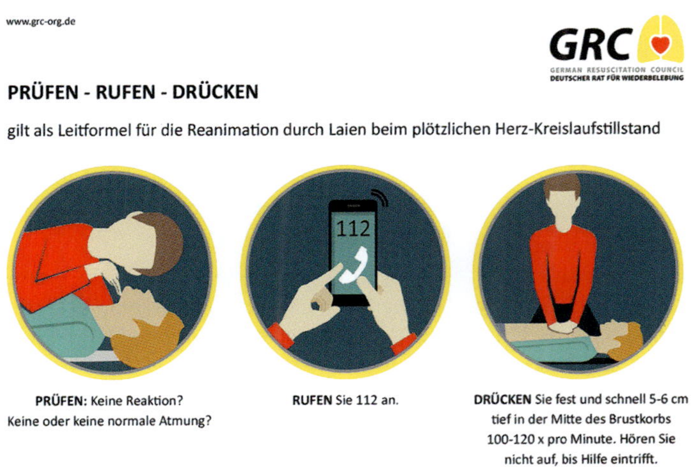

www.grc-org.de
GRC
GERMAN RESUSCITATION COUNCIL
DEUTSCHER RAT FÜR WIEDERBELEBUNG
PRÜFEN - RUFEN - DRÜCKEN
gilt als Leitformel für die Reanimation durch Laien beim plötzlichen Herz-Kreislaufstillstand
112
PRÜFEN: Keine Reaktion? Keine oder keine normale Atmung?
RUFEN Sie 112 an.
DRÜCKEN Sie fest und schnell 5-6 cm tief in der Mitte des Brustkorbs 100-120 x pro Minute. Hören Sie nicht auf, bis Hilfe eintrifft.

Abb. 48.1 Basic Life Support (© German Resuscitation Council [GRC]) [W961]

> Nur wenn man dazu in der Lage bzw. trainiert ist, sollten nach 30 Thoraxkompressionen 2 Atemspenden erfolgen. Andernfalls sollen die Thoraxkompressionen kontinuierlich ohne Pause fortgeführt werden.

- Technik: Mund zu Mund, Kopf dabei überstreckt halten! Normal einatmen, gleichmäßig ausatmen
- Inspirationsdauer des Patienten: 1 s
- Volumen: 500–600 ml
- Es ist wichtig, bei der Mund-zu-Mund-Beatmung die Nase abzudichten.

Rhythmus: 30 Thoraxkompressionen : 2 Beatmungen

> Nur die sichtbare Thoraxexkursion ist Zeichen der suffizienten Beatmung!

Viertens: AED holen lassen

Mittlerweile sind in vielen öffentlichen Gebäuden AEDs (automatisierter externer Defibrillator) platziert, die für den Einsatz durch medizinische Laien konzipiert sind. Sie haben das Spektrum der durch den Laien durchführbaren Reanimationsmaßnahmen erhöht. Nach dem Einschalten werden automatisiert klare und genaue Anweisungen gegeben. Ist eine Defibrillation notwendig, kann sie vom Ersthelfer ausgelöst werden. Während der Schockabgabe soll zur Sicherheit der Helfer kein Kontakt zum Patienten bestehen.
Die Thoraxkompressionen dürfen vom Alleinhelfer nur kurz zum Ankleben der Defibrillatorelektroden unterbrochen werden. Bei mehreren Helfern sollen sie nicht unterbrochen werden! Das Einschalten des AEDs und Anbringen der Elektroden übernimmt ein Zweithelfer.
Falls kein AED zur Verfügung steht, wird die Wiederbelebung kontinuierlich bis zum Eintreffen des Rettungsdienstes fortgesetzt.

Advanced Life Support

Bei Eintreffen des Notarztes, Rettungsdienstes oder in der Klinik sind erweiterte Reanimationsmaßnahmen möglich. Sie haben die Wiederherstellung eines suffizienten Kreislaufes: **ROSC (return of spontaneous circulation)** zum Ziel.

CPR

Die kardiopulmonale Reanimation im Rhythmus 30 : 2 wird vom Grundsatz her weitergeführt, allerdings sollte die Beatmung per Maske und Beatmungsbeutel fortgesetzt werden.

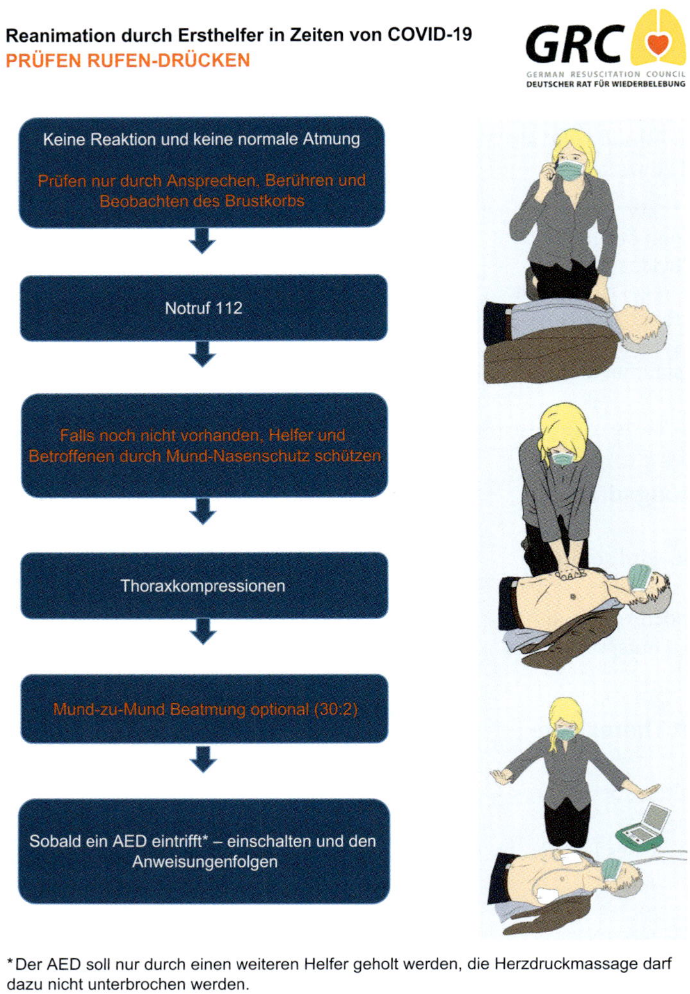

Abb. 48.2 Basic Life Support in Zeiten von COVID-19 (© German Resuscitation Council [GRC]) [W961]

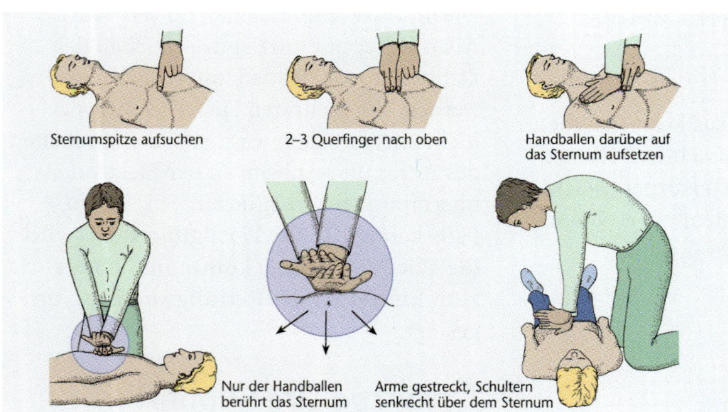

Abb. 48.3 Kardiopulmonale Reanimation [L190]

Ab dem Eintreffen des Fachpersonals ist ein Defibrillator verfügbar. Über ihn sollte sobald möglich eine Rhythmusableitung erfolgen, denn das weitere Vorgehen hängt vom vorhandenen Rhythmus (schockbar oder nichtschockbar) ab. (→ Abb. 48.4). Wichtigstes Grundprinzip des nun abzuarbeitenden Algorithmus ist das Bestreben, die Zeit ohne Zirkulation, also ohne Thoraxkompression, so kurz als möglich zu halten. Mechanische Geräte zur Thoraxkompression können mit einem hohen Verletzungsrisiko (Lungenrisse/-blutungen, Perikardtamponade) assoziiert sein. Ihr Einsatz wird nur bei manuell nicht möglicher Thoraxkompression durch gut geschultes Personal empfohlen.

Defibrillation

Die Defibrillation ist bei Kammerflimmern, Kammerflattern und pulsloser ventrikulärer Tachykardie (VT) das Mittel der Wahl. Durch einen Stromstoß kann die ungeordnete elektrische Aktivität des Herzmuskels durchbrochen und ein Neustart mit regulärem Rhythmus ermöglicht werden. Die Prä-Schock-Pause der Thoraxkompression soll < 5 s sein, d. h., dass auch während der Ladephase des Defibrillators weiter komprimiert wird. Unmittelbar nach Defibrillation muss die CPR umgehend fortgesetzt werden, ohne eine Rhythmuskontrolle vorzunehmen – zum einen, weil die Unterbrechung der Zirkulation minimiert werden muss, zum anderen weil es einige Minuten dauern kann, bis ein Erfolg der Defibrillation zu erkennen ist. Die nächste Rhythmuskontrolle erfolgt erst nach 2 min CPR.

> Keine Defibrillation bei Asystolie!

Zugang für medikamentöse Therapie

Es sollte versucht werden, unter laufender CPR so bald als möglich zwei großlumige i. v.-Zugänge anzulegen, damit im Folgenden eine Medikamentengabe erfolgen kann. Gestaltet sich die Anlage schwierig, sollte frühzeitig ein **intraossärer Zugang** platziert werden, um nicht unnötig Zeit zu verlieren.

Atemwegssicherung

Eine endotracheale Intubation im Rahmen der Reanimation sollte nur vom Geübten mit nachweisbar hohen Erfolgsraten durchgeführt werden. Ist eine suffiziente Maskenbeatmung möglich, wird eine Intubation nach den Leitlinien nicht gefordert, im Gegenteil, die Gefahren einer möglichen Fehlintubation sowie die vom Ungeübten beanspruchte Zeit (in einer maximalen Stresssituation!) ist für den Patienten von Nachteil! **Videolaryngoskope** können den Intubationserfolg erhöhen. Zur Überprüfung der korrekten Tubuslage in der Trachea wird dringend die **Kapnografie** empfohlen. Exspiratorisches CO_2 wird gemessen, was nur in den Atemwegen (und nicht in der Speiseröhre) vorkommt. Die Kapnografie dient auch als „Gütekriterium" der Reanimation (je höher der gemessene Wert, desto suffizienter der Kreislauf und damit die Thoraxkompression), außerdem zum Erkennen eines ROSC (Return of spontaneous circulation). Hierbei kommt es zu einem deutlichen (ca. dreifachen) Anstieg des exspiratorischen CO_2, das durch den suffizienten Kreislauf des Patienten wieder zur Lunge transportiert und abgeatmet wird. Nach erfolgter Intubation wird mit einer Frequenz von etwa 10 Atemspenden pro Minute mit 100 % Sauerstoff beatmet und gleichzeitig die **Herzdruckmassage kontinuierlich** fortgeführt.

> Unterbrechungen der Thoraxkompression müssen minimiert werden!

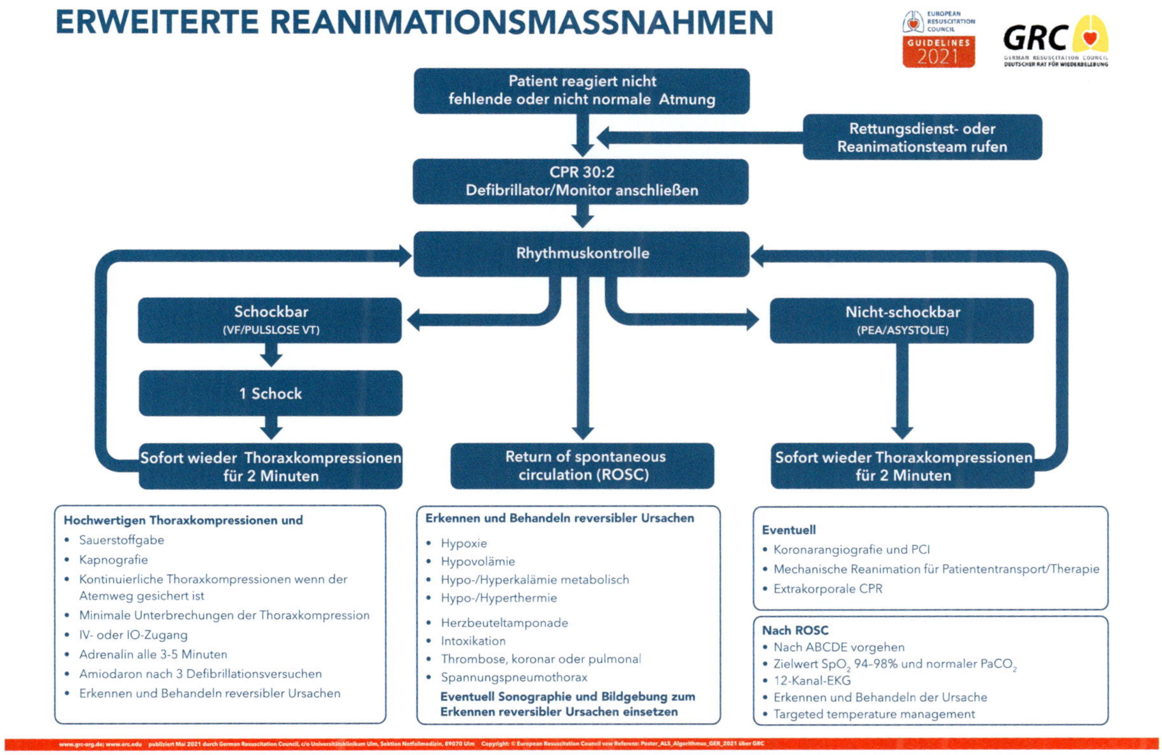

Abb. 48.4 Europäische Leitlinien zur kardiopulmonalen Reanimation Erwachsener, 2021 [F781-035]

Medikamentöse Basistherapie

Adrenalin

Adrenalin ist das nach den aktuellen Leitlinien das einzige Medikament, das im Standard-Algorithmus der Reanimation vorgesehen ist. Es wirkt auf alle α- und β-Rezeptoren gleichermaßen. Bei kleinen und mittleren Dosen ändert sich der arterielle Mitteldruck nur geringfügig, sodass der Vagustonus nicht gesteigert wird und die **positiv inotrope/chronotrope β_1-Komponente** im Herzen zum Tragen kommt.

Indikationen Adrenalin ist bei der Reanimation, der Anaphylaxie und beim Schock mit erniedrigtem peripheren Widerstand und vermindertem HZV indiziert.

> „Supra 1 mg alle 3–5 min": Das Adrenalin heißt mit Handelsnamen Suprarenin® und wird als 1 mg-Bolus verabreicht und mit 20 ml Kochsalzlösung nachgespült. Man möchte damit erreichen, dass der Wirkstoff sich im Kreislauf schneller verteilen kann.

Weitere Medikamente, optionaler Einsatz

Amiodaron, Lidocain Können nach 3 erfolglosen Defibrillationen bei anhaltendem Kammertachykardien oder -flimmern intravenös gegeben werden (→ Kap. 19).

Atropin Bei kreislaufwirksamen (Schock, Synkope) Bradykardien zur Parasympathikolyse.

Adenosin 6 > 12 > 18 mg: bei kreislaufwirksamen supraventrikulären Schmalkomplextachykardien nach erfolglosem Vagus-Manöver als schneller intravenöser Bolus.

Reversible Ursachen eines Kreislaufstillstands

Bereits während der laufenden Reanimation sollte über die mögliche Ursache des Kreislaufstillstands nachgedacht werden. Es ist für den Reanimationserfolg von entscheidender Bedeutung, potenziell beheb- oder behandelbare Ursachen des Kreislaufstillstands zu erkennen und dementsprechende Maßnahmen zu ergreifen. Eventuell kann hier die Sonografie zur Erkennung eingesetzt werden. Die reversiblen Ursachen sind unter dem Schlagwort **„HITS"** zusammengefasst (→ Tab. 48.1).

Sekundärprophylaxe des plötzlichen Herztods

Patienten, die einen „plötzlichen Herztod" durch Kammerflimmern überlebt haben, werden sekundärprophylaktisch mit einem ICD versorgt. Dies gilt nicht, wenn der Kreislaufstillstand durch eine behobene Ursache bedingt war (z. B. Kammerflimmern bei STEMI).

Tab. 48.1 HITS – reversible Ursachen eines Kreislaufstillstands

H	• Hypoxie • Hypovolämie • Hypo-/Hyperkaliämie • Hypoglykämie • Hypo-/Hyperthermie • Herzbeuteltamponade	→ Beatmung → Volumensubstitution → Elektrolytausgleich → Glukosegabe → Langsame Erwärmung, Kühlung → Punktion
I	• Intoxikation	→ Verabreichung eines Antidots, Hämofiltration
T	• Thromboembolie (Herz, Lunge)	→ PCI, Lysetherapie bei Lungenarterienembolie
S	• Spannungspneumothorax	→ Thoraxdrainage

Zusammenfassung

- Basic Life Support: Prüfen – Rufen – Drücken!
- Kontinuierliche, qualitativ hochwertige Thoraxkompressionen sind der Schlüssel für den Reanimationserfolg.
- Nach 4 min ohne suffiziente Sauerstoffversorgung treten bereits Gehirnschäden auf.
- Kardiopulmonale Reanimation: 30 Thoraxkompressionen: 2 Beatmungen
- Defibrillation bei ventrikulären Rhythmusstörungen wie Kammerflimmern, nicht bei Asystolie!
- Ziel der Reanimation ist die Wiederherstellung eines suffizienten Kreislaufs: ROSC (Return of spontaneous circulation).

Bei fast der Hälfte der COVID-19-Patienten sind erhöhte Troponinwerte als Zeichen eines myokardialen Schadens (**„myocardial injury“**) nachweisbar. Hierbei wird durch einen myokardialen Zelluntergang oder durch eine Zellschädigung mit erhöhter Membrandurchlässigkeit Troponin aus den Myozyten in die Blutbahn freigesetzt. EKG-Veränderungen (De-/Repolarisationsstörungen, Vorhofflimmern etc.) werden bei bis zu 10 % der Patienten gefunden. Es ist wichtig, zu betonen, dass die meisten dieser Patienten kardial komplett asymptomatisch sind. Man geht davon aus, dass der Myokardschaden als Ausdruck der Schwere der Erkrankung (hypoxischer Myokardschaden, hämodynamischer Stress, systemische Inflammation) zu werten ist, und nicht als eine spezifische, durch SARS-CoV-2 hervorgerufene Herzerkrankung. Bei chronisch-stabilen herzerkranken Patienten (und damit einer der Risikogruppen für COVID-19) kann es durch den schweren Krankheitsverlauf von COVID-19 zu einer Aggravierung der vorbestehenden Herzerkrankung kommen, ohne dass das Virus an sich dafür kausal verantwortlich ist.

(Peri-)Myokarditis durch Sars-CoV2

In Autopsie-Studien konnte man bei bis zu 40 % der verstorbenen COVID-Patienten SARS-CoV-2 im Myokard nachweisen werden. Eine aktive Myokarditis mit Zeichen der Inflammation war hingegen nie oder höchstens in Einzelfällen zu finden. Nach aktueller Datenlage gibt es also **keinen histopathologischen Nachweis,** dass das SARS-CoV-2 eine Myokarditis verursacht (https://jamanetwork.com/journals/jamacardiology/fullarticle/2768914).

Dagegen konnte bei sehr vielen der bereits genesenen COVID-19-Patienten in der kardialen MRT-Untersuchung Veränderungen, die mit einer durchgemachten – oder selten noch aktiven – Inflammation im Sinne einer **(Peri-)Myokarditis** vereinbar sind, dargestellt werden. Als Auslöser werden durch das Virus getriggerte (nicht verursachte!) Entzündungsprozesse gemutmaßt.

> Die wichtigste Botschaft ist, dass der bildmorphologische Nachweis der Myokarditis jedoch bei nahezu keinem Patienten zu der klinisch-manifesten Einschränkung der myokardialen Funktion führt. Selbst bei Long-COVID-Patienten mit im MRT gezeigter Entzündung bestand eine allenfalls minimale eingeschränkte Herzfunktion, die trotzdem noch im Normbereich lag. Die Symptomatik eines Long-COVID-Patienten kann also nicht durch Herzinsuffizienz erklärt werden.

Patienten nach COVID-19-Infektion benötigen nach obigen Erkenntnissen keine spezifischen kardialen Nachsorgeuntersuchungen.

(Peri-)Myokarditis durch mRNA-Impfstoffe

Sehr selten (weniger als 1 Patient pro 1 Million Impfungen) wurden in Europa und international (Peri-)Myokarditis-Fälle nach erfolgter mRNA-Impfung der Firmen Biontech und Moderna registriert (→ Abb. 49.1). Typischerweise sind junge Männer (Alter < 30 Jahre), meist nach der zweiten Impfung betroffen. Innerhalb einer (bis zu zwei) Woche(n) nach der Impfung kommt es zu Symptomen wie Kurzatmigkeit, Brustschmerzen oder spürbarem, eventuell unregelmäßigem Herzschlag. Laborchemisch kann der Troponin-Wert erhöht (= myokardiale Beteiligung) oder echokardiografisch ein, meist sehr geringer Perikarderguss nachweisbar sein. Der Verlauf ist milde und die Symptome verschwinden unter antiphlogistisch-symptomatischer Therapie und Sportkarenz innerhalb weniger Tage. In nahezu 100 % heilt die Entzündung folgenlos aus.

> Das Risiko einer im MRT nachgewiesenen Myokarditis nach COVID-19-Infektion ist massiv höher als durch die Impfung, der Nutzen der Impfung trotz minimalen Myokarditis-Risikos also dem Schaden durch COVID-19 deutlich überlegen. Daher wird auch bei genesenen COVID-19-Patienten mit „durchgemachter“ Myokarditis bzw. nach, nachgewiesener (Peri-)Myokarditis nach der 1. Impfung die Impfung bzw. Zweitimpfung empfohlen.

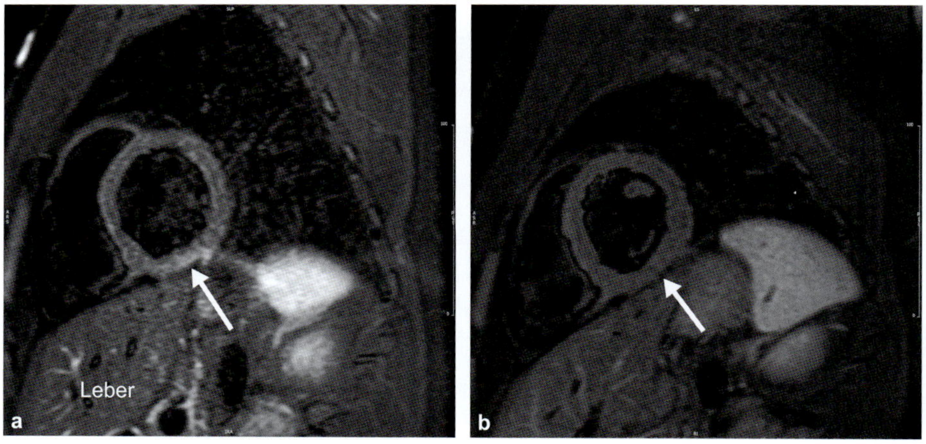

Abb. 49.1 Patient mit Verdacht auf Perimyokarditis nach erfolgter mRNA-Covid-Impfung. a) Kurzachsenschnitt. T2-Gewichtung, TIRM (Turbo-Inversion Recovery-Magnitude)-Sequenz. Nachweis von myokardialem Ödem inferobasal (weißliches Areal im hellgrauen Myokard, Pfeil). b) Drei Monate nach Bild a). Kurzachsenschnitt. T2-Gewichtung, TIRM (Turbo-Inversion Recovery-Magnitude)-Sequenz. Kein Nachweis eines Ödems mehr. Das Myokard kommt homogen hellgrau zur Darstellung. [P1210]

Myokardinfarkt

Nach aktueller Studienlage scheint COVID-19 das Risiko für einen Myokardinfarkt gering zu erhöhen (ca. 1.2-fach höheres Risiko, verglichen mit Patienten ohne Infektion). Dies macht sich vor allem bei kardiovaskulär vorerkrankten Patienten und in höherem Alter bemerkbar. Der Pathomechanismus ist wahrscheinlich in der mikrovaskulären Dysfunktion und thrombotischen Ereignissen bei Hyperkoagulabilität zu sehen. Wie bereits oben erwähnt, sind erhöhte Troponin-Werte sehr häufig bei COVID-19-Patienten nachzuweisen und meist als „myocardial injury" und nicht als klassischer Typ-1-Herzinfarkt zu interpretieren. Dennoch darf die Diagnose STEMI/NSTEMI nicht vernachlässigt werden. Typische Angina-pectoris- Symptome, neu aufgetretene ST-Strecken-Veränderungen oder der echokardiografische Nachweis regionaler Wandbewegungsstörungen sind wichtige Bausteine, um die korrekte Diagnose zu stellen.

Das Management der Patienten mit Indikation zur Koronarangiografie und - intervention ist logistisch herausfordernd, da der Aufwand an Ressourcen und die Gefährdung des medizinischen Personals durch die Virusexposition hoch ist.

Es gilt hier abzuwägen zwischen der Schwere und Prognose der COVID-19-Erkrankung und dem prognostischen Nutzen einer sofortigen oder eventuell (bei NSTEMI) erst nach Rekonvaleszenz durchgeführten Koronarintervention. Die Durchführung einer fibrinolytischen Therapie als Alternative zur Koronarangiografie sollte zumindest erwogen werden.

Rhythmusstörungen

Bei schwer erkrankten, intensivpflichtigen COVID-19-Patienten lassen sich bei circa einem Drittel Rhythmusstörungen nachweisen. In den meisten Fällen handelt es sich um Vorhofflimmern. Auch bei Nicht-COVID-19-Intensivpatienten ist dies häufig, sodass das Auftreten nicht als COVID-spezifisch zu werten ist, sondern eher als Ausdruck der Schwere der Erkrankung durch die systemische Inflammation.

Zusammenfassung

- Die kardiale Beteiligung (Peri-/Myokarditis, Myokardinfarkt, Rhythmusstörungen) bei COVID-19 ist nach aktuellem Kenntnisstand nicht virusspezifisch, sondern Ausdruck der Schwere der Erkrankung.
- Kardiale Langzeitschäden nach COVID-19 sind sehr selten. Long-COVID-Symptome sind nicht organspezifisch durch eine kardiale Dysfunktion zu erklären.
- Der Nutzen der mRNA-Impfung ist dem Schaden aufgrund einer milden, meist komplikationslos ausheilenden Myokarditis sehr deutlich überlegen.

Fallbeispiele

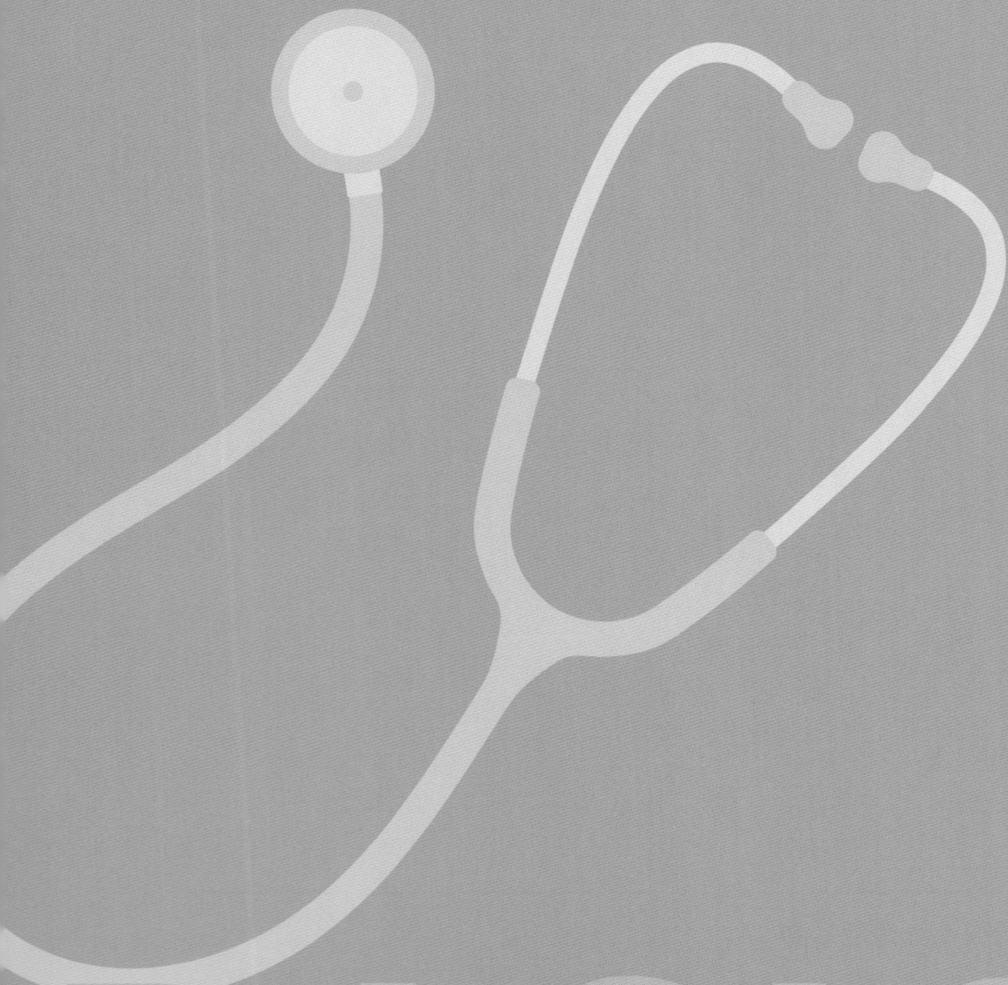

BASICS

50 Chest Pain

Fall 1

Eine 56-jährige Patientin wird vom Notarzt wegen anhaltender starker Brustschmerzen in die Notaufnahme eingeliefert. Es ist einer Ihrer ersten Dienste, dementsprechend überdenken Sie Ihre Schritte sorgfältig.

Welche Differenzialdiagnosen sind zu bedenken?

Zuerst müssen Sie die Patientin auf Hinweise für eine potenziell lebensbedrohliche, „Must-not-Miss"-Diagnose untersuchen. Dazu zählen akutes Koronarsyndrom/Myokardinfarkt, Perikarditis mit Perikardtamponade, Aortendissektion, Lungenembolie, Pneumothorax und Ösophagusruptur. Daneben kann eine Vielzahl anderer Organerkrankungen Thoraxschmerzen verursachen. Ein systematisches Vorgehen wie bei der körperlichen Untersuchung „von oben nach unten" hilft, die richtige Diagnose zu stellen. Differenzialdiagnosen im Herz-/Thoraxbereich sind Angina pectoris, Pneumonie, Pleuritis, im Abdomen Refluxösophagitis, Ösophagusspasmus, Magenulkus, akute Pankreatitis und Cholezystitis. Daneben gibt es neurologische (Herpes Zoster) oder muskuloskelettale Ursachen.

Welche klinischen Erstmaßnahmen ergreifen Sie?

Bei jedem „Chest-Pain"-Patienten müssen Sie sich folgende zwei Fragen stellen: Müssen Sofortmaßnahmen ergriffen werden? Welche lebensbedrohlichen Erkrankungen kommen in Betracht? Beide Fragen lassen sich innerhalb weniger Minuten nach Eintreffen des Patienten beantworten.
Die klinischen Erstmaßnahmen beinhalten eine visuelle Einschätzung der Patientin (z. B. Dyspnoe, Zyanose, Bewusstseinstrübung, Hinweise auf ein Schockgeschehen?), die Überprüfung der Vitalparameter und das sofortige Schreiben eines EKGs. Als Nächstes gilt es, die Patientin zu stabilisieren (z. B. Beatmung, O_2-Gabe, intravenöse Medikamentengabe), um dann, falls nötig, weitere diagnostische Schritte einzuleiten.

- **Visuelle Ersteinschätzung:** Ihre Patientin ist potenziell vital bedroht: Kaltschweißigkeit, Blässe, Lippenzyanose, massive Brustschmerzen.
- **Sofort erhobene Vitalparameter:** HF 110/min, RR 90/60 mmHg, AF 26/min, sO_2 88 %
- **Anamnese:** Während das EKG angelegt wird, erheben Sie eine kurze Anamnese und untersuchen die Patientin orientierend. Die Patientin berichtet über seit etwa 8 h anhaltende Schmerzen hinter dem Brustbein. Es fühle sich an, als ob die Brust in einen Schraubstock eingespannt sei. Sie klagt außerdem über Atembeschwerden, Übelkeit, friert leicht und fühlt sich dabei seltsam kaltschweißig. Die Patientin wird wegen Hypertonie vom Hausarzt medikamentös behandelt. Wie Sie dem Einsatzprotokoll entnehmen können, hat der Notarzt bereits zwei Hübe eines Nitro-Sprays verabreicht, was jedoch keine wesentliche Schmerzlinderung bewirkt hat.
- **Körperliche Untersuchung:** Die körperliche Untersuchung zeigt eine Patientin in gutem EZ und reduziertem AZ. Ihre Haut ist blass und kaltschweißig mit Zyanose der Lippen und Akren. Auffällig ist daneben ein leichtes Rasselgeräusch basal über beiden Lungen.

Von der Pflegekraft wird Ihnen das EKG der Patientin (→ Abb. 50.1) überreicht.

Wie interpretieren Sie das EKG?

Das EKG ist normofrequent im Sinusrhythmus. Man erkennt ST-Hebungen in II, III, aVF, V_2–V_5.

Welche Verdachtsdiagnose haben Sie und welche Maßnahmen sollten Sie sofort ergreifen?

Aufgrund der typischen Klinik und der Nitro-Resistenz des Schmerzes vermuten Sie einen akuten Myokardinfarkt, der sich im EKG bestätigt. Das klinische Erscheinungsbild und die Vitalparameter deuten auf ein kardiales Schockgeschehen hin.
Die Ergebnisse Ihrer angeordneten Laborwerte inklusive hs-Troponin müssen Sie nicht abwarten. Sie nehmen sofort Kontakt mit den Kollegen des Herzkatheter-Labors auf und verabreichen Ihrer Patientin 250 mg ASS i. v., 5.000 I. E. Heparin i. v. und Morphin zur Analgesie. Falls von den Kollegen des Herzkatheterlabors gewünscht, erfolgt zusätzlich die Gabe einer Loading dose eines Thrombozytenaggregationshemmers (i. d. R. Ticagrelor 180 mg). Nach neuen Leitlinien erfolgt eine Sauerstoffgabe wegen der toxischen Nebenwirkungen nur noch bei einer gemessenen Sättigung < 90 %. Somit verabreichen Sie der Patienten Sauerstoff (2–4 l/min) über eine Nasenbrille.

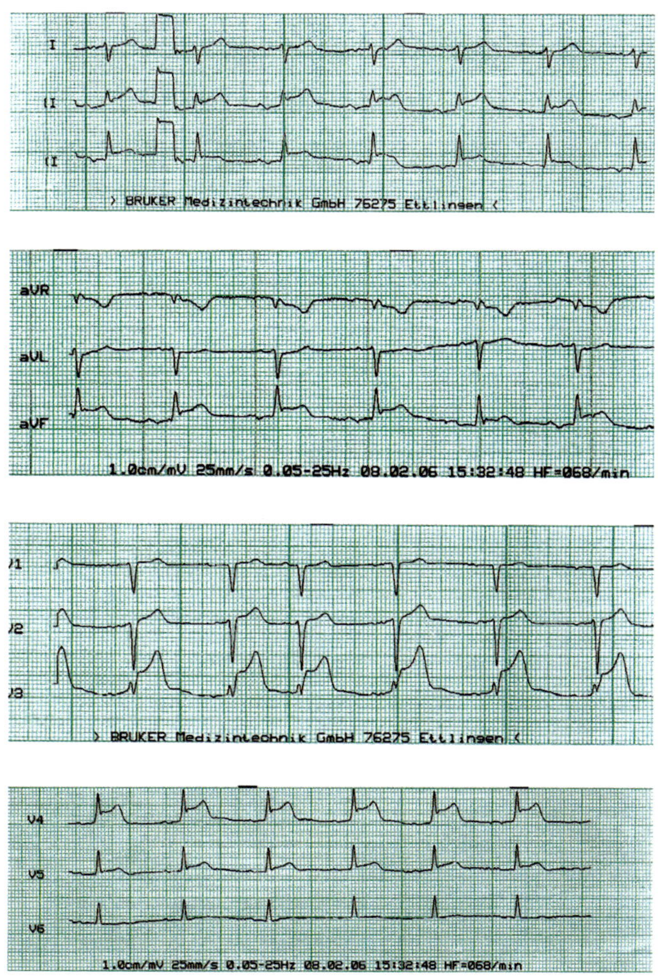

Abb. 50.1 EKG der Patientin [M235]

Die Patientin wird nach wenigen Minuten in das Herzkatheterlabor gebracht. Die verschlossene rechte Koronararterie wird wiedereröffnet und mittels mehrerer Drug Eluting Stents versorgt. Danach wird die Patientin noch mehrere Tage bei kardiogenem Schock auf der Intensivstation betreut. Nach ca. 14 Tagen kann sie in die Rehabilitation entlassen werden.

Fall 2

Einige Tage später kommt eine weitere Patientin mit Thoraxschmerzen in die Notaufnahme. Auch sie ist 56 Jahre alt. Es fällt Ihnen sofort ein Unterschenkelgips auf. Auffallend ist, dass das Sprechen der Patientin leichte Atembeschwerden bereitet und sie mehrmals hustet.

- **Visuelle Ersteinschätzung:** Diese Patientin ist nicht vital bedroht: keine Zyanose, normales Hautkolorit, „nur" leichte Atemnot.
- **Sofort erhobene Vitalparameter:** HF 117/min, RR 110/90 mmHg, AF 22/min, sO_2 94 %
- **Anamnese:** Während das EKG angelegt wird, erheben Sie eine kurze Anamnese und untersuchen die Patientin orientierend. Die Patientin berichtet, dass sie vor 12 Tagen wegen einer Sprunggelenksfraktur operiert worden sei. Sie fragen genauer nach und finden heraus, dass die Schmerzen der Patientin atemabhängig sind und in den Bereich zwischen den Schulterblättern ausstrahlen. Sie sind im Verlauf der letzten Woche bereits mehrere Male aufgetreten, jedoch erst jetzt so massiv geworden.

Sie gibt an, weder zu rauchen noch regelmäßig Alkohol zu trinken.

- **Körperliche Untersuchung:** Die körperliche Untersuchung zeigt eine Patientin in gutem EZ und etwas reduziertem AZ. Die Schleimhäute sind feucht und rosig, die Lippen und Akren nicht zyanotisch. Die körperliche Untersuchung bringt keine pathologischen Befunde.

Das geschriebene EKG zeigt keinen Ischämie-verdächtigen Befund.

Welche Verdachtsdiagnose liegt nahe und wie gehen Sie diagnostisch weiter vor?

In Verbindung mit der Sprunggelenksfraktur (als Ursache einer tiefen Beinvenenthrombose) sprechen die Beschwerden sehr für eine Lungenembolie. Sie veranlassen deshalb:

- Labor: Routine-Labor und D-Dimere, hs-Troponin und NT-proBNP. Eine Thrombophilie-Diagnostik erübrigt sich, da die Patientin durch die Immobilisation einen starken Risikofaktor für thromboembolische Ereignisse aufweist.
- CT-Angiografie des Thorax zur Diagnosestellung
- Echokardiografie mit Beurteilung des rechten Ventrikels zur Prognoseabschätzung
- Im weiteren Verlauf Duplexuntersuchung der Beinvenen zum Nachweis der Emboliequelle

Welche Aussagen können Sie aus den durchgeführten Untersuchungen treffen?

Sind die D-Dimere negativ, ist eine Lungenembolie als Ursache der Beschwerden nahezu ausgeschlossen. Über die Bestimmung des hs-Troponin und NT-proBNP erhalten Sie indirekte Informationen über die hämodynamische Auswirkung der Lungenembolie auf den rechten Ventrikel. Erhöhte Werte sprechen für einen rechtsventrikulären Myokardschaden bzw. eine rechtsventrikuläre Dysfunktion. Solche Patienten haben ein höheres Mortalitätsrisiko und dürfen nicht ambulant therapiert werden. Eine Echokardiografie mit morphologischem Nachweis einer Rechtsherzbelastung ergänzt die Diagnostik diesbezüglich. Der Goldstandard zur Diagnosestellung ist die CT-Angiografie des Thorax. Bei Kontrastmittelallergie oder Niereninsuffizienz kann alternativ ein Perfusions-Ventilations-Szintigramm durchgeführt werden.

Sie erhalten die Laborergebnisse Ihrer Patientin mit einem erhöhten D-Dimer-Wert (Norm: < 500 ng/ml), hs-Troponin und NT-proBNP sind im Normbereich. Sie veranlassen eine CT-Angiografie des Thorax (→ Abb. 50.2), danach eine Echokardiografie und eine Duplexsonografie der tiefen Beinvenen.

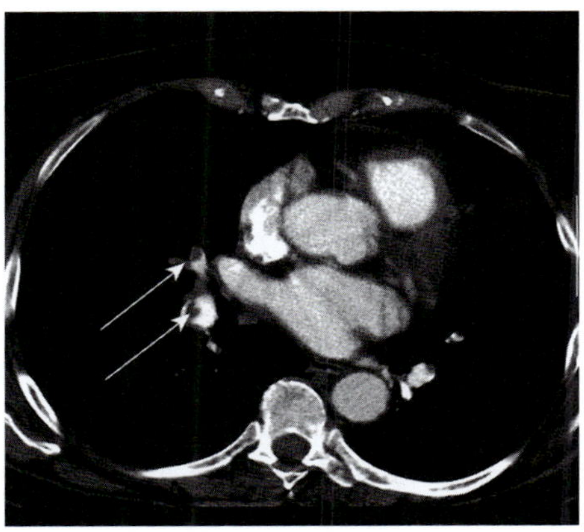

Abb. 50.2 CT-Angiografie des Thorax mit Kontrastmittel i. v. (erkennbar an der Kontrastierung des rechten Ventrikels). Kontrastmittelaussparungen (weiße Pfeile) durch eine Lungenarterienembolie in den Segmentarterien des rechten Unterlappens. [M104]

Welche therapeutischen Maßnahmen ergreifen Sie?

Die Patientin wird wegen der Thoraxschmerzen analgesiert und erhält 10.000 IE Heparin intravenös als Bolus (schon bei Verdacht!). Nach Diagnosestellung kann gewichtsadaptiert niedermolekulares Heparin oder ein DOAK (→ Kap. 19) verabreicht werden. Ihre Patientin hat keine Hinweise für ein erhöhtes Risiko oder eine schlechte Prognose (der Blutdruck ist normal, Troponin und NT-proBNP sind im Normbereich, die Echokardiografie ohne Hinweis auf Rechtsherzbelastung). In der Duplexsonografie wird eine tiefe Beinvenenthrombose dargestellt, als Folge der Immobilisation durch die Fraktur. Somit handelt es sich um ein „provoziertes" embolisches Ereignis. Eine orale Antikoagulation über 3 Monate ist ausreichend.

Bei hämodynamisch instabilen Patienten im kardiogenen Schock ist eine Lyse-Therapie indiziert.

Anamnese und Gesamtheit der klinischen Befunde wie in diesem Fall lassen die Diagnose der Lungenembolie recht eindeutig erscheinen. Tatsächlich wird die Lungenembolie häufig nicht (rechtzeitig) erkannt, da ihre Klinik nicht charakteristisch sein muss!

Bei unklarem Thoraxschmerz und unklarer Dyspnoe immer an eine Lungenembolie denken!
Bei Tachykardien nach einem operativen Eingriff immer an eine Lungenembolie denken!

51 Dyspnoe

Fall 1

Ein 79-jähriger Patient stellt sich mit Atembeschwerden in der Ambulanz Ihrer Klinik vor.

- **Anamnese:** Auf Ihre Nachfrage berichtet der Patient, dass die Luftnot bereits bei nur leichten Belastungen auftrete, die er früher problemlos bewältigen habe können. Heute strenge es ihn schon an, morgens die Post aus dem Briefkasten zu holen. Nachts plage ihn zusätzlich ein hartnäckiger Husten, der ihn immer wieder aus dem Schlaf reiße. Gut schlafen könne er nur noch mit zwei dicken Kissen unter Kopf und Oberkörper.
- **Körperliche Untersuchung:** Die körperliche Untersuchung zeigt einen 79-Jährigen in gutem EZ und leicht eingeschränktem AZ. Die Schleimhäute sind feucht und leicht zyanotisch. Sie erkennen eine venöse Einflussstauung am Hals.

HF 90/min, RR 155/85 mmHg. Leiser 1. HT. Raues, spindelförmiges Systolikum mit Punctum maximum im 2. ICR rechtsparasternal. Fortleitung des Geräuschs in beide Karotiden. Deutlich tasten Sie einen Herzspitzenstoß. Über beiden Lungen auskultieren Sie ein dezentes exspiratorisches Giemen, nur rechts-basal sind feinblasige RG auskultierbar. Die Bauchdecke ist gespannt, aber nicht hart, und die Leber 2–3 cm unter dem rechten Rippenbogenrand palpabel. Es bestehen beidseits prätibiale Ödeme.

Welche Verdachtsdiagnose stellen Sie?

Klinik und Anamnese weisen auf eine Herzinsuffizienz vom Grad NYHA III (Symptome bereits bei leichter Belastung) hin. Ursächlich könnten ein stiller Infarkt, Klappenvitien oder eine Kardiomyopathie sein.

Die Rasselgeräusche über der Lunge sprechen für eine Lungenstauung, das exspiratorische Giemen für ein Asthma cardiale. Das spindelförmige, in die Karotiden fortgeleitete Systolikum weist auf eine Aortenstenose hin.

Welche Untersuchungen ordnen Sie an, welche charakteristischen Befunde erwarten Sie?

Zunächst muss der Verdacht der Herzinsuffizienz (HI) diagnostisch gesichert werden. Zusätzlich muss ihre Ursache geklärt werden, um dann die richtige Therapie beginnen zu können.

Es ergeben sich folgende Befunde:

- **Ruhe-EKG:** Es gibt keine typischen Hinweise auf Herzinsuffizienz im EKG. Es kann vielmehr auf zugrunde liegende Herzerkrankungen hinweisen, z. B. auf einen abgelaufenen Myokardinfarkt.
- **Röntgen-Thorax:** Charakteristisch für eine Herzinsuffizienz dieser klinischen Ausprägung wären eine Kardiomegalie und Lungenstauung.
- **Labor:** Ein normaler (NTpro-)BNP-Wert schließt bei unklarer Klinik eine Herzinsuffizienz aus. Erhöhte Kreatinin- und Leberwerte unterstützen den Verdacht auf Organstauung.
- **Echokardiografie:** Durch die Echokardiografie können Art und Grad der myokardialen Funktionseinschränkung bestimmt und im Verlauf beurteilt werden. Außerdem können ursächliche Erkrankungen wie z. B. Klappenvitien (in diesem Fall eine Aortenstenose) nachgewiesen und quantifiziert werden.
- **Oberbauchsonografie:** Die V. cava inferior und Lebervenen sind erweitert. Bei chronischer Rechtsherzinsuffizienz erscheint die Leber vergrößert. Das Parenchym ist homogen verdichtet. Möglicherweise ist Aszites erkennbar.

Wie beurteilen Sie das EKG des Patienten (→ Abb. 51.1)?

Im EKG erkennt man bei einer HF von 57/min ein flach negatives T in II und III sowie ein präterminal bis terminal negatives T in V_4–V_6. Der Sokolow-Index ist positiv. Diese ST-Veränderungen kann man als Zeichen der Linksherzhypertrophie werten. Typische schenkelblockartige Veränderungen, wie sie bei Linksherzhypertrophie häufig sind, findet man jedoch nicht.

Welche therapeutischen Maßnahmen ergreifen Sie?

Der Patient muss stationär aufgenommen werden. Zur Linderung der Atembeschwerden und zur Senkung der Vorlast erhält er – nach Kontrolle des K^+-Spiegels (**Cave** bei Hypokaliämie!) – initial mindestens 40 mg Furosemid i. v. und dann ggf. bis zu 10 mg/h über einen Perfusor.

Die Wirkung der diuretischen Therapie ist klinisch und anhand der Gewichtsentwicklung überprüfbar. Ordnen Sie deshalb eine tägliche Gewichtsmessung an! Sind die Beschwerden weitgehend abgeklungen, kann auf eine orale Diuretikatherapie mit Torasemid umgestellt werden.

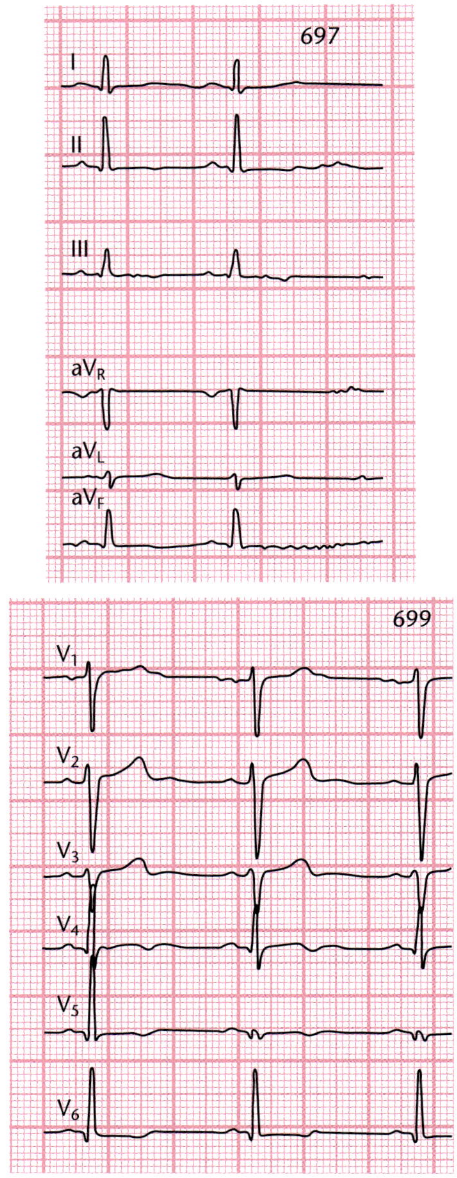

Abb. 51.1 EKG des Patienten [R278]

Welches weitere Vorgehen und welche Langzeittherapie schlagen Sie vor?

In der Echokardiografie ergibt sich eine hochgradige Aortenklappenstenose mit konsekutiver Linksherzhypertrophie. Die Operationsindikation ist bei diesem symptomatischen Patienten gegeben. Der Patient sollte im Heart-Team besprochen werden, um dann gemeinsam mit dem Patienten die bestmögliche Therapie zu wählen (operativer Aortenklappenersatz oder TAVI).

Fall 2

Ein 76-jähriger Patient stellt sich mit Atemnot in der Ambulanz vor.

- **Anamnese:** Auf Ihr Nachfragen berichtet der Patient, dass er schon seit mehreren Monaten bei körperlicher Anstrengung Atemnot verspüre. Er habe anfangs vermutet, dies sei „in seinem Alter normal", in der letzten Zeit sei er aber zunehmend in seinem Alltag eingeschränkt. Seit seinem 30. Lebensjahr rauche der Patient ca. 10 Zigaretten pro Tag.

Sie haben einen Verdacht und fragen, ob in Verbindung mit der Atemnot Brustschmerzen aufgetreten seien, was der Patient jedoch verneint.

- **Körperliche Untersuchung:** Die körperliche Untersuchung zeigt einen Patienten in gutem EZ und AZ. Sie bringt keine pathologischen Befunde zutage. Allein der Blutdruck ist, bei wiederholter Messung, mit im Mittel 145/90 mmHg zu hoch.

Welchen Verdacht haben Sie? Welche Differenzialdiagnosen sind in Betracht zu ziehen?

Bei chronischer Atemnot fällt der Verdacht schnell auf chronisch-pulmonale Erkrankungen oder die koronare Herzerkrankung. Sie sollten jedoch auch zerebrale und neuromuskuläre Erkrankungen (z. B. Myasthenia gravis), eine Anämie oder metabolische Störungen in Betracht ziehen.

Welche initialen diagnostischen Maßnahmen ergreifen Sie?

- Ruhe-EKG
- Labor
- Blutgase
- Röntgen-Thorax
- Echokardiografie
- Im Verlauf Belastungs-EKG

Es ergeben sich folgende Befunde:

- **Labor:** Gesamt-Cholesterin 225 mg/dl, LDL-Cholesterin 147 mg/dl, HDL-Cholesterin 34 mg/dl, Triglyzeride 212 mg/dl. Alle übrigen Laborwerte befinden sich im Normbereich.
- **Ruhe-EKG:** Das Ruhe-EKG zeigt keine wesentlichen pathologischen Veränderungen. Allein eine leichte T-Abflachung in den inferioren Ableitungen wird auffällig.
- **Belastungs-EKG:** Beim Belastungs-EKG ist der Patient 2 min mit 100 W belastbar, dabei steigen Herzfrequenz und Blutdruck adäquat an. Im Belastungs-EKG zeigen sich keine signifikanten ST-Senkungen. Allerdings muss die Untersuchung kurz darauf wegen Atemproblemen abgebrochen werden. In diesem Zusammenhang tritt erstmals auch ein leichtes Druckgefühl hinter dem Brustbein auf.
- **Röntgen-Thorax:** altersentsprechender Normalbefund

Wie bewerten Sie die Befunde?

Die körperliche Untersuchung in Kombination mit den Laborbefunden, dem EKG (leichte Rückbildungsstörung im Ruhe-EKG, Angina-pectoris-äquivalente Beschwerden im Belastungs-EKG) unterstützen den Verdacht auf die koronare Herzerkrankung. Da im Röntgen-Thorax keine pathologischen Veränderungen der Lunge erkennbar sind, ist eine chronische Lungenerkrankung eher unwahrscheinlich.

Was ist Ihr nächster diagnostischer Schritt?

In Anbetracht des auffälligen EKGs und der kardiovaskulären Risikofaktoren (Hypercholesterinämie, Nikotinabusus) sollten Sie mittels Koronarangiografie eine Stenose der Herzkranzgefäße ausschließen.

Der untersuchende Arzt diagnostiziert bei der Koronarangiografie eine Stenose eines Seitenasts der RCA, die er in derselben Sitzung stentet. Wie ist Ihr weiteres Vorgehen?

Es muss versucht werden, die Risikofaktoren des Patienten zu beseitigen. Zunächst bieten Sie dem Patienten ein Raucher-Entwöhnungsprogramm an. Medikamentös beginnen Sie mit einem Statin. Allerdings bedarf es auch einer Umstellung der Lebens- und Ernährungsgewohnheiten. Hier sind oftmals Überzeugungs- und Motivationsarbeit vonseiten des Arztes nötig.

Um eine akute Stent-Thrombose und eine In-Stent-Restenose zu verhindern, verordnen Sie dem Patienten eine duale Thrombozytenaggregationshemmung, z. B. mit Prasugrel (über 12 Monate) und ASS (lebenslang).

Fall 1

In der kardiologischen Ambulanz stellt sich eine 82-jährige Dame vor, die von rezidivierenden Bewusstseinsverlusten in den letzten Monaten berichtet. Sie kommt nur auf Drängen ihrer Enkelin, einer Medizinstudentin, zu Ihnen.

- **Anamnese:** Die Patientin berichtet von mehreren Schwindelattacken mit kurzzeitiger Ohnmacht in den letzten Monaten. Sie fühle sich weder krank noch körperlich eingeschränkt.

Auf Nachfrage erklärt die Patientin, während des Schwindels keine Schmerzen zu verspüren. Auch sonst kenne sie weder Brustschmerz noch Atemnot. Bei der Dame wurde vor einem Dreivierteljahr ein derzeit diätetisch beherrschter Diabetes mellitus diagnostiziert. Die Patientin nimmt keine Medikamente ein.

- **Körperliche Untersuchung:** Es zeigt sich eine bewusstseinsklare Patientin in gutem EZ und AZ. Die Schleimhäute sind feucht und rosig, der Hautturgor altersentsprechend. Keine vergrößerten Lymphknoten tastbar, Schilddrüse nicht vergrößert. Keine Ödeme, keine Einflussstauung. Keine Strömungsgeräusche über den Karotiden und Femoralarterien. HF 72/min, rhythmisch, RR 134/80 mmHg. Herztöne rein, keine Herzgeräusche. Sonorer Klopfschall. Vesikuläre Atmung über beiden Lungen. Abdomen unauffällig. Nierenlager frei. Schmerzen im Bereich der rechten Schulter. Neurologie grob orientierend o. B. Periphere Pulse der unteren Extremitäten beidseits tastbar.

Welche Maßnahmen ergreifen Sie prinzipiell bei einem bewusstlosen Patienten an erster Stelle?

Nach der Sicherung der Vitalfunktion und ggf. der Lagerung in der stabilen Seitenlage muss bei jedem bewusstlosen oder bewusstseinseingeschränkten Patienten, bei dem nicht mit absoluter Sicherheit eine Ursache für die Bewusstseinseinschränkung offensichtlich wird, sofort ein Blutzucker-Schnelltest zum Ausschluss einer Hypoglykämie gemacht werden!

Welche Verdachtsdiagnose stellen Sie bei der Patientin? An welche Differenzialdiagnosen denken Sie?

Die wiederholten Schwindelattacken, die im weiteren Verlauf über mehrere Monate ohne Beschwerden bleiben, sprechen für eine Herzrhythmusstörung. Differenzialdiagnostisch bedenkenswert sind weiterhin ein schlecht eingestellter Diabetes mellitus mit hypoglykämischen Phasen oder eine Orthostasestörung. Auch eine Epilepsie ist nicht auszuschließen.

Denken Sie bei unklarer Ohnmacht auch an fokale zerebrale Ischämien (TIA oder PRIND), deren Beschwerdebild sich definitionsgemäß innerhalb von Stunden bis Tagen zurückbildet.

Welche diagnostischen Maßnahmen ergreifen Sie?

- Ruhe-EKG
- Langzeit-EKG
- Belastungs-EKG
- Labor
- Echokardiografie
- Doppler der hirnversorgenden Gefäße
- Karotisdruckversuch

Wieso ist vor dem Karotisdruckversuch eine Auskultation der Karotiden unerlässlich?

Bei Karotis-Stenosen besteht die Gefahr einer kritischen zerebralen Ischämie bis hin zur zerebralen Apoplexie. Relevante Stenosen würden durch ein Strömungsgeräusch über den Karotiden auffallen.

Es ergeben sich folgende Befunde:

- **Ruhe-EKG:** weitgehend unauffällig
- **Langzeit-EKG:** normofrequenter Sinusrhythmus, der in unregelmäßigen Abständen von bradykarden Phasen durchbrochen wird. Achtmal Sinusarrest mit Pausen > 1.500 ms, diese vor allem nachts, gelegentlich auch tagsüber.
- **Belastungs-EKG:** altersentsprechender Anstieg der HF und des RR weder pektanginöse Beschwerden noch pathologische EKG-Veränderungen
- **Labor:** BZ-Tagesprofil: leichte Hyperglykämie (Spitzenwert 131 mg/dl). Alle anderen Laborwerte im Normbereich.
- **Echokardiografie:** unauffällig
- **Doppler-Untersuchung:** mäßige Plaquebildung im Bulbusbereich beider Karotiden, keine hämodynamisch wirksame Lumeneinengung
- **Karotisdruckversuch:** Start bei HF von 72/min. Bei Massage der rechten Karotis kommt es zu einer Sinusbradykardie mit einer Herzfrequenz von 40/min, es entstehen keine Pausen.

Wie beurteilen Sie die Befunde? Wie gehen Sie weiter vor?

Die Sinusarreste und die bradykarden Phasen im Langzeit-EKG lassen bei der älteren Dame kaum mehr Zweifel an einem kranken Sinusknoten und der Diagnose eines Sick-Sinus-Syndroms. Die unauffällige Echokardiografie und das Fehlen pektanginöser Beschwerden beim Belastungs-EKG machen ein ischämisches Ereignis unwahrscheinlich. Therapie der Wahl ist bei dieser Patientin die Implantation eines Zweikammer-Schrittmachers.

Fall 2

Eine 54-jährige Patientin kommt zu Ihnen in die Notaufnahme und berichtet, dass sie in den letzten Wochen mehrmals unter leichten Schwindelepisoden gelitten habe.

- **Anamnese:** Vor 4 Tagen habe sie sich krank gefühlt und deswegen ein Bad genommen. Beim Aufstehen aus dem Wasser sei ihr wieder für einen Moment etwas „schummrig" gewesen und sie sei ausgerutscht. Seither habe sie Schmerzen im rechten Oberkörper. Die Patientin raucht, trinkt kaum Alkohol und besucht mehrmals pro Woche einen Sportkurs im nahe gelegenen Sportverein. Sie nimmt keine Medikamente.
- **Körperliche Untersuchung:** Die körperliche Untersuchung zeigt eine Patientin in gutem AZ und EZ. Bewusstsein klar. Schleimhäute feucht und rosig, regelrechter Hautturgor. Keine Zyanose, kein Ikterus. Keine Ödeme, keine Einflussstauung. Keine Strömungsgeräusche über den Karotiden und Femoralarterien. HF 64/min, rhythmisch, RR 130/80 mmHg. Herztöne rein. Spindelförmiges Systolikum mit p. m. links parasternal. Hämatom im Bereich des knöchernen Thorax etwa von der 6.–10. Rippe im Bereich der vorderen Axillarlinie. Neurologie grob orientierend o. B. Periphere Pulse der unteren Extremitäten beidseits tastbar. Keine sonstigen pathologischen Befunde.

Welche Verdachtsdiagnose stellen Sie? Von welchen Differenzialdiagnosen gehen Sie aus?

Als Ursache für den Schwindel müssen ein ischämisches Ereignis des Herzens oder des ZNS, eine Epilepsie, eine Orthostasereaktion, eine Hypoglykämie oder Rhythmusstörungen in Erwägung gezogen werden. In Anbetracht des Auskultationsbefunds spricht allerdings sehr viel für eine Stenose der linksventrikulären Ausflussbahn oder der Aortenklappe mit vermindertem HZV.
Die Schmerzen im Thoraxbereich lassen eine Rippenprellung oder -fraktur vermuten.

Wie gehen Sie weiter vor?

- Labor
- Ruhe-EKG
- Röntgen-Thorax
- Echokardiografie
- Langzeit-EKG

Es ergeben sich folgende Befunde:

- **Echokardiografie:** → Abb. 52.1
- **Labor:** Alle Laborwerte liegen im Normbereich.
- **Röntgen-Thorax:** In der Thoraxübersicht können keine knöchernen Defekte oder Frakturen festgestellt werden. Das Herz bildet sich nicht vergrößert ab.
- **EKG:** Das EKG zeigt präkordial (V_{3-6}) eine ausgeprägte Hypervoltage und ST-Senkungen mit tief negativen, symmetrischen T-Wellen. Außerdem erkennt man eine negative T-Welle in den Ableitungen II und aVL und eine biphasische T-Welle in Ableitung V_2. Die EKG-Veränderungen mit Hypervoltage und unspezifischen T-Wellen und ST-Streckenveränderungen sind typisch für eine linksventrikuläre Hypertrophie (→ Abb. 52.2).

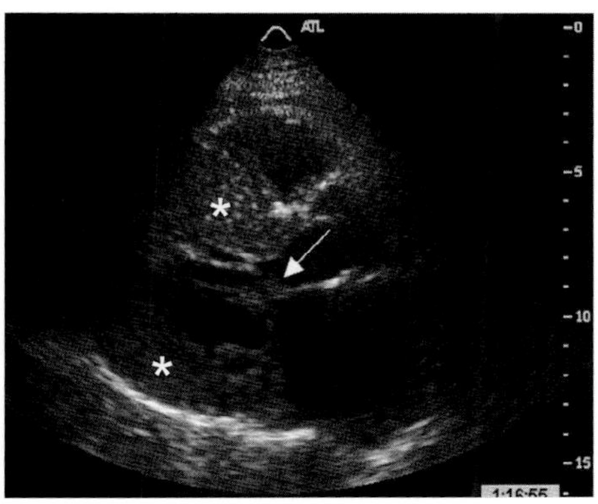

Abb. 52.1 Echokardiografie (parasternaler Langachsenschnitt) des massivst hypertrophierten linken Ventrikels (* = Myokard des linken Ventrikels) mit Obstruktion des Ausflusstrakts in Richtung Aortenklappe durch eine systolische Vorwärtsbewegung (SAM-Phänomen; siehe Text) der Mitralklappe (Pfeil). [E1007]

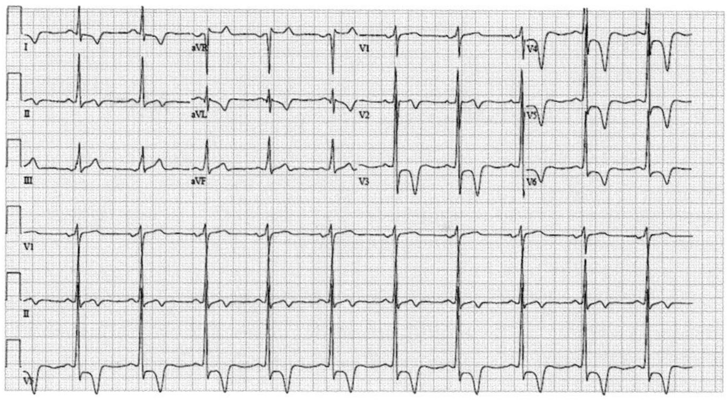

Abb. 52.2 EKG der Patientin [E1008]

Wie beurteilen Sie die Befunde und wie gehen Sie weiter vor?

Die Echokardiografie klärt die Ursache des Systolikums schnell. Man sieht eine massive linksventrikuläre Hypertrophie in Kombination mit einem sog. SAM-Phänomen (→ Kap. 38; systolische Muskelwulstbildung und systolische Vorwölbung [SAM = systolic anterior movement] des vorderen Mitralklappensegels gegen das Septum). In Kombination ist das absolut charakteristisch für eine HOCM. Die systolische Stenosierung der Ausflussbahn durch die Hypertrophie und das vordere Mitralsegel verhindern eine ausreichende Steigerung des HZV, wie es im Fall der Patientin beim schnellen Aufstehen aus der warmen Badewanne (periphere Vasodilatation!) nötig gewesen wäre. Dadurch kam es zum Schwindelgefühl. Aorten- und Mitralklappe sind morphologisch unauffällig.

Die rein symptomatische medikamentöse Therapie beschränkt sich auf die Verschreibung von Betablockern wie Metoprolol oder Bisoprolol. Solange die Beschwerden hierunter nicht persistieren, kann bei der ansonsten gesunden Patientin auf eine operative Therapie verzichtet werden, da diese mit einem nicht unwesentlichen Risiko behaftet ist (Mortalität ca. 1–4 % bei subvalvulärer Myektomie oder TASH [transkoronare Ablation der Septumhypertrophie]) und die Prognose der Patientin nicht positiv beeinflusst. Die Antwort auf die Frage, ob eine ICD-Implantation indiziert ist, hängt davon ab, ob der Synkope eine maligne Arrhythmie folgt.

Die Patientin sollte angewiesen werden, in Zukunft übermäßige körperliche Anstrengung zu meiden und regelmäßig sowie bei jeglicher Zunahme der Symptome erneut in der Klinik zur Kontrolluntersuchung vorstellig zu werden.

53 Tachykardie

Sie werden wegen eines 46-jährigen Mannes mit Tachykardie in die Notaufnahme gerufen.

- **Anamnese:** Der Patient hat während des Mittagessens plötzlich Herzrasen verspürt, was nun seit ca. 2 h anhält. Er fühlt sich, als würde er Sport machen, und bemerkt leichte Atemnot sowie allgemeines Unwohlsein. Auf Nachfrage erklärt er, dass die Nacht etwas kurz gewesen sei, weil am Vorabend sein Geburtstag gefeiert worden war. Seit Langem nimmt er ein Medikament gegen hohen Blutdruck ein.
- **Körperliche Untersuchung:** leicht adipöser Patient in gutem AZ. Die Schleimhäute sind feucht und rosig, der Hautturgor altersentsprechend. Keine Ödeme, keine gestauten Halsvenen. Herztöne rein, keine Herzgeräusche. HF 154/min, rhythmisch, RR 150/100 mmHg. Sonorer Klopfschall. Vesikuläre Atmung über beiden Lungen. Abdomen unauffällig.

Welche diagnostischen Maßnahmen ergreifen Sie?

Es besteht sicherlich keine vital-gefährdende Situation (Blutdruck eher hypertensiv, guter AZ). Als erstes erfolgt eine Blutabnahme und das EKG wird geschrieben.

Es ergeben sich folgende Befunde:

- **Labor:** Alle Laborwerte inklusive kardiale Marker (hs-Troponin, NT-proBNP) und TSH liegen im Normbereich.
- **EKG:** → Abb. 53.1

Wie beurteilen Sie das EKG des Patienten (→ Abb. 53.1)?

Das EKG zeigt einen schmalen QRS-Komplex, also eine supraventrikuläre (da Tachykardie, mit einer Herzfrequenz von 150/min. Um die Art des Rhythmus zu identifizieren, suchen Sie P-Wellen. Am besten erkennt man sie in Ableitung V_1 (→ Abb. 53.2, siehe Pfeile). Die PP-Abstände sind immer gleich. Vor jedem QRS-Komplex sind zwei, in V_1 positive P-Wellen. In den inferioren Ableitungen (II, III, aVF) sind die P-Wellen sägezahnartig negativ (absteigender Teil der P-Welle steiler als aufsteigender Teil, → Abb. 53.3).

Sie sind sich nicht ganz sicher, ob Sie die P-Wellen richtig identifiziert haben. Was machen Sie, um die P-Wellen besser zu erkennen?

Um die Flatterwellen noch besser zu erkennen, führen Sie ein vagales Manöver (Karotissinusmassage) durch. So wird kurzzeitig die Überleitungsfunktion des AV-Knotens verlangsamt und die Flatterwellen sind zwischen den nun weiter auseinander liegenden QRS-Komplexen gut zu erkennen (→ Abb. 53.4)

Welche Diagnose stellen Sie?

Bei der supraventrikulären Tachykardie handelt es sich um typisches Vorhofflattern mit 2:1-Überleitung (→ Kap. 30). Der Herzfrequenz des Vorhofflatterns beträgt ca. 300/min, die ventrikuläre Frequenz bei 2:1-Überleitung somit ca. 150/min.

Welche therapeutischen Maßnahmen ergreifen Sie akut?

Folgende Therapieprinzipien kommen zur Anwendung:

1. **Kontrolle der Herzfrequenz:** Der Patient ist hämodynamisch stabil. Eine akute elektrische Kardioversion ist nicht notwendig. Sie beginnen eine Therapie mit Betablocker, um die Überleitung der Flatterwellen durch den AV-Knoten zu bremsen und die Ventrikelfrequenz zu verlangsamen.
2. **Thrombembolieprophylaxe/Antikoagulation:** Wie beim Vorhofflimmern besteht die Indikation für eine orale Antikoagulation mit direkten oralen Antikoagulanzien (DOAK).

Unter Therapie mit der maximal möglichen Betablockerdosis ist die Herzfrequenz seit mehreren Stunden weiter bei 150/min. Der Patient hat zunehmende Atemnot.

Welche Therapiemaßnahme ergreifen Sie jetzt?

Jetzt greift das dritte Therapieprinzip:

3. **Rhythmuskontrolle:** Die Frequenzkontrolle ist ungenügend unter medikamentöser Therapie. Der Patient dekompensiert klinisch (zunehmende Dyspnoe). Sie lassen den Patient nüchtern und veranlassen die elektrische Kardioversion (→ Kap. 30). Die elektrische Kardioversion ist erfolgreich. Der Patient hat normofrequenten Sinusrhythmus.

Was ist langfristig anzustreben?

Da Vorhofflattern eine hohe Rezidivrate hat, ist als definitive Therapiemaßnahme der Wahl die Ablation des cavo-trikuspidalen Isthmus anzustreben. Vorausgehend kann bei ungenügender Frequenzkontrolle eine elektrische Kardioversion erfolgen (→ Kap. 30).

Sie entlassen den Patienten nach erfolgreicher elektrischer Kardioversion nach Hause. Alkoholhaltige Getränke können das Flattern triggern und sollten sicher bis zur Ablation vermieden werden. Der Patient wird durch die von Ihnen informierten Kolleginnen/Kollegen der Elektrophysiologie einen Termin zur Ablation erhalten. Ein Rezept über ein DOAK haben Sie ihm mitgegeben.

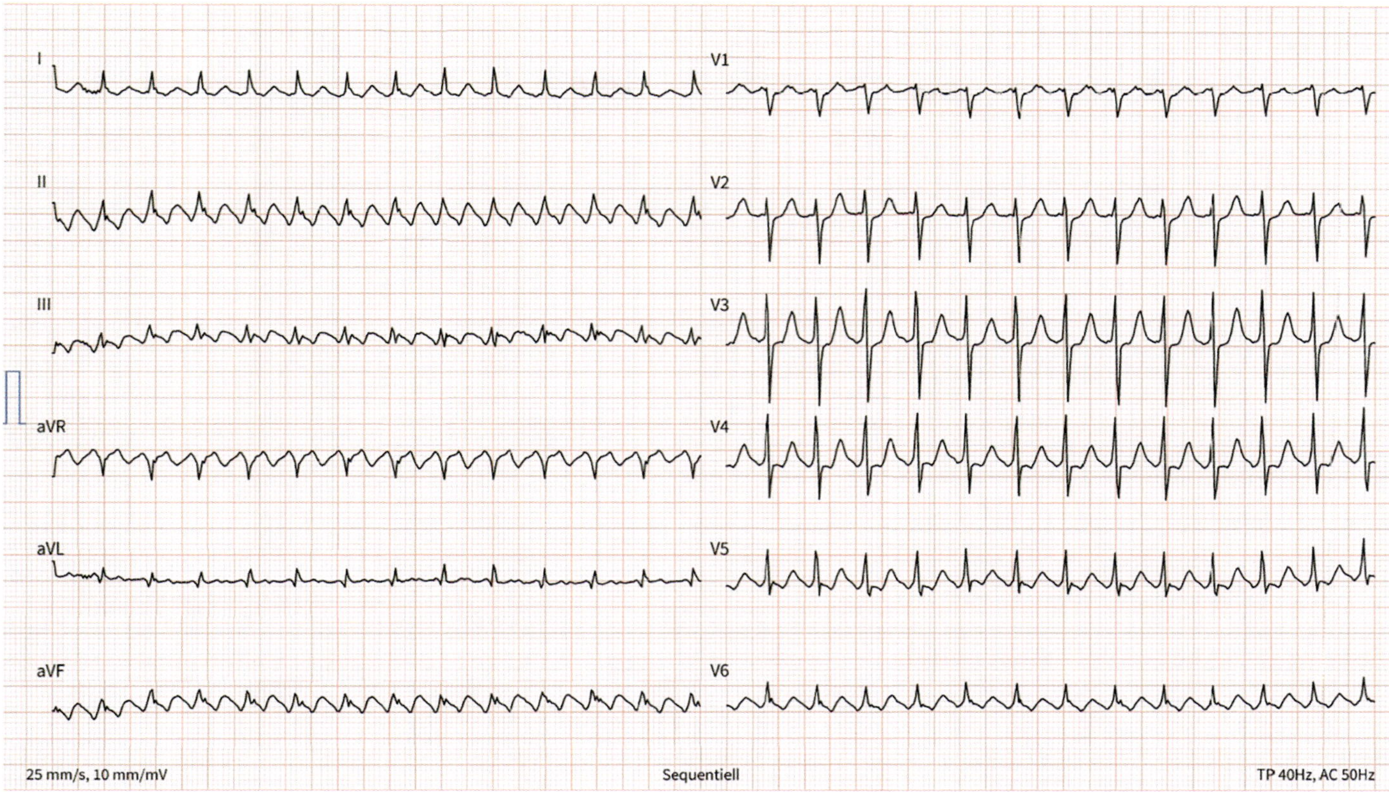

Abb. 53.1 EKG des Patienten [T770]

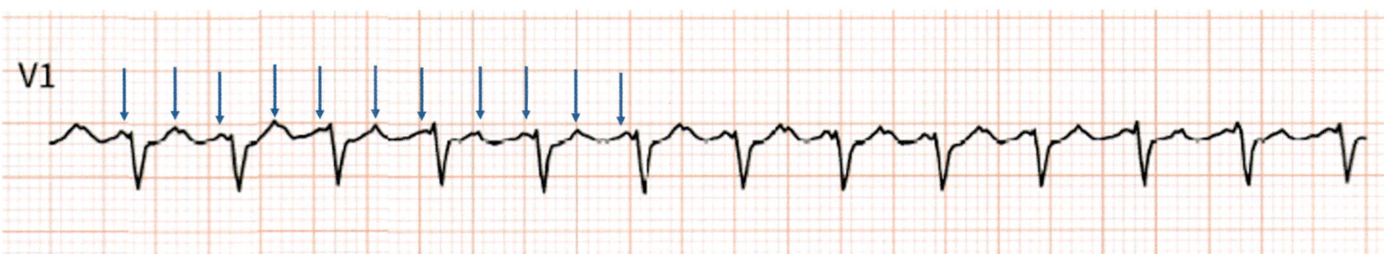

Abb. 53.2 EKG des Patienten, Ableitung V_1: die Pfeile zeigen auf die P-Wellen. Nur jede zweite wird übergeleitet mit nachfolgendem QRS-Komplex: Vorhofflattern mit 2:1-Überleitung. [T770]

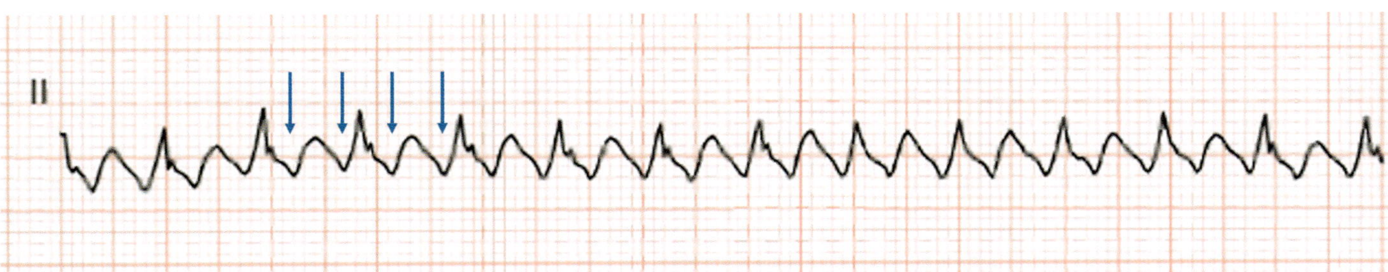

Abb. 53.3 EKG des Patienten, Ableitung II: Die Pfeile zeigen auf die sägezahnartig negativen P-Wellen. Nur jede zweite wird übergeleitet mit nachfolgendem QRS-Komplex: Vorhofflattern mit 2:1-Überleitung. [T770]

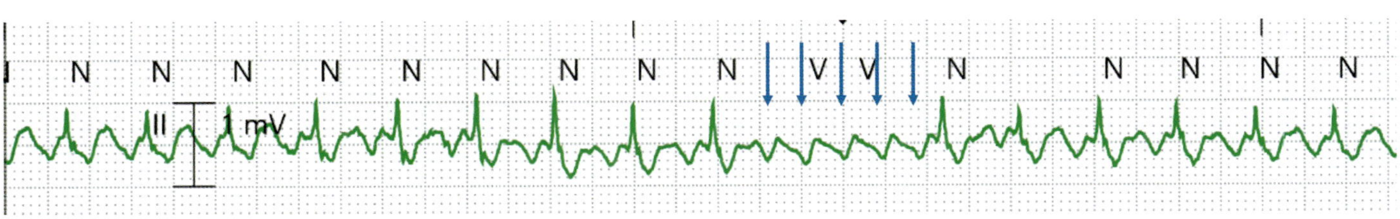

Abb. 53.4 Die Karotisdruckmassage verzögert durch Stimulation des N. vagus die Überleitung der Flatterwellen im AV-Knoten. Die RR-Abstände werden größer, die sägezahnartigen Flatterwellen sind besser zu erkennen (Pfeile). [T770]

Anhang

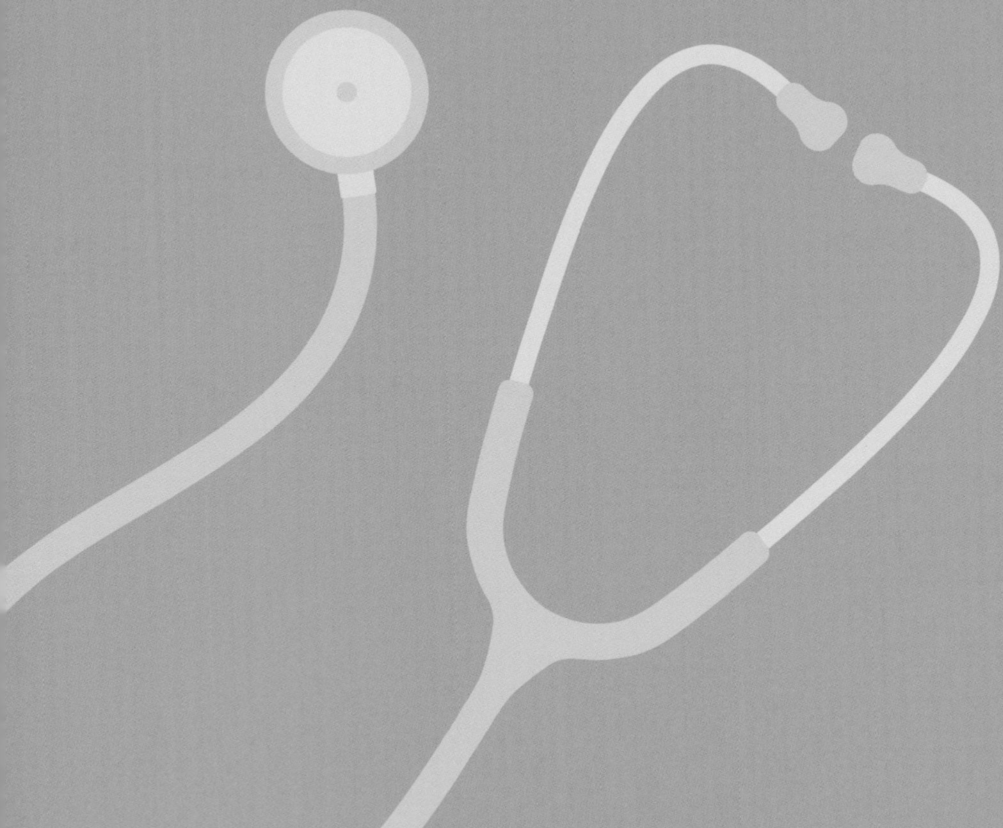

BASICS

Kardiologisches Labor

Normalwerte

aus Innere Medizin, 5. Aufl.:
Classen, Diehl, Kochsiek, Berdel, Böhm, Schmiegel

Hämatologie	
Hämoglobin	M: 14,0–18,0; F: 12,0–16,0 (g/dl)
HbA_{1c} (VB)	< 6 %
Methäm.gl. (VB)	< 2 µg/ml oder < 1% Hb
Hämatokrit	M: 40–52; F: 35–47 (%)
Erythrozyten	M: 4,4–5,9; F: 3,8–5,2 (× 10^6/µl)
• MCV	M: 80,5–100; F: 80,5–100 (fl)
• MCH	M: 26,4–34; F: 26,4 –34 (pg)
• MCHC	M: 31,4–36,3; F: 31,4–36,3 (g/dl)
• Retikulozyt (VB)	5–15/1000
Leukozyten	4,3–10,0 (× 10^3/µl; 100 %)
• Neutrophile	1,8–7,7 (× 10^3/µl; 51–74 %)
– Stabkernige	0–0,7 (× 10^3/µl; 0–4 %)
– Segementkern.	1,8–7,0 (× 10^3/µl; 50–70 %)
• Eosinophile	0–0,45 (× 10^3/µl; 1–4 %)
• Basophile	0–0,2 (× 10^3/µl; 0–1 %)
• Lymphozyten	1,0–4,8 (× 10^3/µl; 25–45 %)
– B-Lymphozyten	70–210 (5–15 %)
– T-Lymphozyten	750–1350 (68–82 %)
– T-Helfer (CD4)	500–900 (35–55 %)
– T-Suppr. (CD8)	220–580 (20–36 %)
– CD4/CD8-Qu.	> 2
• Monozyten	0–0,8 (× 10^3/µl; 2–8%)
Thrombozyten (VB)	140–440 (× 10^3/µl)
ATIII (CB)	funkt. Aktivität: 70–120 % immunol. : 0,14–0,39 g/l
Blutungszeit(CB)	
• n. Duke	< 4 min
• n. Marx	1–5 min
• n. Simplate	< 7 min
BSG n. West. (VB)	1h: M:3–8 mm; F: 3–10 mm 2h: M: 6–20 mm; F: 6–20 mm
Fibrinogen (CB)	180–350 mg/dl
Fibrin.spalt.pr. (S)	< 1 mg/l
Prothr.z (Quick)	70–120 %
PTT (zB)	35–55 s
Thromb.zeit (TZ) (zB)	14–21 s
Viskosität (P,S)	P: 1,7–2,1 Pa s; S: 1,4–1,8 Pa s

Klinische Chemie	
ACE (S)	8–52 U/l (0,13–0,87 µkat/l)
Acetoacetat(P)	< 1,0 mg/dl
AFP (S)	< 7 U/ml (< 10 µg/l)
Albumin (S)	3,5–5,5 g/dl
Aldolase(S)	0–6 U/l (0–100 nkat/l)
Aldosteron	< 8 ng/dl (< 220 pmol/l)
α_1-Antitrypsin (S)	85–200 mg/dl (0,8–2,0 g/l)
Aluminium (S)	< 30 µg/l
Ammoniak (P)	19–94 µg/dl (11–55 µmol/l)
Amylase (S)	60–180 U/l (0,8–3,2 mkat/l)
ANA (S)	neg: < 1:20; pos. 1:160
Anionenlücke (S)	8–16 mmol/l
Basen (total) (S)	145–155 mval/l
Bilirubin, ges. (S)	0,2–1,1 mg/dl (3,4–18,8 µmol/l)
• Bilirubin, dir. (S)	0,05–0,3 mg/dl (0,9–5,1 µmol/l)
• Bilirubin, ind. (S)	0,2–0,8 mg/dl (3,4–13,7 µmol/l)
Blei (VB)	< 20 µg/dl (< 1,0 µmol/l)
Calcitonin (P)	< 50 pg/ml
CA 15-3 (S)	< 28 U/ml
CA 19-9 (S)	< 37,5 U/ml
CA 125 (S)	< 35 U/ml
CEA (S)	< 3 µg/l
Chlorid (S)	98–112 mval/l
Cholest., ges. (S)	< 200 mg/dl (< 5,2 mmol/l)
• LDL-Cholest.	< 130 mg/dl (< 3,36 mmol/l)
• HDL-Cholest.	> 50 mg/dl (> 1,3 mmol/l)
• LDL/HDL	< 3
Cholinesterase (S)	3000–8000 U/l
CK, M (S)	25–90 U/l (0,42–1,5 µkat/l)
CK, F (S)	10–70 U/l (0,17–1,17 µkat/l)
CK-MB (Herz) (S)	< 10 U/l (3–6 % der Ges.-CK)
Coeruloplasm. (S)	20–60 mg/dl
Complem. C3 (S)	90–180 mg/dl
Complem. C4(S)	10–40 mg/dl
Cortisol, 9h (P)	5–25 µg/dl (140–690 nmol/l)
Cortisol, 20h (P)	3–12 µg/dl (80–330 nmol/l)
CRP (S)	< 5 mg/l
Eisen, M (S)	50–150 µg/dl (9–27 µmol/l)
Eisen, F (S)	40–140 µg/dl (7–25 µmol/l)
Eisenbind.kap. (S)	250–370 µg/dl (45–66 µmol/l)
Eiweiß, ges. (S)	6–8,4 g/dl
• Albumin	3,6–5,0 g/dl (45–65 %)
• Globuline, gesamt	2,0–3,0 g/dl (40–50 %)
• α_1-Globuline	0,1–0,4 g/dl (2–5 %)
• α_2-Globuline	0,5–0,9 g/dl (6,8–12 %)
• β-Globuline	0,6–1,1 g/dl (9–12 %)
• γ-Globuline	0,8–1,5 g/dl (12–20 %)
Ferritin, M (S)	15–400 ng/ml (15–400 µg/l)
Ferritin, F (S)	10–200 ng/ml (10–200 µg/l)
Folsäure (S)	3,6–15 ng/ml (8,2–34 nmol/l)
Gallensäuren (S)	< 6 µmol/l
γ-GT (S)	M: < 28 U/l; F: < 18 U/l
Gastrin (S)	40–200 pg/ml (40–200 ng/l)
GH (P)	< 5ng/ml
GLDH (S)	M: < 4 U/l; F: < 3 U/l
Glukose (CB)	70–100 mg/dl (3,9–5,5 mmol/l)
Glutathion (VB)	24–37 mg/dl (0,77–1,2 mmol/l)
GOT (S)	0–19 U/l (0–0,31 µkat/l)
GPT (S)	0–23 U/l (0–0,38 µkat/l)
Haptoglobin (S)	20–204 mg/dl
Harnsäure, M (S)	2,5–8 mg/dl (150–480 µmol/l)
Harnsäure, F (S)	1,5–6 mg/dl (90–360 µmol/l)
Harnstoff, M (S)	23–44 mg/dl (3,8–7,3 mmol/l)
Harnstoff, F (S)	13–40 mg/dl (2,2–6,7 mmol/l)
Harnstoff-N (S)	4,7–24 mg/dl (1,7–8,6 mmol/l)
HBDS (S)	< 140 U/l
β-HCG (S)	< 3 mU/l
Immunglobuline (S);	• IgA: 90–325 mg/dl
• IgD	0–8 mg/dl
• IgE	< 0,025 mg/dl (< 150 E/l)
• IgG	800–1500 mg/dl
• IgM	45–150 mg/dl
Kalium (S)	3,5–5,0 mmol/l
Kalzium, ion. (S)	2,2–2,8 mval/l (1,1–1,4 mmol/l)
Kalzium, ges. (S)	4,5–6,5 mval/l
Ketonkörp. gesamt (S)	0,5–1,5 mg/dl
Kreatinin (S)	< 1,36 mg/dl (< 120 µmol/l)
Kupfer (S)	70–140 µg/dl (11–22 µmol/l)
Laktat (P)	5–15 mg/dl (0,6–1,7 mmol/l)
LAP (S)	6–35 U/l
LDH (S)	120–240 U/l
Lipase (S)	< 190 U/l
Magnesium (S)	2–3 mg/dl (0,8–1,2 mmol/l)
Natrium (S)	136–150 mmol/l
Neur. Enolase (NSE) (S)	< 16,5 µg/l
Osmolalität (P)	280–300 mosm/kg H2O
Oxalat (S)	1,0–2,4 µg/ml (11–27 µmol/l)
Parathormon (P)	1–7 pmol/l
Pepsinogen I (S)	25–100 ng/ml
Phenylalanin (S)	0,8–1,8 mg/dl
Phosphatase, alk. (S)	55–170 U/l (0,9–2,8 µkat/l)
Phosphatase, sau. (S)	0–5,5 U/l (< 0,9 nkat/l)
Phospholipase A (S)	< 10 U/l
Phosphor (S)	3–4,5 mg/dl (1,0–1,4 mmol/l)
Proinsulin (P)	< 12 pmol/l
PSA (S)	< 2,5 µg/l
Renin (P)	1,0–2,8 ng/ml/h
Serum-Thymidinkinase (S)	< 7 U/l
Schildd.-AK (S)	
• mikros. AK	< 100 E/ml (MAK)
• Thyr.glob.-AK	< 100 E/ml (TAK)
• TSH-Rez.-AK	< 14 E/l (TRAK)
T_4, gesamt (S)	5–12 µg/dl (65–155 nmol/l)
• freies T_4 (S)	1,0–2,3 ng/dl (13–30 pmol/l)
• T_4-Bind.ind (S)	0,72–1,24
• T_4/T_4Bl-Qu. (S)	5–12
T_3, gesamt (S)	0,7–1,8 µg/l (1,1–2,77 nmol/l)
• freies T_3 (S)	2,5–6,0 pg/ml (3,8–9,2 pmol/l)
• T_3 Bind.-Ind.(S)	0,87–1,13
• T_4/TBG-Qu. (S)	3,1–5,5 µgT_4/mg TBG
TBG (S)	13–30 mg/l (220–510 nmol/l)
Testosteron (P)	M: 3–10 ng/ml (< 3,5 nmol/l); F: < 1 ng/ml
Thyreoglob. (S)	2–70 µg/l
TSH basal (S)	0,3–3,5 mU/l
Transferrin (S)	250–450 mg/dl (2,5–4,5 g/l)
Triglyzeride (S)	< 160 mg/dl (1,8 mmol/l)
Troponin T (S)	< 0,1 ng/ml
Vit. B_{12} (S)	200–600 pg/ml (148–443 pmol/l)
Vit. D	700–3100 U/l
Zink (S)	75–120 µg/dl (11,5–18,5 µmol/l)

Urin	
Adrenalin (24U)	4–20 µg/d (22–109 nmol/l)
Albumin (24U)	< 30 mg/d
Aldosteron (24U)	5–19 µg/g (14–53 nmol/d)
α_1-Mikroglob. (U)	< 8 mg/l (< 1,58 mg/mmol)
Ammonium (24U)	20–50 mmol/d
Amylase (U)	35–260 Somogyi units/h
β_2-Mikroglob. (U)	< 0,4 mg/l
Chlorid (24U)	110–225 mmol/d
Coproporph. (24U)	100–300 µg/d (150–460 nmol/d)
Cortisol (24U)	20–100 µg/d (55–275 nmol/d)
Cystin/Cystein (24U)	10–100 mg/d (0,08–0,83 mmol/d)
δ-Aminolävulinsäure (U, 24U)	U: < 6mg/l (< 45,8 µmol/l); 24U: < 7,5 mg/d (< 57 µmol/d)
Dopamin (24U)	190–450 µg/d (1260–2980 nmol/d)
Inulin-Clearance (glom. Filtr.rate) (S, 24U)	M: 98,2–159,8 ml/min; F: 106,2–131,8 ml/min (1,26–2,98 µmol/l min)
Eiweiß (24U)	< 150 mg/d (< 0,15 g/d)
Eisen (24U)	< 100 µg/d (< 1,8 µmol/d)
Glukose (24U)	50–300 mg/d (0,3–1,7 mmol/d)
Harnsäure (24U)	0,25–0,75 g/d (1,5–4,5 mmol/d)
Harnstoff (24U)	18–33 g/l (0,3–0,55 mol/d)
Harnstoff-N (24U)	9–16 g/d (0,6–1,1 mol/d)
5-HIES (24U)	2–9 mg/d (10–47 µmol/d)
Kalium (24U)	2,0–4,0 g/d (25–100 mmol/d)
Kalzium (24U)	0,1–0,4 g/d (< 3,8 mmol/d)
Ketonkörper (24U)	10–100 mg/d (172–1721 µmol/l d)
17-Keto-Kortikosteroide (24U)	M: 7–25 mg/d (24–88 µmol/d); F: 4–15 mg/d (14–52 µmol/d)
17-OH-Kortikosteroide (24U)	2–10 mg/d (5,5–28 µmol/d)
Kreatinin (24U)	1,0–1,6 g/d (8,8–14 mmol/l d)
Kupfer (24U)	0–25 µg/d (0–0,4µmol/d)
Magnesium (24U)	6–8,5 mval/d (3–4,3 mmol/d)
NAG (U)	< 5 U/g Creatinin
Natrium (24U)	3–6 g/d (100–260 mmol/d)
Noradrenalin (24U)	23–105 µg/d (136–620 nmol/l)
Osmolalität (U)	50–1400 mosm/kg
Oxalsäure (24U)	7,1–44,0 mg/d
Phosphor (24U)	0,5–1 g/d (15,5–31 mmol/d)
Porphobilin (24U)	0–0,2 mg/d (0–8,8 µmol/d)
Porphyrine (U,24U)	U: < 150 µg/l (180 nmol/l); 24U: < 200µg/d (240 nmol/d)
OH-Prolin (24U)	10–50 mg/d
Protoporph. (24U)	< 20 µg/d (< 24 nmol/d)
Spez. Gewicht (U)	1002–1030
Uroporph. (24U)	< 20µg/d (24 nmol/d)
VMS (24U)	3,3–6,5 mg/d (17–33 µmol/d)
Volumen (U)	600–2500 ml/d

Liquor	
Albumin	11,0–35,0 mg/dl
Chlorid	115–132 mval/l
Eiweiß	15–45 mg/dl
Glukose	45–70 mg/dl (2,5–3,9 mmol/l) > 50% der Serum Glukose
Immunglob. IgA	0,15–0,6 mg/dl
• IgG	2–4 mg/dl
• IgM	< 0,1 mg/dl
• IgG-Index	< 0,65
Laktat	11–19 mg/dl (1,2–2,1 mmol/l)
Leukozyten, ges.	< 5/µl (< 15/3 Zellen)
• Lymphozyten	60–70 %
• Monozyten	30–50 %
• Neutrophile	0–3 %
• Eosinophile	selten
• Ependymale	selten
Liquordruck	50–180 mmH_2O (0,6–1,8 kPa)
Pyruvat	0,098–0,132 mmol/l

Stuhl	
Chymotrypsin	> 3 U/g
Fett	< 6 g/d (3,5–5,5 g/24h) (30,4%/TG Stuhl)
Nassgewicht (NG)	< 197,5 g/d (74–155 g/d)
Trockengewicht (TG)	< 66,4 g/d (19–49 g/d)

Pleuraflüssigkeit	Transsudat	Exsudat
Amylase		> 500 U/ml
Erythrozyten	< 10000/µl	> 10000/µl
Gesamteiweiß	< 3 g/dl	> 3 g/dl
Pleura/Serum-Qu.	< 0,5	> 0,5
Glukose	wie Serum	< 60 mg/dl
Leukozyten	< 1000/µl	> 1000/µl
LDH (Pl./Ser.-Qu.)	< 200 U/l (< 0,6)	> 200 U/l (> 0,6)
pH	> 7,2	< 7,2
Spez.Gewicht	< 1016	> 1016

Blutgase	arteriell (AB)	venös (VB)	met. Az.	resp. Az.	met. Alk.	resp. Alk.
pH	7,35–7,45	7,26–7,46	↓	↓	↑	↑
pCO_2	35–45 mmHg	38–54mmHg	↓	↑*	↑	↓*
Stand. HCO_3^-	21–27 mval/l	19–24 mval/l	↓*	↑	↑*	↓
BE	-3,4–2,3 mval/l	-2–5 mval/l	< 0 mval/l	> 0mval/l	< 0mval/l	< 0 mval/l
pO_2	70–100 mmHg	36–44 mmHg				
O_2-Sättigung	< 95%	60–85%				*= primär

© 2004, Urban & Fischer Verlag Alle Angaben ohne Gewähr!

Abb. 54.1 Normalwerte [R132]

Kardiologische Normalwerte

Hämodynamik	
Herzindex	2,6–4,2 l/min/m²
Sauerstoffverbrauch	110–150 l/min/m²
Arteriovenöse O_2-Differenz	30–50 ml/min
Schlagvolumenindex (SVI) des LV	45 ± 13 ml/m² Köperoberfläche
LVEDV	70 ± 20 ml/m²
EF	67 ± 8 %
RVEDV	76 ± 11 ml/m²
Myokardmasse des LV	92 ± 16 g/m², wobei die Werte in der Literatur erheblich variieren
Myokarddicke des LV	10,9 ± 2,0 mm
Echokardiografie	
Enddiastolischer Diameter des LV	< 56 mm
Endsystolischer Diameter des LV	< 41 mm
Diameter des RV	< 26 mm
Diameter der Aorta	< 40 mm
Diameter des LA	< 40 mm
EF-Slope	> 80 mm/s
Diameter des Interventrikularseptums (IVS)	< 11 mm
Systolische Dickenzunahme des IVS	8–12 mm
ES-Abstand	< 6 mm
Doppler	
Mitralklappe	0,9 (0,6–1,3) m/s
Trikuspidalklappe	0,5 (0,3–0,7) m/s
Pulmonalklappe	0,75 (0,6–0,9) m/s
Aortenklappe	1,35 (1,0–1,7) m/s
LV-Ausflusstrakt	0,9 (0,7–1,1) m/s

Ausgewählte Quellen zur Online-Recherche

www.acc.org: American College of Cardiology
www.americanheart.org: American Heart Association
https://www.awmf.org/: Homepage der Arbeitsgemeinschaft der wissenschaftlichen medizinischen Fachgesellschaften (AWMF)
www.cochrane.de: Cochrane-Datenbank – Zusammenschluss von Forschern und Fachkräften des Gesundheitswesens, mit dem Ziel, die zahllosen Studien zusammenzufassen und kritisch zu beurteilen
www.dgkardio.de: Deutsche Gesellschaft für Kardiologie
www.escardio.org: European Society of Cardiology
www.gstcvs.org: Deutsche Gesellschaft für Herz- und Thorax-chirurgie
www.herzstiftung.de: Deutsche Herzstiftung
www.nejm.org: New England Journal of Medicine
https://pubmed.ncbi.nlm.nih.gov/: Pubmed ist die Suchmaschine der National Library of Medicine (USA).

55 Quellenverzeichnis

Der Verweis auf die jeweilige Abbildungsquelle befindet sich bei allen Abbildungen im Werk am Ende des Legendentextes in eckigen Klammern.

[E1005-001] Scott W S. Takotsubo Cardiomyopathy: Natural History. Heart Failure Clinics, 2013; 9(2): 123–136. Elsevier.

[E1007] Topol E J, Teirstein P S. Textbook of Interventional Cardiology. 7. Aufl. Elsevier, 2016.

[E1008] Rogers PJ et al. Apical Hypertrophic Cardiomyopathy: A Concerning Electrocardiogram in the Emergency Department. Journal of Emergency Medicine, 2018; 54(6): 867–870. Elsevier.

[E273] Mir. Atlas of Clinical Diagnosis. Saunders, 2nd ed. 2003.

[E292] Hampton J R. The ECG Made Easy. Churchill Livingstone, 6. Aufl. 2003.

[E460] Drake R et al. Gray's Atlas of Anatomy. Elsevier Churchill Livingstone, 1. Aufl. 2008.

[E536] Colledge NR, Walker B R, Ralston S H. Davidson's Principles and Practice of Medicine. Elsevier/Churchill Livingstone, 21. Aufl. 2010.

[E729] King TC. Elsevier's integrated Pathology. 1st ed. 2007, S. 173 Fig. 7-4, Mosby Elsevier 2007.

[E803] Lewis S L et al. Medical-Surgical Nursing: Assessment and Management of Clinical Problems. Mosby, 8. Aufl. 2011.

[E816] Schachner LA, Hansen RC. Pediatric Dermatology. Elsevier Mosby, 4. Aufl. 2011.

[E876-002] Gropper M et al. Miller's Anesthesia. Elsevier/Saunders, 9. Aufl. 2020.

[E922] Thomas, Schofield & Grace. Cardiology in focus. Churchill Livingstone, 1st ed. 2005.

[E923] Buck. The Next Step – Advanced Medical Coding. Saunders, 1st ed. 2011.

[E924] Drose J A. Fetal Echocardiography. Saunders, 2. Aufl. 2010.

[E926] Watchie, Joanne. Cardiovascular and Pulmonary Physical Therapy. 2009, Figure 2-21.

[F480] Fassl J, Augoustides J G T. Transcatheter Aortic Valve Implantation – Part 1: Development and Status of the Procedure. Journal of Cardiothoracic and Vascular Anesthesia, Juni 2010. Elsevier.

[F502] Baudouin S. Chronic obstructive pulmonary disease and asthma in the ICU. Anaesthesia & Intensive Care Medicine, 2004; 8(11): 481–484. Elsevier.

[F542-001] Brenyo AJ, Aktas M K. Non-Pharmacologic Management of Atrial Fibrillation. The American Journal of Cardiology, 2011; 108(2): 317–325. Elsevier.

[F711-002] Simonneau G et al. Clinical classification of pulmonary hypertension. Journal of the American College of Cardiology, 2004; 43(12): 5–12. Elsevier.

[F711-003] Killip T, Kimball J T. Treatment of myocardial infarction in a coronary care unit, A two year experience with 250 patients. The American Journal of Cardiology, 1967; 20(6): 1701–1706. Elsevier.

[F711-007] Hauser R G. The Subcutaneous Implantable Cardioverter-Defibrillator Should Patients Want One? Journal of the American College of Cardiology, 2013; 61(1): 20–22. Elsevier.

[F781-035] Soar J, Böttiger BW, Carli P et al. Erweiterte lebensrettende Maßnahmen für Erwachsene. Leitlinien des European Resuscitation Council 2021. Notfall Rettungsmed, 2021. www.springermedizin.de/link/10.1007/s10049-021-00893-x

[F783-002] Campeau L. Letter: Grading of angina pectoris. Circulation. 1976; 54(3): 522–523.

[F849-020] McDonagh TA et al. 2021 ESC Guidelines for the diagnosis and treatment of acute and chronic heart failure: Developed by the Task Force for the diagnosis and treatment of acute and chronic heart failure of the European Society of Cardiology (ESC) With the special contribution of the Heart Failure Association (HFA) of the ESC. European Heart Journal, 2021; 42(36): 3599–3726. Oxford University Press.

[F859-002] Platonov P G et al. High interobserver variability in the assessment of epsilon waves: Implications for diagnosis of arrhythmogenic right ventricular cardiomyopathy/dysplasia. Heart Rhythm, 2016; 13(1): 208–216. Elsevier.

[G778] Padmanabhan S. Handbook of Pharmacogenomics and Stratified Medicine. Elsevier, 1. Aufl. 2014.

[H016-003] Walther T, Falk V, Borger MA et al. Minimally invasive transapical beating heart aortic valve implantation – proof of concept. Eur J Cardiothorac Surg 2007; 31(1): 9–15.

[K332] Lynch, Patrick J., medical illustrator.

[L106] Henriette Rintelen, Velbert.

[L115] Rainer Dunkel, Berlin.

[L126] Katja Dalkowski, Erlangen.

[L141] Stefan Elsberger, Planegg.

[L157] Susanne Adler, Lübeck.

[L190] Gerda Raichle.

[L231] Stefan Dangl, München.

[L239] Otto Nehren, Achern.

[M104] Prof. Dr. med. Jörg Braun, Großhansdorf.

[M162] Dr. med. Barnabas Urbanyi, Kiel-Hasseldieksdamm.

[M235] Dr. Dr. Jürgen Luxem, Aschaffenburg.

[M500] Prof. Dr. med. Günter W. Kauffmann, Heidelberg.

[M537] Prof. Dr. Gunter Gruber, Taucha.

[M584] Dr. med. Veronika Lange, Landshut.

[M585] Dr. med. Silvana Müller, Abteilung für Kardiologie, Klinik für Innere Medizin, Universitätsklinikum Innsbruck.

[M586] Mark-Alexander Solf, München.

[O522] Dr. Wolfgang Zettlmeier, Barbing.

[O579] Prof. Dr. Burkhard D. Bültmann, Tübingen.

[P1210] Dr. Niels Holm, Zuger Kantonsspital.

[R132] Classen M et al. Innere Medizin. Elsevier/Urban & Fischer, 5. Aufl. 2004.

[R278] Küttler T. 80 Fälle der Inneren Medizin. Elsevier/Urban & Fischer, 6. Aufl. 2002.

[T125] Prof. Dr. Ulrich Stierle, Lübeck.

[T1542] Dr. med. Anette Schumacher, Zuger Kantonsspital.

[T572] Prof. Dr. med. Thomas Buck, Kardiologie, Klinikum Westfalen, Dortmund.

[T573] PD Dr. med. Bernhard Zrenner, Landshut.

[T574] Prof. Dr. Florian Sauer, Landshut.

[T575] PD Dr. med. Isabel Deisenhofer, Deutsches Herzzentrum München.

[T576] Prof. Dr. med. Christian Bruch, Medizinische Klinik - Innere Medizin, St. Elisabeth Krankenhaus, Wittlich.

[T591] OA Dr. Josef Haimerl, Kernspintomografie-Zentrum GbR, Krankenhaus Landshut-Achdorf.

[T770] Dr. med. Julia Christ, Luzern.

[T930] Universitätsklinik Heidelberg.

[V651] Aktion Meditech. Haas & Health partner public relations GmbH, Große Hub 10c, 65344 Eltville.

[W798-023] Rich S. Primary pulmonary hypertension: executive summary from the World Symposium on Primary Pulmonary Hypertension. Evian, France: World Health Organization, 1998.

[W854-005] Laufs U et al. Kommentar zu den Leitlinien der Europäischen Gesellschaft für Kardiologie (ESC) zur Diagnostik und Behandlung der akuten und chronischen Herzinsuffizienz. Kardiologe, 2017; 11: 183–192.

[W917] American Heart Association, Inc., Dallas/USA.

[W961] Deutscher Rat für Wiederbelebung e.V. (German Resuscitation Council; GRC), www.grc-org.de.

0-9, und Symbole

A

B

C

D

E

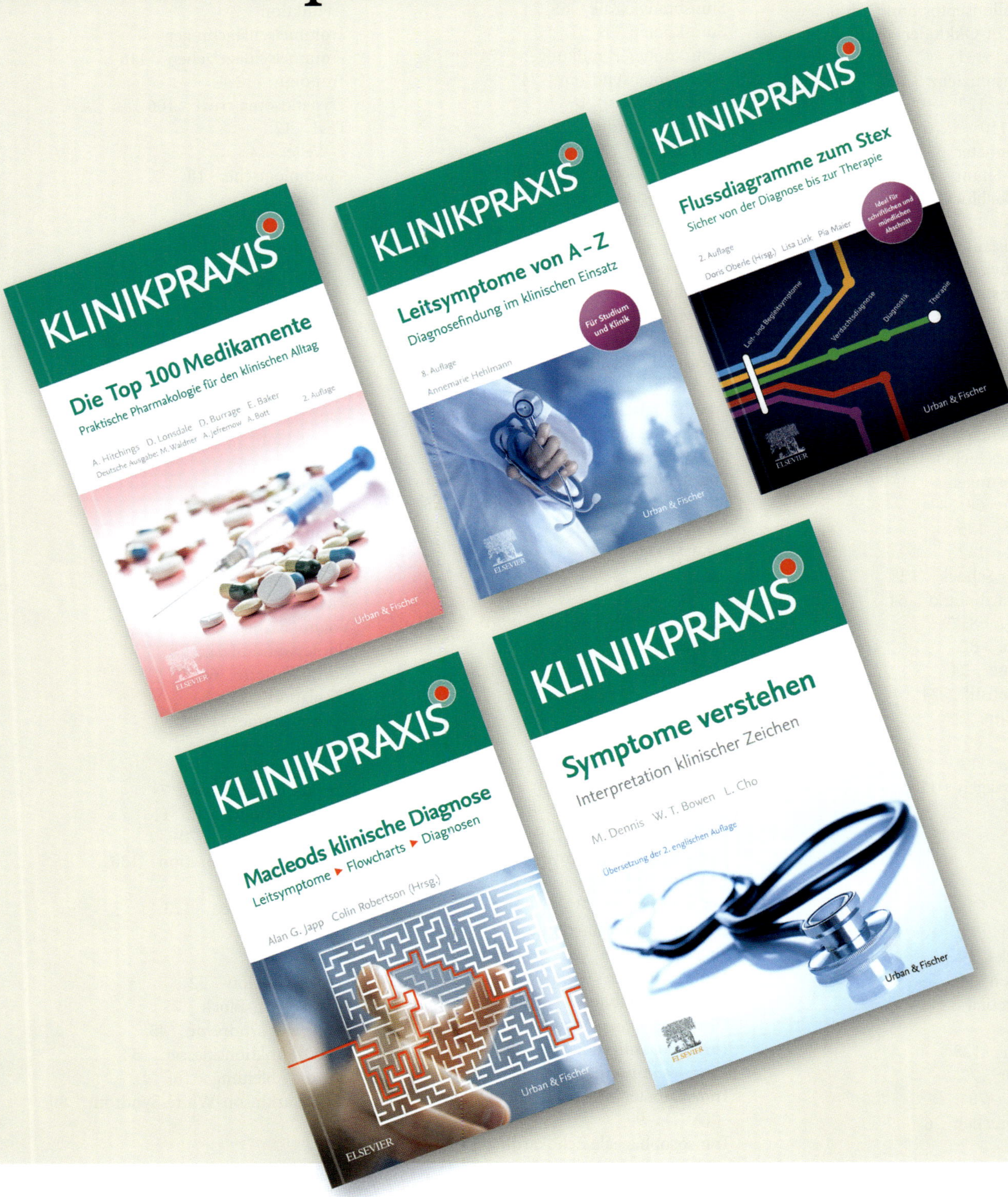

KLINIKPRAXIS
Die Top 100 Medikamente
Praktische Pharmakologie für den klinischen Alltag
Urban & Fischer
KLINIKPRAXIS
Leitsymptome von A–Z
Diagnosefindung im klinischen Einsatz
Für Studium und Klinik
Urban & Fischer
KLINIKPRAXIS
Flussdiagramme zum Stex
Sicher von der Diagnose bis zur Therapie
Urban & Fischer
KLINIKPRAXIS
Macleods klinische Diagnose
Leitsymptome ▸ Flowcharts ▸ Diagnosen
Urban & Fischer
KLINIKPRAXIS
Symptome verstehen
Interpretation klinischer Zeichen
M. Dennis W. T. Bowen L. Cho
Urban & Fischer